功能神经外科与神经调控

Functional Neurosurgery and Neuromodulation

U0212445

人民卫生出版社
·北京·

图书在版编目（CIP）数据

功能神经外科与神经调控 /（美）金·J. 布尔基耶
（Kim J. Burchiel）主编；刘如恩主译 . —北京：人
民卫生出版社，2020.9
　　ISBN 978-7-117-30390-3

Ⅰ . ①功…　Ⅱ . ①金…②刘…　Ⅲ . ①神经外科学
Ⅳ . ① R651

中国版本图书馆 CIP 数据核字（2020）第 163834 号

人卫智网　**www.ipmph.com**	医学教育、学术、考试、健康，	
	购书智慧智能综合服务平台	
人卫官网　**www.pmph.com**	人卫官方资讯发布平台	

图字：01-2019-5324

功能神经外科与神经调控
Gongneng Shenjing Waike yu Shenjing Tiaokong

主　　译：刘如恩
出版发行：人民卫生出版社（中继线 010-59780011）
地　　址：北京市朝阳区潘家园南里 19 号
邮　　编：100021
E - mail：pmph @ pmph.com
购书热线：010-59787592　010-59787584　010-65264830
印　　刷：三河市宏达印刷有限公司（胜利）
经　　销：新华书店
开　　本：710×1000　1/16　印张：22
字　　数：419 千字
版　　次：2020 年 9 月第 1 版
印　　次：2020 年 9 月第 1 次印刷
标准书号：ISBN 978-7-117-30390-3
定　　价：188.00 元

打击盗版举报电话：**010-59787491**　E-mail：**WQ @ pmph.com**
质量问题联系电话：010-59787234　E-mail：zhiliang @ pmph.com

功能神经外科与神经调控

Functional Neurosurgery and Neuromodulation

主　编　AHMED M. RASLAN
　　　　KIM J. BURCHIEL

主　译　刘如恩

人民卫生出版社
·北　京·

ELSEVIER

Elsevier (Singapore) Pte Ltd.
3 Killiney Road
#08-01 Winsland House I
Singapore 239519
Tel: (65) 6349-0200
Fax: (65) 6733-1817

译者名录

主　译　刘如恩

副主译　刘　波

译　者（按姓氏笔画顺序）

丁　虎　北京大学人民医院

王旸烁　首都医科大学附属北京儿童医院

王栋梁　北京大学人民医院

伍　刚　北京大学人民医院

向　晖　江西省人民医院

刘佳雨　北京大学人民医院

刘钰晔　首都医科大学附属天坛医院

关宇光　首都医科大学三博脑科医院

李　玉　昆明医科大学第一附属医院

李　杨　昆明医科大学第一附属医院

杨岸超　首都医科大学附属天坛医院

宋海栋　北京大学人民医院

武广永　北京大学人民医院

范存刚　北京大学人民医院

欧阳佳　北京大学人民医院

郑文韬　北京大学人民医院

郝庆沛　北京大学人民医院

胡　杰　复旦大学附属华山医院

郭付有　郑州大学第一附属医院

梁树立　首都医科大学附属北京儿童医院

熊南翔　华中科技大学同济医学院附属协和医院

序

由刘如恩教授主译的、美国俄勒冈健康与科学大学医学中心 Kim Burchiel 教授和 Ahmed Raslan 副教授主编的 *Functional Neurosurgery and Neuromodulation* 一书的中文翻译版《功能神经外科与神经调控》一书由人民卫生出版社正式出版了。本书从疾病的发生发展到当今世界的治疗进展，以大宗病例的综合分析为依据，对不同治疗方法从不同的视角给出了明确的治疗观点，为医务工作者在临床工作中不同治疗办法的选择提供了很好的参考。

对大脑的研究探索是当今世界上研究的热点，大脑的许多未知正在被解密；许多不能很好治疗的疾病如认知障碍、运动障碍、各种变性性疾病等随着研究的深入治疗技术正在迅速提高，新的治疗手段不断出现，而这些技术大多是通过神经调控来实现的。本书紧扣当今医学发展的前沿，吸收最新的研究成果，注重研究的临床转化，图文并茂，深入浅出，是一部简明通透的医学专著。

本书由多年从事相关专业的资深临床专家团队翻译，具有很高的学术造诣。本书英文版得到了业内广泛的认可，中文翻译版的引进将对我国功能神经外科的临床工作提供一个良好的参考，一定能得到大家的好评！

赵继宗

中国科学院院士
国家神经系统疾病临床医学研究中心主任
北京脑科学与类脑研究中心专家委员会副主任
首都医科大学神经外科学院院长
Dandy 神经外科学会中国主任委员
2020 年 7 月

前　言

AHMED M. RASLAN, MD, FAANS • KIM J. BURCHIEL, MD, FACS

"功能神经外科"作为一个分支学科，已经经过多年的发展。历史上，立体定向手术和功能神经外科一直都是紧密相连的。然而，随着功能神经外科和普通神经外科的发展，立体定向技术已被广泛应用于神经外科手术中，并且有时功能神经外科也不一定使用立体定向技术。

这个专业的诞生时间难以确定，但是在19世纪晚期，已有文献记载了将探针精确地引导进入动物大脑的尝试。俄罗斯已经研制出一种用于人体的导弧装置。第一个关于立体定向装置的详细描述要归功于Horsley，他和Clark一起开发了第一个立体定向框架并将其应用于动物。

从那时起，立体定向与功能神经外科专业就以创新与发展为主要特征。

在功能神经外科的发展历程中，已涌现出一些影响深远的技术。这些技术最初是为功能神经外科而开发的。然而，它们的影响力和渗透力已覆盖了整个神经外科领域，偶尔也能扩展到神经外科领域之外。射频毁损术本是为功能神经外科而发展起来的，现已被扩展应用到治疗肝脏肿瘤。立体定向导航在绝大多数脑肿瘤手术中都有使用。放射外科最初是为治疗震颤而发展起来的，而现在主要用于治疗脑肿瘤。脑深部电刺激和脊髓刺激最初都是为特定的疾病而开发的，但它们的应用范围仍在不断扩大，超出了最初的预期用途。

现代功能神经外科医生应当能够使用和解决诸如：脑深部电刺激（包括所有新的排列，如定向和闭环系统）、脊髓刺激（包括新的排列，如高频和高密度脊髓电刺激）、短阵脉冲刺激和背根神经节刺激、激光消融系统、机器人导航系统、使用CT或MRI的术中成像系统，以及许多其他技术。

功能神经外科相比于其他神经外科专业是独一无二的，因为其所治疗的疾病范畴在不断变化和发展。功能神经外科手术本质上并不一定治疗结构病变，但它能通过改变中枢神经系统的传导通路，从而影响神经系统内外的变化。这是功能神经外科手术强有力的指征。肥胖、痴呆、抑郁或成瘾，以及慢性疼痛、癫痫、运动障碍和痉挛等公认的可治性疾病，都是潜在的治疗对象。

因此，功能神经外科在当代的定义已超越了疾病范畴，因为功能神经外科医生可治疗的疾病和功能障碍将随着时间的推移而不断扩大和修改。功能神经外科也不仅仅是一种治疗手段。诸如神经调控或神经毁损等治疗手段并非界定该专业（功能神经外科专业），而重在强调通过调节神经系统环路来治疗疾病的理念。虽然在过去的几十年里，使用电流或药物进行神经调控一直领先神经毁损而成为主要的治疗方法，但随着高频超声和激光毁损等技术的进步，使得毁损回归为一种治疗方法。

对于功能神经外科来说，这是一个激动人心的时刻。我们的专业从脉冲发生器的技术进步中获益良多，比如新型处理器的高计算能力、电池容量的提高、计算神经科学的进步，以及先进的生物工程和传感器技术。

功能神经外科医生不能仅关注一种疾病、一种技术或一种方法，以免这种技术或疾病在将来变得不再适用于外科治疗。随着科技的快速发展和对神经系统疾病认识的不断成熟，功能神经外科专业将以前所未有的速度见证技术的变化和演变。功能神经外科医生应该学习并掌握比他们在医师培训中所学到的更先进的外科手术和技术技能。就目前来看，毕业超过 5 年的功能神经外科医生已经不得不开始学习和适应新技术，如激光消融、背根神经节刺激、机器人定位和反馈式神经刺激。

这本书旨在涵盖当前与功能神经外科医生最相关的主题。神经调控是当前功能神经外科的重要方法，本书因此而得名。这本书也有助于偶尔使用神经调节进行治疗的内科医生，此外还有助于非功能神经外科医生，如使用脊髓刺激治疗慢性疼痛的脊柱或疼痛专业的医生。值得注意的是，不同机构的功能神经外科应用是不同的。在大多数学术机构中，功能神经外科医生使用定位技术治疗慢性疼痛、三叉神经痛、运动障碍、癫痫、痉挛和需要功能性皮层定位的脑肿瘤。其他机构则将功能神经外科的应用限制在更有限的范围内，如脑深部电刺激。我们希望这本书在各种神经外科实践中都能得到应用的。

功能神经外科的未来是令人兴奋且充满挑战的。在痴呆和创伤后应激障碍等疾病的治疗中，可能面临伦理问题。确定哪些患者可能从治疗中获益最大，以及确定疾病负担是否大于护理负担，又将面临经济方面的难题。

能力越大，影响越大，责任也越大。对于神经外科是如此，对于功能神经外科更是如此。我们的努力是为了教育和指导后来者为迎接这些挑战做好准备，并肩负这一责任。为此，我们编写了这本书，力争以简明易懂的方式为即将毕业和早年从事神经外科工作的神经外科医生带来最中肯和现代的功能神经外科观点。

（刘如恩　郑文韬 译）

编者名录

Walid A. Abdel Ghany, MD, PhD
Associate Professor
Department of Neurological Surgery
Ain Shams University
Cairo, Egypt

Isaac J. Abecassis, MD
Resident Physician
Department of Neurological Surgery
University of Washington
Seattle, WA, United States

Garrett P. Banks, MD
Department of Neurological Surgery
Columbia University
New York, NY, USA

Erik Brown, MD, PhD
Resident Physician
Department of Neurosurgery
Oregon Health & Science University
Portland, OR, United States

Carli Bullis, MD
Resident Physician
Department of Neurological Surgery
Oregon Health and Science University
Portland, OR, United States

Kim J. Burchiel, MD, FACS
Raaf Professor and Head
Division of Functional Neurosurgery
Department of Neurological Surgery
Oregon Health and Science University
Portland, Oregon USA

Purvee Patel, MD
Resident Physician
Department of Neurosurgery
Rutgers University
New Brunswick, NJ, United States

Nitesh V Patel, MD
Resident Physician
Department of Neurosurgery
Rutgers University
New Brunswick, NJ, United States

Shabbar F. Danish, MD, FAANS
Chief, Neurosurgery, Rutgers Cancer
    Institute Director
Stereotactic and Functional Neurosurgery Director
RWJ Gamma Knife Center Associate Professor
Rutgers-RWJ Medical School
    New Brunswick, NJ
United States:
Associate Professor
Robert Wood Johnson Medical School

Lia de Leon Ernst, MD
Assistant Professor
Department of Neurology
Epilepsy Center of Excellence
VA Portland Health Care System
Oregon Health and Science University
Portland, OR, United States

Michael J. Kinsman, MD
Department of Neurosurgery
The University of Kansas Medical Center
Kansas City, KS, United States

Christopher Miller, MD
Department of Neurosurgery
The University of Kansas Medical Center
Kansas City, KS, United States

Steven M. Falowski, MD, FAANS
Director Functional Neurosurgery
St. Luke's University Health Network
Bethlehem, PA, United States

Michael G.Z. Ghali, MD, PhD, MS
Resident Physician
Department of Neurosurgery
Baylor College of Medicine
Houston, TX, United States

Kunal Gupta, MBBChir (Cantab), PhD
Resident Physician
Department of Neurological Surgery
Oregon Health & Science University
Portland, OR, United States

Omaditya Khanna, MD
Resident Physician
Department of Neurological Surgery
Jack and Vickie Farber Institute for Neuroscience at
    Thomas Jefferson University
Philadelphia, PA, United States

Andrew L. Ko, MD
Assistant Professor
Department of Neurological Surgery
University of Washington
Seattle, WA, United States

Michael J. Lang, MD
Resident Physician
Department of Neurological Surgery
Jack and Vickie Farber Institute for
    Neuroscience at Thomas Jefferson
    University
Philadelphia, PA, United States

Paul S. Larson, MD
Professor and Vice Chair
UCSF Department of Neurological Surgery
San Francisco, CA, United States

Albert Lee, MD, MSECE, FACS
Assistant Professor
Department of Neurological Surgery
Indiana University
Indianapolis, Indiana, USA

Kevin Mansfield, MD
Instructor
Division of Functional Neurosurgery
Department of Neurological Surgery
Oregon Health and Science University
Portland, Oregon, USA

Shirley McCartney, PhD
Associate Professor
Department of Neurological Surgery
Oregon Health & Science University
Portland, OR, United States

Jonathan P. Miller, FAANS, FACS
Director
Functional and Restorative Neurosurgery Center
George R. and Constance P. Lincoln Professor
    and Vice Chair
Neurological Surgery
University Hospitals Cleveland Medical Center/Case
    Western Reserve University
University Hospitals Case Medical Center
Case Western Reserve University
    School of Medicine
Cleveland, OH, United States

Erika A. Petersen, MD, FAANS, FACS
Associate Professor
Department of Neurological Surgery
University of Arkansas for Medical Sciences
Little Rock, AR, United States

Julie G. Pilitsis, MD, PhD
Albany Medical Center
Albany, NY, United States

Heather N. Pinckard-Dover, MD
Resident Physician
Department of Neurological Surgery
University of Arkansas for Medical Sciences
Little Rock, AR, United States

Mohamed A. Nada, MD, PhD
Consultant Neurosurgeon
Ministry of Health hospitals
Cairo, Egypt

Abigail J. Rao, MD
Fellow
Stereotactic and Functional Neurosurgery
Department of Neurosurgery
University of California-Los
    Angeles and VA Greater Los
    Angeles Healthcare System
Los Angeles, CA, United States

Ahmed M. Raslan, MD, FAANS
Associate Professor in Neurological Surgery
Oregon Health and Science University
Portland, OR, United States

Nataly Raviv, MD
Albany Medical Center
Albany, NY, United States

Colin Roberts, MD
Associate Professor of Pediatrics
Division of Neurology
Oregon Health and Science University
Portland, United States

Nathan R. Selden, MD, PhD (Cantab)
Campagna Professor and Chair
Department of Neurological Surgery
Oregon Health & Science University
Portland, United States

Lauren Simpson, MD, MPH
Department of Neurological Surgery
Oregon Health & Science University
Portland, OR, United States

David C. Spencer, MD
Professor
Department of Neurology
Oregon Health & Science University
Portland, OR, United States

Michael D. Staudt, MD, Msc
Neurosurgery Resident
London Health Sciences Centre
The University of Western Ontario
London, ON, Canada

Geoffrey Stricsek, MD
Resident Physician
Department of Neurological Surgery
Jack and Vickie Farber Institute for Neuroscience
    at Thomas Jefferson University
Philadelphia, PA, United States

Ashwin Viswanathan, MD
Associate Professor
Department of Neurosurgery
Baylor College of Medicine
Houston, TX, United States

Jonathan Weyhenmeyer, MD, BSEE
Resident Physician
Indiana University/Department of Neurological
    Surgery
Indianapolis, Indiana, United States

Christopher J. Winfree, MD, FAANS
Department of Neurological Surgery
Columbia University
New York, NY, United States

Chengyuan Wu, MD, MSBmE
Assistant Professor
Department of Neurological Surgery
Jack and Vickie Farber Institute for
    Neuroscience at Thomas Jefferson University
Philadelphia, PA, United States

Christopher C. Young, MBChB, DPhil
Resident Physician
Department of Neurological Surgery
University of Washington
Seattle, WA, United States

Andrew C. Zacest, MBBS, MS, FRACS, FFPMANZCA
Department of Neurosurgery
Royal Adelaide Hospital and
    University of Adelaide
Adelaide, SA, Australia

Jennifer Sweet, MD
Assistant Professor, Neurosurgery, CWRU School
    of Medicine
Division of Functional & Stereotactic Neurosurgery
University Hospitals Cleveland Medical Center
Cleveland, Ohio, United States

目　录

第 1 章

颜面部疼痛的分类及疗效评价

SHIRLEY MCCARTNEY, PHD • KIM J. BURCHIEL, MD, FACS

引言

"颜面部疼痛"包括一系列的临床表现：以头痛和偏头痛为表现的颅面部肌肉、骨骼的疼痛；以牙痛、鼻窦炎或颞下颌关节紊乱为表现的口面部疼痛；三叉神经痛（trigeminal neuralgia，TN）等的脑神经痛 [1~3]。"国际疼痛协会分类学工作小组"（The Task Force on Taxonomy of the International Association for the Study of Pain）将 TN 定义为"一支或多支三叉神经分布区域的突然发作、剧烈、短暂、反复出现的针刺样疼痛，通常为单侧"（006.X8a）[4]。"国际头痛协会"（The International Headache Society）做了更加详细的区分即"经典的 TN，仅表现为阵发性发作（13.1.1.1）"和"经典的 TN，同时伴有持续性面部疼痛（13.1.1.2）"[5]。TN 的一个重要特征是对卡马西平、加巴喷丁、苯妥英钠等抗癫痫药物治疗有效 [6, 7]，而非 TN 对这些药物治疗无效。借此可以区分这一区域的 TN 与其他原因引起的面部疼痛。据 1972 年的报道，TN 的发病率为 4.3/100 000 人•年，相比于男性（3.4/100 000 人•年），女性发病率更高（5.9/100 000 人•年）[8]。2005 年的一项研究报告显示，TN 的患病率为（0.1～0.2）/1 000 人•年，60 岁以后人群的患病率为 20/100 000 人•年，并且患者年龄每增加 1 岁，发病率会增加（4～5）/100 000 人•年 [9]。2006 年英国的一项研究显示，TN 的发病率为 27/100 000人 [10]。若不接受治疗，TN 患者的生活质量会受到严重影响 [1]。

在一些案例中，TN 似乎与血管压迫三叉神经有关 [11~16]。最近一些研究发现，有近 1/3 的 TN 患者并没有明显的血管压迫 [17, 18]。在 2008 年，两个神经学协会发表了第一个有循证学依据的 TN 诊疗国际指南 [19, 20]。尽管如此，TN 的最佳药物治疗和手术治疗仍存在争议。然而，学界公认的是，精确的诊断是治疗 TN 的基础 [15]。本章将围绕 TN 的诊断以及影响手术预后的因素加以讨论。

面部疼痛的分类

　　疼痛的分类仍存在很大的争议，面部疼痛的分类也是如此。可以将其简单地分为以下几大类，TN、非典型的 TN（atypical TN）和非典型的颜面部疼痛（atypical facial pain，AFP）。然而这种分类方案仅仅基于患者的病史，而没有客观的分类指标。为了给大家带来一种新的诊断理念，修正版的 TN 的临床诊断标准 [4] 和基于患者病史的 TN 及相关颜面部疼痛症状的分类方案已经出现，这有望从新的角度来诊断 TN[21~24]。

　　几乎没有一种疼痛能像 TN 那样有持续很长的病史，对其诊断主要依赖于患者的病史。这种诊断方式仅仅基于询问患者的症状，例如疼痛发作的性质（突然发作的剧烈的，还是逐渐出现的疼痛）、对疼痛的描述（电击样、闪电样、针刺样、放射性、烧灼样、辛酸性剧痛）、频率、持续时间、位置、引起疼痛的诱因等，两次疼痛发作之间的无痛间隙以及抗癫痫药物使用后疼痛的缓解情况等都应作为 TN 诊断被采纳的依据。

　　15 年前，我们提出了一种单独的、基于患者病史的颜面部疼痛分类方案（表 1.1 为每种诊断的诊断标准）[1, 2]。在 2006 年 [22]，设计并发表了一个以患者为中心的人工神经网络病史调查表（artifical neural network，ANN），随后在 2014 年进行了更新 [1, 2, 23]。这个调查表包含是或否两个选项（图 1.1）[22, 23]，并基于我们颜面部疼痛典型分类方案分出了 7 种诊断 [1, 2]，即 1 型 TN（TN1）、2 型 TN（TN2）、

表 1.1　三叉神经痛相关性颜面部疼痛的分类方案

TN 类型	描述
TN1	TN1 型。特发性的、短暂的颜面部疼痛，患者常将其描述为显著的（疼痛常大于 50%）、突然发生的、针刺样或电击样的
TN2	TN2 型，特发的、短暂的颜面部疼痛，患者常将其描述为显著的（疼痛常大于 50%）持续的麻木、疼痛、烧灼感
TNP	三叉神经神经病理性疼痛。患者病史常有三叉神经系统意外或无意伤害的结果（面部受伤、牙科或口腔科手术、三叉神经或其分支的神经外科手术损伤）
TDP	三叉神经传入神经阻滞性疼痛。患者病史常有三叉神经系统故意损伤，如三叉神经切除术、三叉神经根治术或三叉神经传入神经阻滞性疼痛或其变体
STN	多发性硬化导致的 TN
PHN	带状疱疹后神经痛。在三叉神经分部范围内（常在 V1~2）的带状疱疹爆发后的疼痛性后遗症
AFP	非典型性颜面部疼痛。疑似精神性的疼痛，仅通过心理访谈和测试确定

三叉神经病理性疼痛（TNP）、三叉神经传入神经阻滞性疼痛（TDP）、症状性 TN（STN）、带状疱疹后神经痛（PHN）、非典型性颜面部疼痛（AFP）。在神经外科领域，ANN 可以有效地做出诊断、评估预后和疗效[25]。有了这个开端，一个免费的应用软件网站开发了一款诊断颜面部疼痛的工具。在这个基于网络的应用程序（https://neurosurgery.ohsu.edu/tgn.php；Academic Licence OHSU #2271）[26] 中，每一位患者对于其面部疼痛特征进行匿名回答，程序便可针对他们的颜面部疼痛做出诊断。

　　这里所描述的人工神经网络是由患者数据（在机构审查委员会批准的研究中收集，并征得受试者同意）提供支持，对于这些数据，预测诊断是正确的，并被汇总在一个安全的数据库中，以便将来进行人工神经网络培训。随着数据量的不断增加，ANN 得到不断的修正和改进。这种分类方式以及 ANN 的应用已经证明了它可以有效地区分 TN1、TN2、TNP、PHN 的高度敏感性（真阳性／真

诊断性问卷

俄勒冈健康与科学大学神经外科部，我们为诊断和治疗
不同类型的三叉神经痛TN患者设计了一份问卷

OHSU

1	你有颜面部疼痛的症状吗？	是/否
2	你能记清面部开始疼痛时你在哪里吗？	是/否
3	疼痛是否主要位于你的面部？（前额、眼睛、面部、鼻子、上下颌、牙齿、嘴唇等）	是/否
4	你是否只有半边脸出现疼痛？	是/否
5	你的疼痛主要位于耳朵深处吗？	是/否
6	当你疼痛时，你的喉咙、舌头或扁桃体周围疼痛剧烈吗？	是/否
7	你的疼痛是否全部或大多十分短暂（几秒至几分钟），且无法预测疼痛的性质（电击样、炸裂样、针刺样、射击样）	是/否
8	你是否有持续性的面部疼痛（如酸痛、烧灼痛、跳痛、刺痛）？	是/否
9	你是否出现过持续时长超过你清醒时间一半的面部疼痛（酸痛、烧灼痛、跳痛、刺痛）？	是/否
10	你是否有持续性的面部麻木？	是/否
11	当你的脸被触碰时会引起面部疼痛吗？（如吃东西、洗脸、刮胡子、刷牙、吹气等）	是/否
12	自你出现面部疼痛开始，中间是否有一段时间（如几周、几个月或几年）没有发生过疼痛？（不包括你接受缓解疼痛的手术或用药物干预等。）	是/否
13	你是否为了止痛而服用过卡马西平、加巴喷丁、巴氯芬、奥卡西平、托吡酯、唑尼沙胺或其他抗痉挛药？	是/否
14	你在使用问题13中所列举的药物或其他抗痉挛药物后，面部疼痛症状是否明显减轻（部分或全部）？	是/否
15	为了治疗你面部的疼痛，你是否接受过三叉神经手术？（如神经切除术、射频神经根切断术/神经节阻滞术、甘油注射、球囊压迫、神经根切断术、显微血管减压术、伽马刀等）	是/否
16	接受完三叉神经手术后，面部疼痛症状是否明显减轻（部分或全部）？（神经切除术、射频神经根切断术/神经节阻滞术、甘油注射、球囊压迫、神经根切断术、显微血管减压术、伽马刀等）	是/否
17	你现在的疼痛是在三叉神经手术后开始的吗？（神经切除术、射频神经根切断术/神经节阻滞术、甘油注射、球囊压迫、神经根切断术、显微血管减压术、伽马刀等）（如果是在三叉神经手术成功之后疼痛复发，请回答"否"）	是/否
18	你的疼痛是否在患带状疱疹后发生的？（带状疱疹——不是指口唇疱疹）	是/否
19	你是否患有多发性硬化病？	是/否
20	你的疼痛是在面部受伤后发生的吗？	是/否
21	你的疼痛是在面部手术后发生的吗？（口腔手术、耳鼻喉科手术、整形手术）	是/否

图 1.1　以面部疼痛患者为调查核心的病史问卷，回答为是或否（由俄勒冈健康与科学大学开发，2006 年 [22] 共有 18 个问题，2014 年 [23] 更新为 22 个问题；https://neurosurgery.ohsu.edu/tgn.php；Academic Licence OHSU #2271[26]）

阳性 + 假阴性）和特异性（真阴性 / 真阴性 + 假阳性）（图 1.2）。对于其他诊断（TDP，STN）的数据分析仅基于少量患者的病例，所以其诊断不能仅依靠调查问卷。同理，AFP 的诊断也不能仅依靠调查问卷。患者主动性诊疗系统的目的是帮助患者，尤其是帮助那些患有 TN1 的患者，得到一个明确的诊断，让他们去找到合适的治疗方法，避免无效或错误的药物或手术治疗，从而提高患者的满意度。

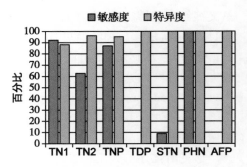

图 1.2　人工神经网络诊断 TN1、TN2、TNP、TDP、STN、PHN 和 AFP 的敏感性和特异性数据。AFP，非典型颜面部疼痛；TDP，三叉神经脱分化痛；TNP，三叉神经病理性疼痛；PHN，带状疱疹后神经痛

　　最近，Cruccu 等提出了一种用于临床实践和科学研究的新的 TN 分类方案以及分级诊断方式[27]。他们关于特发性、典型性、继发性 TN 的定义及诊断性分类方案是基于 TN 临床及病因学特征提出的。正如作者指出，TN 的最常见形式是神经血管压迫（neurovascular compression，NVC）。然而，据预测，大约 11% 的 TN 患者病因不明[18, 28~30]。典型 TN 诊断及治疗有指南（由法国头痛学会和法国神经外科学会编写）可参考[31]。

临床疗效

　　我们已经报道，利用以上所提及的诊断颜面部疼痛的分类方案[1, 2]，将 TN1 和 TN2 分开，对于这些颜面部疼痛症状的术后疗效[32] 及临床表现、病理学、预后[33] 都有着显著的影响。显微血管减压术（microvascular decompression，MVD）术后疼痛的缓解情况与 TN 的疼痛性质有很大关系，因此 TN 的疼痛类型是预估 MVD 术后疗效最重要的依据[33]。TN1 的患者往往比 TN2 的患者年纪大，且更多发于右侧，症状持续时间也往往更短。TN1 明显与动脉压迫的关系更大，而在 TN2 患者中更多见的是静脉压迫或没有压迫。相比于其他类型，TN1 患者在 MVD 术后疼痛更有可能立刻得到缓解，并且两年内不容易复发[32]。

　　我们也曾报道过 TN1 和 TN2 患者影像学特征上的显著差异，这些差异与 TN 的发生率、类型和神经血管压迫的严重程度相关[34]。至于神经血管压迫，对于 TN 的发展既不充分也不必要。不伴有神经血管压迫的 TN 患者人群多为年轻女性，更需要其他手术的干预方式，例如神经梳理术[17, 35]。

　　我们提出的颜面部疼痛分类方案也被应用于 MVD 手术[36]、立体定向放射治疗（SRS、伽马刀）[37] 的疗效评估；同时也可用于评价 1.5T 磁共振诊断症状性血管接触疾病的可靠性和预估能力 [38]；同样也能够用该分类方法来比较经皮球囊压迫术（PBC）和经皮半月节后根甘油阻滞术（PRGR）治疗 TN 的疗效差异 [39]。Skula 等曾提出用显微血管减压术治疗 TN 的患者（上颌支；V2）更多的是女性，且更多的是由静脉原因导致的 TN2 型的 TN，并且术后疗效常常与 TN1 型相似 [36]。Singh 等用视觉模拟评分法（visual analog scale，VAS）评估 TN1 和 TN2 患者在接受立体定向放射治疗（SRS）后疼痛的缓解情况。最初疼痛的缓解情况在 TN1（87.2%）和 TN2（86.8%）患者之间差不多。VAS 更高的 TN1 患者往往手术成功的可能性更大。然而，并没有发现对 TN2 患者术后疼痛缓解情况影响较大的因素。Apslund 等认为 PBC 和 PRGR 是治疗 TN1 患者主要及有效的手术方法，并且相比于 PRGR，PBC 疗效更好，因为它的感觉迟钝、角膜感觉减退以及技术上失误的发生率更低。

此外，将 TN 分为 TN1 和 TN2 促进了对 TN 的起因和治疗方法的研究 [40]。现在这种分类方法已经被收录入 2013 年出版的《美国国家神经系统疾病和卒中三叉神经痛研究所情况简报》[41]。

结论

若不接受治疗，TN 将从生理和心理上严重影响患者的生活质量 [1]。TN 的诊断主要依靠病史及主要症状的描述，同时辅以体检及神经系统的检查、影像学评估的结果。精准的诊断和及时的手术咨询及干预对于将来药物或手术治疗的过程和疗效十分重要。对于年轻且没有血管压迫的 TN 患者，我们必须重新考虑治疗方案。

综上所述，以患者为中心的病史采集问卷及基于 ANN 的面部疼痛分类方案的使用已经显示出了它的优越性。

（熊南翔 译）

参考文献

1. Burchiel KJ. A new classification for facial pain. *Neurosurgery*. 2003;53(5):1164−1166.
2. Eller J, Raslan A, Burchiel K. Trigeminal neuralgia: definition and classification. *Neurosurg Focus*. 2005;18(5):E3.
3. Zakrzewska JM, Jensen TS. History of facial pain diagnosis. *Cephalalgia*. 2017. https://doi.org/10.1177/03331024176 91045.
4. Merskey H, Bogduk N. *Classification of Chronic Pain: Descriptions of Chronic Pain Syndromes and Definitions of Pain Terms*. 2nd ed. Seattle: IASP Press; 1994.
5. International Headache Society, Headache Classification Committee of the International Headache Society (IHS). The international classification of headache Disorders, 3rd ed. (beta version). *Cephalalgia*; 2013. http://www.ihs-headache.org/binary_data/1437_ichd-iii-beta-cephalalgia-issue-9-2013.pdf.
6. Loeser J. Tic douloureux and atypical facial pain. In: Wall P, Melzack R, eds. *Textbook of Pain*. 3rd ed. London: Churchill Livingstone; 1994:699−710.
7. Wiffen P, Collins S, McQuay H, Carroll D, Jadad A, Moore A. Anticonvulsant drugs for acute and chronic pain. *Cochrane Database Syst Rev*. 2005;(3):CD001133.
8. Yoshimasu F, Kurland LT, Elveback LR. Tic douloureux in Rochester, Minnesota, 1945−1969. *Neurology*. 1972;22(9):952−956.
9. Manzoni GC, Torelli P. Epidemiology of typical and atypical craniofacial neuralgias. *Neurol Sci*. 2005;26(suppl 2):s65−s67.
10. Hall GC, Carroll D, Parry D, McQuay HJ. Epidemiology and treatment of neuropathic pain: the UK primary care perspective. *Pain*. 2006;122(1−2):156−162.

11. Hamlyn PJ. Neurovascular relationships in the posterior cranial fossa, with special reference to trigeminal neuralgia. 1. Review of the literature and development of a new method of vascular injection-filling in cadaveric controls. *Clin Anat*. 1997;10(6):371−379.

12. Hamlyn PJ, King TT. Neurovascular compression in trigeminal neuralgia: a clinical and anatomical study. *J Neurosurg*. 1992;76(6):948−954.

13. Hilton DA, Love S, Gradidge T, Coakham HB. Pathological findings associated with trigeminal neuralgia caused by vascular compression. *Neurosurgery*. 1994;35(2):299−303; discussion 303.

14. Jannetta PJ. Arterial compression of the trigeminal nerve at the pons in patients with trigeminal neuralgia. *J Neurosurg*. 1967;26(suppl 1):159−162.

15. Klun B, Prestor B. Microvascular relations of the trigeminal nerve: an anatomical study. *Neurosurgery*. 1986;19(4):535−539.

16. Love S, Hilton DA, Coakham HB. Central demyelination of the Vth nerve root in trigeminal neuralgia associated with vascular compression. *Brain Pathol*. 1998;8(1):1−11; discussion 11−12.

17. Ko AL, Lee A, Raslan AM, Ozpinar A, McCartney S, Burchiel KJ. Trigeminal neuralgia without neurovascular compression presents earlier than trigeminal neuralgia with neurovascular compression. *J Neurosurg*. 2015;123(6):1519−1527.

18. Lee A, McCartney S, Burbidge C, Raslan AM, Burchiel KJ. Trigeminal neuralgia occurs and recurs in the absence of neurovascular compression. *J Neurosurg*. 2014;120(5):1048−1054.

19. Gronseth G, Cruccu G, Alksne J, et al. Practice parameter: the diagnostic evaluation and treatment of trigeminal neuralgia (an evidence-based review): report of the Quality Standards Subcommittee of the American Academy of Neurology and the European Federation of Neurological Societies. *Neurology*. 2008;71(15):1183−1190.

20. Cruccu G, Gronseth G, Alksne J, et al. AAN-EFNS guidelines on trigeminal neuralgia management. *Eur J Neurol*. 2008;15(10):1013−1028.

21. Zakrzewska JM. Facial pain: an update. *Curr Opin Support Palliat Care*. 2009;3(2):125−130.

22. Limonadi FM, McCartney S, Burchiel KJ. Design of an artificial neural network for diagnosis of facial pain syndromes. *Stereotact Funct Neurosurg*. 2006;84(5−6):212−220.

23. McCartney S, Weltin M, Burchiel KJ. Use of an artificial neural network for diagnosis of facial pain syndromes: an update. *Stereotact Funct Neurosurg*. 2014;92(1):44−52.

24. Siccoli MM, Bassetti CL, Sándor PS. Facial pain: clinical differential diagnosis. *Lancet Neurol*. 2006;5(3):257−267.

25. Azimi P, Mohammadi HR, Benzel EC, Shahzadi S, Azhari S, Montazeri A. Artificial neural networks in neurosurgery. *J Neurol Neurosurg Psychiatry*. 2015;86(3):251−256.

26. Oregon Health & Science University. Academic license for diagnostic classification and questionnaire for facial pain. http://www.ohsu.edu/tech-transfer/portal/agreement_terms.php?agreement_id=42&technology_id=2520309.

27. Cruccu G, Finnerup NB, Jensen TS, et al. Trigeminal neuralgia: new classification and diagnostic grading for practice and research. *Neurology*. 2016;87(2):220−228.

28. Antonini G, Di Pasquale A, Cruccu G, et al. Magnetic resonance imaging contribution for diagnosing symptomatic neurovascular contact in classical trigeminal neuralgia: a blinded case-control study and meta-analysis. *Pain*. 2014;155(8):1464−1471.

29. Miller JP, Acar F, Hamilton BE, Burchiel KJ. Radiographic evaluation of trigeminal neurovascular compression in patients with and without trigeminal neuralgia. *J Neurosurg*. 2009;110(4):627−632.

30. Sindou M, Leston J, Howeidy T, Decullier E, Chapuis F. Micro-vascular decompression for primary trigeminal neuralgia (typical or atypical). Long-term effectiveness on pain; prospective study with survival analysis in a consecutive series of 362 patients. *Acta Neurochir (Wien)*. 2006;148(12):1235−1245; discussion 1245.

31. Donnet A, Simon E, Cuny E, et al. French guidelines for diagnosis and treatment of classical trigeminal neuralgia (French Headache Society and French Neurosurgical Society). *Rev Neurol (Paris)*. 2017;173(3):131−151. https://doi.org/10.1016/j.neurol.2016.12.033. Epub 2017 Mar 15.

32. Miller JP, Acar F, Burchiel KJ. Classification of trigeminal neuralgia: clinical, therapeutic, and prognostic implications in a series of 144 patients undergoing microvascular decompression. *J Neurosurg*. 2009;111(6):1231−1234.

33. Miller JP, Magill ST, Acar F, Burchiel KJ. Predictors of long-term success after microvascular decompression for trigeminal neuralgia. *J Neurosurg*. 2009;110(4):620−626.

34. Zacest AC, Magill ST, Miller J, Burchiel KJ. Preoperative magnetic resonance imaging in type 2 trigeminal neuralgia. *J Neurosurg*. 2010;113(3):511−515.

35. Ko AL, Ozpinar A, Lee A, Raslan AM, McCartney S, Burchiel KJ. Long-term efficacy and safety of internal neurolysis for trigeminal neuralgia without neurovascular compression. *J Neurosurg*. 2015;122(5):1048−1057.

36. Sekula RF, Frederickson AM, Jannetta PJ, Bhatia S, Quigley MR, Abdel Aziz KM. Microvascular decompression in patients with isolated maxillary division trigeminal neuralgia, with particular attention to venous pathology. *Neurosurg Focus*. 2009;27(5):E10.

37. Singh R, Davis J, Sharma S. Stereotactic radiosurgery for trigeminal neuralgia: a eetrospective multi-institutional examination of treatment outcomes. *Cureus*. 2016;8(4):e554.

38. Panczykowski DM, Frederickson AM, Hughes MA, Oskin JE, Stevens DR, Sekula Jr RF. A blinded, case-control trial assessing the value of steady state free precession magnetic resonance imaging in the diagnosis of trigeminal neuralgia. *World Neurosurg*. 2016;89:427−433.

39. Asplund P, Blomstedt P, Bergenheim AT. Percutaneous balloon compression vs percutaneous retrogasserian glycerol rhizotomy for the primary treatment of trigeminal neuralgia. *Neurosurgery*. 2016;78(3):421−428; discussion 428.

40. Montano N, Conforti G, Di Bonaventura R, Meglio M, Fernandez E, Papacci F. Advances in diagnosis and treatment of trigeminal neuralgia. *Ther Clin Risk Manag*. 2015;11:289−299.

41. National Institutes of Neurological Disorders and Stroke. Trigeminal Neuralgia Fact Sheet. https://www.ninds.nih.gov/Disorders/Patient-Caregiver-Education/Fact-Sheets/Trigeminal-Neuralgia-Fact-Sheet.

第 2 章

显微血管减压术

LAUREN SIMPSON, MD, MPH • AHMED M. RASLAN, MD, FAANS

引言

三叉神经痛（trigeminal neuralgia，TN）是一种以针刺样、闪电样、反复发作的剧痛为特征的综合征。通常为单侧发病，位于三叉神经的一个或多个分布区域。疼痛性质为单侧面部阵发性的剧烈刺痛，中间有完全不痛的间歇期。这种特点有助于将其与其他面部疼痛进行鉴别。在病理生理机制上，许多患者三叉神经入脑干部位有神经血管压迫与 TN 的发展相关。因此，经乙状窦后入路的显微血管减压术（microvascular decompression，MVD）可以将血管与三叉神经分开。MVD 是治疗 TN 最成功、最有效、最持久的治疗办法，但必须严格把握手术适应证，这样才能充分发挥该手术的优势。

发展史

医务工作者对三叉神经的研究、评估和治疗已有 2 500 年的历史。公元 150 年，希腊卡帕多西亚的著名医生 Aretaeus 首次将 TN 描述为"面部痉挛性发作"而产生的偏侧头痛。他记录到数次伴随阵发性面部痉挛而产生的偏侧头痛，紧接着是晕厥，中间有无痛间隔。有趣的是，早在 11 世纪，阿拉伯医生 Jujani 就认为"动脉与神经的接触"是产生伴随面部痉挛和焦虑的单侧面部疼痛综合征的原因。17 世纪至 18 世纪，学者们进一步阐述了 TN 的症状，并将该病与其他面部疼痛综合征区分开来。1671 年，Fehr 在一篇悼辞中提及该病。1677 年，内科医生 John Locke 回忆道："这种剧痛能迅速蔓延至右侧颜面部，它带来的折磨足以使患者哭泣和尖叫。"Andre 在描述类似症状发作时提出了"三叉神经痛"一词。1756 年，他将其描述为"一种残忍的、至今尚不清楚的疾病，会出现一些难以进食并影响睡眠的痛苦表情和剧烈的动作。"1773 年，John Fothergill 向伦敦医学界报告了 14 例该病患者，并首次对 TN 进行了准确而全面的临床描述。

TN 的早期治疗基于这样一种理念，即它是脑干三叉神经复杂的癫痫发作的一种形式。Bergouignan 使用苯妥英缓解疼痛，患者针对抗癫痫药物良好的反应支持了这一早期理论。因此，外科手术治疗旨在通过损伤三叉神经来消除致痫病灶。1934 年，Walter Dandy 通过乙状窦后入路暴露三叉神经，并写道："在出现血管压迫的多数情况下，神经表面常出现压迹或弯曲成角，我相信这是 TN 的原因。"尽管 Dandy 将神经血管压迫与 TN 的发展联系在一起，但他认为这是一个不可逆转的病理过程，并没有尝试减压三叉神经。1959 年，W•James Gardner 实施了第一例 MVD。他从三叉神经上移动一根血管，并将可吸收的明胶海绵放置在两者之间以达到阻隔目的。20 世纪 70 年代，Peter Jannetta 借助手术显微镜改进了显微血管减压技术。他实施了数以千计的 MVD 并推广了该病的外科手术治疗，证明了在合适的患者人群中，该手术具有长期缓解疼痛的前景。目前，MVD 在治疗神经性面部疼痛的外科手术中已经占 90% 以上。自 20 世纪 90 年代初以来，它一直是治疗 TN 最常见的方法。

病理生理

早期，医学科学家认为，与脑干三叉神经相邻的血管、肿瘤、囊肿、动脉血管畸形、动脉瘤或脱髓鞘斑块的存在和随后发生的同侧阵发性三叉神经痛有关，最终形成这样一种理论，即 TN 是中枢或外周神经系统的神经性的疼痛症状。MVD 的推广，有力地支持了血管压迫和脱髓鞘作为 TN 疼痛产生的病理生理机制[1]。

TN 的病理生理学与 Obersteiner-Redlich 区三叉神经的血管压迫有关，该区域是三叉神经入脑干之前、一段长度仅为几毫米的过渡区域，其轴突分别由外周施万细胞和中枢少突胶质细胞产生的髓鞘包裹。具体地，由中枢髓鞘包裹的三叉神经轴突极易受到相邻血管搏动性接触的影响，从而引起相应的病理变化。血管压迫造成的损伤导致脱髓鞘、轴突丧失以及传导改变[2, 3]。

TN 疼痛产生的病理机制尚不完全清楚。持续或搏动性血管压迫导致三叉神经感觉根轴突脱髓鞘的理论得到了较多的支持：多发性硬化患者中 TN 发病率高，TN 患者中血管压迫发生率高，MVD 后获得长期的疼痛缓解[4, 5]。然而，有髓轴突通常与振动觉和触觉有关，而与疼痛无关。因此，脱髓鞘会阻止电脉冲传播并产生局限性的麻木感而非疼痛。此外，在概念上，TN 的某些特征性症状与脱髓鞘理论不一致。下列问题无法用脱髓鞘理论解释：为什么症状是突发突止的？为什么症状能够被触发？为什么疼痛在触发后仍持续存在？为什么人们常常存在与 TN 相关的病变，如压迫或脱髓鞘斑块，但却没有症状？而点燃理论解释了这些问题。

对接受 MVD 患者的三叉神经活检标本的组织病理学研究以及对受损感觉神经元中异常电活动的进一步理解促进了点燃假说的发展。该假说的解剖基础是异位起搏点，包括脱髓鞘斑块、神经末梢芽和肿胀的末端神经。这些病变广泛地存在于三叉神经根或神经节的传入神经元中。轴突和切断轴突的体细胞由于这些损伤而变得过度兴奋，从而造成了由放电后同步化而引起疼痛周期性发作。伴随链式反应形成的异位冲动导致 TN 疼痛的"点燃"。在轴突损伤后，神经元获得共振，从而导致伴随后放电现象的可触发性的产生。共振现象或膜电位中的正弦振荡提供持续放电的能力，从而为比初始触发（如自主活动）更持久的疼痛提供能量。裸露的轴突之间的强烈接触允许脉冲的一对一叠加和放大。阵发性发作期间的钙内流会激活钙依赖性钾通道，钾离子外流会引起超极化和不应期[6]。

尽管如此，血管压迫在 TN 患者中仍起重要作用。2014 年，Leal 等测量了由单侧 TN 患者获得的高分辨率 3T MR 图像的三叉神经体积和横截面积，并将这些数据与患者的神经血管压迫特征以及临床结果相关联，从而前瞻性地评估三叉神经的萎缩变化。他们提出了 Sindou 分级，即根据血管压迫程度分为Ⅰ、Ⅱ和Ⅲ级。其中，Ⅰ级仅仅是有症状的三叉神经和血管之间的接触，Ⅱ级是由于血管压迫导致的根部移位或变形，Ⅲ级是由血管压迫造成有症状三叉神经的明显压痕。他们发现，患侧三叉神经的平均体积和横截面积明显小于无症状侧的平均体积和横截面积。通过 MVD 治愈的患者的患侧三叉神经平均体积和横截面积小于疼痛部分缓解或治疗失败的患者。因此，TN 患者的三叉神经萎缩性改变与压迫的严重程度和临床结果显著相关[7]。

TN 中的神经血管压迫可由动脉和静脉引起。小脑上动脉（the superior cere-bellar artery，SCA）通常是压迫血管最常见的来源，其中 68% 压迫和静脉结构有关。有时小脑前下动脉是责任血管，有时静脉是唯一确定的压迫血管。根据神经根纤维排列模式，压迫方向决定哪个三叉神经分布区产生症状。

颅骨压迫导致眼部区域症状。不过，仅在三叉神经的眼支出现 TN 少见。内侧压迫导致上颌部区域症状，侧向或尾侧压迫导致下颌部区域症状。在 TN 患者中，MVD 后三叉神经的病理改变可能会逆转。进行神经根和头皮电极记录的研究发现，一旦压迫血管与三叉神经分离，神经生理功能就会立即得到改善（Leandri 等）。感觉阈值和不对称下颌运动的改善也在 MVD 后得到证实。

血管压迫致神经根入脑干区域（root entry zone，REZ）的脱髓鞘及随后的三叉神经过度兴奋在 TN 的发病机制中起着主要作用，同时许多其他因素也参与了 TN 的发病机制。影像学和解剖学研究已经证明在没有神经血管压迫的情况下，TN 仍然能够发生和复发。此外，在无症状个体中，三叉神经与血管接触的现象也是常见的。因此，神经血管压迫对于 TN 的发生发展既不充分也不必要。

三叉神经核和面神经核过度兴奋与 TN 的发病机制有关。年龄、性别和解剖变异对 TN 的发生也产生了影响。老年患者动脉在脑池内发生延长，有人认为该现象增加了神经血管密切接触的可能性。在有症状患者中，无神经血管压迫的患者主要是女性，并且比那些伴有神经血管压迫的患者更年轻。体积测量也被作为可能的致病因子和影像学预测因子来加以研究。

其他治疗方法

TN 的一线治疗是使用抗癫痫药物，70% 的患者疼痛可获完全缓解，卡马西平（carbamazepine）是首选药物。尽管奥卡西平（oxcarbazepine）具有更好的耐受性，更少的药物相互作用，与卡马西平相似的疗效，但它仍是二线药物。如果患者对卡马西平和奥卡西平有严重的不良反应，可以选择巴氯芬（baclofen）和拉莫三嗪（lamotrigine）。其他可能有效的药物包括苯妥英（phenytoin），丙戊酸钠（valproate），加巴喷丁（gabapentin），普瑞巴林（pregabalin），巴氯芬（baclofen）和氯硝西泮（clonazepam）。在确定患者的药物治疗无效之前，应对其中一些药物进行试验性治疗。大多数患者在用药初期能够较好地控制疼痛。

抗癫痫药物通过降低冲动传导速度，从而对三叉神经神经元具有稳定作用。不幸的是，这种对中枢神经系统的作用导致了难以忍受的不良反应，例如嗜睡、头晕、乏力和注意力不集中。此外，大约 50% 的患者在确诊之初能够有效地控制疼痛，但 10 年后药物控制的效果降低。这种效果的逐渐减弱可能与 TN 病理生理机制的进展有关。对药物治疗反应良好的 TN 一般是经典型的，并且预后良好。

TN 患者的疼痛控制不佳会对患者的生活质量产生严重的负面影响。因此，TN 患者一旦出现药物难以控制的症状，应考虑进行外科手术。在高达 10% 的患者中，抗癫痫药物不能提供有效的治疗，这些患者应尽快进行外科手术。TN 的外科干预手段可分为毁损或非毁损手术。为了控制疼痛，毁损手术旨在损坏部分三叉神经或三叉神经节。TN 的大多数手术属于毁损性的，而 MVD 是一个例外。这些干预手段包括立体定向放射外科手术（stereotactic radiosurgery，SRS）、射频消融（radiofrequency ablation，RFA）、甘油注射和球囊压迫。立体定向放射治疗是在三叉神经根入脑区的三叉神经靶点处毁损神经，通常是在延迟数月后才能生效。通过针刺穿过面部进行射频、甘油注射和球囊压迫，这些经皮手术旨在通过对感觉纤维的直接损伤或脱敏来实现更直接的疼痛控制。因此，疼痛控制同时伴随某种程度的面部麻木，面部感觉的恢复与疼痛复发密不可分，患者必须能够忍受这种关系，并接受发展成面部感觉迟钝和感觉缺失的风险。毁损手术复发早于非毁损手术，且疼痛控制仅维持数年。

　　每一种外科干预手段都有其自身的局限性和优缺点。最近一项前瞻性的研究对特发性 TN 首次分别采用 MVD、SRS 和 RFA 干预的长期疼痛控制率比较，发现接受 MVD 的患者能实现更长时间的疼痛控制。一些大宗研究已经报道了 MVD 疗效的稳定性，即 70%～80% 的患者能够在 5～10 年保持疼痛的完全控制。据相关 SRS 的文献报道，该治疗具有较差的疗效和更大的不确定性，只有 35%～65% 的患者在 5 年内能实现完全的疼痛控制，20%～45% 的患者在 10 年内实现完全的疼痛控制。患者许多潜在的混杂因素使得各干预手段之间的直接比较存在困难，尽管如此，一些因素在指导治疗选择和回答患者咨询外科手术决策方面仍然很有价值。以下观点可以作为选择外科干预手段的参考：那些不适合开颅手术的患者，如患有严重的合并症的老年患者，更适合 SRS 或 RFA；一般而言，对于三叉神经眼支分布区疼痛的患者，不建议进行 RFA。SRS 术后出现感觉改变的患者，往往预后良好。MVD 的成本和风险可以影响患者是否选择本治疗，因为它是昂贵的极具侵入性的治疗手段。但 MVD 通常作为手术治疗的首选方案，因为它从 TN 的主要病因入手，容易达到疼痛的长期控制。作为唯一的非毁损性外科手术选择，MVD 与其他治疗方法的不同在于其主要目标是减缓 TN 临床病程的进展。MVD 旨在防止神经损伤和其他由压迫导致的病理生理变化和随后的点燃机制，而不是故意毁损神经。对于射频消融术后仍有持续性疼痛的患者，仍然可以考虑接受 MVD 手术，只要没有相关的三叉神经病变就不会降低 MVD 的疗效。MVD 具有最低的疼痛复发率和最高的患者满意度。

术前评估

　　获取详细全面的病史是决定患者是否可以采用 MVD 的关键一步。TN 患者通常对首次发作的疼痛症状记忆清晰，必须详细描述疼痛的部位和辐射区域，以帮助区分 TN 与偏头痛、丛集性头痛、颞下颌关节功能紊乱、牙痛、眼科疾病、颞浅动脉炎、舌咽神经痛和中间神经痛。TN 可以出现在由三叉神经支配的任何区域，如前额、眼部、颊部、鼻子、上颌、下颌、牙齿、嘴唇等。通常是单侧，但也可以是双侧的；患者自述尖锐的、剧烈的、突发的、针刺样、闪电样和烧灼样的疼痛；疼痛通常是几秒、几分钟；有些患者表现为酸痛、剧烈的烧灼感、跳痛和刺痛为特征的持续的面部疼痛；患者通常有间歇性疼痛的病史，无疼痛间隔逐渐变短，直至发展成为持续性、难治性面部疼痛。特定的刺激如吃饭、喝水、洗脸、剃须、刷牙、轻触、低温，甚至风吹等都有可能引发和加剧疼痛发作，随后会出现很长时间的抑制期，在这期间是引发不出疼痛的。有些患者的 TN 可能是短暂的，40 岁以下的患者具有较高的复发风险，因此在施行 MVD 手术之前应考虑疼痛的持续时间。

Burchiel 等报道了一种面部疼痛分类方案,该方案有助于将 TN 与常见的其他面部疼痛进行鉴别(表 2.1),该分类有助于 MVD 的病例选择及预后的预测。MVD 对于针刺样、闪电样、一过性发作的剧痛具有更好的疗效;TN1 主要以这种类型的疼痛为特征;而 TN2 主要以持续的面部疼痛为特征。因此,MVD 对 TN1 效果更好。但是,MVD 对大多数 TN1 和 TN2 的患者都具有长期疼痛缓解的效果。由于某些潜在原因,特发性 TN 必须与三叉神经区域痛性疾病相区别,因为后者在 MVD 术后症状改善不明显。三叉神经病理性疼痛(trigeminal neuropathic pain,TNP)是由于在面部创伤,牙科手术以及耳鼻喉科医生或口腔颌面外科医生手术中的无意损伤引起的。三叉神经传入神经阻滞性疼痛(trigeminal deafferentation pain,TDP)是由诸如神经根切断术、放射治疗和射频损伤等治疗效果的有意伤害引起的。TNP 和 TDP 的特征在于灼烧感和面部感觉丧失,这种表现可以在体检中发现。带状疱疹感染引起带状疱疹后 TN(postherpetic neuralgia,PHN)。由于三叉神经的脱髓鞘斑块,2%～4% 的多发性硬化患者存在症状性 TN。MVD 可使一些有症状性 TN 有所改善,但复发率较高,并且很难达到长期缓解。非典型 TN 可能受到神经心理的影响,MVD 术后效果理想。

表 2.1　神经外科常用面部疼痛分类表

诊断	病史
	自发性发展
三叉神经痛,Ⅰ型	>50% 间歇性疼痛
三叉神经痛,Ⅱ型	>50% 持续性疼痛
	三叉神经损伤
三叉神经病理性疼痛	非故意性、意外损伤
三叉神经传入神经阻滞性疼痛	故意性传入神经阻滞
症状性三叉神经痛	多发性硬化症
带状疱疹后三叉神经痛	带状疱疹发作
不典型三叉神经痛 [a]	心因性疼痛

[a] 不能仅靠病史做出诊断

(摘自 Burchiel KJ. A new classification for facial pain. *Neurosurgery*. 2003;53:1164-1167.)

疼痛缓解不佳的 TN1 或 TN2 的年轻健康患者适于接受 MVD。年龄是患者能否接受 MVD 治疗的一个重要参考因素,如果患者年龄很高且不能耐受麻醉,选择 MVD 治疗需要慎重。与年轻患者相比,老年患者的 MVD 术后并发症发生率没有显著性差异。对于老年人,由于小脑萎缩,使得 MVD 操作在技术上变得更加容易，但对于合并有绝对手术禁忌证的患者不适宜接受 MVD 治疗。

　　对于所有拟行 MVD 的患者，术前必须进行磁共振成像（magnetic resonance imaging，MRI）检查。三叉神经分布区域的疼痛可由脱髓鞘疾病、炎性变化和颅内肿瘤病变引起，如前庭神经鞘瘤、表皮样囊肿、桥小脑角（cerebellopontine angle，CPA）脑膜瘤、异位基底动脉、动脉瘤或动静脉畸形。通过高分辨率 MRI 平扫、增强扫描、三维稳态序列和时间飞跃磁共振血管造影（time-of-flight magnetic resonance angiography，TOF MRA）的融合，可以提高神经血管压迫的可视化程度，为手术提供很好的预判，三维重建模拟图像分析可以帮助手术规划。对于 MRI 未能识别的神经血管压迫并不是 MVD 后颅窝探查的禁忌证。根据术前的影像检查可以对于 MVD 的预后进行判断，症状性三叉神经的萎缩与 MVD 后的良好预后相关。图 2.1 中，MRI BFFE 序列证实了 SCA 对左侧三叉神经的明显压迫。

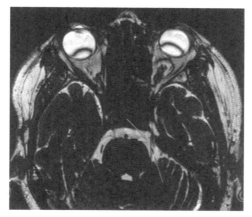

图 2.1　磁共振成像 T_2 平衡式快速梯度回波序列（T_2-Balance Fast Field Echo，T_2-BFFE）显示小脑上动脉（红色箭头）明显压迫左三叉神经（蓝色箭头）

手术流程

　　在实施 MVD 之前，应该进行多学科的讨论。麻醉应采用标准的药物麻醉和控制通气，以防止在手术期间患者发生不必要的活动。麻醉过程中，必须进行脑干听觉诱发电位的电生理监测，以便有计划地调整麻醉类型和深度。因此，通常使用全静脉麻醉。

　　在诱导和插管完成之后，应该进行体位摆放，首先应该使用头颅固定装置。根据外科医生的习惯，患者体位可以为仰卧位或侧卧位或 3/4 俯卧位。坐位也可以使用。应当注意，体位摆放应使颅骨的最高点与地面保持平行以确保第Ⅶ对和第Ⅷ对脑神经（cranial nerves，CNs）在三叉神经之下（图2.2）。

体位摆放完毕之后，放置电生理检测的电极。本手术没有必要进行腰椎穿刺脑脊液引流，通过乙状窦后入路直接进入三叉神经池可以立即放出脑脊液，随后的小脑下垂最大限度地减少了对小脑的牵拉，使得第Ⅶ和第Ⅷ对脑神经受到牵拉损伤的风险降低。脑干听觉诱发电位和面神经监测能够检测到信号减弱、潜伏期延长和面神经 EMG 活动。手术结束，术者应停止操作并停止其他有可能干扰电生理监测的刺激，直到电生理正常。术中监测有助于防止脑干和脑神经的损伤（图2.3）。

采用耳后离耳根两指宽纵形或弧形切口（图2.4）。横窦在沿从枕外隆凸到外耳道的连线上，切口的1/4应该跨过该线。乙状窦在乳突隆起二腹肌沟的下方，切口不需要延伸到该标志之下。使用单极电凝解剖切开表皮和软组织，直到暴露乳突隆起和二腹肌沟的骨性标志。

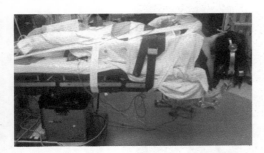

图2.2　3/4俯卧位。或仰卧位，头偏向健侧。同侧肩用约束带固定

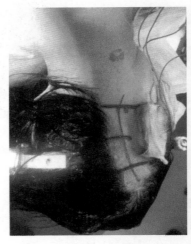

图2.4　触诊乳突根部并在耳后2cm处切开从乳突尖到耳郭上方的切口

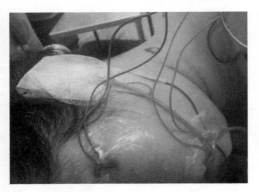

图2.3　左侧面神经完整性监测，导线置于眼轮匝肌（蓝色）和口轮匝肌（红色），脑干听觉诱发电位监测

通过触诊二腹肌切迹确定下界，横窦和乙状窦的夹角通过乳突导静脉来确认。暴露星点，它是人字缝、顶乳突缝和枕乳突缝的交界处，近于横窦和乙状窦的夹角（图 2.5）。

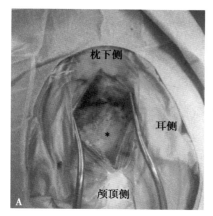
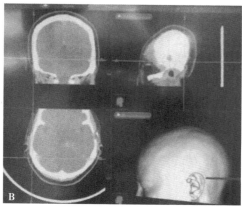

枕下侧

耳侧

*

颅顶侧

A

B

图 2.5　标记星点，并用立体定向导航显示横、乙状窦连接

在乙状窦后打开颅骨，操作应从后下方开始，以避免意外损伤窦（图 2.6）。如果发生窦损伤，必须彻底止血但又不至于引起静脉窦闭塞。使用凝血酶浸泡的明胶海绵压迫可以很好地止住出血，但偶尔需要缝合或使用硬膜补片处理。如果乳突气房开放，应用骨蜡严密封闭，以防止术后脑脊液漏。如果封闭不好会造成脑脊液从硬脑膜开口流出进入乳突气房，通过咽鼓管进入鼻咽部导致术后脑脊液鼻漏。如果出现脑脊液鼻漏通常需要进行伤口探查以修复瘘口，并放置腰大池引流以促进瘘口闭合。除了乳突气房骨蜡封闭之外，还可以用纤维蛋白海绵、纤维蛋白胶以及使用硬脑膜替代物或自体移植物（例如局部肌肉，骨膜）来进行硬脑膜封闭。细致地完成这些操作将有助于避免这种并发症的产生。

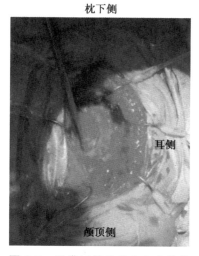

枕下侧

耳侧

颅顶侧

图 2.6　用带凹槽的钻头和咬骨钳实施颅骨切开或开颅手术。吸引器指向横、乙状窦交界处

一旦看到横窦和乙状窦，就可以实现充分暴露。硬脑膜开放前必须进行彻底止血，以免出血流到蛛网膜下腔（图 2.7）。图中与窦相距几毫米的地方，将硬脑膜平行于横窦和乙状窦打开，悬吊硬膜。应解剖三叉神经池以便引流脑脊液，从而使脑

压力降低。然后使用牵开器轻轻推开而实现充分地暴露。

　　使用高放大倍率的手术显微镜，也可使用内镜。打开蛛网膜，并通过识别解剖标志来确定进入时的角度（图 2.8～图 2.11），应尽可能地避免损伤动脉。如果操作造成过多的静脉损伤，会增加小脑出血及梗死的风险，因此操作应该谨慎细致。在可见的区域内，找到神经血管压迫，必须检查三叉神经根入脑区或其脑池段的血管压迫。确定压迫动脉或静脉后，应仔细将其与神经分离，并将自制的特

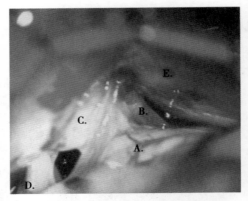

图 2.7　硬脑膜呈 C 形切开，距窦缘数毫米。放置牵开器。（A）小脑。（B）岩静脉。（C）内耳孔上结节。（D）面神经。（E）小脑幕

氟龙球状棉垫在相应的部位，目的是移动责任血管。有时，通过放置特氟龙棉球进行显微血管减压在技术上是不可行的，这种情况下，可以进行血管的悬吊。这种操作非常复杂，技术上具有挑战性。生物黏合剂有时被用于减压手术，有时也用于特氟龙的固定。有些患者术中可见没有血管压迫，术前应该向患者交代这种可能性。如果没有血管压迫，需要感觉根的部分离断。连续或间断缝合关闭硬脑膜，并用胶覆盖，确保硬脑膜严密处理。如果气房开放，需要用骨蜡充分密封，颅骨缺损需要用钛板或骨水泥处理，肌肉及皮肤逐层严密缝合。

　　MVD 后，第一晚患者应进入重症监护病房（intensive care unit, ICU）监护。与大多数开颅手术一样，术后需要立即密切观察患者每小时的神经系统变化和

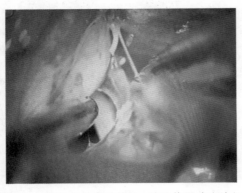

图 2.8　电凝并分离岩静脉，暴露第 V 对脑神经

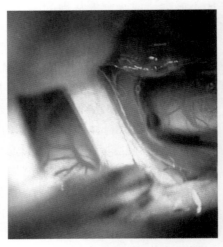

图 2.9　小脑上动脉压迫第 V 对脑神经

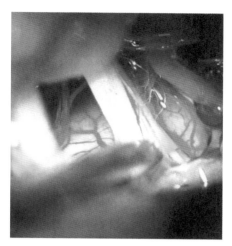

图 2.10　轻轻地将小脑上动脉从第 V 对脑神经分离

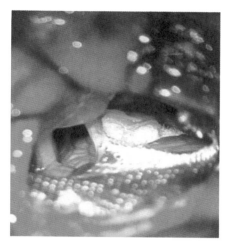

图 2.11　在小脑上动脉和第 V 对脑神经之间放置浸有凝血酶的特氟龙棉球

血流动力学的监测。近期 Sekula 等对多个机构对入院期间接受 MVD 的患者的 ICU 利用率进行了分析，结果发现未收入 ICU 的患者住院时间较短，术后影像学检查也很少，这两者给每位患者节省了大概 14 000 美元的费用。术后并发症与收入 ICU 之间没有统计学上的显著差异，在多变量分析中发现，与并发症相关的唯一有意义的预测因子是冠状动脉的相关疾病。除非患者患有其他特殊疾病或术后神经系统的变化，许多机构已经不再进行常规术后影像学检查及进入 ICU 监护。卡马西平和其他精神抑制类药物应在耐受的情况下逐渐减量停药。

结果

CN 损伤是一种少见的并发症。与毁损手术相比，MVD 后三叉神经传入阻滞性疼痛的发生率要低得多。若术后出现脑脊液耳漏，就可能出现一过性传导性听力下降。由于脑干听觉诱发电位监测的使用，听力丧失的发生率小于 1%。这种并发症一般是永久性的，可通过避免牵拉和减少小脑前下动脉（anterior inferior cerebellar artery，AICA）血管痉挛来预防。术后眩晕、耳鸣和面部无力往往会在数周内自愈，而滑车神经麻痹则需要数月才能恢复。

在术后出现严重持续性头痛的患者中，必须考虑到无菌性脑膜炎、伤口感染、小脑损伤和颅后窝出血的可能。MVD 术后脑脊液漏也是常见的并发症，可表现为明显的切口液体渗出或鼻漏。通过仔细、轻柔的操作以及尽量减少静脉的损伤可以避免小脑挫伤、水肿和牵拉损伤的发生。

20 世纪 90 年代以来，越来越多的外科干预方式作为 MVD 的替代治疗方式治疗 TN。Jho 等在《新英格兰医学杂志》（*New England Journal of Medicine*）上发表了一篇具有里程碑意义的论文，证明在所有可用于治疗 TN 的方法中，MVD 不仅安全有效，而且长期治愈率高。这项前瞻性研究纳入了 20 年间大约 1 200 例接受 MVD 治疗的患者，且中位随访时间超过 6 年。通过 Kaplan-Meier 分析，这些研究者证明，在术后 10 年，70% 的患者在未服镇痛药物的情况下也没有出现复发，另外 4% 的患者无需长期服药，仅偶尔出现疼痛。此外，之前接受射频消融的患者在 MVD 术后仍能获得症状改善。接受过射频消融治疗的患者比未接受该手术的患者疼痛缓解的可能性并不低。但是，他们确实更容易出现面部烧灼痛、酸痛感。年复发率低于 1%。复发的显著预测因素包括女性、症状持续时间长、静脉压迫以及术后未即刻出现疼痛缓解等 [8]。

大量证据证明，MVD 是治疗 TN 的有效方法，并且根据临床症状可以对预后进行预测，TN 的类型是 TN 治疗预后最重要的预测因子。由静脉压迫导致的 TN，往往预后较差，这可能与静脉再生有关。动脉和静脉压迫引起的 TN 对于术后疼痛缓解和复发率的预测可能是重要的。最近的一项研究针对上述问题进行了分析，发现动脉压迫组比静脉压迫组有更早的早期缓解和更高的复发率。射频消融术后的患者施行 MVD，仍然可以获得较好的疗效。

（郝庆沛　刘钰晔　译）

参考文献

1. Jannetta PJ, Robbins LJ. Trigeminal neuropathy—new observations. *Neurosurgery*. 1980;7(4):347−351.
2. Burchiel KJ. Abnormal impulse generation in focally demyelinated trigeminal roots. *J Neurosurg*. 1980;53(5):674−683. https://doi.org/10.3171/jns.1980.53.5.0674.
3. Devor M, Govrin-Lippmann R, Rappaport ZH. Mechanism of trigeminal neuralgia: an ultrastructural analysis of trigeminal root specimens obtained during microvascular decompression surgery. *J Neurosurg*. 2002;96(3):532−543. https://doi.org/10.3171/jns.2002.96.3.0532.
4. Gybels J, Kupers R. Deep brain stimulation in the treatment of chronic pain in man: where and why? *Neurophysiol Clin*. 1990;20(5):389−398.
5. Jannetta PJ. Arterial compression of the trigeminal nerve at the pons in patients with trigeminal neuralgia. *J Neurosurg*. 1967;26(suppl 1):159−162. https://doi.org/10.3171/jns.1967.26.1part2.0159.
6. Devor M, Amir R, Rappaport ZH. Pathophysiology of trigeminal neuralgia: the ignition hypothesis. *Clin J Pain*. 2002;18(1):4−13.
7. Leal PR, Barbier C, Hermier M, Souza MA, Cristino-Filho G, Sindou M. Atrophic changes in the trigeminal nerves of patients with trigeminal neuralgia due to neurovascular compression and their association with the severity of compression and clinical outcomes. *J Neurosurg*. 2014;120(6):1484−1495. https://doi.org/10.3171/2014.2.jns131288.
8. Barker 2nd FG, Jannetta PJ, Bissonette DJ, Larkins MV, Jho HD. The long-term outcome of microvascular decompression for trigeminal neuralgia. *N Engl J Med*. 1996;334(17):1077−1083.

拓展阅读

1. Anderson VC, Berryhill PC, Sandquist MA, Ciaverella DP, Nesbit GM, Burchiel KJ. High-resolution three-dimensional magnetic resonance angiography and three-dimensional spoiled gradient-recalled imaging in the evaluation of neurovascular compression in patients with trigeminal neuralgia: a double-blind pilot study. *Neurosurgery*. 2006;58(4):666−673; discussion 666−673. https://doi.org/10.1227/01.neu.0000197117.34888.de.
2. Anichini G, Iqbal M, Rafiq NM, Ironside JW, Kamel M. Sacrificing the superior petrosal vein during microvascular decompression. Is it safe? Learning the hard way. Case report and review of literature. *Surg Neurol Int*. 2016;7(suppl 14):S415−S420. https://doi.org/10.4103/2152-7806.183520.

3. Ashkan K, Marsh H. Microvascular decompression for trigeminal neuralgia in the elderly: a review of the safety and efficacy. Neurosurgery. 2004;55(4):840–850. https://doi.org/10.1227/01.neu.0000137660.06337.c5.

4. Be P, Ka S. Prospective comparison of posterior fossa exploration and stereotactic radiosurgery dorsal root entry zone target as primary surgery for patients with idiopathic trigeminal neuralgia. Neurosurgery. 2010;67(3):633–638; discussion 638–639. https://doi.org/10.1227/01.NEU.0000377861.14650.98.

5. Bhangoo SS. Letter to the editor: misuse of the cancer genome atlas? J Neurosurg. 2015;123(6):1609–1610. https://doi.org/10.3171/2015.5.JNS151018.

6. Broggi G, Ferroli P, Franzini A, et al. Operative findings and outcomes of microvascular decompression for trigeminal neuralgia in 35 patients affected by multiple sclerosis. Neurosurgery. 2004;55(4):830–839. https://doi.org/10.1227/01.neu.0000137656.59536.0e.

7. Burchiel KJ. A new classification for facial pain. Neurosurgery. 2003;53(5):1164–1167. https://doi.org/10.1227/01.neu.0000088806.11659.d8.

8. Oesman C, Mooij JJ. Long-term follow-up of microvascular decompression for trigeminal neuralkgia. Skull Base. 2011;21(5):313–322. https://doi.org/10.1055/s-0031-1284213.

9. Calvin WH, Loeser JD, Howe JF. A neurophysiological theory for the pain mechanism of tic douloureux. Pain. 1977;3(2):147–154.

10. Capel J, Peltier J. Commentary on: trigeminal neuralgia: frequency of occurrence in different nerve branches. Anesth Pain Med. 2012;1(3):214–215. https://doi.org/10.5812/kowsar.22287523.3573.

11. Freudenstein D, Wagner A, Gürvit O, Bartz D, Duffner F. Simultaneous virtual representation of both vascular and neural tissue within the subarachnoid space of the basal cistern – technical note. Med Sci Monit. 2002;8(9):MT153–158.

12. Dash C, Garg K, Sharma BS. Letter to the editor: reduced incidence of CSF leak following complete calvarial reconstruction of craniectomies. J Neurosurg. 2016;125(3):779. https://doi.org/10.3171/2016.3.JNS16514.

13. Daugherty E, Bhavsar S, Hahn SS, Bassano D, Hall W. A successful case of multiple stereotactic radiosurgeries for ipsilateral recurrent trigeminal neuralgia. J Neurosurg. 2015;122(6):1324–1329. https://doi.org/10.3171/2014.9.jns13959.

14. Duan Y, Sweet J, Munyon C, Miller J. Degree of distal trigeminal nerve atrophy predicts outcome after microvascular decompression for type 1a trigeminal neuralgia. J Neurosurg. 2015;123(6):1512–1518. https://doi.org/10.3171/2014.12.jns142086.

15. Eboli P, Stone JL, Aydin S, Slavin KV. Historical characterization of trigeminal neuralgia. Neurosurgery. 2009;64(6):1183–1186; discussion 1186–1187. https://doi.org/10.1227/01.NEU.0000339412.44397.76.

16. El-Ghandour NM. Microvascular decompression in the treatment of trigeminal neuralgia caused by vertebrobasilar ectasia. Neurosurgery. 2010;67(2):330–337. https://doi.org/10.1227/01.NEU.0000371978.86528.60.

17. Eseonu CI, Goodwin CR, Zhou X, et al. Reduced CSF leak in complete calvarial reconstructions of microvascular decompression craniectomies using calcium phosphate cement. J Neurosurg. 2015;123(6):1476–1479. https://doi.org/10.3171/2015.1.jns142102.

18. Broggi G, Ferroli P, Franzini A, Servello D, Dones I. Microvascular decompression for trigeminal neuralgia: comments on a series of 250 cases, including 10 patients with multiple sclerosis. J Neurol Neurosurg Psychiatry.

2000;68(1):59–64.

19. Report of the Quality Standards Subcommittee of the American Academy of Neurology and the European Federation of Neurological Societies. Neurology, 71, 1183–1190. https://doi.org/10.1212/01.wnl.0000326598.83183.04

20. Ichida MC, de Almeida AN, da Nobrega JC, Teixeira MJ, de Siqueira JT, de Siqueira SR. Sensory abnormalities and masticatory function after microvascular decompression or balloon compression for trigeminal neuralgia compared with carbamazepine and healthy controls. J Neurosurg. 2015;122(6):1315–1323. https://doi.org/10.3171/2014.9.jns14346.

21. Jannetta PJ. Preoperative evaluation of neurovascular compression in patients with trigeminal neuralgia by use of three-dimensional reconstruction from two types of high-resolution magnetic resonance imaging. Neurosurgery. 2003;52(6):1511. https://doi.org/10.1227/01.neu.0000068352.22859.82Burchiel.

22. Piatt JH, Wilkins RH. Correspondence: microvascular decompression for tic douloureux. Neurosurgery. 1984;15(3):456.

23. Kalkanis SN, Eskandar EN, Carter BS, Barker FG. Microvascular decompression surgery in the United States, 1996 to 2000: mortality rates, morbidity rates, and the effects of hospital and surgeon volumes. Neurosurgery. 2003;52(6):1251–1262. https://doi.org/10.1227/01.neu.0000065129.25359.ee.

24. Ko AL, Lee A, Raslan AM, Ozpinar A, McCartney S, Burchiel KJ. Trigeminal neuralgia without neurovascular compression presents earlier than trigeminal neuralgia with neurovascular compression. J Neurosurg. 2015;123(6):1519–1527. https://doi.org/10.3171/2014.11.jns141741.

25. Ko AL, Ozpinar A, Lee A, Raslan AM, McCartney S, Burchiel KJ. Long-term efficacy and safety of internal neurolysis for trigeminal neuralgia without neurovascular compression. J Neurosurg. 2015;122(5):1048–1057. https://doi.org/10.3171/2014.12.jns14469.

26. Lawrence JD, Tuchek C, Cohen-Gadol AA, Sekula Jr RF. Utility of the intensive care unit in patients undergoing microvascular decompression: a multiinstitution comparative analysis. J Neurosurg. 2017;126(6):1967–1973. https://doi.org/10.3171/2016.5.jns152118.

27. Leal PR, Hermier M, Souza MA, Cristino-Filho G, Froment JC, Sindou M. Visualization of vascular compression of the trigeminal nerve with high-resolution 3T MRI: a prospective study comparing preoperative imaging analysis to surgical findings in 40 consecutive patients who underwent microvascular decompression for trigeminal neuralgia. Neurosurgery. 2011;69(1):15–25; discussion 26. https://doi.org/10.1227/NEU.0b013e318212bafa.

28. Lee A, McCartney S, Burbidge C, Raslan AM, Burchiel KJ. Trigeminal neuralgia occurs and recurs in the absence of neurovascular compression. J Neurosurg. 2014;120(5):1048–1054. https://doi.org/10.3171/2014.1.jns131410.

29. Lee JYK, Pierce JT, Sandhu SK, Petrov D, Yang AI. Endoscopic versus microscopic microvascular decompression for trigeminal neuralgia: equivalent pain outcomes with possibly decreased postoperative headache after endoscopic surgery. J Neurosurg. 2017;126(5):1676–1684. https://doi.org/10.3171/2016.5.jns1621.

30. Adamczyk M, Bulski T, Sowińska J, Furmanek A, Bekiesińska-Figatowska M. Trigeminal nerve-artery contact in people without trigeminal neuralgia: MR study. Med Sci Monit. 2007;13(suppl 1):38–43.

31. Parise M, Acioly MA, Ribeiro CT, Vincent M, Gasparetto EL. The role of the cerebellopontine angle cistern area and trigeminal nerve length in the pathogen-

esis of trigeminal neuralgia: a prospective case-control study. *Acta Neurochir (Wien)*. 2013;155(5):863−868. https://doi.org/10.1007/s00701-012-1573-0.

32. Matsushima T, Huynh-Le P, Miyazono M. Trigeminal neuralgia caused by venous compression. *Neurosurgery*. 2004; 55(2):334−339. https://doi.org/10.1227/01.neu.0000129552.87291.87.

33. McLaughlin N, Upadhyaya P, Buxey F, Martin NA. Value-based neurosurgery: measuring and reducing the cost of microvascular decompression surgery. *J Neurosurg*. 2014;121(3):700−708. https://doi.org/10.3171/2014.5.JNS131996.

34. Miller JP, Acar F, Burchiel KJ. Classification of trigeminal neuralgia: clinical, therapeutic, and prognostic implications in a series of 144 patients undergoing microvascular decompression. *J Neurosurg*. 2009;111(6):1231−1234. https://doi.org/10.3171/2008.6.17604.

35. Miller JP, Acar F, Hamilton BE, Burchiel KJ. Radiographic evaluation of trigeminal neurovascular compression in patients with and without trigeminal neuralgia. *J Neurosurg*. 2009;110(4):627−632. https://doi.org/10.3171/2008.6.17620.

36. Miller JP, Magill ST, Acar F, Burchiel KJ. Predictors of long-term success after microvascular decompression for trigeminal neuralgia. *J Neurosurg*. 2009;110(4):620−626. https://doi.org/10.3171/2008.6.17605.

37. Mortazavi MM, Tubbs RS, Riech S, et al. Anatomy and pathology of the cranial emissary veins: a review with surgical implications. *Neurosurgery*. 2012;70(5):1312−1318; discussion 1318−1319. https://doi.org/10.1227/NEU.0b013e31824388f8.

38. Nurmikko TJ, Eldridge PR. Trigeminal neuralgia—pathophysiology, diagnosis and current treatment. *Br J Anaesth*. 2001;87(1):117−132.

39. Otani N, Toyooka T, Fujii K, et al. "Birdlime" technique using TachoSil tissue sealing sheet soaked with fibrin glue for sutureless vessel transposition in microvascular decompression: operative technique and nuances. *J Neurosurg*. 2017:1−8. https://doi.org/10.3171/2017.1.jns161243.

40. Rampp S, Rensch L, Simmermacher S, Rahne T, Strauss C, Prell J. Intraoperative auditory steady-state monitoring during surgery in the cerebellopontine angle for estimation of postoperative hearing classes. *J Neurosurg*. 2017;127(3): 559−568. https://doi.org/10.3171/2016.7.JNS16460.

41. Reinard K, Nerenz DR, Basheer A, et al. Racial disparities in the diagnosis and management of trigeminal neuralgia. *J Neurosurg*. 2017;126(2):368−374. https://doi.org/10.3171/2015.11.jns151177.

42. Rose FC. Trigeminal neuralgia. *Arch Neurol*. 1999;56(9): 1163−1164.

43. Love S, Coakham HB. Trigeminal neuralgia pathology and pathogenesis. *Brain*. 2001;124:2347−2360.

44. Satoh T, Onoda K, Date I. Preoperative simulation for microvascular decompression in patients with idiopathic trigeminal neuralgia: visualization with three-dimensional magnetic resonance cisternogram and angiogram fusion imaging. *Neurosurgery*. 2007;60(1):104−113; discussion 113−114. https://doi.org/10.1227/01.neu.0000249213.34838.c9.

45. Microvascular decompression for primary trigeminal neuralgia: long-term effectiveness and prognostic factors in a series of 362 consecutive patients with clear-cut neurovascular conflicts who underwent pure decompression. *J Neurosurg*. 107(6), 1144−1153. https://doi.org/10.3171/jns-07/12/1144.

46. Sivakanthan S, Van Gompel JJ, Alikhani P, van Loveren H, Chen R, Agazzi S. Surgical management of trigeminal neuralgia: use and cost-effectiveness from an analysis of the Medicare claims database. *Neurosurgery*. 2014;75(3): 220−226; discussion 225−226. https://doi.org/10.1227/neu.0000000000000430.

47. Suzuki H, Maki H, Maeda M, Shimizu S, Trousset Y, Taki W. Visualization of the intracisternal angioarchitecture at the posterior fossa by use of image fusion. *Neurosurgery*. 2005;56(2):335−342. https://doi.org/10.1227/01.neu.0000148005.29708.1c.

48. Tuleasca C, Carron R, Resseguier N, et al. Decreased probability of initial pain cessation in classic trigeminal neuralgia treated with Gamma Knife surgery in case of previous microvascular decompression: a prospective series of 45 patients with >1 year of follow-up. *Neurosurgery*. 2015; 77(1):87−94; discussion 94−85. https://doi.org/10.1227/neu.0000000000000739.

49. Wang DD, Raygor KP, Cage TA, et al. Prospective comparison of long-term pain relief rates after first-time microvascular decompression and stereotactic radiosurgery for trigeminal neuralgia. *J Neurosurg*. 2017:1−10. https://doi.org/10.3171/2016.9.jns16149.

50. Kawano Y, Maehara T, Ohno K. Validation and evaluation of the volumetric measurement of cerebellopontine angle cistern as a prognostic factor of microvascular decompression for primary trigeminal neuralgia. *Acta Neurochir (Wien)*. 2014;156(6):1173−1179. https://doi.org/10.1007/s00701-014-2064-2.

51. Zakrzewska JM, Lopez BC. Quality of reporting in evaluations of surgical treatment of trigeminal neuralgia: recommendations for future reports. *Neurosurgery*. 2003;53(1): 110−122. https://doi.org/10.1227/01.neu.0000068862.78930.ee.

第3章

三叉神经节／根射频消融治疗三叉神经痛

MICHAEL G.Z. GHALI, MD, PHD, MS • ASHWIN VISWANATHAN, MD •
KIM J. BURCHIEL, MD, FACS

引言

特发性 TN 是一种面部疼痛性疾病，涉及三叉神经的一支或多支，表现为面部可触发的电击样锐痛。在选择手术治疗前，特发性 TN 必须与其他导致面部疼痛的疾病相鉴别，包括三叉神经病理性疼痛，症状性 TN，带状疱疹后神经痛和非典型面部疼痛。

多数 TN 患者会发现卡马西平可以有效缓解 TN 的症状。但是对于某些持续性疼痛或出现药物不良反应（例如低钠血症）的患者，外科手术的干预可以有效地缓解疼痛。MVD 可以提供最长的无痛间隔，是治疗 TN 的有效手术方法 [1]。但是，对于希望避免开颅手术的患者、术后复发的 MVD 的患者或术后仍有症状的 TN 患者，消融技术是较好的治疗选择 [2, 3]。

经皮三叉神经节射频消融术（percutaneous radiofrequency trigeminal gangliolysis, PRTG）是有经验的外科医生治疗 TN 简单且有效的手术方式 [3]。这种手术最初在 40 年前有效地治疗了面部疼痛 [4]。但由于神经外科医生缺乏射频技术的训练，患者和医生对 PRTG 认识较少，导致该技术的使用减少。近年来，外科干预方式在逐渐增多，诸如放射外科手术、球囊压迫术和甘油阻滞术等技术的使用等。这些技术可以在全身麻醉下进行，无须要求患者配合。

与放射外科手术相比，PRTG 的优点包括直接获益，可对三叉神经选择性消融以及在疼痛复发时可多次实施该手术。

术前注意事项

术前须告知患者 PRTG 的目的是使疼痛分布区域感觉丧失。感觉丧失的目的是使疼痛得到缓解，因此感觉丧失不应被认为是手术并发症，而应将其视为一种理想的治疗效果 [3]。由于三叉神经的第三支支配咀嚼肌，因此也应当告知患者 PRTG 后可能会导致咀嚼肌无力，这种症状可能会在术后 2 个月内有所恢复。尽管疼痛通常在术后立即出现缓解，但术后 1 周仍应给予常规剂量的药物治疗，以保证在停药前不出现疼痛。

PRTG 术中需要患者配合，并向手术医生提供关于两个问题的反馈。第一，在毁损前的刺激过程中，患者必须能够告诉外科医生他们感觉到三叉神经的哪一分布区出现了感觉异常。第二，在毁损之后，患者需要帮助手术医生评估感觉减退的程度。因此，对于无法沟通或在手术期间不配合的患者，PRTG 不是最佳的治疗方案。对于这些患者应考虑放射外科、球囊压迫术或甘油阻滞术治疗等。

术中注意事项

麻醉

熟练的麻醉团队是 PRTG 成功的重要组成部分。麻醉师必须在卵圆孔开通期间使患者进入深度麻醉。同时，麻醉师还必须能够快速和安全地唤醒患者以便进行术中刺激和测试。资深学者（KJB）发现使用鼻咽气道是一种安全有效的技术，可以提高患者的舒适度和安全性。在这里我们对这种技术进行说明。

患者被送入手术室后，根据其鼻腔的大小选择合适的鼻咽气道。对于 30F 的气道，5.5mm 的气管导管较为合适（图 3.1）。气管导管被剪成合适的长度并插入鼻咽气道（图 3.2 和图 3.3）。做好无菌准备并覆盖面部的进入点，使用颏下顶点透视投影确定卵圆孔的位置。在给予初始剂量的丙泊酚（0.25～0.5mg/kg）后，将润滑的鼻咽气道插入鼻孔中。完成后，再次注射丙泊酚（约 1mg/kg）以诱

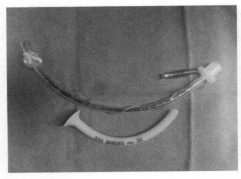

图 3.1　30F 鼻咽气道的大小适合大多数的患者。5.5mm 的气管导管匹配 30F 气道是较为合适的

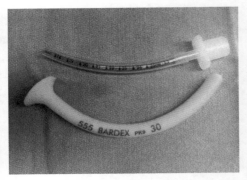

图 3.2　切除部分气管导管并移除气囊，以便将其插入鼻咽气道

导短暂的全身麻醉。必要时，可通过鼻咽管进行呼吸支持（图 3.4）。如果由于注射丙泊酚导致患者出现短暂的呼吸暂停，则在通过鼻咽管进行几次呼吸后呼吸将会立即恢复。该技术的一个关键方面可能会被忽略，即患者的嘴必须是闭合的以便进行通气。如上所述，如果需要短暂的呼吸支持，鼻咽气道对侧的鼻孔也可以被阻塞并且将下颌前推。

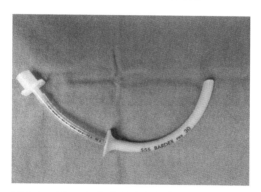

图 3.3　插入后，气管导管应在鼻咽气道内贴合，以防止漏气

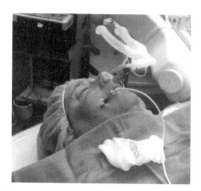

图 3.4　术中通过连接到麻醉循环回路的鼻咽气道进行通气及术中的监测

静脉注射丙泊酚具有快速诱导深度麻醉以及平稳苏醒的优点。一旦丙泊酚的作用减弱，患者就会快速清醒且进行术中合作，并能准确地对感觉测试做出反应。鼻咽气道配合气管内导管技术可以很容易地进行气道管理和深层外科麻醉，以便进一步插管。在大多数情况下，患者对上述 PRTG 的手术过程没有记忆，如果需要再次手术，患者也不会产生心理负担。

已报道的用于 PRTG 的麻醉策略多种多样，大多数人关注的是美索比妥，芬太尼和苯二氮䓬类药物的联合用药，苯二氮䓬类药物通常是咪达唑仑或地西泮。Kanpolat 等在 1 600 例接受 PRTG 治疗的大型研究中，根据需要使用阿芬太尼和咪达唑仑的组合用来镇静 [5, 6]。Tew 和 Grande 主张在卵圆孔开通期间快速输注美索比妥麻醉，并根据毁损的需要调整 [7]。无论使用何种技术，外科医生都必须开发一种使患者感到舒适并能够在术中准确地进行测试的策略。

卵圆孔和半月神经节的定位和靶向

颏下顶点 X 线透视使得卵圆孔完全可视化。一旦患者进入手术麻醉，使用 11 号刀片在唇连合的外侧 2.5cm 与下 1cm 处切开。然后将具有针芯的 TEW 套管（Cosman Medical，Boston MA）插入卵圆孔，并将一根手指置于口腔内以防止套管插入口腔黏膜。插管过程中需用连续的触诊来确定颞下窝的位置，然后下行直至进入卵圆孔的后内侧（图 3.5）。通常，进入卵圆孔后会引起下颌反射。

进入卵圆孔后立即将荧光镜移动到横向位置,然后套管前进直到达到合适的深度。对于射频消融第一支或第二支 TN,通常需要用到弯曲电极。对于第一支 TN,射频电极的放置可能需要稍微超出斜坡线(图3.6)。对于第二支 TN,射频电极常常放置在斜坡线或斜坡线的近端。当治疗第三支的 TN 时,常使用直的射频电极,且常将套管放在斜坡线的位置。

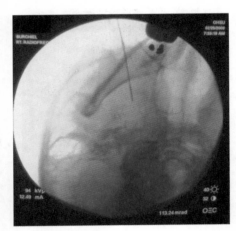 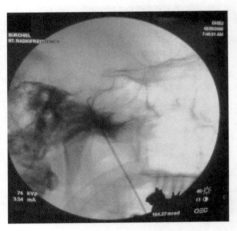

图3.5　颏下顶点 X 射线显示卵圆孔内的套管。后外侧位的棘孔是另一个可视化的标志

图3.6　在第一支三叉神经痛的治疗时,侧位的 X 线透视显示弯曲的 RF 电极位于斜坡线之外

毁损前的电刺激

一旦 X 线透视下射频电极的位置放置恰当,便将患者唤醒。然后与清醒且能够合作的患者一起进行刺激测试(频率为 100Hz,脉冲宽度为 1ms),以确定需要分离的目标三叉神经[8]。通常,电刺激的激发电压在 0.1~0.2V。但是对于先前经历过 PRTG 的患者或多发性硬化患者的传入神经而言,这种感觉阈值会有所提高。如果低于 0.5V 的电刺激不能产生感觉异常,则应考虑是否确保 RF 电极的适当位置以及验证 RF 系统的完整性。一旦完成电极的生理位置,就给予另一次丙泊酚注射用于镇静并允许产生第一次毁损。对于第二支和第三支的病变,第一次毁损通常在 70℃下持续 90s。对于第一支的病变,建议一次毁损在 60℃下进行并持续 60s,以减少角膜感觉缺失的风险。

逆向神经传导监测能够代替清醒状态下三叉神经分布的大脑映射[8],因此尝试使用其作为受累三叉神经的客观反映,以识别毁损位点,进而能够在全程镇静下进行该手术。在统计学意义上,逆行神经传导监测确实与患者对感觉异常的主观描述存在相关性,但这种相关性很弱[9]。三叉神经躯体感觉诱发电位也可作为 PRTG 术中毁损程度的客观指标[10]。尽管在未进行术中唤醒的患者行经皮三叉神经热凝固术术后即刻及 2 年的有效率分别为 96% 和 66%[11]，但我们认为，其尚未充分发展至能够取代患者的主观反馈。

毁损后

在毁损之后，患者被再次唤醒，并允许几分钟的苏醒，以保证患者对测试表现出可靠且一致的反应。在进行面部感觉检查时，要求患者区分针刺感和轻触感[12~14]。安全别针是一个很好的辅助检查器械，交替询问患者是否可以区分安全别针的尖端和圆形光滑端。病变治疗的目标是使患者丧失区分锐利和圆钝感觉的能力。如果一次毁损并没有达到预期感觉减退的目标，则再次进行重复刺激测试（100Hz，1ms 脉冲），以确保 RF 电极对准三叉神经的预期分支。确认 RF 电极对准后，再次对患者注射丙泊酚并再次进行上述毁损的循环过程。再次毁损的可以在与初次相同的温度下进行，且 RF 电极的位置可以与初次稍微不同。或者在电极位置保持相同的情况下，毁损的温度可以提高 5℃。应该重复感觉测试和毁损的过程，直至达到预期的感觉减退的水平。

讨论

三叉神经痛的治疗

卡马西平是治疗 TN 的一线药物，事实上，对卡马西平治疗的反应也有助于确诊 TN。对于治疗困难的 TN 患者，可采用多种干预措施，包括经乙状窦后开颅的 MVD、PRTG、甘油阻滞术（glycerol rhizotomy，PGR）或球囊压迫术（balloon compression，PBC）以及 SRS。对于神经病性疼痛较明显的患者，也可通过经皮寰枕入路对脊髓核团和三叉神经束进行射频毁损[15]。

MVD 已被证明具有良好的初始和长期结果，但开颅手术确实存在一些风险，包括听力丧失、脑脊液漏以及罕见的卒中或死亡病例[16~19]。与 MVD 相比，PRTG 是一种恢复时间最短的门诊手术。此外，它是一种风险很低的手术，甚至可以用于医疗条件非常差的患者[20~24]。然而，鉴于 MVD 的非破坏性和很好的长期疗效，我们仍然坚持 MVD 作为一线治疗的候选[25]。

经皮射频三叉神经节消融的治疗效果

超过 98% 的患者经过 PRTG 后症状立即得到缓解。此外，术后 1 年，2 年和 3 年的疼痛缓解率分别为 85%，68% 和 54%[3, 26~28]。据报道，3 年的持续有效率高达 85%[27]。然而，复发率的报告差异很大。不同的外科技术和术中不同程度的感觉减退可能是文献报道的结果差异的原因 [26, 29, 30]。我们的一贯做法是告知患者 PRTG 术后疗效可平均持续 3～4 年,并且如果有必要可进行重复多次。多发性硬化相关性的 TN 患者容易出现早期复发,且需要在 PRTG 期间使用更高的温度 [31~34]。PRTG 的即时性和较低的并发症率是具有吸引力的,特别是对于老年或被认为手术的一般医疗条件较差的患者 [29, 35, 36]。

与 PRTG 相比,PBC 和 PGR 术后疼痛缓解时间为 0.5～3.5 年 [31, 37~39]。PGR 和 PBC 对于三叉神经分支的选择性较差,因此推荐用于涉及多区域 TN。PBC 可具有高度选择性地毁损粗大的有髓神经纤维,因此推荐用于眼支的 TN,因为它可以保留角膜反射传入支下方较小的感觉纤维 [40]。

影像学证实在三叉神经根入脑干区(root entry zone, REZ)神经血管压迫(neurovascular conflict, NVC)的患者,MVD 是最有效的治疗方法 [41]。相反,在初次治疗没有神经血管压迫的患者,以及没有神经血管压迫的 MVD 术后复发的患者,PRTG 是一个很好的治疗选择。PRTG 在双侧 TN 的治疗中也具有较好的效果 [5]。

虽然射频消融技术可以很好地即刻缓解 TN,但所有射频消融技术都可能会复发 [42]。PRTG 的目标是制定一项长期的策略以使患者的疼痛得到终身治疗。TN 的复发一般发生在 PRTG 术后 4 年以内 [43, 44]。目前,评估 TN 患者 PRTG 术后结果的最大研究纳入了 1 500 例患者,术后疼痛即刻缓解率可达 98%,术后 5 年时疼痛持续缓解率为 58%,术后 15 年时为 42% [3]。接受多次 PRTG 治疗后 5～15 年疼痛缓解率超过 90%。

经皮射频三叉神经节消融的并发症

尽管 PRTG 是治疗 TN 简单有效的方法,但仍有发生并发症的可能。作为一种消融技术,PRTG 的目标是使患者丧失感觉,感觉丧失的程度与疼痛缓解的持续时间成反比 [3]。此外,由于三叉神经支配咀嚼肌,因此多达 10% 的 PRTG 的患者可发生咀嚼肌无力。其他并发症包括味觉障碍,感觉迟钝(5%～25%),角膜感觉异常(约 20%),伴有或不伴有反射减弱,角膜炎(1%～3%),短暂性动眼神经麻痹和三叉神经传入神经阻滞性疼痛(1%～4%)[3, 8, 36, 45~47]。报道的罕见并发症包括:外展神经麻痹、颅外三叉神经麻痹、心搏骤停、脑膜炎、颅内出血和死亡 [3, 40, 48~52]。卵圆孔的穿刺可导致心动过缓和血压升高,且毁损前期的电刺激和射频热凝固分别与轻度和重度的血压升高有关,其机制可能与三叉神经心脏反射有关 [53]。与 PBC 相反,在进行 PRTG 时很少需要使用阿托品和经皮心脏起搏。

射频热消融和脉冲射频消融

热凝不充分可能导致治疗无效,早期复发以及频繁复发。相反,过度热凝可能导致频发的面部麻木，因此治疗参数的选择成为手术安全性和疗效的关键因素。神经外科的经验表明，传统射频消融技术能够最大限度地改善患者的长期疼痛。然而，脉冲射频消融的能量是非破坏性的，可以单独使用或与热消融相结合的方式使用，目的是降低并发症发生率[54~56]。在治疗眼支的 TN 时，与单独使用 PRTG 相比，PRTG 联合脉冲射频消融（pulsed radiofrequency，PRF）在术后 1、2、3 年缓解率更高，角膜感染发生率更低[57]。当使用脉冲射频时，使用更高的电压可以带来更好的疗效[58]。

辅助定位

术中透视仍然是安全穿刺卵圆孔的良好方式。然而，随着术中神经导航和术中 3D 成像应用的增加，已经探索了将穿刺针定位于卵圆孔的不同方法。已有报道显示这些技术的成功应用，其具有较好的疗效和较低的并发症发生率[59]。使用 CT，MRI 和融合 MRI 引导的神经导航和术中 CT 图像可以提高 PRTG 患者的靶点识别率[60~63]。C 臂和 CT 引导的 PRTG 可确保在所有患者中进行穿刺针的正确定位[64]。这种定位方式可适用于那些没有传统 X 线入路经验的术者或有解剖变异的患者[65]。

结论

PRTG 是一种独特的治疗方法，它可以使 TN 患者的疼痛得到即刻缓解，并且有复发率低和成本低等优点[2]。但是，PRTG 是一项技术操作，外科医生必须能够指导麻醉师采用最佳麻醉技术。我们相信这项技术易于实施，且能使患者达到最佳的舒适度与合作度。尽管 PRTG 是一种非常有效的治疗方法，但术前向患者告知治疗后疼痛缓解的预期持续时间以及该手术的目的是使患者出现感觉减退是至关重要的。进一步研究不同的消融技术将有助于个体化的治疗选择，并进一步提高我们维持患者疼痛缓解和减少并发症的能力。

（向晖　译）

参考文献

1. Barker FG, Jannetta PJ, Bissonette DJ, et al. The long-term outcome of microvascular decompression for trigeminal neuralgia. *N Engl J Med.* 1996;334:1077−1083.
2. Burchiel KJ, Steege TD, Howe JF, et al. Comparison of percutaneous radiofrequency gangliolysis and microvascular decompression for the surgical management of tic douloureux. *Neurosurgery.* 1981;9:111−119.
3. Kanpolat Y, Savas A, Bekar A, et al. Percutaneous controlled radiofrequency trigeminal rhizotomy for the treatment of idiopathic trigeminal neuralgia: 25-year experience with 1,600 patients. *Neurosurgery.* 2001;48:524−532.
4. Sweet WG. Proceedings: analgesia dolorosa after differential retrogasserian thermal or mechanical rhizotomy: tactics employed to decrease its influence. *J Neurol Neurosurg Psychiatry.* 1975;38:407.
5. Bozkurt M, Al-Beyati ES, Ozdemir M, et al. Management of bilateral trigeminal neuralgia with trigeminal radiofrequency rhizotomy: a treatment strategy for the life-long disease. *Acta Neurochir (Wien).* 2012;154:785−791; discussion 791−782.
6. Tew JM, Grande AW. Percutaneous stereotactic radiofrequency treatment of trigeminal neuralgia. *Cosman Med.*

2008:1−20.

7. Brisman R. Analgesia and sedation during percutaneous radiofrequency electrocoagulation for trigeminal neuralgia. *Neurosurgery*. 1993;32:400−405; discussion 405−406.

8. Cheng JS, Lim DA, Chang EF, et al. A review of percutaneous treatments for trigeminal neuralgia. *Neurosurgery*. 2014;10(suppl 1):25−33; discussion 33.

9. Li X, Yue J, Yang L, et al. Application of antidromic conduction monitoring in ganglion radiofrequency thermocoagulation for locating trigeminal branches in trigeminal neuralgia. *Pain Pract*. 2016;16:305−310.

10. Zhao YX, Miao SH, Tang YZ, et al. Trigeminal somatosensory-evoked potential: a neurophysiological tool to monitor the extent of lesion of ganglion radiofrequency thermocoagulation in idiopathic trigeminal neuralgia: a case-control study. *Medicine (Baltimore)*. 2017;96(3):e5872.

11. Hart MG, Nowell M, Coakham HB. Radiofrequency thermocoagulation for trigeminal neuralgia without intraoperative patient waking. *Br J Neurosurg*. 2012;26:392−396.

12. Vallejo R, Benyamin RM, Aliaga L. Radiofrequency vs. pulse radiofrequency: the end of the controversy [Internet]. *Tech Reg Anesth Pain Manag*. 2010;14:128−132.

13. Sim SE, Kim YH, Kim YC, et al. Pulsed mode radiofrequency lesioning of the mental nerve for the treatment of trigeminal neuralgia [Internet]. *Reg Anesth Pain Med*. 2007;32:69.

14. Kapur D. Radiofrequency lesioning techniques in the management of chronic pain [Internet]. *Anaesth Intensive Care Med*. 2005;6:56−58.

15. Teixeira MJ, de Almeida FF, de Oliveira YS, et al. Microendoscopic stereotactic-guided percutaneous radiofrequency trigeminal nucleotractotomy. *J Neurosurg*. 2012;116:331−335.

16. Pamir M, Peker S. Microvascular decompression for trigeminal neuralgia: a long-term follow-up study. *Minim Invasive Neurosurg*. 2006;49:342−346.

17. Tyler-Kabara EC, Kassam AB, Horowitz MH, et al. Predictors of outcome in surgically managed patients with typical and atypical trigeminal neuralgia: comparison of results following microvascular decompression. *J Neurosurg*. 2002;96:527−531.

18. Ko AL, Ozpinar A, Lee A, et al. Long-term efficacy and safety of internal neurolysis for trigeminal neuralgia without neurovascular compression. *J Neurosurg*. 2015;122:1048−1057.

19. Broggi G, Ferroli P, Franzini A, et al. Microvascular decompression for trigeminal neuralgia: comments on a series of 250 cases, including 10 patients with multiple sclerosis. *J Neurol Neurosurg Psychiatry*. 2000;68:59−64.

20. Tronnier VM, Rasche D, Hamer J, et al. Treatment of idiopathic trigeminal neuralgia: comparison of longterm outcome after radiofrequency rhizotomy and microvascular decompression. *Neurosurgery*. 2001;48:1261−1267; discussion 1267−1268.

21. Koopman JSHA, de Vries LM, Dieleman JP, et al. A nationwide study of three invasive treatments for trigeminal neuralgia. *Pain*. 2011;152:507−513.

22. Holland M, Noeller J, Buatti J, et al. The cost-effectiveness of surgery for trigeminal neuralgia in surgically naive patients: a retrospective study. *Clin Neurol Neurosurg*. 2015;137:34−37.

23. Hitchon PW, Holland M, Noeller J, et al. Options in treating trigeminal neuralgia: expereince with 195 patients. *Clin Neurol Neurosurg*. 2016;149:166−170.

24. Pollock BE, Shoeberl KA. Prospective comparison of posterior fossa exploration and stereotactic radiosurgery dorsal root entry zone target as primary surgery for patients with idiopathic trigeminal neuralgia. *Neurosurgery*. 2010;67(3):633−639.

25. Zhang X, Zhao H, Tang Y, et al. Comparison of the efficacy of reoperation, percutaneous radiofrequency thermocoagulation when microvascular decompression of trigeminal neuralgia is invalid. *J Craniofac Surg*. 2016;27:e688−e690.

26. Fraioli B, Esposito V, Guidetti B, et al. Treatment of trigeminal neuralgia by thermocoagulation, glycerolization, and percutaneous compression of the Gasserian ganglion and/or retrogasserian rootlets: long-term results and therapeutic protocol. *Neurosurgery*. 1989;24:239−245.

27. Liu P, Zhong W, Liao C, et al. The role of percutaneous radiofrequency thermocoagulation for persistent or recurrent trigeminal neuralgia after surgery. *J Craniofac Surg*. November 2016;27:e752−e755.

28. Onofrio BM. Radiofrequency percutaneous Gasserian ganglion lesions. Results in 140 patients with trigeminal pain. *J Neurosurg*. February 1975;42:132−139.

29. Tatli M, Satici O, Kanpolat Y, et al. Various surgical modalities for trigeminal neuralgia: literature study of respective long-term outcomes [Internet]. *Acta Neurochir (Wien)*. 2008;150:243−255.

30. Noorani I, Lodge A, Vajramani G, et al. Comparing percutaneous treatments of trigeminal neuralgia: 19 years of experience in a single centre. *Stereotact Funct Neurosurg*. 2016;94:75−85.

31. North RB, Kidd DH, Piantadosi S, et al. Percutaneous retrogasserian glycerol rhizotomy. Predictors of success and failure in treatment of trigeminal neuralgia. *J Neurosurg*. 1990;72:851−856.

32. Pollock BE, Phuong LK, Foote RL, et al. High-dose trigeminal neuralgia radiosurgery associated with increased risk of trigeminal nerve dysfunction. *Neurosurgery*. 2001;49:58−62; discussion 62−64.

33. Zakrzewska JM, Jassim S, Bulman JS. A prospective, longitudinal study on patients with trigeminal neuralgia who underwent radiofrequency thermocoagulation of the Gasserian ganglion. *Pain*. 1999;79:51−58.

34. Maesawa S, Salame C, Flickinger JC, et al. Clinical outcomes after stereotactic radiosurgery for idiopathic trigeminal neuralgia. *J Neurosurg*. 2001;94:14−20.

35. Emril DR, Ho KY. Treatment of trigeminal neuralgia: role of radiofrequency ablation [Internet]. *J Pain Res*. 2010;3:249−254.

36. Lord SM, Bogduk N. Radiofrequency procedures in chronic pain [Internet]. *Best Pract Res Clin Anaesthesiol*. 2002;16:597−617.

37. Kouzounias K, Schechtmann G, Lind G, et al. Factors that influence outcome of percutaneous balloon compression in the treatment of trigeminal neuralgia. *Neurosurgery*. 2010;67:925−934; discussion 934.

38. Omeis I, Smith D, Kim S, et al. Percutaneous balloon compression for the treatment of recurrent trigeminal neuralgia: long-term outcome in 29 patients. *Stereotact Funct Neurosurg*. 2008;86:259−265.

39. Bergenheim AT, Asplund P, Linderoth B. Percutaneous retrogasserian balloon compression for trigeminal neuralgia: review of critical technical details and outcomes. *World Neurosurg*. 2013;79:359−368.

40. Taha JM, Tew Jr JM. Comparison of surgical treatments for trigeminal neuralgia: reevaluation of radiofrequency rhizotomy. *Neurosurgery*. 1996;38:865−871.

41. Prieto R, Pascual JM, Yus M, et al. Trigeminal neuralgia: assessment of neurovascular decompression by 3D fast imaging employing steady-state acquisition and 3D time of flight multiple overlapping thin slab acquisition magnetic resonance imaging. *Surg Neurol Int*. 2012;3:50.

42. Laghmari M, El Ouahabi A, Arkha Y, et al. Are the destructive neurosurgical techniques as effective as microvascular decom-

pression in the management of trigeminal neuralgia? *Surg Neurol.* 2007;6:505−512.

43. Karol EA, Agner C. Technological advances in the surgical management of trigeminal neuralgia. *Crit Rev Neurosurg.* 1999;9:70−78.

44. Karol EA, Sanz OP, Gonzalez La Riva FN, et al. A micrometric multiple electrode array for the exploration of Gasserian and retrogasserian trigeminal fibers: preliminary report: technical note. *Neurosurgery.* 1993;33: 154−158.

45. Lopez BC, Hamlyn PJ, Zakrzewska JM. Systematic review of ablative neurosurgical techniques for the treatment of trigeminal neuralgia. *Neurosurgery.* 2004;54:973−982; discussion 982−983.

46. Ischia S, Luzzani A, Polati E. Retrogasserian glycerol injection: a retrospective study of 112 patients. *Clin J Pain.* 1990;6:291−296.

47. Lopez BC, Hamlyn PJ, Zakrzewska JM. Stereotactic radiosurgery for primary trigeminal neuralgia: state of the evidence and recommendations for future reports. *J Neurol Neurosurg Psychiatry.* 2004;75:1019−1024.

48. Chatterjee N, Chatterjee S, Roy C. Abducens nerve palsy after percutaneous radiofrequency ablation of Gasserian ganglion. *J Neurosurg Anesthesiol.* 2014;26: 89−90.

49. Madhusudan Reddy KR, Arivazhagan A, Chandramouli BA, et al. Multiple cranial nerve palsies following radiofrequency ablation for trigeminal neuralgia. *Br J Neurosurg.* 2008;22:781−783.

50. Reddy KR, Chandramouli BA, Rao GS. Cardiac asystole during radiofrequency lesioning of the trigeminal ganglion. *J Neurosurg Anesthesiol.* 2006;18:163.

51. Ward L, Khan M, Greig M, et al. Meningitis after percutaneous radiofrequency trigeminal ganglion lesion. Case report and review of literature. *Pain Med.* 2007;8: 835−838.

52. Rath GP, Dash HH, Bithal PK, et al. Intracranial hemorrhage after percutaneous radiofrequency trigeminal rhizotomy. *Pain Pract.* 2009;9:82−84.

53. Meng Q, Zhang W, Yang Y, et al. Cardiovascular responses during percutaneous radiofrequency thermocoagulation therapy in primary trigeminal neuralgia. *J Neurosurg Anesthesiol.* 2008;20:131−135.

54. Chua NH, Halim W, Beems T, et al. Pulsed radiofrequency treatment for trigeminal neuralgia. *Anesth Pain Med.* 2012; 1:257−261.

55. Li X, Ni J, Yang L, et al. A prospective study of Gasserian ganglion pulsed radiofrequency combined with continuous radiofrequency for the treatment of trigeminal neuralgia. *J Clin Neurosci.* 2012;19:824−828.

56. Zhao WX, Wang Q, He MW, et al. Radiofrequency thermocoagulation combined with pulsed radiofrequency helps relieve postoperative complications of trigeminal neuralgia. *Genet Mol Res.* 2015;14:7616−7623.

57. Yao P, Hong T, Zhu YQ, et al. Efficacy and safety of continuous radiofrequency thermocoagulation plus pulsed radiofrequency for treatment of V1 trigeminal neuralgia: a prospective cohort study. *Medicine (Baltimore).* 2016; 95(44):e5247.

58. Fang L, Tao W, Jingjing L, et al. Comparison of high-voltage- with standard-voltage pulsed radiofrequency of Gasserian ganglion in the treatment of idiopathic trigeminal neuralgia. *Pain Pract.* 2015;15:595−603.

59. Ding W, Chen S, Wang R, et al. Percutaneous radiofrequency thermocoagulation for trigeminal neuralgia using neuronavigation-guided puncture from a mandibular angle. *Medicine (Baltimore).* 2016;95:e4940.

60. Lai GH, Tang YZ, Wang XP, et al. CT-guided percutaneous radiofrequency thermocoagulation for recurrent trigeminal neuralgia after microvascular decompression. *Medicine (Baltimore).* 2015;94:e1176.

61. Guo Z, Wu B, Du C, et al. Stereothactic approach combined with 3D CT reconstruction for difficult-to-access foramen ovale on radiofrequency thermocoagulation of the Gasserian ganglion for trigeminal neuralgia. *Pain Med.* 2016;17:1704−1716.

62. Lepski G, Mesquita Filho PM, Ramina K, et al. MRI-based radiation-free method for navigated percutaneous radiofrequency trigeminal rhizotomy. *J Neurol Surg A Cent Eur Neurosurg.* 2015;76:160−167.

63. Chen KT, Lin MH, Tsai YH, et al. Application of MRI and intraoperative CT fusion images with integrated neuronavigation in percutaneous radiofrequency trigeminal rhizotomy. *Acta Neurochir (Wien).* 2015;157:1443−1448.

64. Telischak NA, Heit JJ, Campos LW, et al. Fluoroscopic C-arm and CT-guided selective radiofrequency ablation for trigeminal and glossopharyngeal facial pain syndromes. *Pain Med.* 2017. https://doi.org/10.1093/pm/pnx088.

65. Zdilla MJ, Hatfield SA, McLean KA, et al. Orientation of the foramen ovale: an anatomic study with neurosurgical considerations. *J Craniofac Surg.* 2016;27:234−237.

拓展阅读

1. Jin HS, Shin JY, Kim Y-C, et al. Predictive factors associated with success and failure for radiofrequency thermocoagulation in patients with trigeminal neuralgia. *Pain Physician.* 2015;18:537−545.

2. Kosugi S, Shiotani M, Otsuka Y, et al. Long-term outcomes of percutaneous radiofrequency thermocoagulation of Gasserian ganglion for 2nd- and multiple-division trigeminal neuralgia. *Pain Pract.* 2015;15:223−228.

3. Inoue T, Hirai H, Shima A, et al. Long-term outcomes of microvascular decompression and Gamma Knife surgery for trigeminal neuralgia: a retrospective comparison study. *Acta Neurochir (Wien).* 2017;159.

4. Young B, Shivazad A, Kryscio RJ, et al. Long-term outcome of high-dose Gamma Knife surgery in treatment of trigeminal neuralgia. *J Neurosurg.* 2013;119:1166−1175.

5. Kondziolka D, Zorro O, Lobato-Polo J, et al. Gamma Knife stereotactic radiosurgery for idiopathic trigeminal neuralgia. *J Neurosurg.* 2010;112:758−765.

6. Kalkanis SN, Eskandar EN, Carter BS, et al. Microvascular decompression surgery in the United States, 1996 to 2000: mortality rates, morbidity rates, and the effects of hospital and surgeon volumes. *Neurosurgery.* 2003;52: 1251−1261; discussion 1261−1262.

7. Xu SJ, Zhang WH, Chen T, et al. Neuronavigator-guided percutaneous radiofrequency thermocoagulation in the treatment of intractable trigeminal neuralgia. *Chin Med J (Engl).* 2006;119:1528−1535.

8. Fraioli MF, Cristino B, Moschettoni L, et al. Validity of percutaneous controlled radiofrequency thermocoagulation in the treatment of isolated third division trigeminal neuralgia. *Surg Neurol.* 2009;71:180−183.

第 4 章

周围神经痛的治疗

ANDREW C. ZACEST, MBBS, MS, FRACS, FFPMANZCA

历史背景

19 世纪早期，内科医生描述了周围神经起源性疼痛假说的典型临床特征，至今这些描述依然准确 [1]。这些特征包括神经性疼痛的独特性质以及感觉障碍和神经压痛，特别是在神经压迫点表现尤为明显。"神经痛"一词最初是用于描述所有外周神经引起的疼痛，最初被归类为"神经官能症"或"神经情感障碍"。到 19 世纪后期，在没有神经系统原发病变证据的情况下，神经痛"感觉过敏"和神经系统"功能性"障碍通常被作为一种排除诊断。不出所料，"神经痛"这一术语在各种情况下被广泛使用，并且通常认为是精神性起源 [2]。

在美国内战期间，Silas Weir Mitchell 创造了"灼痛"一词来描述创伤性神经损伤后出现的严重疼痛，现在被称为复杂区域性疼痛综合征。Mitchell 指出，"神经痛性"的疼痛通常伴随神经损伤，这种疼痛的表现和强度各异，通常进展缓慢，并且可能涉及其他神经分布区域。如前所述，Mitchell 表示疼痛的严重程度可能会导致一些医生怀疑患者"夸大了他的疼痛 [3]"。此时周围神经手术并不是一个常规手术，神经切除术的获益受到怀疑，因此患者经常要求进行截肢。

尽管神经瘤在 17 世纪就有描述，但直到 1811 年，Odier 才描述了神经横断后近端部分的球形残端的敏感性，1828 年 Wood 将受伤神经的球形残端命名为神经瘤 [4]（参考文献 4 中引用）。1886 年，Richardson 报道神经瘤在切除后恢复为正常的神经 [5]（参考文献 5 中引用），并在第一次世界大战和第二次世界大战时期进一步丰富了周围神经损伤的手术治疗经验。1921 年，Platt 报道了他"灼痛手术"的结果，包括神经切除和缝合、神经内注射奎宁和尿素，以及神经解压，他发现神经切除和缝合的效果最佳，而神经解压的效果则较差 [6]。

在没有明显创伤的情况下，神经痛的病理生理机制被假定是由"炎症"引起，1884 年 Victor Horsley 发现并报告了神经鞘神经，这进一步推动了"炎症"这一观点，并且"神经炎"的诊断备受青睐 [7]。后来在 1938 年，Weschler 提出神经变性这一术语更适用于描述非炎症性神经变性[8]。自 1979 年以来，国际疼痛研究协会（IASP）分类法将神经痛定义为神经分布区的疼痛[9]，尽管目前认为周围神经性疼痛可能是由于包括继发于周围神经损伤在内的多种病因所致[10]。

从神经痛到神经性疼痛概念的整个演变过程中反复出现的主题一直是社会心理因素的作用，包括 Ochoa 的"精神性假性神经病变"[11]更好地解释了疼痛的社会心理生理学体验。最重要的是，这一概念引起了人们对复杂周围神经病理性疼痛患者的评估和治疗进行多学科合作的兴趣。

外周神经病理性疼痛的病理生理学

损伤后外周神经病理性疼痛的病理生理学是复杂和不断发展的，但在最近发表的研究中得到了很好的总结，并且这些总结的得出是基于实验动物模型和人类数据的结果[10, 12, 13]。周围神经损伤后，其周围会发生一系列关键过程，包括异位神经元放电、受损纤维上的钠离子通道上调、神经源性炎症以及未受损伤的周围神经上瞬时感受器电位 V1 和肾上腺素受体的表达增加，并且由于神经生长因子释放引起的瓦勒变性和神经纤维再生，导致外周神经的敏感性增加。

在背根神经节（dorsal root ganglion，DRG）会有神经递质的释放增加、卫星神经胶质增生、星形胶质细胞、小神经胶质细胞和施万细胞增加以及离子通道上调[14]。

在脊髓内，二级神经元的中枢敏化与抑制性中间神经元和下行调节控制系统的功能障碍同时发生。胶质细胞和小胶质细胞群增殖、膜通道通透性和兴奋性神经递质增加，导致分布区以外区域的疼痛。

在大脑内，瘤样改变已经在多个脑内区域得到证实，包括实验性外周神经损伤动物和慢性神经性疼痛患者的前扣带皮层[15]。

对由于周围神经问题引起的局部、区域和中枢病理生理变化的这种级联反应需要一定的理解，这有助于理解周围神经神经痛患者的临床表现以及特定疗法（药理学或干预措施）对其治疗是否有效，虽然表面上看来十分简单。

神经瘤的发生一部分是由于机体神经损伤后的正常修复或神经慢性损伤的结果，并且伴或不伴随疼痛。与疼痛性神经瘤发展相关的因素可能是神经损伤的严重程度、表面位置、机械敏感性和慢性损伤或受到压迫，等等。例如，瘢痕能够引起伤害感受器敏感性和中枢敏感性增加，并且能够通过上述受体的上调和异位放电增加化学感受器对儿茶酚胺的敏感性。术后慢性疼痛的高发率与神经损伤和神经瘤形成高度相关。例如，在利用补片进行疝修补术的患者中，出现疼痛的患者其神经长入补片的可能性更大[16]。受伤后痛性神经瘤的典型发展方式显示其可能是可以预防的，特别是择期手术，并且研究表明大多数神经瘤不会引起症状，包括神经修复或药物治疗在内的早期干预可能有助于预防其发展 [17]。

神经卡压性病变是人类周围神经性疼痛的最常见原因，但由于难以获得人体组织，现有的研究对此并未完全了解（其机制并未被完全阐述）。与发生瓦勒变性的神经损伤相反，动物模型中慢性神经压迫与施万细胞增殖、凋亡、脱髓鞘及髓鞘再生相关 [18]。其他机制还包括微循环障碍、小直径轴索损伤、感觉轴突功能障碍和皮内神经末梢密度减低等 [19]，这些过程可能早于对周围神经的损伤，但可能是症状持续的重要原因，包括受伤后的疼痛。

在疼痛性外周神经痛或神经病变的非手术原因中，糖尿病是社区中最常见的，但具体仍需长期鉴别诊断，包括遗传性通道病、肿瘤、代谢、药物、毒物、营养、传染病和小纤维神经病等。糖尿病神经病变的病理生理机制是多因素的，涉及代谢、血管、自身免疫和神经营养支持的改变、自由基级联和持续高血糖，等等 [13]。鉴于糖尿病是一种常见疾病，而其神经病变也较为常见，这很可能是其病理变化机制中的一个重要因素。

患者评估

外科医生评估患有外周神经痛或神经性疼痛的患者时的关键问题是外周神经病变病理生理改变的程度，例如局部神经瘤或全身性神经瘤。此外，即使有中枢敏感性增强的证据，是否也有外周因素，从而可以从外周干预中受益？这通常侵入性更小、费用更低并且可能具有长期益处。针对患者评估则需结合病史、临床检查和辅助检查，才能最终形成对患者疼痛综合征中涉及的病因学和病理生理学机制的诊断。

患有周围神经性疼痛的患者需要综合考虑以下多种复杂因素方能彻底确定可能的病因和可能的病理生理改变，其中疼痛可能不是主要问题，神经功能或损伤评估、症状的进展或消退、对既往治疗的反应以及包括糖尿病和溃疡在内的病史、疼痛史、患者期望和工作等心理社会环境均与之相关。

在没有创伤史的情况下，对于疼痛性周围神经病变的原因需要与多种疾病进行鉴别。神经卡压综合征通常是直接的、起病缓慢的，而且是进行性的，但可能是非典型的。在急性病症发生时，如果诊断不明确则应考虑其他与周围神经病变症状相似的疾病，包括腰椎间盘突出，臂丛神经炎，腰丛神经痛或带状疱疹后神经痛，并且需要寻求神经性疾病的会诊。

在与症状相关的创伤史或手术史的详细信息中，手术记录等先前治疗记录对于区分神经结构至关重要。通常，即使疼痛不是立即出现，也会有感觉障碍或功能障碍作为神经损伤的一种表现。在先前的神经外科手术后，不论之前的症状是否恢复，都可能有一段时间疼痛得到缓解。在创伤或术后情况下，病史中疼痛的创伤因素、神经因素或混合性因素的鉴别是重要的，因为在不同情况下治疗是极其不同的。例如，疝气手术后神经瘤患者有典型的病史，即局部远端麻木、远端疼痛进入神经区域的局灶性压痛、阵发性或烧灼性，与耻骨骨膜炎的患者明显不同 [20]。

虽然不常见，但神经鞘瘤通常是良性的，在其发展到足够大之前通常只有轻微的症状。然而，如果没有创伤史，尤其是伴有进展性神经系统症状的疼痛这一重要的病史，则需要考虑并急需确诊是否为恶性神经鞘瘤 [21]。

针对患有周围神经性痛的患者进行体格检查时，不仅要详细说明神经功能缺损与推定的受损外周神经的相关性，还要考虑其他神经系统诊断是否可能为造成疼痛的原因，比如疼痛是否由该神经引起。即使是同一根外周神经，也可能存在两个病变部位，尤其是在压迫点的位置。目前，越来越多的研究使用定量感觉测试记录感觉和疼痛阈值，这或许能更深入地了解周围神经痛的病理生理机制，例如在某些特定患者的外周神经或中枢神经处操作 [10, 12]。如同所有神经系统检查，定量感觉测试也应重复检查，以记录变化或对于治疗的反应。临床中对于超出了上述外周神经分布区域的疼痛症状，例如异常性疼痛，一种普通无痛的刺激都能让人痛苦的疼痛，这就表明中枢已发生致敏。

神经瘤的典型体格检查，表现为周围神经走行区的柔软肿块，对叩诊敏感，这种 Tinel 征阳性通常提示受损神经的远端感觉障碍。结合局部麻醉阻滞可缓解症状，该发现就非常支持神经瘤的诊断，也就足以支持对患者进行手术探查和神经瘤的切除 [20]。Tinel 征还可用于定位疑似的神经卡压部位，同时也可用于监测远端神经再生的恢复情况，因为诱发的感觉异常意味着感觉轴突与中枢神经系统是连续的。

检查

肌电图（electromyography，EMG）和神经传导研究，有助于周围神经功能障碍的临床诊断。但局限性在于，需要根据神经损伤模式在适当的时间间隔进行。随着时间的推移，神经损伤的程度，以及肌肉去神经支配和神经再生的程度都可以明确表现出来。除外小纤维神经病变，传导的振幅和速度可以评估创伤引起的神经损伤及多神经病变的存在。还可以通过使用 EMG 来区分脊髓根撕脱、上运动神经元病变和原发性肌肉疾病。

周围神经痛患者的神经影像学检查有助于支持病史和体格检查结果。超声是一种有效、廉价、实时监测神经瘤和周围神经肿瘤的工具；尽管鉴别诊断可能很困难，但通常可以结合病史共同做出诊断 [17]。超声也能可靠地评估神经卡压、半脱位和神经体积。有趣的是，在最近的一项研究中，超声被认为具有更高的敏感和等效的特异性，并且与 MRI 相比能更好地显示多灶性病变 [22]。同时，超声也可在术前和术中定位病变。

MRI 可能对周围神经障碍中的卡压综合征、创伤、肿块和获得性或遗传性脱髓鞘性多发性神经病变诊断有价值 [23]。通过使用多维重建可视化神经结构并显示与相邻结构的关系，确实具有更高的分辨率。需要鉴别时，可以同时进行脊柱成像。可以清楚地看到肌肉和关节的关系以及可能在去神经支配中发生的肌肉体积的变化。对于可能引发疼痛的周围神经肿瘤，MRI 是明确的选择，其可以区分良性和恶性病变 [21]。对于神经损伤，弥散张量成像（diffusion tensor imaging, DTI）序列可以跟踪移植后的轴突变性和再生，以补充临床评估 [24]。此外，还可以评估与临床综合征相关的神经直径，神经是否变扁或肿胀。

治疗

外周神经痛的治疗是根据诊断结果为指导进行的，可以考虑在药理学、功能、外科手术和神经调节方面进行多种选择。治疗的管理应在多学科团队的背景下或由多学科团队共同完成。

大多数患有周围神经痛的患者已经接受了药物治疗，其中可能包括三环类抗抑郁药、抗惊厥药、加巴喷丁类、阿片类药物、去甲肾上腺素再摄取抑制剂、利多卡因和辣椒素贴剂。尽管对于周围神经痛药物治疗的详细综述超出了本章的范围，但大量综述明确指出许多患者并没有接受合适的神经痛治疗，仅有少数患者对药物治疗反应良好 [25, 26]。尽管使用定性感官测试（Qualitative Sensory Testing, QST）进行了更具体的表型驱动药理学试验发现还是存在一些限制而且结果不明确，但是仍然应该尝试为所有患者使用最佳药物进行治疗，因为这在一些患者中可能是非常有效的。

最近的 meta 分析结果提示，物理治疗能最大限度地减少周围神经痛患者的肌肉失用，并且对其进行再训练，但疗效有限，且各不相同 [27]。

在继发于神经卡压所致的非创伤性疼痛中，手术指征通常很明确，诊断结果应当与神经传导结果一致，而且神经减压应当很彻底，因为这往往是导致手术失败最常见两种原因。如果既往有创伤史、无神经症状的局灶性疼痛、轴突损伤、糖尿病或慢性疼痛病史，那么手术可能会更为困难。如果神经压迫导致移位，那么也可在单纯减压的基础上进行神经复位。这对术前筛查问卷评估患者的疼痛经历及评估手术效果不佳的风险因素可能会有所帮助 [28]。

周围神经神经瘤的外科治疗一般是基于以下前提：患者疼痛的主诉主要与神经瘤相关，或者在从外周到中枢的整个神经通路中，该外周因素是导致疼痛的显著病因。后一种情况可能发生在诸如残端神经瘤引起的截肢后疼痛的患者中。将神经瘤成功切除，则可以避免使用更复杂的疼痛干预措施 [4]。

手术患者选择是预测神经瘤手术结果最重要的因素。离散型临床神经综合征、可触及的肿块、Tinel 征阳性、一致性成像、局部麻醉阻滞后远端疼痛的缓解，以及满意的心理社会评估，这些都将为术后的阳性发现和改善提供最佳机会 [4, 17, 20, 29, 30]。

神经瘤切除的手术策略取决于神经瘤在神经中的位置，特别是如果它位于感觉纤维末梢或保留有运动功能的感觉运动混合神经上（连续性神经瘤）。在前一种情况下，可以切除神经瘤和远端感觉神经，并将残端重新植入一个更合适的位置，通常是骨骼或肌肉中。已有文献提出关于处理神经断端各种技术的细微差别，包括单独结扎、切割末端的透热疗法、近端神经挤压以及肌肉或肌间平面的无张力神经移位 [4, 17, 20, 29-31]。在截肢残端发生的神经瘤，即"残端神经瘤"，是另一类神经瘤，只有在散在病变能够定位的情况下才可以通过外科手术解决，可以通过局部麻醉阻滞缓解，并且有足够的组织可以覆盖断端。根据作者的经验，残肢内弥漫性疼痛综合征更为常见。

神经瘤手术治疗的效果在历史上发人深省，即使最初手术效果较好，但疼痛复发的可能性仍很高。然而，患者选择和手术技术已经得到了改进。文献中的随访时间一般很短，患者人群也存在异质性。基于患者报告的结果和生活质量指标得到的预后趋势，将有助于未来的研究进行更好地比较。

Burchiel 报道，在一组术前和术中确定可切除和重新定位的神经瘤患者中，手术成功率为 44%，手术成功的定义是在平均随访时间为 11 个月中患者疼痛减轻 50%[29]。连续性神经瘤患者单独接受神经松解术后症状没有获得任何改善，但神经卡压患者可以得到缓解，症状得到改善。Zacest 等对接受髂腹股沟神经切除治疗的患者进行了为期 3 年的随访，发现其中大部分患者是在术中发现了神经瘤，并且注意到这些患者常常再次出现疼痛（68%），尽管也有 67% 的患者疼痛获得一定程度的缓解 [20]。

Domeshek 等报道，对接受过神经瘤切除、近端挤压、移位以及相关神经压迫减压的 70 例患者，在术后 24 个月进行问卷调查和访视，发现这些患者在质量评定的 4 个方面（疼痛，抑郁，残疾和生活质量）均有所改善。从主干上切除附着于粗大感觉运动神经的神经瘤。将所有患者数据进行合并发现，术后 VAS 评分从 6.74 分降至 5.1 分（$P < 0.001$），对于疼痛评分高且合并抑郁症的患者改善程度更大。90% 的患者患有长达 6 个月的慢性疼痛，这表明可能存在慢性致敏的情况。论文作者得出以下结论：即使在具有专业知识的中心进行手术，患者的疼痛和生活质量能够显著改善，仍有很多患者将继续患有慢性疼痛。

上文提到部分患者手术疗效一般，这可避免对一些患者进行手术干预，或建议那些对创伤或术后出现难治性周围神经性疼痛的患者采取其他干预措施。此外，在该组中的许多患者（可能是大多数）中，可能缺乏结构性病变的宏观证据。可用的干预措施可能包括周围神经水平或 DRG 水平的外周病变，或从周围神经水平到脊髓水平的神经调节策略。每种方法（病变与神经调节）都存在优点和缺点，需要根据患者个体差异仔细权衡。理论上，至少在可能的情况下，对于已经发展出现中枢过敏的患者，神经调控似乎是更好的长期治疗手段。

尽管针对疑似或已证实的神经瘤进行了诸多局部病变治疗，包括重复的类固醇注射、肉毒杆菌毒素、肿瘤坏死因子抑制剂、苯酚、冷冻疗法和射频技术（radiofrequency，RF），但随着疼痛反复发作，其效果各异。它们的主要优点是成本低、干预少、重复性好，如果只是为了减轻周围神经导致的疼痛，这可能是全面治疗策略中的一种有价值的辅助手段 [17]。

周围神经刺激（peripheral nerve stimulation，PNS）是一种神经调节技术，通过优先激活有髓鞘纤维，引起突触效能的长时程抑制，对周围神经施加电刺激以改善慢性疼痛。20 世纪 60 年代是使用周围神经电极经皮技术发展的初期，后来外科电极成为微创治疗的一种选择，包括经皮电刺激、针刺电刺激的经皮电刺激（percutaneous electrical stimulation，PENS）或最近的非侵入性 PENS 或外部非侵入性经皮电刺激。最近一项前瞻性观察研究表明，对纳入的 76 例患有多种疾病（带状疱疹后神经痛、灼痛和术后疼痛）的患者，使用 21 号针进行单次治疗能获得 3~6 个月疼痛改善 [32]。关于 EN-PENS 的一项假处理对照试验目前正在进行中 [33]。PENS 或 EN-PENS 的潜在优势在于其微创性、不良反应低，以及能让那些可能不适合置入式神经刺激器的患者重复使用。当然，这些疗法是否能够为外周顽固性疼痛患者提供长期缓解尚未确定。

在一些病例报告和最近的小型系列报告中，PNS 也已成功用于缓解疼痛性残端和神经瘤疼痛的治疗 [34~36]。在后一项研究中，疼痛性神经瘤患者表示，与其他疗法相比，使用高频刺激（10kHz）引起的神经传导阻滞不伴有感觉异常，这种方法使他们感受到疼痛最大限度地缓解。这是外周介导的中枢性疼痛的进一步证据，并且外周治疗也可以帮助这些患者。

DRG 刺激最近被证明可有效地治疗神经性疼痛，包括复杂区域性疼痛综合征 [37]、幻肢痛 [38] 和术后疼痛综合征 [39]，治疗的效果维持时间超过一年。其相对优势包括能够覆盖难以用常规脊髓刺激（spinal cord stimulation，SCS）靶向定位的区域，例如腹股沟、足部和背部，同时具有较低电压需求，能尽量减少不必要的肢体刺激和患者偏好。尽管目前的结果非常有前景，但仍有待更长期的结果。

在过去的 30 年中，SCS 一直是神经性疼痛调控治疗的主要方法，并且具有可测试、可逆和可调节的优点。此外，如果怀疑或确定中枢敏感性增高，那么脊髓似乎是一个合理的靶点位置。虽然在设计和刺激参数方面的技术已经有很大进步，包括传统的强直、高频和短阵脉冲刺激，但是仍然可以在门诊对患者进行覆盖疼痛区域经皮刺激试验，以便评估永久性系统能否作为一种治疗选择。虽然 SCS 治疗受益的证据主要是在脊髓源性疼痛，但自 1969 年以来，SCS 已经成功地被用于治疗幻肢痛和神经瘤痛的患者 [40, 41]；这些数据主要来自病例报告和外科手术数据，但是数据是可变的 [42, 43]。

中枢神经调节，包括脑深部电刺激和运动皮层刺激，已被用于难治性神经性疼痛，但由于缺乏证据而未通过美国食品和药物管理局的批准 [44]。

随着上述讨论的神经调节治疗选择的增多，许多医生不愿意对患有神经性疼痛的患者进行不可逆转的毁损，包括标准 RF、神经根或神经节毁损，这些都曾在医学史上被实践过，并已逐渐退出医学史舞台。有一个例外的疗法可能是脉冲 RF，它能向神经靶标提供 42℃ 的脉冲 RF 电流，从而减少组织的破坏。脉冲 RF 对于神经痛的治疗总体上是有效的，尽管最近的一项 meta 分析表明，在某些情况下，脉冲 RF 在神经性疼痛方面的疗效可能是有益的，但在其他情况下疗效有限 [45]。

结论

根据病因和疼痛表型，对患有周围神经性疼痛的患者的最佳治疗范围将从简单的药物治疗到外周手术治疗，包括区域损伤，然后再到多学科框架内的神经调节选择治疗。鉴于周围神经损伤后发生的病理生理级联反应，大多数患者可能会出现一定程度的中枢敏感。尽管疗效有限且疼痛的复发率高，但外周来源的疼痛仍被认为适合手术干预。神经调节策略如果成功，将为疼痛的长期控制提供当前最好的前景，但很少治愈，需要定期维持治疗。这种疗法最好在多学科疼痛诊所内进行。将来，有望能更好地了解外周驱动的神经性疼痛的病理生理学，以及如何使用诸如 QST 测试等工具将临床疼痛的表型体现出来，这也将允许我们为患者制订个体化的疗法从而获得更好的疼痛治疗结果。

（欧阳佳　译）

参考文献

1. Armstrong J. On rheumatism and the diagnosis of gout and rheumatism. *Lancet*. 1825;7:65−69.
2. Quintner JL, Bove GM. From neuralgia to peripheral neuropathic pain: evolution of a concept. *Reg Anesth Pain Med*. 2001;26(4):368−372.
3. Mitchell SW, Morehouse GR, Keen WW. The classic. Gunshot wounds and other injuries of nerves by S. Weir Mitchell, M.D., George R. Morehouse, M.D., and William W. Keen, M.D. *Clin Orthop Relat Res*. 1982;(163):2−7.
4. Burchiel KJ, Israel ZH. Surgical treatment of painful peripheral nerve injuries. In: Burchiel KJ, ed. *Surgical Manage-ment of Pain*. New York: Thieme; 2002:654−665.
5. Little KM, et al. An eclectic history of peripheral nerve surgery. *Neurosurg Clin N Am*. 2004;15(2):109−123.
6. Platt H. The surgery of the peripheral nerve injuries of warfare. *Br Med J*. 1921;1(3147):596−600.
7. Horsley V. Preliminary communications on the existence of sensory nerves and nerve endings in nerve trunks, the true "nervi nerorum". *BMJ*. 1884;1(1204):166.
8. Wechsler I. Multiple peripheral neuropathy versus multiple neuritis. *JAMA*. 1938;110(23):1910−1913.
9. Bonica JJ. The need of a taxonomy. *Pain*. 1979;6(3):247−248.

10. Baron R, et al. Peripheral neuropathic pain: a mechanism-related organizing principle based on sensory profiles. *Pain*. 2017;158(2):261−272.

11. Ochoa JL. Essence, investigation, and management of "neuropathic" pains: hopes from acknowledgment of chaos. *Muscle Nerve*. 1993;16(10):997−1008.

12. Baron R, Binder A, Wasner G. Neuropathic pain: diagnosis, pathophysiological mechanisms, and treatment. *Lancet Neurol*. 2010;9(8):807−819.

13. Jay GW, Barkin RL. Neuropathic pain: etiology, pathophysiology, mechanisms, and evaluations. *Dis Mon*. 2014;60(1):6−47.

14. Guha D, Shamji MF. The dorsal root ganglion in the pathogenesis of chronic neuropathic pain. *Neurosurgery*. 2016; 63(suppl 1):118−126.

15. Jaggi AS, Singh N. Role of different brain areas in peripheral nerve injury-induced neuropathic pain. *Brain Res*. 2011;1381:187−201.

16. Bendavid R, et al. A mechanism of mesh-related post-herniorrhaphy neuralgia. *Hernia*. 2016;20(3):357−365.

17. Rajput K, Reddy S, Shankar H. Painful neuromas. *Clin J Pain*. 2012;28(7):639−645.

18. Pham K, Gupta R. Understanding the mechanisms of entrapment neuropathies. Review article. *Neurosurg Focus*. 2009;26(2):E7.

19. Schmid AB, et al. The relationship of nerve fibre pathology to sensory function in entrapment neuropathy. *Brain*. 2014;137(Pt 12):3186−3199.

20. Zacest AC, et al. Long-term outcome following ilioinguinal neurectomy for chronic pain. *J Neurosurg*. 2010;112(4):784−789.

21. Wasa J, et al. MRI features in the differentiation of malignant peripheral nerve sheath tumors and neurofibromas. *Am J Roentgenol*. 2010;194(6):1568−1574.

22. Zaidman CM, et al. Detection of peripheral nerve pathology: comparison of ultrasound and MRI. *Neurology*. 2013;80(18):1634−1640.

23. Kwee RM, et al. Accuracy of MRI in diagnosing peripheral nerve disease: a systematic review of the literature. *Am J Roentgenol*. 2014;203(6):1303−1309.

24. Simon NG, Kliot M. Diffusion weighted MRI and tractography for evaluating peripheral nerve degeneration and regeneration. *Neural Regen Res*. 2014;9(24):2122−2124.

25. Attal N, Bouhassira D. Pharmacotherapy of neuropathic pain: which drugs, which treatment algorithms? *Pain*. 2015;156(suppl 1):S104−S114.

26. Finnerup NB, et al. Pharmacotherapy for neuropathic pain in adults: a systematic review and meta-analysis. *Lancet Neurol*. 2015;14(2):162−173.

27. Ginnerup-Nielsen E, et al. Physiotherapy for pain: a meta-epidemiological study of randomised trials. *Br J Sports Med*. 2016;50(16):965−971.

28. Tang DT, et al. Nerve entrapment: update. *Plast Reconstr Surg*. 2015;135(1):199e−215e.

29. Burchiel KJ, Johans TJ, Ochoa J. The surgical treatment of painful traumatic neuromas. *J Neurosurg*. 1993;78(5):714−719.

30. Domeshek LF, et al. Surgical treatment of neuromas improves patient-reported pain, depression, and quality of life. *Plast Reconstr Surg*. 2017;139(2):407−418.

31. Brunelli GA. Prevention of damage caused by sural nerve withdrawal for nerve grafting. *Hand Surg*. 2002;7(2):163−166.

32. Rossi M, et al. A novel mini-invasive approach to the treatment of neuropathic pain: the PENS study. *Pain Physician*. 2016;19(1):E121−E128.

33. Johnson S, et al. A randomised, patient-assessor blinded, sham-controlled trial of external non-invasive peripheral nerve stimulation for chronic neuropathic pain following peripheral nerve injury (EN-PENS trial): study protocol for a randomised controlled trial. *Trials*. 2016;17(1):574.

34. Cornish PB. Successful peripheral neuromodulation for phantom limb pain: an update. *Pain Med*. 2016;17(5):991.

35. Meier K, et al. Peripheral neuromodulation for the treatment of postamputation neuroma pain: a case report. *A A Case Rep*. 2017;8(2):29−30.

36. Soin A, Fang ZP, Velasco J. Peripheral neuromodulation to treat postamputation pain. *Prog Neurol Surg*. 2015;29:158−167.

37. Deer TR, et al. Dorsal root ganglion stimulation yielded higher treatment success rate for complex regional pain syndrome and causalgia at 3 and 12 months: a randomized comparative trial. *Pain*. 2017;158(4):669−681.

38. Eldabe S, et al. Dorsal root ganglion (DRG) stimulation in the treatment of phantom limb pain (PLP). *Neuromodulation*. 2015;18(7):610−616; discussion 616−617.

39. Liem L, et al. One-year outcomes of spinal cord stimulation of the dorsal root ganglion in the treatment of chronic neuropathic pain. *Neuromodulation*. 2015;18(1):41−48; discussion 48−49.

40. Kumar K, et al. The effects of spinal cord stimulation in neuropathic pain are sustained: a 24-month follow-up of the prospective randomized controlled multicenter trial of the effectiveness of spinal cord stimulation. *Neurosurgery*. 2008;63(4):762−770; discussion 770.

41. North RB, et al. Spinal cord stimulation versus repeated lumbosacral spine surgery for chronic pain: a randomized, controlled trial. *Neurosurgery*. 2005;56(1):98−106; discussion 106−107.

42. Aiyer R, et al. A systematic review on the treatment of phantom limb pain with spinal cord stimulation. *Pain Manag*. 2017;7(1):59−69.

43. Viswanathan A, Phan PC, Burton AW. Use of spinal cord stimulation in the treatment of phantom limb pain: case series and review of the literature. *Pain Pract*. 2010;10(5):479−484.

44. Moore NZ, Lempka SF, Machado A. Central neuromodulation for refractory pain. *Neurosurg Clin N Am*. 2014;25(1):77−83.

45. Shi Y, Wu W. Treatment of neuropathic pain using pulsed radiofrequency: a meta-analysis. *Pain Physician*. 2016;19(7):429−444.

第 5 章

外周神经刺激

GARRETT P. BANKS, MD • CHRISTOPHER J. WINFREE, MD, FAANS

引言

外周神经刺激（peripheral nerve stimulation，PNS）是直接电刺激中枢神经轴外的神经以减轻靶外周神经分布区疼痛的治疗方法[1]。PNS 通过刺激患者疼痛区域的神经而实现。1967 年 Sweet 和 Wall 首次证实刺激外周神经系统能够减轻疼痛[2]。诸多临床实践已证实神经刺激可以治疗不同病理类型的疼痛，而且电刺激治疗神经病理痛[3, 4]、肌骨骼痛[5]、内脏顽固性疼痛[6]是有效的。此外，PNS 对治疗慢性顽固性疼痛亦可发挥重要作用。这些方法可通过独立的或联合的神经刺激装置完成，例如通过 SCS 或脑深部电刺激最大限度地减轻患者顽固性慢性疼痛。

神经刺激的机制

自从 Sweet 和 Wall 运用闸门理论的原理来解释 PNS 成功治疗疼痛以来，我们对神经刺激为什么能够减轻疼痛的理解得到进一步的发展[2, 7]。尽管关于神经刺激是如何发挥减轻疼痛作用的机制还有许多未知的领域需要研究。其一般原理被认为是与抑制和激活疼痛相关的神经环路有关，包括脊髓背角核的传入路径和自主系统的调节路径[8]。神经刺激治疗疼痛已经表明其机制不仅直接与电信号的级联反应有关，而且包括复杂的调节系统的相互作用，包括几种神经递质，如 γ- 氨基丁酸和腺苷。此外，尽管用闸门理论解释疼痛减轻的原始机制表明感觉异常对诱发镇痛是必要的。新研究显示高频刺激（约 10kHz）和强刺激对脊髓的刺激能够提供相似的疼痛减轻。由于高频谱产生镇痛作用时患者没有意识到刺激，这些最近的实验表明我们仍然未能完全阐明电刺激治疗疼痛的具体机制[9~10]。

适应证

对神经外科疼痛采用 PNS 治疗最重要的原则之一是选择合适的手术患者。任何采用神经刺激的患者必须是一线药物保守治疗失败的患者。入选神经刺激的合格患者通常包括对药物保守治疗、非侵袭治疗手段以及微侵袭疼痛治疗的疗效下降的患者 [11]。对于微侵袭治疗失败的患者必须进行心理评估，因为很多心理因素和精神病理因素能够在很大程度上加重慢性疼痛 [12]。对于因合并精神疾病加重慢性疼痛的患者必须进行精神评估并接受精神心理治疗。

检测和评估

慢性疼痛的特定分布区域是判断选择何种神经刺激的关键因素。患者选择治疗的策略是能够对疼痛发生的区域进行特定的治疗，而且尽量不采用较多的侵袭性治疗手段，因为微侵袭治疗相当有效且置入非常容易。一旦选择合适的治疗手段，有些医院会直接进行刺激试验，然而有些医院会先进行诊断性神经传导阻滞试验。神经传导阻滞的基本原理是，如果药物阻滞神经患者遭受的疼痛得以缓解，那就可以选择神经刺激作为减轻疼痛的目标。尽管诊断性神经传导阻滞试验对部分患者是有益的，但这个步骤的必要性是存在争议的 [10]，这个争议是因为对于阴性结果的患者是否适用尚不清楚。尽管神经传导阻滞试验对于阳性结果的患者是合适的，但是对于最初神经传导阻滞试验阴性结果的大量患者来说，通过 PNS 治疗疼痛仍然是有益的。

一旦决定采用 PNS 进行治疗，患者首先必须进行刺激试验 [13]。该试验包括在患者体内置入临时电极并与外部脉冲发生器相连接，然后患者出院回家并接受为期 1 周的神经刺激。试验结束后对疼痛减轻的程度和患者生活质量的改善进行评估。如果患者有 50% 以上的疼痛减轻和生活质量的显著改善，该试验是成功的，临时装置随后更换成永久刺激系统。通过应用该套流程，只有显示神经刺激获益的患者才能进行外科手术置入刺激器。尽管没有一套筛选技术能够 100% 预测患者最终肯定获益，但联合应用审慎筛选技术、选择合适患者以及进行刺激试验对慢性疼痛患者采取电刺激治疗从而保证获得最大可能的成功。

切开置入外周神经刺激

自从 1967 年 Sweet 和 Wall 首次报道电刺激成功以来，外科医生通过直接手术置入电池供电的神经电刺激装置 [14]。切开置入手术步骤包括：患者术中监护麻醉并常规消毒、铺巾，手术分离并暴露有问题的神经，然后对神经周围组织进行松解，一旦暴露充分，沿着神经放置一根导线（图 5.1），尽管历史上曾经有些医生用导线包裹病变神经，目前这种操作因引起局部瘢痕和粘连而不再推荐。早期桨式导线放置，在电极和病变神经之间垫隔筋膜层，其主要目的是减弱刺激的强度，因为早期置入的脉冲发生器不能进行精细的调节，这种调节常会出现刺激强度的剧烈增加。由于目前的脉冲发生器能够进行精细的调节，筋膜屏障已不再必要。

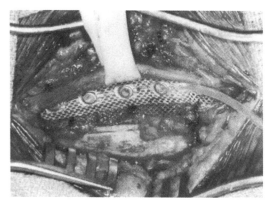

图 5.1　术中照片显示切开直接置入胫神经刺激器。然而，在这张照片中应用了桨式导线，或者经皮置入电极也可应用（引自 Stuart RM, Winfree CJ. Neurostimulation techniques for painful peripheral nerve disorders. Neurosurg Clin N Am. 2009；20（1）：111-120，vii-viii.）

电极通过应用外周脉冲发生器在手术室进行调试，并进行调整以确保适当的覆盖范围，一旦电极达到满意的覆盖，再将体内导线缝合在周围组织并通过皮下隧道固定于可处理的延长线上。外部导线与放置在无菌套筒内的外周脉冲发生器相连接，无菌套筒固定在身体外部。患者离开医院，接受调试刺激大约 1 周时间，如果调试成功，患者返回手术室将脉冲发生器置入体内，丢弃外部延长线，导线通过皮下隧道连接固定在筋膜下的置入脉冲发生器。置入脉冲发生器最常应用的部位是臀部、大腿内侧和锁骨下区 [15]。

尽管切开置入 PNS 有效且已被医疗保险所覆盖，全程暴露病变神经并置入电极会因为手术分离和瘢痕组织的增生压迫神经产生继发性神经疼痛。此外，常规放置的导线因机械动力学的特性，导线偶尔会造成机械失效或导线移位 [16]。

经皮置入外周神经刺激

另一种置入电刺激导线的方法是经皮置入法。这种可替代的置入技术可被用于试验性电极置入和永久性电极置入。与切开置入电极手术类似,经皮穿刺置入电极患者术中监护麻醉并常规铺巾,但无手术切口及手术分离操作,穿刺针和隧道系统应用放置四触点或八触点电极于靶神经毗邻的筋膜上平面。对于将电极放置在具有明显外部膨隆标记(如颌面刺激)的表浅区域,通常不需要荧光引导,但是它对于检查位置和进行调整是有益的。

放置电极之后,电极同样与内部脉冲发生器相连接,频谱刺激常选择在广泛覆盖的范围之内。如果电极放置理想且选择的频谱覆盖理想,导线用 3-0 丝线锚定于皮肤避免拉伸或扭曲。外部脉冲发生器放置在无菌封闭的袋内,其近端附着于患者靠近导线出口的位置。导线出口部位用无菌敷料覆盖,然后患者出院回家,观察试验性刺激效果 1 周。需要注意的是,本文作者对于刺激试验通常不应用抗生素。如果预试验显示疼痛明显减轻或生活质量明显改善,试验性装置全部去除并置入新电极并与皮下的脉冲发生器相连。如果预试验不成功,去除试验性电极且不置入永久性新电极。

与切开置入电极相比,经皮置入电极更快,创伤更小,术后通常很少出现疼痛。但是,该技术仅仅适合于表浅靶神经的电极置入,因为这种放置操作是间接的 [16]。经皮穿刺置入的主要弊端是导线有较高的移位发生率,因为圆柱形导线摩擦力较小,而且固定导线的只有锚和缝线。尽管导线常常只在深浅组织之间移动并且通过定位相对容易修复固定,但反复矫正导线位置会加重患者负担。

三叉神经支刺激术

颌面刺激是 PNS 最成功的手术适应证之一,因为颌面神经分布区神经疼痛不能应用 SCS 或背根神经节刺激进行治疗 [17]。在 Wall 和 Sweet 率先通过眶下神经刺激治疗慢性面部疼痛以来,随后很多患者通过应用 PNS 方法减轻了面部疼痛。不管眶上或眶下神经刺激已被证实对带状疱疹后神经痛或三叉神经创伤后神经病理痛都是有效的 [17~21]。

三叉神经支刺激术通过经皮导线插入技术得以实现。操作第一步患者清醒状态下仰卧于手术床上。(试验性置入应该在清醒状态下进行,然而对于永久置入的患者应该进行全身麻醉以减轻隧道操作引起的不适)。靶区开始点先标记发际后方,其中颧弓上方和下方分别为眶上或眶下穿刺置入点,利多卡因局部麻醉,皮肤局部戳一小切口,大口径穿刺针在荧光显微镜引导下通过皮下穿刺至眶上或眶下区域,大约位于眼眶边缘上、下 1cm(图 5.2)。导线穿刺直达眼眶的内缘,依据穿刺针的路径拔除探针并将四触点电极或八触点电极置入感兴趣的区域。对于试验性刺激,置入临时电极并与外周脉冲发生器相连,确定覆盖的范围并进行必要的调整。电极与外周脉冲发生器连接后用丝线固定,术后患者出院回家观察试验性刺激效果 1 周,如果预试验显示疼痛明显减轻或生活质量明显改善则置入永久电极。永久电极通过延长线与位于锁骨下口袋的脉冲发生器相连接。

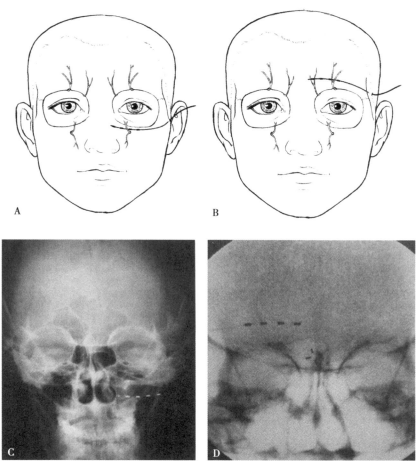

图 5.2　眶上和眶下电极置入。A 和 B 分别显示眶下和眶上电极置入的位置(示意图)。C 和 D 分别上显示下和眶上电极置入的位置(X 线片)(引自 Slavin KV, Wess C. Trigeminal branch stimulation for intractable neuropathic pain: technical note. *Neuromodulation*. 2005; 8(1): 7-13.)

有趣的是，三叉神经分支刺激不仅对表浅疼痛反应良好，而且对多种病理性头痛效果理想[22]。据报道，慢性丛集性头痛对眶上神经刺激反应良好，但对枕神经封闭疗效不佳，眶上联合枕神经刺激已被用于治疗慢性偏头痛[18]。

枕神经痛刺激

神经刺激也常应用于枕神经分支的疼痛和多种病因引起的头痛。但是，枕神经刺激已在另一章节中讲述，这里不再进一步讨论。

截肢后肢体痛

PNS 也被应用于其他疼痛治疗无效的患者。截肢后患者高达 70%～80% 会出现慢性疼痛，其常被归类为幻肢痛或残余肢体痛。对这些患者疼痛综合征不理想的治疗效果经常会使患者功能受损并阻止患者假肢的应用。此外，药物治疗截肢后疼痛通常是不理想的，而且有成瘾的风险和有害的不良反应。对于残余肢体痛患者，股神经或坐骨神经刺激已显示能明显减轻疼痛[23]。在多数置入电极治疗的残余肢体痛患者，他们的疼痛明显减轻并且生活质量得到显著改善[24]。

最近有学者应用局部标记经皮下置入 PNS 导线治疗截肢后疼痛。坐骨神经刺激可通过后方入路到达，并以坐骨大转子和坐骨结节作为标志。股神经刺激可通过前方入路手术，并以股动脉和股骨折痕作为术中标志。

在放置导线之前，单极针状电极插入股神经干或坐骨神经干内 0.5～3.0cm，给予试验性刺激确定接近神经。试验性刺激被用来确认在不引起肌肉收缩或刺激性感觉的情况下产生的感觉异常。这种感觉异常应该出现在截肢后疼痛的分布区域。如果出现局部皮下感觉，穿刺针可再深入一些并尝试再次刺激。如果出现神经干表现比如诱发出肌肉收缩或不适感觉，穿刺针稍微退出一些。一旦达到满意的临床效果就拔除刺激针，使用精细针在超声引导下置入导线。需要注意的是，导线常比刺激电极置入的深度小 1cm 左右，术中应把导线放在离神经稍远的地方。

外周神经 / 区域刺激

当疼痛治疗的部位不能清晰定位于特定神经时，PNS 并不是理想的治疗手段。对于这些患者，如果疼痛区域相对局限于表浅位置，刺激该区域而并非刺激神经，可以帮助改善疼痛。这种技术被称为外周神经 / 区域刺激（PNFS），它直接通过皮下置入电极作用于疼痛的区域[11]。置入 PNFS 电极，采用同样的操作步骤即经皮下置入外周神经导线，但是导线的置入和神经通路无关，圆柱形导线是经典的应用，常采用经皮置入 PNS 导线类似的皮下隧道技术。在有限的病例中，也可应用桨式导线。

对于 PNFS 刺激，置入电极的深度是至关重要的，如果电极置入太浅会引起刺痛感或烧灼感，甚至引起疗效降低。电极置入太深会引起无意识的肌肉刺激或抽动。需注意的是，电极应直接放置在疼痛区域，除非患者患有痛觉过敏症。对于痛觉过敏的患者，将疼痛部位区域包围起来可达到很好的疗效，PNFS 刺激正如其他神经刺激技术一样，首先进行试验性刺激实验，如果达到满意的标准才能置入永久性电极。

有大量文献报道 PNFS，研究结果显示该技术可以降低后背痛[25, 26]、慢性腹痛、腹股沟区神经痛、慢性胰腺炎相关的疼痛以及肝移植后的疼痛[6, 27]。PNFS 甚至曾把电极置入胸部疼痛部位来改善胸腔或胸壁的疼痛[28]。但是，尽管这些技术在诸多临床病例中证实患者是获益的，但在美国接受这种治疗的患者不能得到支付补偿，由于补偿困难，PNFS 作为一种治疗难治性慢性疼痛的方法已不再受青睐。

超声引导下的外周神经刺激

盲穿而无影像学引导的经皮外周神经刺激电极置入极有可能损伤穿刺周围的组织结构，诸如靶神经周围的血管。相反，在影像学引导下穿刺置入电极能减少这类风险。最近，为了实现经皮电极置入对深部靶点的微创效果，临床医生开始在超声指导下进行电极置入术。

患者进行全身麻醉并给予抗生素，常规消毒铺巾。小的皮肤戳口用于在超声引导下插入 14 号硬膜外针。穿刺针进入的深度要比神经深一些并超过数毫米。然后，通过穿刺针通道置入标准八触点经皮硬膜外神经刺激电极直至遇到阻力为止。退出穿刺针并保持电极在合适位置（图 5.3）。手术室内电极刺激显示异常感觉定位正确后将导线固定于皮肤用于试验性刺激。永久电极置于浅筋膜内，在固定的位置建立张力环用于防止导线因牵拉导致损坏或移位[29]。

超声引导下置入电极改变了用神经刺激治疗疼痛的术野。首先，超声引导下置入经皮导线能推进临床医生增加专业知识。随着临床经验的增多，深部相当困难的靶标变得相对容易而且不再需要手术切口或神经松解。不少病例显示依据超声引导成功置入靠近正中神经、桡神经、尺神经、腓神经以及胫后神经的电极是可行的[29]。对超声应用经验的增加促使医生由 1 周的试验性刺激转换成效率更高的超声引导下电极置入，从治疗方式的转变初步结果来看，超声引导下的电极置入前景广阔[30]。

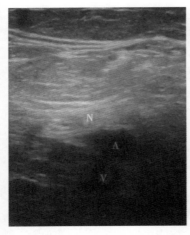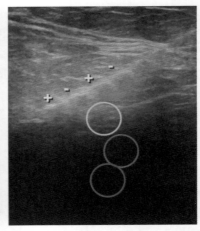

图 5.3　俯卧位患者膝后区域的术中超声。左图超声显示相关的解剖，电极或穿刺针没有回声效应，而胫神经（N，黄色）、腘动脉（A，红色）和腘静脉（V，蓝色）清晰可见。多普勒超声用于证实血管解剖。右图超声显示经皮电极位于胫神经附近，远离大血管，并显示正确的阳极和阴极（引自 Huntoon MA，Burgher AH. Ultrasound-guided permanent implantation of peripheral nerve stimulation（PNS）system for neuropathic pain of the extremities: original cases and outcomes. *Pain Med*. 2009；10（8）：1369-1377.）

外部脉冲发生器

　　最后，一种应用永久置入电极并与外周脉冲发生器相联系的新装置最近完成了前瞻性的随机实验[31]。所有前期 PNS 装置作为置入式脉冲发生器使用，这种新装置不需要置入式脉冲发生器，由外部可充电装置提供能量并戴于体外。这种新技术是针对 PNS 和 PNFS 的局限性而设计的，比如应用带齿的导线以防止移位。该装置在随机临床对照实验对照组能显著改善疼痛。此外，治疗组在情绪、身体活动和生活质量上与对照组相比有显著改善。

结论

　　PNS 对减轻慢性顽固性疼痛是有效的。神经刺激可以依据患者特定需求采用单一或联合其他刺激手段进行个体化的神经调节治疗。近来的技术进步已经减少这类技术的局限性，而且置入策略优于以往。正确理解并掌握 PNS 对慢性顽固性疼痛的适应证、临床获益及其局限性对于每一个治疗慢性疼痛的医生来说都是至关重要的。

（郭付有　译）

参考文献

1. Diwan S, Staats P. *Atlas of Pain Medicine Procedures*. New York: McGraw-Hill Companies, Inc; 2015.
2. Wall PD, Sweet WH. Temporary abolition of pain in man. *Science*. 1967;155(3758):108−109.
3. Al-Jehani H, Jacques L. Peripheral nerve stimulation for chronic neurogenic pain. *Prog Neurol Surg*. 2011;24:27−40.
4. Slavin KV. Peripheral nerve stimulation for neuropathic pain. *Neurotherapeutics*. 2008;5(1):100−106.
5. McRoberts WP, Roche M. Novel approach for peripheral subcutaneous field stimulation for the treatment of severe, chronic knee joint pain after total knee arthroplasty. *Neuromodulation*. 2010;13(2):131−136.
6. Paicius RM, Bernstein CA, Lempert-Cohen C. Peripheral nerve field stimulation in chronic abdominal pain. *Pain Physician*. 2006;9(3):261−266.
7. Melzack R, Wall PD. Pain mechanisms: a new theory. *Science*. 1965;150(3699):971−979.
8. Lee AW, Pilitsis JG. Spinal cord stimulation: indications and outcomes. *Neurosurg Focus*. 2006;21(6):E3.
9. De Ridder D, Plazier M, Kamerling N, Menovsky T, Vanneste S. Burst spinal cord stimulation for limb and back pain. *World Neurosurg*. 2013;80(5): 642−649.e641.
10. Slavin KV, Colpan ME, Munawar N, Wess C, Nersesyan H. Trigeminal and occipital peripheral nerve stimulation for craniofacial pain: a single-institution experience and review of the literature. *Neurosurg Focus*. 2006;21(6):E5.
11. Deogaonkar M, Slavin KV. Peripheral nerve/field stimulation for neuropathic pain. *Neurosurg Clin N Am*. 2014; 25(1):1−10.
12. Campbell CM, Jamison RN, Edwards RR. Psychological screening/phenotyping as predictors for spinal cord stimulation. *Curr Pain Headache Rep*. 2013;17(1):307.
13. Mekhail NA, Mathews M, Nageeb F, Guirguis M, Mekhail MN, Cheng J. Retrospective review of 707 cases of spinal cord stimulation: indications and complications. *Pain Pract*. 2011;11(2):148−153.
14. Campbell JN, Long DM. Peripheral nerve stimulation in the treatment of intractable pain. *J Neurosurg*. 1976; 45(6):692−699.
15. Weiner RL. The future of peripheral nerve neurostimulation. *Neurol Res*. 2000;22(3):299−304.
16. Slavin KV. Technical aspects of peripheral nerve stimulation: hardware and complications. *Prog Neurol Surg*. 2011;24:189−202.
17. Ellis JA, Mejia Munne JC, Winfree CJ. Trigeminal branch stimulation for the treatment of intractable craniofacial pain. *J Neurosurg*. 2015;123(1):283−288.
18. Amin S, Buvanendran A, Park KS, Kroin JS, Moric M. Peripheral nerve stimulator for the treatment of supraorbital neuralgia: a retrospective case series. *Cephalalgia*. 2008;28(4):355−359.
19. Dunteman E. Peripheral nerve stimulation for unremitting ophthalmic postherpetic neuralgia. *Neuromodulation*. 2002;5(1):32−37.
20. Johnson MD, Burchiel KJ. Peripheral stimulation for treatment of trigeminal postherpetic neuralgia and trigeminal posttraumatic neuropathic pain: a pilot study. *Neurosurgery*. 2004;55(1):135−141; discussion 141−132.
21. Slavin KV, Wess C. Trigeminal branch stimulation for intractable neuropathic pain: technical note. *Neuromodulation*. 2005;8(1):7−13.
22. Narouze SN, Kapural L. Supraorbital nerve electric stimulation for the treatment of intractable chronic cluster headache: a case report. *Headache*. 2007;47(7):1100−1102.
23. Rauck RL, Kapural L, Cohen SP, et al. Peripheral nerve stimulation for the treatment of postamputation pain−a case report. *Pain Pract*. 2012;12(8):649−655.
24. Rauck RL, Cohen SP, Gilmore CA, et al. Treatment of post-amputation pain with peripheral nerve stimulation. *Neuromodulation*. 2014;17(2):188−197.
25. Kloimstein H, Likar R, Kern M, et al. Peripheral nerve field stimulation (PNFS) in chronic low back pain: a prospective multicenter study. *Neuromodulation*. 2014;17(2): 180−187.
26. Verrills P, Mitchell B, Vivian D, Sinclair C. Peripheral nerve stimulation: a treatment for chronic low back pain and failed back surgery syndrome? *Neuromodulation*. 2009; 12(1):68−75.
27. Stinson Jr LW, Roderer GT, Cross NE, Davis BE. Peripheral subcutaneous electrostimulation for control of intractable post-operative inguinal pain: a case report series. *Neuromodulation*. 2001;4(3):99−104.
28. Goroszeniuk T, Kothari S, Hamann W. Subcutaneous neuromodulating implant targeted at the site of pain. *Reg Anesth Pain Med*. 2006;31(2):168−171.
29. Huntoon MA, Burgher AH. Ultrasound-guided permanent implantation of peripheral nerve stimulation (PNS) system for neuropathic pain of the extremities: original cases and outcomes. *Pain Med*. 2009;10(8): 1369−1377.
30. Reddy CG, Flouty OE, Holland MT, Rettenmaier LA, Zanaty M, Elahi F. Novel technique for trialing peripheral nerve stimulation: ultrasonography-guided StimuCath trial. *Neurosurg Focus*. 2017;42(3):E5.
31. Deer T, Pope J, Benyamin R, et al. Prospective, multicenter, randomized, double-blinded, partial crossover study to assess the safety and efficacy of the novel neuromodulation system in the treatment of patients with chronic pain of peripheral nerve origin. *Neuromodulation*. 2016; 19(1):91−100.
32. Stuart RM, Winfree CJ. Neurostimulation techniques for painful peripheral nerve disorders. *Neurosurg Clin N Am*. 2009;20(1):111−120, vii−viii.

第 6 章

脊 髓 刺 激

NATALY RAVIV, MD • JULIE G. PILITSIS, MD, PHD

脊髓疼痛刺激

早在公元 1 世纪，罗马法庭的一位成员被电鳐袭击后，他发现自己的痛风治愈了，此后人们开始将电流用于治疗疼痛。罗马医生 Scribonius 以这起意外事故为例，开始宣传通过鱼雷刺激治疗关节炎和头痛。放电继续被用于包括肌肉痉挛、疼痛和伤口愈合等各种医疗疾病的治疗[1]，最终在 1967 年，第一个单极性脊髓刺激器由凯斯西储大学的 Norman Shealy 博士成功置入[2]。今天，脊髓刺激（spinal cord stimulation，SCS）是用于治疗疼痛最常用和最成功的电刺激疗法。

神经调控机制

SCS 调节疼痛体验的确切机制尚不确定，但已提出了几种理论。1965 年，Ron Melzack 和 Patrick Wall 发表了《疼痛门控制理论》，他们认为疼痛是通过背角的传递细胞传导的。该理论认为，传递细胞由细小纤维激活，并由粗大纤维通过胶状质（substantia gelatinosa，SG）进行抑制。与此理论相关的背柱刺激通过刺激大细胞和 SG 细胞发挥作用，从而阻断疼痛的传递[3]。其他理论探讨了其对神经递质及相关通路的影响，以及对自主神经系统的影响[4, 5]。

临床应用

适应证

目前 SCS 是治疗疼痛最常用和研究最充分的方法之一。美国食品药品监督管理局（Food and Drug Administration，FDA）已经批准了 SCS 的几种适应证，其中最常见的是背部手术失败综合征（failed back surgery syndrome，FBSS）、慢性周围神经病变或神经丛病变、神经性疼痛和复杂区域性疼痛综合征（complex regional pain syndrome，CRPS）。还有其他一些适应证对 SCS 的反应较差，但也已获得 FDA 批准，其中包括疱疹后神经痛、幻肢痛、肋间神经痛、多发性硬化性疼痛和伴有不同程度运动和感觉障碍的脊髓损伤 [6]。SCS 已用于标示外的适应证，如外周血管疾病、顽固性心绞痛、颈痛和其他的血管性与内脏性疼痛 [4, 6]。

几项随机对照研究证实了 SCS 的疗效。Kemler 等开展了一项 CRPS 患者的随机对照测试，将患者分配至 SCS 和物理治疗（physical therapy，PT）组或单纯接受 PT 组。这些患者均主诉除了顽固性疼痛和功能障碍外，均因病情丧失了工作能力。对两组患者进行长达 6 个月的随访发现，SCS 对减轻疼痛和提高生活质量是有效的，但对改善功能方面无效 [7]。

North 等对 FBSS 进行了首次前瞻性随机对照研究，其中 50 例患者进入接受 SCS 置入组或接受腰骶部脊柱再手术组。在大约 3 年的随访中，SCS 患者报告的疼痛缓解程度明显高于再次手术患者，麻醉镇痛药的使用也减少。进一步研究继续证实了 SCS 对慢性疼痛的治疗效果 [8]，入选的患者中也显示出 SCS 的成本效益 [8~10]，虽然在检查工伤补偿患者时发现其成本效益有限 [11]。

禁忌证

禁忌证可能包括患者因解剖结构因素不适合接受 SCS 治疗的病情，如先前手术造成的硬膜外瘢痕、严重狭窄或脊柱侧凸或脊柱不稳定。还应排除可进行病因治疗的神经病变。手术前还应妥善处理感染等合并症、抗血栓治疗的需求和凝血障碍，任何手术风险大于患者获益的情况均应视为 SCS 的禁忌。所有患者在手术前均应接受精神和疼痛心理评估，以明确是否存在影响手术疗效的社会心理因素，例如继发性躯体形式障碍或处于（美国精神疾病分类的）轴Ⅰ类、轴Ⅱ类精神疾病的不稳定期 [5~6]。与疼痛心理学家建立开放的工作关系对于确定哪些患者需要额外接受心理治疗、期望辅导和精神治疗至关重要。

并发症和风险

SCS 是一种相对安全且可逆的疼痛治疗方法，但可能会存在技术和临床并发症。技术并发症包括导线故障、移位或断裂、设备故障、电流泄漏、电池故障或无法充电。临床并发症包括术中对神经轴的损伤，如穿透硬膜或组织损伤，以及随后造成出血、感觉异常、硬膜外瘢痕、血肿或感染。Mekhail 等对 2000 年至 2005 年在克利夫兰医学中心为各种适应证治疗的 707 例 SCS 患者进行了回顾性分析。没有出现永久性神经功能障碍或死亡等 SCS 置入并发症的报道。

然而，38% 接受永久性置入的患者报告了与设备相关的并发症。这些并发症包括导线移位（22.6%）、导线连接故障（9.5%）和导线断裂（6%），所有这些都需要翻修。其他并发症包括发生器部位疼痛（12%）和临床感染（4.5%），后者需要手术和抗生素治疗，还可发生出血和感觉异常 [12]。

流程

脊髓刺激测试

在放置 SCS 前，需要先进行一项测试，让患者和外科医生有机会确定永久性置入物是否能充分缓解疼痛并改善生活质量。测试的目标是在日常生活的各项活动中达到 50% 的疼痛缓解或 50% 的改善。我们告诉患者，他们必须在测试期间尽可能地做出"非黑即白"的决定（即有缓解还是无缓解）。如果患者无法做出判断，应在测试期间观察并尝试其他波形和编程设置。

测试一般在手术室外的无菌环境中对清醒患者进行。置入物经皮置入硬膜外间隙，并与外部可编程脉冲发生器相连。该测试在门诊环境中进行 3～10 天，以便患者能够对刺激器在日常生活中的作用进行评估。

该测试还提供了对完成疼痛覆盖电极的最佳位置、所需电极和导线数量，以及波形分析。可以放置一根或多根测试导线。测试导线通常为单根圆柱形可调节的经皮导线，以便沿着背柱进行更精确的定位，以及在测试期间发生导线移位时能进行重新编程刺激。考虑到潜在的导线移位的可能性，可以使用两条导线来实现重复覆盖，这样也能进行更多的编程选择和信息采集。该测试可以更好地评估患者的解剖结构以及刺激器放置或功能的潜在障碍，如硬膜外空间容积和脑脊液深度等，这些因素可能会影响信号扩散。

测试期间收集的信息包括首选设置，如电极几何结构、信号强度和频率等，以及不同强度电压的效果、电流、振幅、脉冲宽度和持续时间、频率和波形。这些信息有助于更好地选择电池，因为原电池可以很好地支持低能量需求，更高的需求可能需要使用可充电电池。后者可能会给患者带来额外的时间负担和依从性负担，在权衡永久性刺激器放置的可取性时，应全面考虑这一点 [6]。此外，还需考虑患者的充电能力。如果经皮导线不易放置（如患者因治疗脊柱侧凸置入了哈氏棒）；或经皮测试引起黄韧带刺激，导致肩胛内侧疼痛，并妨碍患者刺激器对疼痛缓解的效果，可尝试桨式测试。

永久性置入

永久性导线可以是经皮导线或桨式导线。经皮导线与测试期间放置的导线相似，为单管圆柱形。电极数量和间距因型号和制造商而异。桨式导线包含 1～5 列，数量和间距因品牌和生产商而异。

经皮导线可发出 360° 的刺激。经皮导线的置入侵袭性较低，但此类导线的确比桨式导线容易发生移位，而且移位的距离更大。经皮导线的跨度更有限，因为它们只提供一列刺激，因此可能需要放置多根导线以便增加刺激范围并实现重叠覆盖（图 6.1）。

桨式导线是多管的，只能提供指向背柱的腹侧定向刺激。外柱

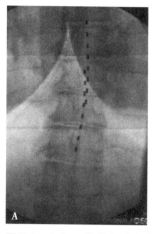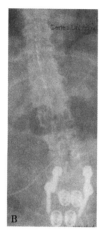

图 6.1　（A）57 岁背部手术失败综合征患者经皮导线放置的术中 X 线片。（B）导线放置术后成像

可提供刺激并可扩大可能的刺激区域，但也可用于在顽固性背痛的情况下进行阳极阻断以集中刺激中线。由于桨式电极刺激方向更为集中，可以延长电池寿命，但需要通过椎板切开术进行放置[6]（图 6.2）。

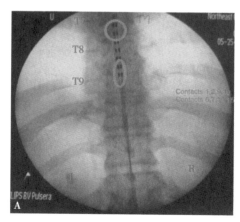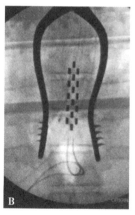

图 6.2　（A）一位 43 岁背部手术失败综合征患者的刺激器测试图像。在测试过程中，在 T7 和 T9 处发现刺激的"最佳点"。（B）术中放置桨式叶片的 X 线片

导线类型的选择可由患者对手术的侵袭性和电池类型的偏好、患者的身体习惯、解剖结构、医疗合并症和刺激需求而定。一项比较经皮电极和桨式电极的随机对照测试显示，二者的长期效果具有可比性[8]。

随访

术后随访变异很大。在我们的实践中，在 2 周、6 周、3 个月、6 个月、1 年以及每年对患者进行随访。患者疼痛采用标准化的评估方法和当前用药的回顾进行评估。不同诊疗机构的评估可能有所不同。但是，通常将反应分为：优秀（疼痛缓解率 > 75%）、良好（缓解率 > 50%）和欠佳（缓解率 < 50%）[5]。

脊髓刺激的研究进展

尽管传统 SCS 治疗慢性疼痛的患者和精心筛选的患者均取得了成功，但这种治疗方式的益处可能有限。大约 40% 的 SCS 置入患者报告疼痛缓解不足 [13]。随着时间的推移，50% 在治疗初期疼痛控制良好的患者可能会失去治疗效果，长期疗效可能会受到逐步发展的耐受性的影响。在一项为期 10 年的研究中，29% 的患者出现耐受性发展 [14, 15]。一般认为，疼痛通路的神经可塑性、组织的细胞或纤维变性、随时间的推移而改变以及伴随的心理或精神社会因素和疾病是引起这种现象的可能病因 [6]。此外，患者可能无法忍受传统 SCS 引起的感觉异常，或发现某些解剖区域覆盖不足。SCS 的价值和局限性继续推动着该领域的探索和研发，以及新的刺激机制的探讨，其中包括新的波形、不同的编程算法以及对连接的神经组织的刺激。

波形

最值得注意的是，在过去的 5 年中，波形的变化已经产生了临床疗效。这些波形包括高频和突发模式。

已经证实频率为 10 kHz 的高频 SCS（HF10 疗法）是一种有效的、无感觉异常的、可替代传统 SCS 的方法，甚至可以在通常难以通过传统 SCS 治疗部位或难以获得持续缓解的疼痛（如孤立性背痛）患者中获得疼痛缓解。Russo 等进行了一项回顾性多中心观察性病例系列研究，其中 256 例患者接受了 HF10 SCS 测试。30% 的患者接受了传统的 SCS 治疗但未能成功，其余的患者被认为非常难治，或者不推荐接受传统的 SCS 治疗。共有 189 例患者接受了人工置入永久性置入物，然后在置入后 3 个月和 6 个月进行了再次评估。背部和腿部疼痛患者的测试成功率最高（81%），其次是孤立性背痛患者（72%）。整个患者群在 6 个月时的平均疼痛缓解率为 50%。68% 以前传统 SCS 治疗失败的患者在接受 HF10 治疗 6 个月时疼痛平均减轻 49%[16]。SENZA 试验是一项随机对照试验，比较了传统（尽管是上一代）SCS 和 HF SCS 对患者的治疗效果。这项研究通过对患者进行的 24 个月的随访证实了 HF10 的非劣效性。在 24 个月的随访中,接受 HF10 治疗的患者较接受传统 SCS 治疗的患者其背痛和腿部疼痛(76.5% 和 72.9% vs 49.3%)的缓解比例更高[17]。

突发刺激同样也被证明是有效的慢性疼痛处理方法,同时还能减少,甚至消除感觉异常。在一项纳入 100 例慢性难治性疼痛患者的试验中,采用随机交叉模式同时接受传统和突发 SCS 治疗。每例患者都曾接受过传统的强直刺激 SCS 测试,疼痛减轻 50% 以上。这项研究表明突发刺激的非劣效性,在 24 周时,69% 的受试者倾向于突发刺激,91% 的受试者报告感觉异常减少[18]。

高级算法和位置刺激

解剖算法和位置传感装置进一步改善了 SCS 的预后。在一项回顾性观察研究中,将配备解剖算法编程的 SCS 与传统编程的设备进行比较时,算法靶向可提高传统 SCS 的疼痛缓解率(总疼痛缓解率 74% vs 51%,轴向下腰痛 71% vs 41%,腿痛 81% vs 63%)。尤其值得注意的是,孤立性腰痛患者传统上很难用以前的 SCS 模型来解决,该方法也证实具有治疗效果[19]。

刺激的强度取决于体位;麻木感会随着脊髓周围脑脊液的容量发生变化,在仰卧位时麻木感更明显。传统设备需要手动编程调整以补偿变化。体位适应刺激可根据患者偏好在体位改变时进行调整。一项研究中,79 例患者置入了一种神经刺激装置,该装置既可以实现自动位置适应刺激,也可以实现手动调节。86.5% 的患者报告,在使用体位适应装置后疼痛缓解有所改善,便捷性有所提高[20]。

靶点

近年来,背根神经节(dorsal root ganglion,DRG)刺激成为研究热点。一般认为背柱中除了初级感觉神经元外,还包含多种类型的神经纤维。与传统的背柱刺激相比,刺激背根神经节能更加直接地激活支配疼痛分布区域的神经元。一般认为,这样能更直接地作用于特定的感觉神经元的胞体,实现更精确的靶向。这种方法在传统 SCS 获益有限的部位特别有用(如足部或腹股沟),同时需要控制其他区域的感觉异常。在最近的一项研究中,51 例患者接受了 DRG-SCS 测试,其中一些患者之前接受过不成功的刺激疗法,包括周围神经刺激(n = 3)和 SCS(n = 9)。76.5%(n = 39)反应良好,平均疼痛缓解率为 74.2%。32 例患者置入永久性装置,12 个月随访中对这些患者进行了再次评估。总体疼痛情况较基线改善了 56.3%,背部疼痛减轻了 41.9%,腿部疼痛减轻了 62.4%,最显著的是足部疼痛减轻 79.5%。60% 的患者报告其整体疼痛至少改善了 50%,其中 37.5%、68.4% 和 87.5% 的患者报告其背部、腿部和足部疼痛至少减轻了 50%。生活质量评分在 12 个月时有所改善,EQ-5D VAS 评分提高了 64%[21]。

在一项比较 DRG 刺激与传统 SCS 系统的有效性和安全性的大型随机对照试验中，将 152 例 CRPS 患者和周围性灼痛患者按 22 个部位随机分为 DRG 组或 SCS 组。据报道，在 1 年的随访中，DRG-SCS 对 74.2% 的患者有效，而传统 SCS 患者的有效率仅为 53%。出现过感觉异常的 DRG 组患者中，92% 报告其感觉仅限于疼痛分布区域，而对照组患者仅为 61.2% [22]。

脊髓刺激的展望

SCS 用于止痛由来已久，但对单一功能的作用却有限。然而，已经确定了 SCS 在此方面的潜在作用。Buonocore 等报道了 1 例 FBSS 患者，该患者同时出现了慢性疼痛和肌肉无力。SCS 仅提供短暂且轻微的镇痛作用；然而，患者获得了下肢肌肉力量和步态的改善 [23]。Harkema 等报道了 1 例 23 岁的截瘫患者，该患者能够在硬膜外刺激期间站立并实现运动样模式 [24]。Rejc 等证实，腰骶部 SCS 能使两例临床上感觉和运动丧失的完全性脊髓损伤患者产生运动模式并使这两例患者站立 [25]。目前，SCS 在治疗脑脊髓损伤和肿瘤治疗中的作用是一个热门研究领域。

SCS 的适应证和方法不断发展，在研究和患者治疗方面仍然是一个引人注目的领域。SCS 已经使用了大约 50 年。在此期间，随着技术和患者选择标准的改良，效果也有所提高。随着技术的进步和人们对这种治疗方法的深入理解，脊髓神经调节的作用将继续提高。

（范存刚 译）

参考文献

1. Tsoucalas G, Karamanou M, Lymperi M, Gennimata V, Androutsos G. The "torpedo" effect in medicine. *Int Marit Health*. 2014;65(2):65–67. https://doi.org/10.5603/imh.2014.0015.
2. Sinclair C, Verrills P, Barnard A. A review of spinal cord stimulation systems for chronic pain. *J Pain Res*. 2016;9:481–492. https://doi.org/10.2147/jpr.s108884.
3. Melzack R, Wall PAD. Pain mechanism: a new theory. *Science*. 1965;150(3699):971–979.
4. Compton AK, Shah B, Hayek SM. Spinal cord stimulation: a review. *Curr Pain Headache Rep*. 2012;16:35–42.
5. Lee AW, Pilitsis JG. Spinal cord stimulation: indications and outcomes. *Neurosurg Focus*. 2006;21(6). http://www.medscape.com/viewarticle/554863_4.
6. Wheeler AH. *Spinal Cord Stimulation*. Medscape; January 7, 2015. http://emedicine.medscape.com/article/1980819-overview.
7. Kemler MA, Barendse GAM, van Kleef M. Spinal cord stimulation in patients with chronic reflex sympathetic dystrophy. *N Engl J Med*. 2000;343:618–624. https://doi.org/10.1056/NEJM200008313430904.
8. North RB, Kidd DH, Dorsi MJ. Spinal cord stimulation electrode design: a prospective, randomized, controlled trial comparing percutaneous with laminectomy electrodes: part II-clinical outcomes. *Neurosurgery*. 2005;57(5):990–996.
9. Simpson EL, Duenas A, Holmes MW, et al. Spinal cord stimulation for chronic pain of neuropathic or ischaemic origin: systematic review and economic evaluation. *Health Technol Assess*. 2009;13(17):1–154. iii, ix–x.
10. Taylor RS, Ryan J, O'Donnell R, et al. The cost-effectiveness of spinal cord stimulation in the treatment of failed back surgery syndrome. *Clin J Pain*. 2010;26:463–469.
11. Hollingworth W, Turner JA, Welton NJ, Comstock BA, Deyo RA. Costs and cost-effectiveness of spinal cord stimulation (SCS) for failed back surgery syndrome: an observational study in a workers' compensation population. *Spine*. 2011;36:2076–2083. https://doi.org/10.1097/BRS.0b013e31822a867c.
12. Mekhail NA, Mathews M, Nageeb F, Guirguis M, Mekhail MN, Cheng J. Retrospective review of 707 cases of spinal cord stimulation: indications and complications. *Pain Pract*. 2011;11:148–153.
13. Frey ME, Manchikanti L, Benyamin RM, Schultz DM, Smith HS, Cohen SP. Spinal cord stimulation for patients with failed back surgery syndrome: a systematic review.

Pain Physician. 2009;12:379—397.

14. Kumar K, Wilson JR, Taylor RS, Gupta S. Complications of spinal cord stimulation, suggestions to improve outcome, and financial impact. *J Neurosurg Spine.* 2006;5(3): 191—203.

15. Sears NC, Machado AG, Nagel SJ, et al. Long-term outcomes of spinal cord stimulation with paddle leads in the treatment of complex regional pain syndrome and failed back surgery syndrome. *Neuromodulation.* 2011;14: 213—218.

16. Russo M, Verrills P, Mitchell B, Salmon J, Barnard A, Santarelli D. High frequency spinal cord stimulation at 10 kHz for the treatment of chronic pain: 6-month Australian clinical experience. *Neuromodulation Pain Physician.* 2016;19(4):267—280.

17. Kapural L, Yu C, Doust MW, et al. Comparison of 10-kHz high-frequency and traditional low-frequency spinal cord stimulation for the treatment of chronic back and leg pain: 24-month results from a multicenter, randomized, controlled pivotal trial. *Neurosurgery.* 2016;79(5):667—677. https://doi.org/10.1227/NEU.0000000000001418.

18. Courtney P, Espinet A, Mitchell B, et al. Improved pain relief with burst spinal cord stimulation for two weeks in patients using tonic stimulation: results from a small clinical study. *Neuromodulation.* 2015;18:361—366. https://doi.org/10.1111/ner.12294.

19. Veizi E, Hayek SM, North J, et al. Spinal cord stimulation (SCS) with anatomically guided (3D) neural targeting shows superior chronic axial low back pain relief compared to traditional SCS-LUMINA study. *Pain Med.* 2017. https://doi.org/10.1093/pm/pnw286.

20. Schultz DM, Webster L, Kosek P, Dar U, Tan Y, Sun M. Sensor-driven position-adaptive spinal cord stimulation for chronic pain. *Pain Physician.* 2012;15(1):1—12.

21. Liem L, Russo M, Huygen FJ, et al. One-year outcomes of spinal cord stimulation of the dorsal root ganglion in the treatment of chronic neuropathic pain. *Neuromodulation.* 2015;18(1):41—49.

22. Levy R, Deer T. *A Prospective, Randomized, Multi-center, Controlled Clinical Trial to Assess the Safety and Efficacy of the Spinal Modulation AxiumTM Neurostimulator System in the Treatment of Chronic Pain.* Presented at NANS. 2015.

23. Buonocore M, Bonezzi C, Barolat G. Neurophysiological evidence of antidromic activation of large myelinated fibres in lower limbs during spinal cord stimulation. *Spine.* 2008;33:90—93.

24. Harkema S. Effect of epidural stimulation of the lumbosacral spinal cord on voluntary movement, standing, and assisted stepping after motor complete paraplegia: a case study. *Lancet.* 2011;377(9781):1938—1947. https://doi.org/10.1016/S0140-6736(11)60547-3.

25. Rejc E, Angeli C, Harkema S. Effects of lumbosacral spinal cord epidural stimulation for standing after chronic complete paralysis in humansDi Giovanni S, ed. *PLoS One.* 2015;10(7):e0133998. https://doi.org/10.1371/journal.pone.0133998.

拓展阅读

1. North RB, Kidd D, Shipley J, Taylor RS. Spinal cord stimulation versus reoperation for failed back surgery syndrome: a cost effectiveness and cost utility analysis based on a randomized, controlled trial. *Neurosurgery.* 2007;61: 361—368.

2. Verrills P, Sinclair C, Barnard A. A review of spinal cord stimulation systems for chronic pain. *J Pain Res.* 2016;9:481.

第 7 章

脊髓调控进展：新刺激波形和背根神经节刺激

GEOFFREY STRICSEK, MD • STEVEN M. FALOWSKI, MD, FAANS

引言

慢性疼痛影响 1 亿人以上，2011 年有报道显示：据估计，慢性疼痛导致直接医疗费用和丧失劳动能力的间接费用高达 5 600 亿～6 350 亿美元，是健康危机的重要因素 [1]。尽管这些数字令人难以置信，但是慢性疼痛自古有之。应用脊髓刺激（spinal cord stimulation，SCS）治疗慢性疼痛的历史可追溯到 1967 年，Shealy 及其同事们开创性地应用 SCS 治疗患者胸腹痛 [2]。其理论基础来源于1967 年 Melzack 和 Wall 的门控理论，即粗大的 Aβ 纤维活动可通过细小的 C 类和 Aδ 类纤维抑制有害信息到达脑内 [3]。外源性刺激粗大纤维可抑制由细小纤维传递的疼痛感觉信息。该理念是 SCS 治疗效果的基础，即感觉异常的产生与疼痛分布相一致。早期 SCS 的进步主要集中在硬件的改进，近年来的创新主要集中在通过选择不同的刺激模式提高疼痛缓解率以及开发新的刺激靶点。

常规脊髓刺激

常规 SCS 的原理基于躯体感觉异常的产生区域与患者疼痛分布区域相一致 [4]。导线置于硬膜外腔并覆盖于脊髓的后柱，经过定位调整产生合适的感觉异常范围。置入的脉冲发生器能够产生强直性刺激，其频率在 40～100Hz[5]（图 7.1）。随机对照研究显示，常规 SCS 在改善神经病理性根性疼痛和健康相关的生活指标方面明显优于最佳的药物保守治疗 [6, 7] 和反复的腰椎手术 [8, 9]。Kumar 等发现将近 50% 的患者通过 SCS 置入后其下肢神经病理性疼痛至少缓解 50%，而药物保守治疗 6 个月仅有 9% 的患者神经病理性疼痛改善 [6]。SCS 的治疗效果可维持 12 个月 [6]，甚至超过 24 个月。但是，也有一些研究显示部分 SCS 患者随着时间的延长出现缓解率下降 [7]。在另外一组有关 SCS 和再手术的复发神经压迫患者中的随机对照研究发现，SCS 治疗 6 个月将近 50% 的患者的疼痛缓解程度至少改善 50%，而再手术组只有 12%[9]。常规 SCS 对于缓解糖尿病性神经病理性疼痛的治疗效果也优于药物治疗[10]。

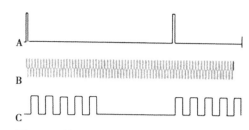

图 7.1　刺激策略。（A）强直性刺激 40Hz。（B）高频刺激 10 000Hz。（C）短阵快速脉冲刺激

鉴于前期研究显示的常规 SCS 治疗的成功，随后的研究目标是对那些疼痛没有明显减轻或随着时间延长疼痛缓解率降低的，以及那些有慢性疼痛而在早期临床研究并未在入选标准的患者进一步改善疼痛控制率。一种方法是靶向调控到脊髓的电流输出。早期 SCS 系统通过置入体内的刺激器导线给予所有电极同样的电流，然而最近的技术进步已经能够对每个触点电极的电流进行调整而非在电池水平对电流进行调整。通过单个触点的电流区分可以根据患者反馈将电场定向到特定区域，从而提高感觉异常的覆盖范围[11]。试验数据显示置入永久 SCS 的 75% 患者通过可控电流治疗效果良好，至少有 50% 的疼痛缓解率[12]。不幸的是，该研究的长期数据由于 FDA 的上市前批准受到限制，置入 SCS 的 49 例患者中有 38 例显示术后 3 个月疼痛缓解率平均为 60%，随访 6 个月有 34 例疼痛缓解，缓解率稍下降，为 53%[12]。

高频脊髓刺激

North[8, 9] 和 Kumar[6, 7] 的工作取得了振奋人心的进展，这表明 SCS 可以显著缓解腰椎术后持续或复发性下肢疼痛患者的痛苦。然而，尽管在研究的人群中有将近 50% 的患者获得阳性结果，但是仍有不少患者疼痛并没有明显减轻，而且以背部疼痛为主的患者在最初研究中被排除。对传统 SCS 硬件和软件的改良得到一种新形式的强直性刺激：10 000Hz 的高频刺激（HF10 Nevro，雷德伍德市，加利福尼亚）（图 7.1）。早期的一项纳入 25 例患者的关于慢性腰背痛的前瞻队列研究结果显示，应用高频刺激较常规 SCS 直观类比量表评分改善更明显，并且显示疼痛达到完全缓解，因此对先前的依赖感觉的疼痛控制提出了挑战[13]。一项大型前瞻性试验显示，慢性疼痛尤其腰背痛患者 6 个月后有 74% 的患者疼痛评分改善[14]，24 个月时有 60% 的患者疼痛评分改善[15]，观察到下肢痛同样明显改善[14, 15]。一项前瞻性随机对照研究（SENZA-RCT）将高频刺激的治疗效果与常规的 SCS 进行比较[16]。SENZA-RCT 研究发现，10 000Hz 的高频刺激治疗 3 个月和 12 个月对患者背和腿部疼痛的改善率较传统 SCS 显著提高，而且随访 24 个月发现患者背部和腿部疼痛的持久性改善仍有显著性差异[17]

（表 7.1）。最近在一个大型国家会议上发布的资料显示，高频刺激对颈部和上肢的慢性疼痛同样有效 [18]。10 000Hz 的高频刺激具有特定的意义。然而，也有研究发现，采用稳定在常规 5 000Hz 的高频刺激和对照组无统计学差异 [19]。

表 7.1   SENZA-RCT 阳性反应率：高频刺激（HF10）和常规 SCS 比较

	HF10	常规 SCS
3 个月		
后背痛	84.5	43.8
腿痛	83.1	55.5
12 个月		
后背痛	80	50
腿痛	80	50 ~ 55
24 个月		
后背痛	76.5	49.3
腿痛	72.9	49.3

阳性反应：指疼痛较基线改善至少 50%。SCS：脊髓刺激

短阵快速脉冲刺激

不同于强直刺激，最近美国 FDA 批准的刺激是短阵快速脉冲刺激（图 7.1和图 7.2）。研究表明单一刺激来源的感觉信息可能通过两种并行系统进行传递：其一是神经元放电的强直模式，其二是短阵快速脉冲模式 [20~22]。动物模型转化研究显示，丘脑皮层突触的短阵快速脉冲式放电比强直性放电更能激活大脑皮层 [23~25]。短阵快速脉冲刺激在激活疼痛通路中的作用被发现之后，有两项早期研究探索了外源性短阵快速脉冲刺激在慢性腰腿痛患者中的作用。研究中短阵快速脉冲刺激频率为 40Hz，每一次脉冲 500Hz 时有五个峰值，将其与常规强直性刺激相比，两者疼痛控制率相似，但与安慰剂相比疗效有显著的提高。

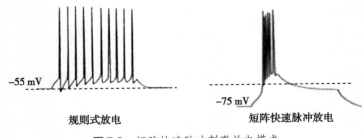

规则式放电   短阵快速脉冲放电

图 7.2   短阵快速脉冲刺激放电模式

与 SCS 相比更多人偏向选择短阵快速脉冲刺激 [26, 27]，这可能是因为短阵快速脉冲刺激发生感觉异常的概率较低 [26, 28]。

对于短阵快速脉冲刺激最开始的研究中观察了 28 天内的疼痛缓解率的差异。随后的研究则评估了短阵快速脉冲刺激对已经置入了常规 SCS 并接受至少 6 个月治疗的患者所产生的影响。在随访中发现，短阵快速脉冲刺激可见显著减少糖尿病引发的神经病理性足痛以及背部手术失败综合征引发的后背痛和腿痛，甚至对常规 SCS 治疗后疗效下降患者的腿痛和后背痛也有效 [28~30]。短阵快速脉冲刺激较常规 SCS 疼痛控制率更显著，并且考虑到疗效的持久性，其可作为一种挽救性治疗。

考虑到短阵快速脉冲刺激的积极结果，一项前瞻性 RCT 研究进一步评估短阵快速脉冲刺激和强直性刺激的效果：SUNBURST IDE。该研究设计为交叉性研究，顽固性慢性后背和 / 或肢体疼痛的患者首先接受常规 SCS 试验性治疗，然后随机分到短阵快速脉冲刺激组或常规 SCS 组。治疗后随访 12 周，之后每个患者再转换成另一种治疗模式，这样每个患者可以进行自身对照。尽管最终数据尚未报道，但是在大型会议上报告的初步实验结果显示，短阵快速脉冲刺激组较常规 SCS 组在后背、腿和全身疼痛评分中均有显著提高 [31]。与先前的研究类似，相对于常规强直性刺激，更多患者倾向于选择短阵快速脉冲刺激治疗 [31]。这些结果促使 FDA 认同并肯定了其优越性。

SUNBURST 的子研究在患者接受强直性刺激或短阵快速脉冲刺激时通过应用氟代脱氧葡萄糖正电子发射断层扫描（FDG-PET）观察脑活动。短阵快速脉冲刺激较强直性刺激在感觉运动区、背侧前扣带回、后扣带回皮层中调节外侧和内侧疼痛通路的活化更加明显 [32]。传递疼痛信息的外侧和内侧通路均为脊髓丘脑束，但是外侧通路投射到躯体感觉区并负责感知疼痛的差异 [33]，而内侧通路投射到背侧前扣带回皮层并负责疼痛的动机、情感和注意 [33, 34]。因此，除了调节外侧通路疼痛信号的传递，短阵快速脉冲刺激也能调节内侧通路进而影响情绪 [22, 26, 27]。

高强度刺激

由于传统 SCS 脉冲发生器不断改良，其刺激频率现在可达 1 200Hz，尽管标准刺激频谱仍然在 40～60Hz。在治疗慢性疼痛时，考虑到短阵快速脉冲刺激和高频刺激的能量释放率更高，因此目前关注的问题是传统 SCS 发生器能否最大限度地利用能量，并得到类似的结果。一项研究显示，从 SCS 转换成高强度刺激能够显著改善后背痛和腿痛治疗的效果。但是，该研究的样本量太小，而且仅仅随访了 8 周 [36]。之后的多中心进行关键试验的结果尚未报道，但值得期待。这将进一步证实患者需要有更多的选择，而单一的刺激波并不能适合所有患者。

背根神经节刺激

尽管应用 SCS 治疗慢性疼痛可使患者有较多获益，但是对于慢性局部疼痛综合征仍然效果不佳。一项前瞻性随机对照研究经 SCS 治疗最初几年内效果非常理想，但是 SCS 加理疗对比单纯理疗对疼痛治疗效果无统计学差异[37]。

背根神经节（dorsal root ganglion，DRG）是感觉神经元胞体的聚集地，其作用是将外周神经的感觉信息传至脊髓并上传至大脑。因此，DRG 在慢性疼痛的发生中起着重要的作用[38, 39]。这是通过异位 DRG 放电[40~42]、改变基因表达引起离子通道和信号分子的上调[43~48]，以及增加生长因子及其相关蛋白的活性[49, 50]，从而导致病理性电生化环境改变实现的。鉴于有证据显示应用 SCS 可以治疗慢性痛以及对 DRG 在产生慢性痛中的作用有越来越多的了解，有学者进行了一项前瞻性临床研究来验证 DRG 刺激带来的临床获益。选择药物治疗困难的躯干、肢体或者骶区慢性疼痛患者进行试验性置入。经皮插入刺激导线（图 7.3）并在透视下于相邻椎弓根之间的背神经孔内沿 DRG 放置（图 7.4）。DRG 刺激波形类似于传统的强直性刺激，采用 40～50Hz[51] 的频率，因此需要感觉异常产生的区域与疼痛区域相互重叠，而这必须在置入时得以确认。然而，随后的编程通常是进行阈下刺激。置入刺激器 6 个月后的结果是令人满意的，置入刺激器的患者中有 52% 疼痛缓解程度在 50% 以上。能够选择性地确定疼痛部位是 DRG 刺激的最大优点之一。证据表明 DRG 刺激与基线水平 VAS 评分比较结果显示，后背痛缓解率为 58.1%，腿痛缓解率 69.3%，足痛缓解率 84.5%[51]。最初 6 个月疼痛改善的患者在随访 1 年时症状仍然缓解[52]（表 7.2）。ACCURATE 试验是一项多中心前瞻性随机研究，用于比较慢性局部疼痛综合征的下肢痛采用 DRG 刺激和常

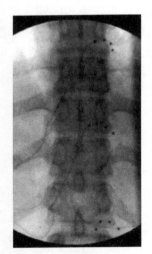

图 7.3 神经孔处置入背根神经节刺激器的前后位 X 线片

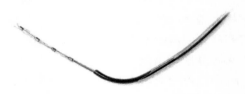

图 7.4 背根神经节刺激电极

规 SCS 治疗的效果。随访 12 个月显示，采用 DRG 刺激有 74.2% 的患者疼痛症状改善 50% 以上，而常规 SCS 的疼痛缓解率仅有 53%，两者比较差异有统计学意义[53]，最终结果预计在 2017 年发布。

表7.2　DRG 刺激器置入后直观类比量表评分平均下降数值

	6个月(%)	1年(%)
全身疼痛	56.3%	56
后背疼痛	58.1	42
腿痛	69.3	62
足痛	84.5	80

DRG：背根神经节；VAS：直观类比量表

总结

　　1967 年首次采用 SCS 治疗以来，疼痛的治疗取得了极大的进展。现在有多种选择：从在传统的 SCS 系统进行电流的方向性和目标改进定位，到用 DRG 刺激器进行高频脉冲定向刺激。每个新技术背后的支持研究都显示明显的治疗获益，但是当严密随访时，在每项研究中都有部分患者疼痛未消失或随着时间减轻。尽管如此，当前技术很清晰表明，对其他治疗手段失败的患者可采用不同治疗方案从而使患者获益。虽然我们对疼痛的理解不能充分阐明治疗相关机制，但是很明确的一点就是单一形式的 SCS 不能解决所有患者的疼痛，不同形式的疼痛需要采取不同的治疗策略。

利益声明

　　Falowski 博士是 St Jude、美敦力公司和 Nevro 公司的顾问。

　　Stricsek 博士无相关利益声明。

（郭付有　译）

参考文献

1. Committee on Advancing Pain Research, Care, and Education, Institute of Medicine. *Relieving Pain in America: A Blueprint for Transforming Prevention, Care, Education, and Research*. Washington, DC: The National Academies Press; 2011.

2. Shealy C, Mortimer J, Reswick J. Electrical inhibition of pain by stimulation of the dorsal columns: preliminary clinical report. *Anesth Analg*. 1967;46(4):489–491.

3. Melzack R, Wall P. Pain mechanisms: a new theory. *Science*. 1965;150:971–979.

4. North R, Ewend M, Lawton M, Piantadosi S. Spinal cord stimulation for chronic, intractable pain: superiority of "multi-channel" devices. *Pain*. 1991;44(2):119–130.

5. Falowski S, Pope J, eds. *Integrating Pain Treatment into Your Spine Practice*. Springer International Publishing; 2016.

6. Kumar K, Taylor R, Jacques L, et al. Spinal cord stimulation versus conventional medical management for neuropathic pain: a multicentre randomised controlled trial in patients with failed back surgery syndrome. *Pain*. 2007;132: 179–188.

7. Kumar K, Taylor R, Jacques L, et al. The effects of spinal cord stimulation in neuropahtic pain are sustained: a 24-month follow-up of the prospective randomized controleld multicenter trial of the effectiveness of spinal cord stimulation. Neurosurgery. 2008;63:762−770.

8. North R, Kidd D, Piantodosi S. A prospective, randomized study of spinal cord stimulation versus reoperation for failed back surgery syndrome: initial results. Stereotact Funct Neurosurg. 1994;62:267−272.

9. North R, Kidd D, Farrokhi F, Piantadosi S. Spinal cord stimulation versus repeated lumbosacral spine surgery for chronic pain: a randomized, controlled trial. Neurosurgery. 2005;56:98−107.

10. Duarte R, Andronis L, Lenders M, de Vos C. Quality of life increases in patients with painful diabetic neuropathy following treatment with spinal cord stimulation. Qual Life Res. 2016;25:1771−1777.

11. Oakley J, Varga C, Krames E, Bradley K. Real-time paresthesia steering using continuous electric field adjustment. Part I: intraoperative performance. Neuromodulation. 2004;7:157−167.

12. Oakley J, Krames E, Prager J, et al. A new spinal cord stimulation system effectively relieves chronic, intractable pain: a multicenter prospective clinical study. Neuromodulation. 2007;10(3):262−278.

13. Tiede J, Brown L, Gekht G, Vallejo J, Yearwood T, Morgan D. Novel spinal cord stimulation parameters in patients with predominant back pain. Neuromodulation. 2013;16(4):370−375.

14. Van Buyten J, Al-Kaisy A, Smet I, Palmisani S, Smith T. High-frequency spinal cord stimulation for the treatment of chronic back pain patients: results of a prospective multicenter European clinical study. Neuromodulation. 2013;16:59−66.

15. Al-Kaisy A, Van Buyten J, Smet I, Palmisani S, Pang D, Smith T. Sustained effectiveness of 10 kHz high-frequency spinal cord stimulation for patients with chronic, low back pain: 24-month results of a prospective multicenter study. Pain Med. 2014;15:347−354.

16. Kapural L, Yu C, Doust M, et al. Novel 10-kHz high-frequency therapy (HF10 therapy) is superior to traditional low-frequency spinal cord stimulation for the treatment of chronic back and leg pain. The SENZA-RCT randomized controlled trial. Anesthesiology. 2015;123(4):851−860.

17. Kapural L, Cong Y, Doust M, et al. Comparison of 10-kHz high-frequency and traditional low-frequency spinal cord stimulation for the treatment of chronic back and leg pain: 24-month results from a multicenter, randomized, controlled pivotal trial. Neurosurgery. 2016;79(5):667−677.

18. Amirdelfan K. In: Plenary Presentation. Las Vegas, NV; 2017.

19. Perruchoud C, Eldabe S, Batterham A, et al. Analgesic efficacy of high-frequency spinal cord stimulation: a randomized double-blind placebo-controlled study. Neuromodulation. 2013;16:363−369.

20. Chacron M, Longtin A, Maler L. To burst or not to burst? J Comput Neurosci. 2004;17(2):127−136.

21. Oswald A, Chacron M, Doiron B, Bastian J, Maler L. Parallel processing of sensory input by bursts and isolated spikes. J Neurosci. 2004;24(18):4351−4362.

22. De Ridder D, Vanneste S. Burst and tonic spinal cord stimulation: different and common brain mechanisms. Neuromodulation. 2016;19:47−59.

23. Lisman J. Bursts as a unit of neural information: making unreliable synapses reliable. Trends Neurosci. 1997;20(1):38−43.

24. Swadlow H, Gusev A. The impact of "bursting" thalamic impulses at a neocortical synapse. Nat Neurosci. 2001; 4(4):402−408.

25. Murray S. Tonic and burst firing: dual modes of thalamocortical relay. Trends Neurosci. 2001;24(2):122−126.

26. De Ridder D, Vanneste S, Plaizer M, van der Loo E, Menovsky T. Burst spinal cord stimulation: toward paresthesia-free pain suppression. Neurosurgery. 2010; 66(5):986−990.

27. De Ridder D, Plaizer M, Kamerling N, Menovsky T, Vanneste S. Burst spinal cord stimulation for limb and back pain. World Neurosurg. 2013;80(5):642−649.

28. de Vos C, Bom M, Vanneste S, Lenders M, de Ridder D. Burst spinal cord stimulation evaluated in patients with failed back surgery syndrome and painful diabetic neuropathy. Neuromodulation. 2014;17:152−159.

29. de Ridder D, Lenders M, de Vos C, et al. A 2-center comparative study on tonic versus burst spinal cord stimulation: amount of responders and amount of pain suppression. Clin J Pain. 2015;31:433−437.

30. Schu S, Slotty P, Bara G, von Knop M, Edgar D, Vesper J. A prospective, randomised, double-blind, placebo-controlled study to examine the effectiveness of burst spinal cord stimulation patterns for the treatment of failed back surgery syndrome. Neuromodulation. 2014;17:443−450.

31. Deer T. In: Plenary Presentation. Las Vegas, NV; 2015.

32. Yearwood T, Falowski S, Venkatesan L, Vanneste S. In: Comparison of Neural Activity in Chronic Pain Patients during Tonic and Burst Spinal Cord Stimulation: A SUNBURST Substudy. Baltimore; 2016.

33. Bushnell M, Ceko M, Low L. Cognitive and emotional control of pain and its disruption in chronic pain. Nat Rev Neurosci. 2013;14:502−511.

34. Price D. Psychological and neural mechanisms of the affective dimension of pain. Science. 2000;288:1769−1772.

35. Pope J, Falowski S, Deer T. Advanced waveforms and frequency with spinal cord stimulation: burst and high-frequency energy delivery. Expert Rev Med Devices. 2015; 12(4):431−437.

36. Sweet J, Badjatiya A, Tan D, Miller J. Paresthesia-free high-density spinal cord stimulation for postlaminectomy syndrome in a prescreened population: a prospective case series. Neuromodulation. 2016;19:260−267.

37. Kemler M, de Vet H, Barendse G, van den Wildenberg F, van Kleef M. Effect of spinal cord stimulation for chronic complex regional pain syndrome type I: five-year final follow-up of patients in a randomized controlled trial. J Neurosurg. 2008;108:292−298.

38. Sapunar D, Kostic S, Banozic A, Puljak L. Dorsal root ganglion-a potential new therapeutic target for neuropathic pain. J Pain Res. 2012;5:31−38.

39. Van Zundert J, Patijn J, Kessels A, Lame I, van Suijlekom H, van Kleef M. Pulsed radiofrequency adjacent to the cervical dorsal root ganglion in chronic cervical radicular pain: a double blind sham controlled randomized clinical trial. Pain. 2007;127:173−182.

40. Wu G, Ringkamp M, Murinson B, et al. Degeneration of myelinated efferent fibers induces spontaneous activity in uninjured C-fiber afferents. J Neurosci. 2002;22(17):7746−7753.

41. Devor M. Ectopic discharge in AB afferent as a source of neuropathic pain. Exp Brain Res. 2009;195:115−128.

42. Sukhotinsky I, Ben-Dor E, Raber P, Devor M. Key role of the dorsal root ganglion in neuropathic tactile hypersensitivity. Eur J Pain. 2004;8:135−143.

43. Xiao H, Huang Q, Zhang F, et al. Identification of gene expression profile of dorsal root ganglion in the rat peripheral axotomy model of neuropathic pain. Proc Natl Acad Sci USA. 2002;99(12):8360−8365.

44. Waxman S, Cummins T, Dib-Haj S, Fjell J, Black J. Sodium channels, excitability of primary sensory neurons, and the molecular basis of pain. *Muscle Nerve.* 1999;22: 1177−1187.

45. Devor M, Govrin-Lippmann R, Angelides K. Na+ channel immunolocalization in peripheral mammalian axons and changes following nerve injury and neuroma formation. *J Neurosci.* 1993;13:1976−1992.

46. McCallum J, Kwok W, Sapunar D, Fuchs A, Hogan Q. Painful peripheral nerve injury decreases calcium current in axotomized sensory neurons. *Anesthesiology.* 2006;105: 160−168.

47. Rush A, Dib-Hajj S, Liu S, Cummins T, Black J, Waxman S. A single sodium channel mutation produces hyper- or hypoexcitability in different types of neurons. *Proc Natl Acad Sci USA.* 2006;103:8245−8250.

48. Fields R. New culprits in chronic pain. *Sci Am.* 2009;301: 50−57.

49. Krames E. The dorsal root ganglion in chronic pain and as a target for neuromodulation: a review. *Neuromodulation.* 2015;18:24−32.

50. Aaron R, Boyan B, Ciombor D, Schwartz Z, Simon B. Stimulation of growth factor synthesis by electric and electromagnetic fields. *Clin Orthop Relat Res.* 2004;429:30−37.

51. Liem L, Russo M, Huygen F, Van Buyten J, Smet I. A multicenter, prospective trial to assess the safety and performance of the spinal modulation dorsal root ganglion. *Neuromodulation.* 2013;16(5).

52. Liem L, Russo M, Huygen F, et al. One-year outcomes of spinal cord stimulation of the dorsal root ganglion in the treatment of chronic neuropathic pain. *Neuromodulation.* 2015;18:41−49.

53. Levy R. In: *Plenary Presentation.* Las Vegas, NV; 2015.

第 8 章

枕神经刺激术

MICHAEL D. STAUDT, MD, MSc • JENNIFER A. SWEET, MD

引言

采用神经调节技术治疗慢性头痛和颅面疼痛综合征可以追溯到 1967 年——Wall 和 Sweet 通过刺激眶下神经来验证疼痛的门控理论[1]。周围神经刺激术（peripheral nerve stimulation，PNS）早期被用来抑制"慢性皮肤痛"患者的疼痛信号传导。由于周围神经痛病因复杂，对 PNS 适应证的定义也种类繁多。早期的周围神经调节主要通过开放手术安装刺激设备，而后经皮引导安装刺激设备则引起了临床医生极大的兴趣。Weiner 和 Reed 在他们 1999 年具有里程碑意义的论文中描述了通过经皮引导在 GON 周围安装刺激设备治疗枕神经痛（occipital neuralgia，ON）[2]。现在在治疗枕神经痛的枕神经刺激术（occipital nerve stimulation，ONS）已经成为 PNS 最常见的应用领域。尽管其应用广泛，ONS 并未得到 FDA 批准，也未列入刺激术的适应证。

枕神经痛是一种突发的、剧烈的、阵发性的刺痛或锐痛，主要为单侧或双侧发病，疼痛部位沿着枕大神经（greater occipital nerve，GON）、枕小神经（lesser occipital nerve，LON）和 / 或第三枕神经分布[3]。典型的枕神经痛发病表现为反复发作持续数秒至数分钟的针刺样疼痛，伴或不伴有慢性钝痛。刺激受影响的神经分支会诱发疼痛。另外，疼痛可以是自发的或由头颈部特定运动诱发。在神经的分布区域感觉迟钝和痛觉过敏也有可能发生。

目前使用 ONS 治疗包括枕神经痛在内的头痛已经大量报道。文献中有证据表明 ONS 在治疗枕部偏头痛、枕神经痛、丛集性头痛[4, 5]、颈源性疼痛[6]、持续性偏头痛[7]、创伤后头痛[8]中具有优势。ONS 对顽固性慢性偏头痛的治疗已经受到临床工作者的特别关注，但是结果却好坏参半[9~11]。颈神经和三叉神经的传入纤维在三叉神经脊束核尾侧部汇合[12, 13]，表明其与枕神经的传入纤维在 C_2 水平有重叠。这可能解释了应用 ONS 治疗的头痛症状和受累区的复杂性。

药物保守治疗是包括枕神经痛在内的颅面疼痛综合征的一线治疗方式。然而，很多病例对药物治疗无效，这就需要侵入性的治疗手段。对难治性疼痛的患者，ONS 已成为一种可选治疗方式，不像大多数侵入性和永久性损伤治疗手段，ONS 是一种可逆的、可调节的治疗方法且不会产生麻木感。本章主要阐述 ONS 的患者选择原则和手术技巧，并回顾其临床疗效。虽然 ONS 适用于各种头痛和颅面疼痛综合征，但本章的主要重点将放在药物难治性枕神经痛，ONS 已被证明可以使这些患者得到良好且持续的疼痛缓解和低并发症发生率 [2, 14]。

解剖和临床特点

许多头痛和非头痛疾患可能出现后头皮区域疼痛（表 8.1）。与枕神经痛相关的症状以枕神经分布的局部压痛和疼痛为特征。因此，必须熟悉枕神经解剖，以了解枕神经痛的诊断和治疗。与其他颈神经节不同，C₂ 神经节位于寰枢椎后方并不被包裹在骨质内 [15]。因此，相对其他神经节更容易受到压迫。在它的内间纤维构成 GON 前，C₂ 的背支斜向下走行。GON 穿过斜方肌和半棘肌，然后浅出分布于枕部到头顶的皮肤 [12]，枕动脉经常伴随其走行。C₂ 背支同样产生 LON，LON 在穿过颈后三角支配乳突区之前，会上升到胸锁乳突肌的后缘 [12, 16]。LON 有时也接受来 C₃ 背支的纤维。C₃ 背支内侧浅支是第三枕神经的起源，后者支配枕下部 [17]。认识到枕神经和脊髓上部脑膜传入神经之间（称为"三叉颈神经复合体"）的功能连接非常关键，因为这可能解释了 ONS 治疗多种偏头痛和颈源性头痛的有疗效的原因 [18~20]。

表 8.1　后头皮疼痛的鉴别诊断

枕神经痛	寰枢椎退行性关节炎
偏头痛	挥鞭伤
紧张性头痛	巨细胞炎
丛集性头痛	系统性血管炎
颈源性头痛	疱疹后神经痛
偏头痛持续状态	肿瘤
肌筋膜疼痛	感染
Chiari 畸形	糖尿病

患者的临床病史对于区分枕神经痛与其他头痛非常重要，其主要是根据疼痛的分布和临床特点。真正的枕神经痛为急剧的针刺样阵发性疼痛。通过触摸颈部或枕部的枕神经的分布区或者颈部运动可诱发疼痛。相反，弥漫性的非局部性疼痛，表现为钝痛、酸痛和搏动性痛，不符合枕神经痛表现。患者可能会说他们不戴帽子，尽量少洗头或梳头。关键是获得详细的病史，询问头部或颈部

外伤、颈部手术或其他全身疾病的病史。

大多数枕神经痛表现为自发性疼痛[16]。然而，也有多种多样的病因，可能为枕神经受到压迫或者枕神经受到损伤，导致纤维组织卡压或骨质压迫上颈背根神经节[21]，这时都会导致枕神经痛。少见的是肿瘤浸润或压迫神经或神经节。除了详细的病史和体格检查，影像学检查，如屈曲和过伸位 X 线片或颈椎 MRI 对于诊断也可能是有用的。局部枕神经阻滞常作为一种诊断和治疗手段，可提供暂时的症状缓解。然而，阻滞疗效不佳并不能排除枕神经痛诊断[22~24]。

保守和手术治疗

对枕神经痛的治疗有许多方法，早期主要是保守治疗，包括交替进行冷热按压、按摩或物理治疗以缓解肌肉紧张以及药物治疗[25]。经常使用抗癫痫药和抗抑郁药可能会降低疼痛的频率和严重程度，在急性发作时使用消炎药往往也会减轻疼痛[25]，局部麻醉阻滞和类固醇注射既可以诊断也可以治疗，然而这些手段对疼痛的缓解往往是短暂的。据报道，将肉毒杆菌毒素注射到颈部肌肉中，对继发于颈源性病变的枕神经痛有一定的疗效[26]，脉冲射频也是一种替代性的非破坏性治疗。但这些手段的疗效也是相对短暂的[27]。

对于内科难治性枕神经痛有多种手术替代治疗方案。然而，这些手术往往是侵入性的，并带来不同的益处[28]。这些方案包括枕神经减压、枕神经切断术、C_2 神经节切除术和神经根切断术[29~32]。枕神经减压术已被证明会对正确选择的神经卡压患者产生益处，但是很难精确定位神经受累部位[33, 34]。GON 和 / 或 LON 的神经根切断术会导致神经分布区的麻木感，并且还有很高的疼痛复发率。此外，近端神经残端可能发展为痛性神经瘤[29, 35]。神经节切除术也会导致 C_2 分布区的感觉完全丧失。由于整个细胞体被切除，因此避免了神经切断术导致神经再生和神经瘤形成的问题[30, 36]。然而，这种手术更具侵入性，技术上也更为复杂，有时也会导致疼痛性的传入神经阻滞综合征[30]。神经根切除是最具侵袭性和最复杂的消融手术[37]。选择性的神经背根切断术通常是为了尽量减少感觉缺失[31, 32]。与上述技术相比，ONS 是一种微创、可逆和可调节的替代方案，避免了保守和消融治疗的许多限制，使其成为内科难治性枕神经痛患者的选择之一[2, 14]。

患者选择

虽然许多临床实验已经证实了 ONS 的疗效，但目前许多前瞻性随机临床试验并不完全针对内科难治性枕神经痛，也包括其他病理类型的头痛[9, 11]。因此神经外科指南对于 ONS 治疗药物难治性枕神经痛提出了 III 级证据 [14]，但是虽然指南提出的证据只专门针对枕神经痛的使用，ONS 也可以考虑用于治疗慢性偏头痛和其他颅面疼痛综合征或者疼痛主要位于枕部的头痛疾患 [2, 4~7, 9, 11, 12, 28, 38]。值得注意的是，ONS 并不是 FDA 批准用于治疗头痛和颅面部疼痛的治疗方式，是一种超适应证使用。

也许 ONS 最重要的手术选择标准是基于患者的神经心理状态。慢性疼痛综合征患者处于一种心理残疾状态，会给个人、社会和经济带来巨大的负担。无法从 ONS 受益的患者可能是那些有合并精神疾病病史的患者，如抑郁症、药物寻求、成瘾，或多次疼痛治疗史 [28, 39, 40]。对预期的治疗效果进行现实的评估是很有必要的，因为神经调节的目标是管理而不是消除疼痛。一些医生可能会在术前邀请专业的疼痛心理学家对患者进行心理评估，作为常规术前准备。

评估枕神经痛时体格检查应包括对枕部的触诊以诱发疼痛。刺激其他头皮区域或整理头发也有可能会引起疼痛。在受影响的神经上常能发现 Tinel 征阳性。检查枕部和颈部是否有外伤或手术留下的瘢痕或畸形。这种解剖变异可能导致疼痛分布区域的改变。

首先进行包括头部和颈部 CT 或 MRI 等影像学检查，以找出患者症状的结构性原因，如退行性颈椎疾病、Chiari 畸形或肿瘤，因为对这些疾病的治疗可能需要首先进行。当怀疑颈椎运动异常或不稳定时，应进行屈曲位和伸展位 X 线检查，因为这也可能需要干预。如果临床病史提示有全身性代谢或炎症病因，可能需要进行额外的血液系统检查。对 GON 和 / 或 LON 局部麻醉阻滞已被报道是一种诊断和治疗手段。然而，关键的是没有治疗效果并不能排除枕神经痛，可能是潜在的病理因素，而且其他病理类型的头痛枕神经阻滞也可能有效 [24, 41]。

一般来说，传统内科治疗失败和对疼痛管理有现实期望的枕神经痛患者才可能成为 ON 试验的对象。对有其他类型头痛症状的患者，如果是难治性头痛，也可以成为 ONS 试验的对象。一般来说，ONS 试验成功定义为疼痛减轻 50% 或更多，并充分覆盖伴有感觉异常的疼痛区域。试验时间根据临床医生的经验而变化，一般为 1 周或更短。

枕神经刺激术

ONS 置入的手术方式多种多样。然而，与所有形式的神经调节术一样，患者在置入 ONS 之前先进行 ONS 试验是有益的。患者可以在全身麻醉的状态置入，也可以在镇静剂作用下清醒置入 [2, 12, 14, 38, 40, 42]。后者允许术中唤醒以测试导线，以确保足够覆盖患者的疼痛范围。术中透视也是一种重要的工具，特别是对全身麻醉患者，从而确保导线在适当的位置 [9, 28]。体位可以是肩部隆起的仰卧位、头部转动的侧卧位或俯卧位[14]。根据患者的体位发生器可以放置在锁骨下区、腹部或臀部[2, 12, 28, 38, 42~44]。

电极位置也有多种选择。根据疼痛的分布,可以单侧或双侧放置导线。根据术中透视将导线放置于 C_1 后弓水平,这是刺激 LON 的理想位置,神经在此处在从外下方离开肌肉,其仍含有支配 LON 和 GON 的纤维[2, 38, 42~44]。另一种选择是,导线放置在枕外隆突的下方对准 GON,位于 GON 从肌肉表面出现或向侧方到达 LON 之后[12]。有时导线的理想位置是沿着神经走行,这可以根据术前标记的 Tinel 征来确定,或通过切开直接放置[45]。术中清醒测试可以对导线的位置进行检测以确保患者的症状被导线充分覆盖,但是在俯卧位情况下这很难做到。最后,应该根据患者疼痛的分布情况和试验结果来决定导线的放置位置[14]。

一旦确定了导线的位置,也要决定放置方式。电极导线可以从侧边切口横向通过到中线或穿过中线到对侧(图 8.1A)[2, 28, 38, 43]。另外,导线也可以中线切口向一侧或两侧横向延伸。有一些外科医生更喜欢双侧放置(图 8.1B)[12, 28, 42~44]。如果患者是仰卧位或侧位,也可以采用联合入路,例如将同侧的导线由从外侧放置到内侧,将对侧的导线由中线开始放置到对侧。

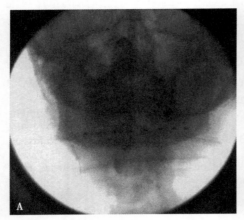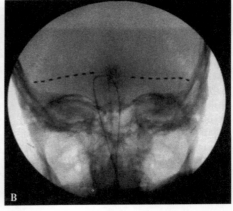

图 8.1　术中 X 线检查试验性枕神经刺激电极置入,电极导线通过侧方切口向对侧延伸(A)或者通过中线切口向两侧延伸(B)

在选择手术电极时,需要注意到 ONS 仍然被认为是刺激术的"适应证外"使用,因此没有专门为 ONS 设计的刺激器。SCS 导线在 ONS 中最常使用,包括经皮电极和桨电极导线,四极电极和八极电极导线,而且这些导线均有着紧密或广泛接触,目前并没有足够的证据表明其中一种类型的导线优于另一种。桨状电极和导线可以通过直接切开到皮下放置。经皮电极的放置是使用腰椎穿刺针完成的，腰椎穿刺针通常稍微弯曲，斜角向下，以便沿着颅骨轮廓更好地进入皮下组织，而不会穿透皮肤。虽然也可以进行筋膜下的导线置入，但这往往会导致肌肉纤维的意外激活，引起患者不适[46]。

文献报道最常见的并发症是导线移位[47]。导线移位可能导致疗效丧失，进而需要更复杂的程序设计，甚至需要手术修正或更换导线。使用连接在筋膜上的锚将导线固定在适当的位置，并放置一个或多个应变释放环以减少对导线的直接拉力，可以降低移位的风险[47]。一些研究报告表明，与经皮导线相比，桨状导线可以减少移位[38, 47]。最后，避免在活动性大的区域放置导线和设计切口以及尽量减小导线与发生器之间的距离，可以减少移位[38, 47]。因此，一些研究者更喜欢通过中线切口放置导线和 / 或将发生器放置在胸部而不是臀部。然而，对文献的回顾并没有显示在这些技术上有任何统计学上的显著差异，因此 ONS 指南没有提供关于这些差异的建议[14]。文献报道的其他并发症包括感染、切口裂开和疼痛、疗效丧失和导线断裂[2, 12, 14, 28, 38, 40, 43~45, 47]。

结果

尽管 ONS 在治疗枕神经痛方面很受欢迎，但缺乏有力的、前瞻性的对照研究描述长期结果。相比之下，已经有随机对照试验评估 ONS 治疗其他类型头痛的有效性，然而，这些研究及其解释受到报告结果和试验方法差异的限制。

关于药物难治性枕神经痛，文献中大量系列事件报告已经提供了 Ⅲ 级证据[14]。三篇文章详细介绍了没有相应对照的系列事件报告。最大的一项是对 11 例患者进行为期 12 周的初步研究，最后报道 91% 的患者用药减少，64% 的患者头痛次数减少[43]。对 6 例患者的研究报道显示，患者的疼痛评分下降并且减少了阿片类药物的使用[44]。对 7 例患者的另一项研究报道显示，75%～100% 的疼痛评分下降[45]。最后一个研究的患者没有进行刺激试验，但是效果很好，这是由于开放手术可以直接看到枕神经进行导线放置[45]。但是这些研究结论受到了随访时间（3 个月）的限制。

对药物难治性枕神经痛的 ONS 回顾性系列性报告通常病例数更多而且随访时间更长。Weiner 和 Reed 的开创性研究回顾了 13 例经刺激试验后进行永久性置入术的患者，13 例患者均报告疼痛缓解率大于 50%，其中 2/3 患者疼痛缓解率大于 75%，平均随访时间 2.4 年[2]。其他研究报告了相同的优秀的临床结果，疼痛缓解持续 5～47 个月的随访时间[12, 28, 38, 40, 42]。

使用 ONS 治疗慢性偏头痛更有效但也更有争议。和许多外周神经调控研究类似，最初非盲研究取得了较好的临床效果，但在随后的对照试验中很难重复出类似效果。例如，对 ONS 治疗慢性偏头痛的可行性研究报告显示，在接受可调节性刺激后，39% 的患者经过 3 个月的随访显示有反应 [9]。试验有反应定义为每月头痛天数减少 50% 或更多，或总体平均疼痛强度减少 3 个点或更多。一项对于 157 例患者的大型随机研究并没有证明在随访 3 个月对照组和刺激组之间存在显著差异。然而，头痛的天数有显著减少且偏头痛相关的心理疾患及疼痛也有所缓解 [10]。随访 1 年，这些次要结果的临床疗效维持不变，但是令人震惊的是确认有 183 例与设备或手术相关的不良事件，占患者总数的 70%[11]。常见的事件包括硬件相关并发症（导线移位或断裂，电池故障）和生物并发症（腐蚀、感染）。有趣的是，其他研究也报道了不良事件的高发生率 [48]。已经证实较低的不良事件发生率可能与相关临床医生的经验和对 PNS 技术的熟悉程度提高有关 [49]。

　　由于对临床有效的定义不同，使用 ONS 治疗慢性偏头痛的证据是复杂的。由于没有研究达到这个主要终点指标，关于"反应率"，结果是模棱两可的。然而，在其他的生活质量方面，如头痛天数和患者满意度，可能存在有意义的临床差异 [50, 51]。除了高的并发症发生率，学者也提出了关于置入 ONS 相关成本这个担忧 [52]。因此，它在治疗慢性偏头痛方面的应用应该在个案的基础上加以考虑。

结论

　　对于内科难治性头痛和颅面疼痛综合征，在恰当选择患者的基础上 ONS 可作为一种有效的治疗选择。这些患者每天都经受经难熬的疼痛，导致个人、社会和经济方面的负担。传统治疗方式效果不佳迫使我们考虑诸如 ONS 等可替代治疗手段。恰当的患者选择和临床医生对 PNS 的经验都至关重要。随着 ONS 和置入技术的发展，应该在临床疗效和并发症发生率方面实现改进。更大、更好、更长随访时间的研究对应用 ONS 治疗这类疼痛综合征起着重要作用。

（李玉　李杨　译）

参考文献

1. Wall PD, Sweet WH. Temporary abolition of pain in man. *Science*. 1967;155:108−109.
2. Weiner RL, Reed KL. Peripheral neurostimulation for control of intractable occipital neuralgia. *Neuromodulation*. 1999;2:217−221. https://doi.org/10.1046/j.1525-1403.1999.00217.x.
3. The international classification of headache disorders, 3rd edition (beta version). *Cephalalgia*. 2013;33:629−808. https://doi.org/10.1177/0333102413485658.
4. Burns B, Watkins L, Goadsby PJ. Treatment of medically intractable cluster headache by occipital nerve stimulation: long-term follow-up of eight patients. *Lancet*. 2007;369:1099−1106. https://doi.org/10.1016/S0140-6736(07)60328-6.
5. Leone M, Franzini A, Cecchini AP, Broggi G, Bussone G. Stimulation of occipital nerve for drug-resistant chronic cluster headache. *Lancet Neurol*. 2007;6:289−291. https://doi.org/10.1016/S1474-4422(07)70061-3.
6. Rodrigo-Royo MD, Azcona JM, Quero J, Lorente MC, Acin P, Azcona J. Peripheral neurostimulation in the management of cervicogenic headache: four case reports. *Neuromodulation*. 2005;8:241−248. https://doi.org/10.1111/j.1525-1403.2005.00032.x.
7. Burns B, Watkins L, Goadsby PJ. Treatment of hemicrania continua by occipital nerve stimulation with a bion device: long-term follow-up of a crossover study. *Lancet Neurol*. 2008;7:1001−1012. https://doi.org/10.1016/S1474-4422(08)70217-5.

8. Schwedt TJ, Dodick DW, Hentz J, Trentman TL, Zimmerman RS. Occipital nerve stimulation for chronic headache—long-term safety and efficacy. *Cephalalgia*. 2007; 27:153−157. https://doi.org/10.1111/j.1468-2982.2007. 01272.x.

9. Saper JR, Dodick DW, Silberstein SD, McCarville S, Sun M, Goadsby PJ. Occipital nerve stimulation for the treatment of intractable chronic migraine headache: ONSTIM feasibility study. *Cephalalgia*. 2011;31:271−285. https:// doi.org/10.1177/0333102410381142.

10. Silberstein SD, Dodick DW, Saper J, et al. Safety and efficacy of peripheral nerve stimulation of the occipital nerves for the management of chronic migraine: results from a randomized, multicenter, double-blinded, controlled study. *Cephalalgia*. 2012;32:1165−1179. https://doi.org/ 10.1177/0333102412462642.

11. Dodick DW, Silberstein SD, Reed KL, et al. Safety and efficacy of peripheral nerve stimulation of the occipital nerves for the management of chronic migraine: long-term results from a randomized, multicenter, double-blinded, controlled study. *Cephalalgia*. 2015;35:344−358. https:// doi.org/10.1177/0333102414543331.

12. Johnstone CS, Sundaraj R. Occipital nerve stimulation for the treatment of occipital neuralgia-eight case studies. *Neuromodulation*. 2006;9:41−47. https://doi.org/10.1111/ j.1525-1403.2006.00041.x.

13. Mueller O, Hagel V, Wrede K, et al. Stimulation of the greater occipital nerve: anatomical considerations and clinical implications. *Pain Physician*. 2013;16: E181−E189.

14. Sweet JA, Mitchell LS, Narouze S, et al. Occipital nerve stimulation for the treatment of patients with medically refractory occipital neuralgia: congress of neurological surgeons systematic review and evidence-based guideline. *Neurosurgery*. 2015;77:332−341. https://doi.org/10.1227/ NEU.0000000000000872.

15. Acar F, Miller J, Golshani KJ, Israel ZH, McCartney S, Burchiel KJ. Pain relief after cervical ganglionectomy (C2 and C3) for the treatment of medically intractable occipital neuralgia. *Stereotact Funct Neurosurg*. 2008;86:106−112. https://doi.org/10.1159/000113872.

16. Cesmebasi A, Muhleman MA, Hulsberg P, et al. Occipital neuralgia: anatomic considerations. *Clin Anat*. 2015;28: 101−108. https://doi.org/10.1002/ca.22468.

17. Bogduk N. Cervicogenic headache: anatomic basis and pathophysiologic mechanisms. *Curr Pain Headache Rep*. 2001;5:382−386.

18. Bartsch T, Goadsby PJ. The trigeminocervical complex and migraine: current concepts and synthesis. *Curr Pain Headache Rep*. 2003;7:371−376.

19. Goadsby PJ, Knight YE, Hoskin KL. Stimulation of the greater occipital nerve increases metabolic activity in the trigeminal nucleus caudalis and cervical dorsal horn of the cat. *Pain*. 1997;73:23−28.

20. Matharu MS, Bartsch T, Ward N, Frackowiak RS, Weiner R, Goadsby PJ. Central neuromodulation in chronic migraine patients with suboccipital stimulators: a PET study. *Brain*. 2004;127:220−230. https://doi.org/10.1093/ brain/awh022.

21. Ehni G, Benner B. Occipital neuralgia and C1-C2 arthrosis. *N Engl J Med*. 1984;310:127. https://doi.org/10.1056/ NEJM198401123100220.

22. Tobin JA, Flitman SS. Occipital nerve blocks: effect of symptomatic medication: overuse and headache type on failure rate. *Headache*. 2009;49:1479−1485. https:// doi.org/10.1111/j.1526-4610.2009.01549.x.

23. Tobin J, Flitman S. Occipital nerve blocks: when and what to inject? *Headache*. 2009;49:1521−1533. https://doi.org/

10.1111/j.1526-4610.2009.01493.x.

24. Kinfe TM, Schuss P, Vatter H. Occipital nerve block prior to occipital nerve stimulation for refractory chronic migraine and chronic cluster headache: myth or prediction? *Cephalalgia*. 2015;35:359−362. https://doi.org/10.1177/ 0333102414541685.

25. Vanelderen P, Lataster A, Levy R, Mekhail N, van Kleef M, Van Zundert J. 8. Occipital neuralgia. *Pain Pract*. 2010;10: 137−144. https://doi.org/10.1111/j.1533-2500.2009. 00355.x.

26. Freund BJ, Schwartz M. Treatment of chronic cervical-associated headache with botulinum toxin A: a pilot study. *Headache*. 2000;40:231−236.

27. Cohen SP, Peterlin BL, Fulton L, et al. Randomized, double-blind, comparative-effectiveness study comparing pulsed radiofrequency to steroid injections for occipital neuralgia or migraine with occipital nerve tenderness. *Pain*. 2015;156:2585−2594. https://doi.org/10.1097/ j.pain.0000000000000373.

28. Slavin KV, Nersesyan H, Wess C. Peripheral neurostimulation for treatment of intractable occipital neuralgia. *Neurosurgery*. 2006;58:112−119; discussion 112−119.

29. Gille O, Lavignolle B, Vital JM. Surgical treatment of greater occipital neuralgia by neurolysis of the greater occipital nerve and sectioning of the inferior oblique muscle. *Spine*. 2004;29:828−832.

30. Lozano AM, Vanderlinden G, Bachoo R, Rothbart P. Microsurgical C-2 ganglionectomy for chronic intractable occipital pain. *J Neurosurg*. 1998;89:359−365. https:// doi.org/10.3171/jns.1998.89.3.0359.

31. Dubuisson D. Treatment of occipital neuralgia by partial posterior rhizotomy at C1-3. *J Neurosurg*. 1995;82: 581−586. https://doi.org/10.3171/jns.1995.82.4.0581.

32. Rasskazoff S, Kaufmann AM. Ventrolateral partial dorsal root entry zone rhizotomy for occipital neuralgia. *Pain Res Manag*. 2005;10:43−45.

33. Junewicz A, Katira K, Guyuron B. Intraoperative anatomical variations during greater occipital nerve decompression. *J Plast Reconstr Aesthet Surg*. 2013;66:1340−1345. https:// doi.org/10.1016/j.bjps.2013.06.016.

34. Li F, Ma Y, Zou J, et al. Micro-surgical decompression for greater occipital neuralgia. *Turk Neurosurg*. 2012;22: 427−429. https://doi.org/10.5137/1019-5149.JTN.5234-11.1.

35. Bovim G, Fredriksen TA, Stolt-Nielsen A, Sjaastad O. Neurolysis of the greater occipital nerve in cervicogenic headache. A follow up study. *Headache*. 1992;32: 175−179.

36. Wang MY, Levi AD. Ganglionectomy of C-2 for the treatment of medically refractory occipital neuralgia. *Neurosurg Focus*. 2002;12:E14.

37. Chambers WR. Posterior rhizotomy of the second and third cervical nerves for occipital pain. *J Am Med Assoc*. 1954;155:431−432.

38. Oh MY, Ortega J, Bellotte JB, Whiting DM, Alo K. Peripheral nerve stimulation for the treatment of occipital neuralgia and transformed migraine using a c1-2-3 subcutaneous paddle style electrode: a technical report. *Neuromodulation*. 2004;7:103−112. https://doi.org/10.1111/ j.1094-7159.2004.04014.x.

39. Notaro P, Buratti E, Meroni A, Montagna MC, Rubino FG, Voltolini A. The effects of peripheral occipital nerve stimulation for the treatment of patients suffering from chronic migraine: a single center experience. *Pain Physician*. 2014; 17:E369−E374.

40. Palmisani S, Al-Kaisy A, Arcioni R, et al. A six year retrospective review of occipital nerve stimulation practice—controversies and challenges of an emerging technique for treating refractory headache syndromes. *J Headache Pain*.

2013;14:67. https://doi.org/10.1186/1129-2377-14-67.

41. Bovim G, Sand T. Cervicogenic headache, migraine without aura and tension-type headache. Diagnostic blockade of greater occipital and supra-orbital nerves. *Pain*. 1992;51:43−48.

42. Abhinav K, Park ND, Prakash SK, Love-Jones S, Patel NK. Novel use of narrow paddle electrodes for occipital nerve stimulation−technical note. *Neuromodulation*. 2013; 16:607−609. https://doi.org/10.1111/j.1525-1403.2012. 00524.x.

43. Melvin Jr EA, Jordan FR, Weiner RL, Primm D. Using peripheral stimulation to reduce the pain of C2-mediated occipital headaches: a preliminary report. *Pain Physician*. 2007;10:453−460.

44. Kapural L, Mekhail N, Hayek SM, Stanton-Hicks M, Malak O. Occipital nerve electrical stimulation via the midline approach and subcutaneous surgical leads for treatment of severe occipital neuralgia: a pilot study. *Anesth Analg*. 2005;101:171−174. https://doi.org/10.1213/ 01.ANE.0000156207.73396.8E.

45. Magown P, Garcia R, Beauprie I, Mendez IM. Occipital nerve stimulation for intractable occipital neuralgia: an open surgical technique. *Clin Neurosurg*. 2009;56:119−124.

46. Hayek SM, Jasper JF, Deer TR, Narouze SN. Occipital neurostimulation-induced muscle spasms: implications for lead placement. *Pain Physician*. 2009;12:867−876.

47. Falowski S, Wang D, Sabesan A, Sharan A. Occipital nerve stimulator systems: review of complications and surgical techniques. *Neuromodulation*. 2010;13:121−125. https:// doi.org/10.1111/j.1525-1403.2009.00261.x.

48. Mekhail NA, Estemalik E, Azer G, Davis K, Tepper SJ. Safety and efficacy of occipital nerves stimulation for the treatment of chronic migraines: randomized, double-blind, controlled single-center experience. *Pain Pract*. 2017;17: 669−677. https://doi.org/10.1111/papr.12504.

49. Sharan A, Huh B, Narouze S, et al. Analysis of adverse events in the management of chronic migraine by peripheral nerve stimulation. *Neuromodulation*. 2015;18: 305−312; discussion 312. https://doi.org/10.1111/ner.12243.

50. Chen YF, Bramley G, Unwin G, et al. Occipital nerve stimulation for chronic migraine−a systematic review and meta-analysis. *PLoS One*. 2015;10:e0116786. https:// doi.org/10.1371/journal.pone.0116786.

51. Yang Y, Song M, Fan Y, Ma K. Occipital nerve stimulation for migraine: a systematic review. *Pain Pract*. 2016;16: 509−517. https://doi.org/10.1111/papr.12303.

52. Mueller O, Diener HC, Dammann P, et al. Occipital nerve stimulation for intractable chronic cluster headache or migraine: a critical analysis of direct treatment costs and complications. *Cephalalgia*. 2013;33:1283−1291. https:// doi.org/10.1177/0333102413493193.

第9章

脊髓消融治疗癌症疼痛（脊髓切断术和脊髓切开术）

ASHWIN VISWANATHAN, MD

引言

脊髓消融仍然是治疗药物难治性癌症疼痛的一项有价值的且重要的技术。可以通过开放手术技术（包括椎板切除术）或经皮手术来实现脊髓丘脑束（脊髓切断术）或背柱内脏疼痛通路（脊髓切开术）切断。与鞘内药物递送相比，这些技术的优点包括立刻获得疼痛缓解；无须因维持治疗反复就诊；良好的成本 - 效益。在本章中，我们将对脊髓切断术和脊髓切开术进行综述，重点探讨手术技术。

脊髓切断术

目前已有 CT 引导下脊髓切断术的两个重要的神经外科病例系列发表。在一项前瞻性研究中，41 例患者接受了切断术，80% 的患者在术后和操作后 1 个月没有出现疼痛 [1]。术后 6 个月，32% 的患者没有出现疼痛，另有 48% 的患者获得部分满意的疼痛缓解。类似地，Kanpolat[2] 报告的 207 例脊髓切断术的病例系列中，疼痛强度从平均 7.6（术前）降低至平均 1.3（术后），获得显著改善。Kanpolat 报告的 108 例肺癌患者亚组中，89% 的患者术后没有出现疼痛。

指征

脊髓切断术是治疗癌症引起的伤害性疼痛的有效措施。伤害性疼痛是由于肿瘤直接累及组织引起的疼痛。进行单侧脊髓切断术是最安全的，以免网状脊髓纤维的双侧中断引起奥丁之诅咒（Ondine's curse；即阻塞性睡眠呼吸暂停综合征）[3, 4]。由于脊髓丘脑纤维的交叉，脊髓切断术对于靶标脊髓平面以下 2～5 个脊髓节段疼痛是有效的。因此，颈 1～2（C_1～C_2）经皮脊髓切断术通常可以对

C_5 或 C_6 皮节分布区及以下部位的疼痛发挥治疗作用。

关于脊髓切断术治疗神经性疼痛有效性的报道不一。至少在作者的经验中，脊髓切断术对于单纯的伤害性疼痛非常有效，对于完全性传入阻滞性疼痛患者效果要差得多。然而，在癌症疼痛的治疗中，大多数疼痛病情是伤害性疼痛和神经性疼痛共存。在这种混合性疼痛的人群中，我们发现一些关于脊髓切断术治疗疼痛的效果差异。这种效果差异的确切原因尚不清楚。然而，脊髓丘脑束的不完全消融可能是一个相关的变量。

术中成像考虑因素

虽然透视检查可以作为脊髓切断术的单用影像方法，但我们认为，三维术中成像所提供的额外的安全性和准确性信息改善了此类手术的效果。神经外科医生可以使用两种主要的成像方式。第一种是传统的 CT 扫描。CT 扫描既可以在诊断放射科使用，也可以在手术室（operating room，OR）中使用。具有可移动台的 CT 扫描仪对于此类手术操作非常有利，这是因为患者可以快速移入和移出扫描仪以调整穿刺针位置，并且扫描非常快。

O 形臂是另一种术中成像设备，许多现代手术室都有该设备。O 形臂的优点在于可以在脊柱透视针的前进过程中进行 X 线扫描，而不是每次进行薄层断层的 CT 扫描。与传统的 CT 扫描仪相比，该设备可以在透视针插入过程中进行扫描，能节省时间并降低辐射剂量。然而，O 形臂难以将扫描的范围限定在工作区域（如 $C_1 \sim C_2$ 区域），而每次 O 形臂旋转获得的是颅颈连接处的完整图像。然而，使用 O 形臂获得的脊髓造影的质量足以满足脊髓切除术所需（图 9.1）。

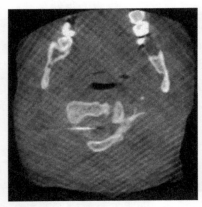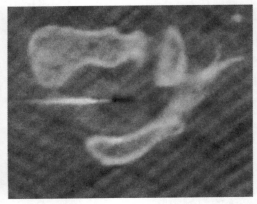

图 9.1 注射造影剂并放置脊髓切断术射频电极后获得的 $C_1 \sim C_2$ 区域的轴位 O 形臂图像。实现了脊髓实质和电极位置的良好可视化

　　内镜检查是进行脊髓切除术的另一种方式,推荐读者参阅 Fonoff 等介绍的该技术[5]。

手术技术

　　应进行术前头颅 CT 扫描,以除外任何占位性病变,并防止在 C_1～C_2 穿刺过程中引发脑疝。在手术当天,将患者送至诊断性 CT 扫描检查室。进行腰椎穿刺,鞘内注射造影剂以获得符合需求的颈部脊髓造影。将患者置于 Trendelenburg 体位(即头低脚高位)15～20min,以便造影剂充分扩散。

　　通过间歇性注射和连续输注丙泊酚进行静脉镇静。于乳突尖下后方约 1cm 处以利多卡因(1%)进行局部麻醉。进行颈椎的 CT 扫描,重点是 C_1～C_2 区域。测量皮肤与硬脑膜的距离,并在配备有一次性经皮开颅电极(LCED, Cosman Medical)的 20 号脊柱针上进行标记。将 20 号脊柱针向 C_1～C_2 间隙推进,通过跨度为 15mm 的多层薄层 CT 扫描指引穿刺针至硬脊膜。对于下肢疼痛,脊柱针的靶点位于紧邻脊髓前-后中点的稍前方。对于胸部或上肢疼痛,靶点位于再向前方 1～2mm 处。将脊柱针的尖端继续向前推进,直至靠近脊髓处。此时,拔出针芯,插入 LCED 电极。使用阻抗测量和触摸来确定电极的位置。当电极进入脑脊液(cerebrospinal fluid, CSF)时,阻抗测量值在 300 欧姆(Ω)以内。当电极邻接并顶入脊髓软膜时,阻抗将显著增加至数百欧姆(300～500Ω)。电极进入脊髓时会有明显的突破感,阻抗会急剧增加到 700Q。此时,再进行一次 CT 扫描。电极可能超过脊髓中点,因为需要一些压力才能使电极穿透软膜。如有必要,将电极后退,直到它位于放射影像学预期的脊髓丘脑束部位(图 9.2)。

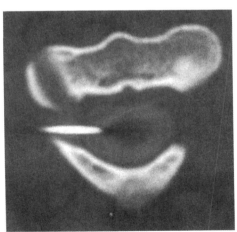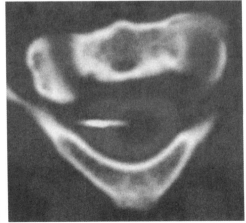

图 9.2　放置脊柱针(左)并将射频电极插入脊髓后(右)获得的鞘内注射造影剂的轴位 CT 扫描图像

然后进行术中生理学检查以测试感觉和运动效应。感觉测试在 100Hz 和 0.1ms 脉冲宽度下进行，而运动测试在 2Hz 下进行。在进行此项操作时，需要患者的配合，因此需减少镇静直至患者可以清晰地回答问题。进行感觉测试，以确保处于脊髓丘脑束内的生理状况。将运动收缩测试也提高至 1V，以表明距离皮质脊髓束的安全距离。

当射频（radio frequency，RF）电极处于适当的影像学和生理位置时，使用从 60℃开始持续 60s 并继续升高至 80℃持续 60s 的高温进行毁损。由于毁损脊髓丘脑束并不痛苦，因此消融无须进行额外镇静。在多次毁损过程中，进行感觉减退测试是有帮助的，因为如果患者针刺感没有减弱，可能需要再次毁损。脊髓切断术的目的是产生适度的痛觉减退。

并发症

脊髓切断术是一种安全的手术，特别是在 CT 引导的时代。与脊柱针插入和 RF 电极刺入脊髓软膜相关的风险似乎非常小。在作者对超过 50 例脊髓切断术的经验中，没有可归因于插入脊柱针或导入射频电极的并发症，即使在进行多次软膜穿刺以绘制脊髓丘脑束体感定位图的患者中亦是如此。

射频消融本身可能是脊髓切断术并发症的来源。因此，脊髓切断术的技巧是在获得优化持久止痛效果的侵袭性病变和避免不希望出现的不良反应的安全病变之间取得适当平衡。作者已经开始在 80℃下进行两次毁损，每次 60s，因为这些参数似乎提供了对脊髓丘脑靶标的充分消融。在特定情况下，作者在 80℃下制作了三个病灶，每个病灶持续 60s。随着消融的增加，感觉迟钝的风险也在增加。在 70℃下持续 60s 的两个病灶不太可能引起感觉迟钝。

当使用 CT 进行引导时，运动并发症，特别是同侧无力，是脊髓切断术可以避免的并发症。当进行脊髓切断术时，如果射频电极位于脊髓中点之前，并且在 1V 进行运动刺激（2Hz，0.1ms 脉冲宽度）时没有引起运动收缩，则患者不太可能出现任何运动障碍。然而，偶尔地，在追求脊髓丘脑束的适度毁损时，将射频电极放置在脊髓的中点是理想的。在我们的 50 例患者系列中，短暂性同侧下肢力弱的发生率为 2%~6%。在这些患者中，腿部无力至少为 4/5 级肌力，患者可以用助行器走路。术后 3 周内该症状改善。

脊髓切断术的其他并发症包括令人困扰的感觉迟钝，在我们的病例系列中发生率为 2%。我们和其他人在使用 CT 引导的方案进行手术时未发现呼吸道并发症或严重神经损伤的病例。

在文献中已有来自 200 多例 CT 引导下的脊髓切断术的数据发表 [1, 2]。在 2008 年，Raslan 报道了其 41 例接受脊髓切断术的患者系列，未发现患者出现新的神经功能缺损。在 Kanpolat[1] 的 207 例脊髓切断术中，5 例患者（2.4%）出现短暂性无力，5 例患者（2.4%）出现一过性共济失调。这些症状均在手术后 3 周内缓解。在文献报道的 251 例 CT 引导下的切断术中，4 例患者（1.6%）患有异常感觉性疼痛。重要的是，没有出现其他的主要并发症。

脊髓切开术

用于控制内脏疼痛的外科手术干预的重点是切断与前外侧系统相关的连合纤维 [6]、与内脏疼痛通路相关的中线纤维，或两者兼而有之。已经提出用于疼痛控制的脊髓切开术的多种手术技术，包括开放式中线脊髓切开术 [7]、立体定向经皮脊髓切开术 [8]、CT 引导的经皮脊髓切开术 [9] 和点状中线脊髓切开术 [10]。中线连合脊髓切开术由 Armor 提出 [11]，1968 年 Hitchcock 进行了首例立体定向经皮脊髓切开术。采用 Hitchcock 的方法，患者取坐位，头部屈曲，固定在立体定位的头架内。通过寰枕筋膜上的穿刺进行脊髓造影以描绘脊髓。然后，使用火花间隙透热疗仪（spark gap diathermy machine）在脊髓联合处制成毁损灶 [8]。在脊髓切开术后，Hitchcock 注意到疼痛缓解程度远远超过仅通过毁损（而不是切开）连合纤维所预期的程度，支持此前提出的内脏疼痛的另一个脊髓通路的假设。

临床前研究增强了我们对中线背柱内脏疼痛通路的理解。这种背柱的内脏疼痛通路的初级传入通向位于固有核的细胞体和脊髓中央管背侧的脊髓灰质区域。从这里开始到薄核内形成突触连接前，轴突沿背柱中线部分的同侧上升 [12~14]。

中线脊髓切开术的适用人群包括患有与腹部或骨盆区恶性肿瘤相关的难治性疼痛的患者。

手术技术

可以使用三种不同的技术进行脊髓切开术：开放式点状脊髓切开术、经皮 RF 脊髓切开术和经皮机械性脊髓切开术。

开放式有限的脊髓切开术

最初由 Nauta[10~15] 和其他学者 [16~18] 描述的技术可用于开放式点状脊髓切开术。在全身麻醉下，患者取俯卧位，通过透视检查确认手术平面。需明确手术目标是阻断上行的疼痛传导通路，选择疼痛源腹侧的脊髓平面。根据以往报道，选择 T_3 或 T_4 水平可用于上腹部疼痛止痛，选择 T_6～T_8 水平可用于会阴疼痛。在预期的毁损灶水平进行单节段胸椎椎板切除。由于进行手术部位的胸椎可通过胸腔进行稳定，因此进行广泛的椎板切除术可观察双侧神经根入口区。观察双侧神经根入口区有助于确认脊髓的中点。沿中线切开硬脊膜并进行硬膜悬吊。

在任何情况下均应竭力保留中线背静脉；如果它遮挡背侧正中沟，可通过静脉移位加以保护。找到中线后，以微双极电凝软膜。使用 16 号血管导管来制作毁损灶。切掉血管导管组件的一部分导管，以便暴露 5mm 的尖端，即所需的病变深度。通过在各个病变之间将血管导管旋转 90°，在同一位置制成四个毁损灶（图 9.3）。目标是制成一个从中线向两侧延伸 0.5mm、深度为 5mm 的毁损灶。使用浸有凝血酶的明胶海绵进行止血。连续缝合硬脊膜，不使用硬脊膜密封剂，使用优质的筋膜防止脑脊液漏。患者在手术当晚即可活动。

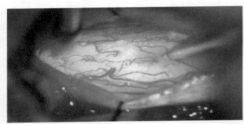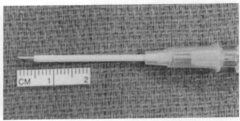

图 9.3　用于制作机械性脊髓切开毁损灶的血管导管组件的术中所见（顶部），以及切开血管导管以显露 5mm 尖端（底部）的放大视图

经皮射频毁损

我们的中心按 Kanpolat[9] 的技术进行经皮射频脊髓切开术。该过程可以在枕骨 -C$_1$ 或胸椎节段进行。由于 Kanpolat 报道了使用更大直径的电极进行脊髓切开术的更好经验，我们选择了直径为 0.46mm 的定制 26G 射频电极（Cosman Medical，MA），将该电极与直径 0.33mm 的脊髓切断电极进行了比较，后者也已经用于脊髓切开术的探索。

在手术之前进行脊髓造影以便观察脊髓，并使患者取俯卧位，头部屈曲。术中 CT 引导用于靶向枕骨和 C$_1$ 水平或相应的胸椎节段之间的间隙。脊柱针从后路进入脊髓中线。将射频电极插入脊髓实质，目的是将电极推进到脊髓的前后中点（图 9.4）。阻抗测量用于确认电极是否进入脊髓实质，并且进行感觉刺激（100Hz，100ps），通常使用 0.2V 以下的电压即可引起下肢感觉异常。在 80℃下进行两次持续时间为 60s 的射频消融。

经皮机械性毁损

我们的经皮机械性脊髓切开术技术与 Vilela Filh[19] 所发表的技术相似，唯一不同之处是我们使用造影剂进行脊髓造影而不是进行空气脊髓造影。在进行脊髓造影后，将患者置于俯卧位，使用术中 CT 成像找到靶点的胸椎节段。将 16 号血管导管组件插入棘突间隙，向鞘内推进直至流出脑脊液。注意确保针的

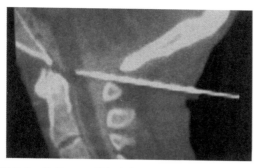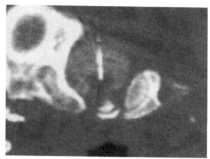

图 9.4　使用 26G 射频电极（Cosman，MA）在枕骨 -C$_1$ 水平进行经皮射频脊髓切开术的术中所见。左图：矢状面 CT 扫描图像，显示脊柱针的轨迹和 RF 电极深度。右图：轴位 CT 图像显示脊柱针和 RF 电极的理想中线轨迹

轨迹尽可能保持在中线。使用 CT 引导，以针穿刺脊髓实质。将针插入脊髓的后中线至 5mm 的深度并在 CT 成像中确认。仅进行一次脊髓穿刺。

并发症

　　基于术中可进行运动刺激以及皮质脊髓束与脊髓中线的相对距离，使用图像引导的经皮穿刺技术运动并发症很少见。只要注意确保在中线制作毁损灶，使用开放式手术技术同样是安全的。我们发现脊髓运动和感觉监测是开放式点状脊髓切开术的有价值的辅助手段。

　　由于脊髓切开术中的毁损灶位于背柱之间，可能会出现背柱的短暂功能障碍。这可能表现为本体感觉减弱、冷感或刺痛。这些不良反应通常是轻微的，并且耐受性良好。

结论

　　脊髓消融仍然是治疗药物难治性癌症疼痛的安全且有效的手段。使用这些技术可以形成一个小的学习曲线来提高舒适度，但通常需要 5～10 例即可熟练操作。即使在疾病的晚期阶段，这些技术也是安全且耐受良好的。

（范存刚　译）

参考文献

1. Raslan AM. Percutaneous computed tomography-guided radiofrequency ablation of upper spinal cord pain pathways for cancer-related pain. *Neurosurgery*. 2008;62(3 suppl 1):226–234.
2. Kanpolat Y, Ugur HC, Ayten M, Elhan AH. Computed tomography-guided percutaneous cordotomy for intractable pain in malignancy. *Neurosurgery*. 2009;64(suppl 3):ons187–ons194.
3. Krieger AJ, Rosomoff HL. Sleep-induced apnea. Part 1: a respiratory and autonomic dysfunction syndrome

following bilateral percutaneous cervical cordotomy. *J Neurosurg.* 1974;40:168–180.

4. Nannapaneni R, Behari S, Todd NV, Mendelow AD. Retracing "Ondine's curse". *Neurosurgery.* 2005;57:354–363.

5. Fonoff ET, de Oliveira YS, Lopez WO, Alho EJ, Lara NA, Teixeira MJ. Endoscopic-guided percutaneous radiofrequency cordotomy [Technical note]. *J Neurosurg.* 2010; 113:524–527.

6. Sourek K. Commissural myelotomy. *J Neurosurg.* 1969;31: 524–527.

7. Gildenberg PL, Hirshberg R. Limited myelotomy for the treatment of intractable cancer. *J Neurol Neurosurg Psychiatry.* 1984;47:94–96.

8. Hitchcock E. Stereotactic cervical myelotomy. *J Neurol Neurosurg Psychiatry.* 1970;33:224.

9. Kanpolat Y, Savas A, Caglar S, Akyar S. Computerized tomography-guided percutaneous extralemniscal myelotomy. *Neurosurg Focus.* 1997;2:e5.

10. Nauta HJW, Soukup VM, Fabian RH, et al. Punctate midline myelotomy for the relief of visceral cancer pain. *J Neurosurg.* 2000;92(suppl):125–130.

11. Armour D. Surgery of the spinal cord and its membranes. *Lancet.* 1927;i:691–697.

12. Al Chaer ED, Lawand NB, Westlund KN, Willis WD. Pelvic visceral input into the nucleus gracilis is largely mediated by the postsynaptic dorsal column pathway. *J Neurophysiol.* 1996;76:2675–2690.

13. Wang Y, Wu J, Lin Q, Nauta HJ, Yue Y, Fang L. Effects of general anesthetics on visceral pain transmission in the spinal cord. *Mol Pain.* 2008;4:50.

14. Willis WD, Al Chaer ED, Quast MJ, Westlund KN. A visceral pain pathway in the dorsal column of the spinal cord. *Proc Natl Acad Sci USA.* 1999;96:7675–7679.

15. Nauta HJW, Hewitt E, Westlund KN, Willis WD. Surgical interruption of a midline dorsal column visceral pain pathway. *J Neurosurg.* 1997;86:538–542.

16. Hong D, Andren-Sandberg A. Punctate midline myelotomy: a minimally invasive procedure for the treatment of pain in inextirpable abdominal and pelvic cancer. *J Pain Symptom Manage.* 2007;33:99–109.

17. Hwang SL, Lin CL, Lieu AS, et al. Punctate midline myelotomy for intractable visceral pain caused by hepatobiliary or pancreatic cancer. *J Pain Symptom Manage.* 2004;27: 79–84.

18. Kim YS, Joon KS. High thoracic midline dorsal column myelotomy for severe visceral pain due to advanced stomach cancer. *Neurosurgery.* 2000;46:85–92.

19. Vilela Filho O, Araujo MR, Florencio RS, Silva MAC, Silveira MT. CT-guided percutaneous punctuate midline myelotomy for the treatment of intractable visceral pain: a technical note. *Stereotact Funct Neurosurg.* 2001;77:177–182.

拓展阅读

1. Schvarcz JR. Stereotactic extralemniscal myelotomy. *J Neurol Neurosurg Psychiatry.* 1976;39:53–57.

第 10 章

鞘内药物输注系统治疗疼痛：基于病例的治疗

CHRISTOPHER MILLER, MD • MICHAEL KINSMAN, MD

病例 1：史密斯，65 岁，女性，有转移性乳腺癌的病史。两年前接受双侧乳房切除术，并做了淋巴结活检。她定期接受一名肿瘤科医生的化疗。该患者近期因 T_9 胸椎转移接受放射治疗。接受放射治疗前，肿瘤科医生能够用阿片类药物控制患者的疼痛。但是自从放射治疗后，患者就一直主诉背部疼痛。增加止痛药的用量无法缓解，且止痛药的不良反应让她整天昏昏欲睡，无法正常工作。这位肿瘤科医生已经把这位患者送到你的诊所去评估是否可以接受手术治疗，以减少她全身阿片类药物的使用剂量。这位患者在没有任何辐射的情况下，她的中背部隐隐作痛，且她的预期寿命超过一年。神经检查未见异常。影像学上 T_9 椎体病变稳定，无骨折，T_{10}~T_{12} 肋骨头病变。患者在询问她有什么治疗方案可以选择。

关键问题

1. 对这个患者来说，术后疼痛的最佳治疗方式是什么？
2. 在置入设备之前，应如何对患者进行筛查和问诊？
3. 放置泵时应考虑的关键事项是什么？
4. 置入后如何对泵进行管理？

手术前准备

这位患者因为与癌症的诊断和治疗有关的顽固性疼痛而被转到你的外科诊所。该患者指出，因为肿瘤骨转移导致的背部疼痛导致她的阿片类止痛药的需求最近一直在增加。她报告说，她的思维已经变得越来越模糊，她感到非常疲惫以致无法进行正常的活动。

　　基于这些临床发现,这位患者适合通过接受手术来缓解疼痛。任何外科干预措施的目的都是减少患者阿片类药物的全身使用剂量。这样该患者全身高剂量使用阿片类药物的风险降大幅度减少,精神状态和精力水平的不良反应也会减低。有许多手术方式可用,包括脊髓刺激(spinal cord stimulation,SCS)、背根入髓区毁损(dorsal root entry zone lesion)、鞘内给予止痛药物(intrathecal pain medications)和周围神经刺激(peripheral nerve stimulation)[2]。考虑到该患者有局限性的、稳定的、伤害性的肿瘤相关疼痛,她适宜放置鞘内镇痛泵(intrathecal pain pump,ITPP)进行治疗(图 10.1)。患者表示知情同意并接受该手术。

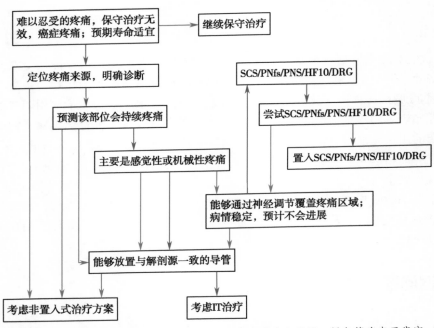

图 10.1　2017 年肿瘤疼痛多学科鞘内镇痛专家组会议诊疗流程图。绿色箭头表示肯定,红色箭头表示否定反应。DRG,背根神经节(dorsal root ganglion);HF10,高频电刺激(high-frequency stimulation);PNfs,外周神经场刺激(peripheral nerve field stimulation);P/VS,外周神经刺激(peripheral nerve stimulation);SCS,脊髓刺激(spinal cord stimulation)(参考文献:Deer TR, Pope JE, Hayek SM, et al. The Polyanalgesic Consensus Conference(PACC):recommendations on intrathecal drug infusion systems best practices and guidelines. *Neuromodulation*. 2017;20(2):96-132.)

患者选择

　　对于慢性疼痛患者的治疗,应特别注意患者的选择。多学科鞘内镇痛专家组会议（Polyanalgesic Consensus Conference，PACC）对于需要 ITPP 的患者制订了深入的实践方案与诊治指南。在选择适当的患者之前，首先要了解 ITPP 是如何适应全球疼痛治疗法则的。

有许多治疗方法来缓解癌症疼痛。PACC 概述了一个特定的法则来帮助指导实践者选择最佳的模式。应使用口服、局部用药，或经皮注射疼痛药物作为一线治疗。如果疼痛是顽固性的，那么应进行手术评估。需要接受设备置入治疗的顽固性疼痛被定义为：

不论何种病因，满足以下两点可定义为顽固性疼痛。①临床常用的多模式循证生物医学疗法无法达到满意的治疗目标，即无法取得较高的疼痛缓解率、无法提高日常生活能力或带来难以忍受的不良反应。②评估并适当优化可能影响疼痛结果的精神障碍和社会心理因素[2]。

一旦患者的疼痛被归类为难治性疼痛，便可通过一些关键的问题来帮助判断置入设备是否合适：

1. 疼痛是否局限在一个区域？

根据定位，疼痛可分为全身性、弥漫性或局限性。全身性疼痛定义为疼痛遍布全身。可置入的设备可以用于全身性疼痛，但因临床证据有限，医生应谨慎使用这种治疗方案并应在置入前尽可能地使用其他选择。

弥漫性疼痛是指疼痛局限于某一特定区域，如手臂或腿。局部疼痛是特定于一个区域的，如皮肤，腹部各个象限，或单一的脊椎水平。疼痛位置的具体定位和疼痛病因的诊断增加了置入设备成功的可能性。

2. 预计疼痛会停留在局部区域吗？

如果预期疼痛会蔓延到身体的其他部位，那么可置入设备的对于患者的益处很可能有限。如果疼痛超出了置入物所覆盖的区域，就会影响止痛疗效，需要另一种方法来覆盖新区域。因此，前面描述的患者适宜选择疼痛介入治疗：因为她有局限的疼痛解剖区域（$T_9 \sim T_{12}$），肿瘤转移病灶是疼痛的病因，并且在放射治疗后的连续影像学检查中显示病灶稳定。

3. 疼痛的最佳分类是什么？（如机械性、感觉性、神经根性）

在这个问题上，我们应该鉴别疼痛的类型，从而进一步考虑应该置入什么样的设备。癌症性疼痛一般是机械性的或感觉性的，ITPP 和 SCS 治疗都可以选择。神经根性疼痛或神经性疼痛应该首选 SCS 治疗，ITPP 应最后考虑。

4. 疼痛的严重程度是否稳定？

下一步应评估疼痛的稳定性。如果预期疼痛加剧，那么就应该考虑使用置入式装置。但是，鞘内治疗变得更有吸引力。一次性手术如背根消融是不可调整的，任何治疗手段的价值丧失都需要另一种手术来替代。脊髓或周围神经刺激器能够通过编程进行调整。然而，该模式只是电刺激，只有频率和强度可以调整。ITPP 提供了最高级别的灵活性。编程可以调整给药速度、给药时间和给药量，所有这些都可以由患者控制。此外，泵中使用的药物可以改变，因而允许灵活的治疗方式。ITPP 疗法的灵活性使其在治疗癌症疼痛时具有可取性。例如，在被描述的患者中，虽然在放疗和成像后认为病变是稳定的，但病变仍有可能进展，疼痛强度增加。在这些情况下，调整药物和剂量策略可能会有用。

5. 导管是否可以放置在脊柱的合适节段？

该诊疗流程的最后一步是考虑疼痛的位置，以便导管可以放置在与疼痛一致的脊柱水平。这可能需要影像学资料，以确保没有椎管阻塞或解剖异常，否则将影响导管放置。

其他筛选

即使根据 PACC 诊疗流程，患者似乎适合 ITPP 的放置，在介入治疗前仍需进一步评估。这些额外的筛查是为了确保患者能够耐受手术，并有可能从手术疼痛控制中获益。

置入疼痛泵要求患者能够承受常规手术风险以及较大的置入物风险。手术的主要风险包括麻醉风险、出血风险和伤口愈合问题。术前应完善必要的心、肺功能等常规检查及麻醉评估。此外，对于癌症患者，应特别注意他们的健康状况，包括 Kamofsky 评估量表（Kamofsky performance scale），潜在疾病现状，以及任何可能影响出血风险、肺部风险和整体健康的治疗。还应特别注意患者的皮肤质量和愈合能力。疼痛泵是一种异物，它会增加感染的风险。此外，与许多置入式设备相比，泵的体积相对较大，很可能导致皮肤完整性差或愈合能力不良的患者出现伤口裂开 [3, 4]。

呼吸状况也是 ITPP 置入的重要考虑因素。呼吸状况必须能够耐受麻醉和鞘内治疗药物。任何有中枢性或阻塞性睡眠呼吸暂停病史、高龄、肺部疾病和心脏疾病的患者都应考虑到阿片类药物引起呼吸衰竭的风险。在上胸椎或颈部接受治疗的患者尤其如此。但是，医生应该意识到在呼吸困难的患者中使用鞘内阿片类药物的潜在优势，因为全身使用阿片类药物的剂量可能会减少。治疗胸中部或下腹部疼痛有一个特别的优点，因为该药扩散性较差从而不易引起呼吸抑制。但是，在鞘内使用阿片类药物时，仍然有过量使用和呼吸抑制的风险，医生应注意到此种情况 [2, 3, 5]。

还应充分了解患者的心理状态，并用于术前筛查。PACC 认为，严重抑郁和创伤后应激障碍是鞘内治疗失败的高危因素。也应该考虑到一些积极因素，如心理支持系统及应对技能和恰当的心理预期。另外，PACC 不适用于对疾病晚期患者的心理筛查，因为对于此类患者的总体治疗目标是减轻症状。但是在这些情况下，心理辅导仍然需要[1, 6]。

对于拟行 ITPP 患者的术前评估，我们不仅要充分了解各类疼痛控制方式，而且要为患者选择一种最佳方式。PACC 已经提供了一些流程来帮助外科医生进行治疗模式的选择。除了治疗模式选择外，还应该进行额外的检查，以进一步增加治疗有效的可能性。对于如何选择获益最大化的患者及如何避免医患双方对于镇痛失败的所产生的心理落差，进行充分的术前评估是非常重要的。

术前计划

在成功选择合适的患者进行治疗和疼痛定位后，应将注意力转向术前计划。患者应接受鞘内药物试验，以确保达到预期的效果。此外，还需要考虑置入后由谁来管理镇痛泵。需要与患者进行恰当的谈话，包括预期情况、相关症状，以及如何告知医生设备的状况。计划阶段还要决定使用的泵型、药物类型和药物剂量。

鞘内试验通常只需单次剂量完成，但如果需要较长时间的连续试验，可以采用外包埋法。对于一个初次使用鞘内药物的患者来说，最常使用的药物是吗啡。因此，多数试验均使用团注剂量吗啡以达到目标水平。根据相关文献报道，PACC 推荐：不管之前接受何种治疗，0.075～0.15mg 吗啡用于单次鞘内剂量，是一个耐受性良好的剂量。给药后，应密切观察患者至少 23h，以确保没有不良反应。应特别注意呼吸状况。齐考诺肽（ziconotide）因其为人熟知的疗效而成为一种潜在一线治疗方法。此药物的使用需要相对缓慢的滴定，因此试用齐考诺肽是一个具有挑战性的问题。团注药物剂量可以用于临床试验，但患者有可能出现某些不良反应，进而影响医生在药物选择方面的判断。患者给药后，需要观察 6h。医生可以考虑使用外置导管来更好地模拟齐考诺肽的持续给药。当使用置入泵向持续治疗过渡时，建议在最初 24h 内的初始剂量为试验剂量的 50%[6]。在选择泵的时候，需要考虑其有许多特性。市场上最常见的两种泵是美敦力 Synchromed Ⅱ 型和 Prometra Flowonix 型泵。美敦力 Synchromed 是一种程序化泵，由患者编程器控制，允许进行剂量调整和团注药物。泵采用绕轴旋转的方式输送药物。标记显示可进行高达 3T 的磁共振成像（MRI）检查，但每次 MRI 检查后都需要检查泵。Prometra Flowonix 泵是一种推进剂驱动的泵，具有控制剂量的闸阀。它还具有可编程性、患者控制和可行 1.5T MRI 检查[7, 8]。闸阀允许泵完全关闭，而美敦力 Synchromed 的最低剂量为 0.048mL/d。

两个泵都是电池驱动的,美敦力 Synchromed 的电池寿命为 5～7 年,而 Prometra 的电池寿命为 10 年。

在开始鞘内注射吗啡前,应建议患者减少当前口服阿片类药物的剂量。多项研究表明,逐渐减少阿片类药物的剂量是安全的,不会对患者的 VAS 产生显著影响 [9, 10]。但也有部分证据表明,减少试验前阿片类药物的剂量会降低 ITPP 置入后口服阿片类药物的镇痛效果。Grider 等报道了连续 20 例试验前停用阿片类药物的 ITPP 置入患者。在试验期间,他们证实减少了可接受麻醉和不使用阿片类药物的可接受麻醉所需的鞘内剂量。他们认为,通过减少术前阿片类药物的耐受性,可以提高鞘内药物的疗效 [9]。由于在试验前停用阿片类药物的安全性和耐受性已得到证实,医生应考虑在试验和置入前减少或停用口服阿片类药物。

正如在患者选择和筛选部分所指出的,局部或弥漫性(如单个肢体)疼痛所获得的效果最好。脊髓也应当是可进入的,这样导管就可以放置在与疼痛相关的水平。建立这些筛选标准的原因是脑脊液流动力学。脑脊液间隙不应该被认为是一个简单的液体柱。蛛网膜、软脑膜和脊髓都是药物到达靶受体的屏障。此外,对脑脊液动力学的研究表明,脊髓内的容积性流动和振荡流动很少。最终,药物的释放依赖于药物在离开导管时的动能和药物的溶解度特性。此外,考虑到脊髓水平的疼痛纤维交叉,有一些需要高于或低于皮肤所对应的脊髓水平。因此,对于导管应该放置在脊髓的什么位置并没有明确的指南。PACC 对于常规应用的靶点是认可的,即最接近患者皮肤疼痛区域所对应的脊髓水平,从而使药物有最佳的机会传递到脊髓中必要水平的靶受体进行镇痛 [1, 4]。

手术步骤

患者取侧卧位,腋窝部位适当加垫。备皮并暴露下背部以进针,腹部用以盛装泵,腹侧面用以埋管。泵腔可以在放置导管之前或之后创建。它应该做得足够大以容纳泵,从而避免直接将硬件置于切口下方。泵通常被放置在皮下脂肪中,但对于皮肤较薄或脂肪层较少的患者,也可以置于皮下。当准备放置导管时,在筋膜处切开 5～7.5cm 的切口。接下来,将针从筋膜依次穿过各层组织进入脑脊液间隙,通常在 $L_{3\sim4}$ 或 $L_{4\sim5}$ 水平。如果需要放置导管,可以使用较高的浓度,但对于脊髓损伤者应谨慎处理。一旦注意到 Tuohy 针脑脊液流出,说明导管置入位置正确。应使用 X 线检查并且仔细计算脊柱水平。前后视图和侧视图用于确认导管位于脊髓的后方。一旦定位,导管应固定在筋膜上,然后将远端导管穿通至泵腔。如果解剖结构不允许单次通过,可以在腹部侧面做一个小切口,然后将远端导管连接到泵。任何长度的导管被切断或取出,都应报告给编程者，以便术后进行适当的引药和剂量调整。切口是分层闭合的，以避免硬件直接置于切口之下。

置入后管理

置入后，医疗团队多个成员参与运行中的疼痛泵的管理。专家组推荐了一些特殊的角色，以确保患者的护理需求得到满足。这个团队的主要成员是泵管理人员。这是一个内科医生的角色，其主要职责包括监督泵的管理以及过量或停药的诊断和治疗，了解鞘内二甲醚的动态剂量以及药物管理。管理泵的医生通常和给药系统的置入者是分开的。置入者应与疼痛控制相关的、接受过正规训练的内科或外科医生来计划和实施手术，并且要评估患者对置入物的耐受力，并控制相关并发症。程序员和泵维护人员也起着重要的作用。他们负责每隔一段时间就对泵进行检查和补充。他们应该受到泵管理者的监督，并了解泵的问题，比如剩余容量过大、泵故障以及肉芽肿形成。泵评估者是医院里能够评估泵的人员，通过运行诊断程序来评估泵是否正常工作。它们的主要任务是将信息报告给泵管理者。如果突发事件发生在置入的患者身上，第一反应者可以参与泵的管理。他们的作用主要是识别存在可置入的设备，收集所有可以帮助识别设备的信息，并与泵评估者或管理者进行联系。由于所涉及的人员范围很广，因此泵的置入操作者或管理者都应该做好准备，对患者和社区进行有关置入式镇痛泵的教育。

对药物的全面讨论不在本章所涉猎的范围。简而言之，PACC 的建议是在开始其他治疗之前，应当使用能够达到合理镇痛水平的 FDA 批准的最低剂量。对于癌症性疼痛，吗啡或齐考诺肽（ziconotide）应作为单一疗法的首选 [1, 10~15]。另外，其他阿片类药物，如芬太尼（fentanyl）和氢吗啡酮（hydromorphone）也可以作为单一疗法或联合局部麻醉剂，如布比卡因（bupivacaine）和齐考诺肽（ziconotide）。可乐定（clonidine）也被成功地用于阿片类药物的联合治疗 [16~18]。如果患者疼痛伴发痉挛，通常会加用巴氯芬（baclofen）。所有的复合药物目前都没有得到 FDA 的批准，应谨慎使用。所有鞘内镇痛药物均具有良好的神经毒性。然而，任何阿片类药物，都可能形成导管顶端肉芽肿，且此风险的形成随药物剂量的增加而增加 [19~22]。

非癌性疼痛的治疗

对于局部和弥漫性非癌性疼痛的患者，如背部手术失败后综合征，也应考虑使用 ITPP。如果能够找到一个合适的靶点，可以通过精确地放置导管进行治疗，那么 ITPP 的治疗就与癌症患者类似，但也有一些明显的例外。首先，在诊疗流程中，使用 SCS 比 ITPP 略好，特别是在神经性疼痛的情况下。这方面的研究很有限，因此在决定这两种治疗方式时应结合临床判断。此外，通过特定模式诊疗流程对患者进行处理后，心理筛检是更重要的因素。由于非癌症疼痛患者没有接受缓解治疗，因此任何可能影响结果的心理逻辑因素都需要被考虑。这样做是为了避免增加置入后没有得到足够镇痛的患者的风险和死亡率 [1, 23]。

　　非癌性疼痛患者的药物选择与癌症疼痛患者相似，但服用大剂量全身阿片治疗的患者应先试用齐考诺肽（>120 吗啡当量）。另外，药物的选择应该与癌症患者相似，开始尝试单一疗法，在剂量迅速增加或治疗失败后加入其他药物 [1]。

结论

　　在癌症和非癌症疼痛的治疗中，ITPP 是一个重要的工具。鞘内治疗的应用不应该被认为是挽救性治疗，而应与 SCS 等其他可置入设备同等对待。仔细选择患者是成功镇痛的关键，并且需要对治疗方式和患者筛选做出适当的决策。局部或弥漫性疼痛最适合于 ITPP，导管应尽可能地靠近与疼痛症状一致的脊髓水平。应该组织一个合适的团队对泵进行持续的维护和管理。如果采取适当的步骤，就可以实现在减少全身阿片类药物治疗剂量的同时提高患者生活质量的目标。

（刘佳雨　译）

参考文献

1. Deer TR, Pope JE, Hayek SM, et al. The Polyanalgesic Consensus Conference (PACC): recommendations on intrathecal drug infusion systems best practices and guidelines. *Neuromodulation*. 2017;20(2):96−132.
2. Blomstedt P, Hariz GM, Hariz MI, Koskinen LO. Thalamic deep brain stimulation in the treatment of essential tremor: a long-term follow-up. *Br J Neurosurg*. 2007; 21(5):504−509.
3. Coffey RJ, Owens ML, Broste SK, et al. Medical practice perspective: identification and mitigation of risk factors for mortality associated with intrathecal opioids for non-cancer pain. *Pain Med*. 2010;11(7):1001−1009.
4. Deer TR, Levy R, Prager J, et al. Polyanalgesic Consensus Conference-2012: recommendations to reduce morbidity and mortality in intrathecal drug delivery in the treatment of chronic pain. *Neuromodulation*. 2012;15(5):467−482.
5. Coffey RJ, Owens ML, Broste SK, et al. Mortality associated with implantation and management of intrathecal opioid drug infusion systems to treat noncancer pain. *Anesthesiology*. 2009;111(4):881−891.
6. Deer TR, Hayek SM, Pope JE, et al. The Polyanalgesic Consensus Conference (PACC): recommendations for trialing of intrathecal drug delivery infusion therapy. *Neuromodulation*. 2017;20(2):133−154.
7. De Andres J, Villanueva V, Palmisani S, et al. The safety of magnetic resonance imaging in patients with programmable implanted intrathecal drug delivery systems: a 3-year prospective study. *Anesth Analg*. 2011;112(5):1124−1129.
8. Diehn FE, Wood CP, Watson Jr RE, Mauck WD, Burke MM, Hunt CH. Clinical safety of magnetic resonance imaging in patients with implanted SynchroMed EL infusion pumps. *Neuroradiology*. 2011;53(2):117−122.
9. Grider JS, Harned ME, Etscheidt MA. Patient selection and outcomes using a low-dose intrathecal opioid trialing method for chronic nonmalignant pain. *Pain Physician*. 2011;14(4):343−351.
10. Hamza M, Doleys D, Wells M, et al. Prospective study of 3-year follow-up of low-dose intrathecal opioids in the management of chronic nonmalignant pain. *Pain Med*. 2012;13(10):1304−1313.
11. Pope JE, Deer TR. Ziconotide: a clinical update and pharmacological review. *Expert Opin Pharmacother*. 2013;14(7): 957−966.
12. Schmidtko A, Loetsch J, Freynhagen R, Geisslinger G. Ziconotide for treatment of severe chronic pain. *Lancet*. 2010;375(9725):1569−1577.
13. Wallace MS, Charapata SG, Fisher R, et al. Intrathecal ziconotide in the treatment of chronic nonmalignant pain: a randomized, double-blind, placebo-controlled clinical trial. *Neuromodulation*. 2006;9(2):75−86.

14. Wallace MS, Rauck R, Fisher R, et al. Intrathecal ziconotide for severe chronic pain: safety and tolerability results of an open-label, long-term trial. *Anesth Analg.* 2008;106(2):628−637.
15. Gradert TL, Baze WB, Satterfield WC, Hildebrand KR, Johansen MJ, Hassenbusch SJ. Safety of chronic intrathecal morphine infusion in a sheep model. *Anesthesiology.* 2003;99(1):188−198.
16. Classen AM, Wimbish GH, Kupiec TC. Stability of admixture containing morphine sulfate, bupivacaine hydrochloride, and clonidine hydrochloride in an implantable infusion system. *J Pain Symptom Manag.* 2004;28(6):603−611.
17. Eisenach JC, DeKock M, Klimscha W. Alpha(2)-adrenergic agonists for regional anesthesia − a clinical review of clonidine (1984-1995). *Anesthesiology.* 1996;85(3):655−674.
18. Uhle EI, Becker R, Gatscher S, Bertalanffy H. Continuous intrathecal clonidine administration for the treatment of neuropathic pain. *Stereotact Funct Neurosurg.* 2000;75(4):167−175.
19. Abejon D, del Saz JM, Ley L, Sanchez MR, del Pozo C. Spinal granuloma in a patient receiving a spinal infusion of morphine and clonidine. *Rev Esp Anestesiol Reanim.* 2009;56(6):380−384.
20. Anderson SR, Orbegozo M, Racz G, Raj PP. Intrathecal granuloma in patients receiving high-dose intrathecal morphine therapy: a report of two cases. *Pain Pract.* 2001;1(1):61−67.
21. Bejjani GK, Karim NO, Tzortzidis F. Intrathecal granuloma after implantation of a morphine pump: case report and review of the literature. *Surg Neurol.* 1997;48(3):288−291.
22. Blount JP, Remley KB, Yue SK, Erickson DL. Intrathecal granuloma complicating chronic spinal infusion of morphine − report of three cases. *J Neurosurg.* 1996;84(2):272−276.
23. Raffaeli W, Righetti D, Caminiti A, et al. Implantable intrathecal pumps for the treatment of noncancer chronic pain in elderly population: drug dose and clinical efficacy. *Neuromodulation.* 2008;11(1):33−39.

第 11 章

背根入髓区毁损术治疗臂丛撕脱伤后疼痛

CHRISTOPHER C. YOUNG, MBCHB, DPhil • ANDREW L. KO, MD

引言

臂丛撕脱伤（brachial plexus avulsion，BPA）占多发伤的 1% 左右，18～25 岁男性患者多发，主要见于摩托车意外（图 11.1）[1]。节前神经根（从背根神经节到脊髓间之的神经根）的撕脱伤导致脊髓后角的二级感觉神经元异常放电，引起间歇性或持续性疾病 [2]。这两种临床情况都可以在创伤后即刻或伤后数月至数年内出现，并且对包括止痛剂、抗抑郁药和抗癫痫药物等常规治疗效果差。脑深部电刺激（deep brain stimulation，DBS）和脊髓电刺激可以达到有统计意义的疼痛减轻但还难以达到患者要求。内侧丘脑切开术、脊髓丘脑束切断术、前外侧核切开术等毁损治疗长期效果不明确，且与功能缺失等并发症相关 [3]。

显微的背根入髓区（dorsal root entry zone，DREZ）毁损或切开术已经成功地用于一些疼痛综合征、痉挛状态、膀胱功能亢进，特别是 BPA 后慢性疼痛的治疗。手术方法是显微切开并电凝 DREZ 外侧部分、背外侧束的内侧部分，直至后角的顶部 [4]。该手术最早于 20 世纪 70 年代由 Sindou 及其同事完成，DREZ 切开术的主要目的是选择性毁损背根外侧束的疼痛纤维、背外侧束内侧的兴奋性纤维和背侧 Rexed 层的去传入高度兴奋神经元（图 11.3）[2]。

随着 20 世纪 50 年代和 20 世纪 60 年代对疼痛的神经解剖通路和神经电生理传导了解增加，利用解剖结构毁损治疗疼痛日益受到重视 [5]。1965 年发表的门控理论强调 DREZ 可以作为慢性疾病治疗中进行毁损的靶部位 [6]。这一理论批判了疼痛是简单从周围感受器传入到中枢感觉系统的观点，并提出疼痛是一种与感觉或疼痛受体受到刺激的强度和模式相关的模式化反应的假说。

周围刺激引起神经冲动，传导到脊髓后角与二级感觉神经元形成突触联系，上升到感觉通路。周围神经的冲动受胶状质内一群密集填充的神经元的限制。胶状质对二级传入信号有抑制作用，这种作用依赖于周围神经冲动的数量和强度，通过正向和负向反馈环路调节二级传入信号的传递，从而决定通过脊髓丘脑束传导的疼痛信号的兴奋性特征。病理性疼痛情况下（比如去神经高敏状态），正常的周围神经冲动到达脊髓后角胶状质等结构的平衡状态被打破，导致去传入的二级神经元高度兴奋[7]。DREZ 是复杂的神经元连接网络，这种微妙的平衡环境的打破导致恼人的疼痛信号的放大和传导。DREZ 切开术毁损不规则放电的胶状质和相关二级传入纤维，从而阻断疼痛信号的传导，与切断致痫皮层消除癫痫发作的手术类似[3, 8]。

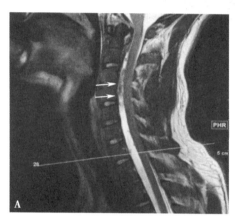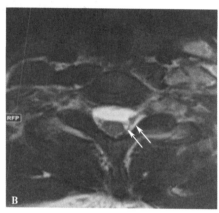

图 11.1　高速车辆撞击伤患者的颈椎磁共振。患者出现左侧臂丛撕脱伤，$C_5\sim T_1$ 支配区肌力下降。（A）MRI 矢状位显示腹侧硬膜下出血信号（大箭头所示），另外，后纵韧带沿齿状面的后部抬高。（B）轴位 MRI 显示脊髓移位，腹侧脑脊液增加，形成假性脊膜疝。C_7 脊髓左侧变钝，T_2 异常信号，神经根不规则，提示神经根撕脱伤（小箭头所示）

解剖

DREZ 位于脊髓背侧中线外侧颈脊侧神经根入后外侧沟处（图 11.2）。正常的颈部 DREZ 很容易识别，在后正中沟外的 2.2～3.5mm 处的后外侧沟内有 6～11 根神经根分支[9]。

DREZ 由三部分组成：①脊侧神经根分支中央组，进入背侧后外侧沟的软膜环到后角约 1mm；②背外侧束的内侧部分；③后角的 Rexed Ⅰ～Ⅴ层，包括第二级脊髓丘脑束和脊髓网状束的传入纤维突触传入胶状质输入的内核和胶状质（图 11.3）显微 DREZ 切开术目标是中央背根分支的外侧组（细痛觉纤维）、背外侧束的兴奋性内侧部和含有去传入高度兴奋神经元的内核、胶状质与背侧 Raxed 层。

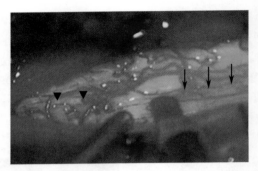

图 11.2 脊髓后根入髓区切开术术中图片。三角形所示为正常神经根,切开区的上和下水显露正常神经根,以便在因瘢痕出现局部解剖变形时进行脊髓后根入髓区的定位。沿脊髓软膜 45° 切开,之后继续沿后外侧沟方向间断切开,小的双极电凝通过切开的软膜进行热凝形成毁损灶。

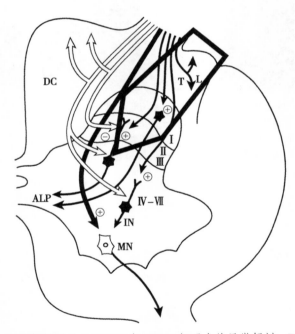

图 11.3 颈髓断层图显示 DREZ 和 DREZ 切开术的显微解剖。DREZ 区包括三个部分:①后根神经分支的中央组,这些神经去从后外侧沟的软膜环到达约 1mm 下的后角;②背外侧束的内侧部;③后角的 Rexed Ⅰ~Ⅴ层,主要包括内核和胶状质,胶状质内有与二级脊髓丘脑束和脊髓网状束形成传入纤维突触(获授权改编自 Sindou M. Microsurgical DREZotomy(MDT)for pain, spasticity, and hyperactive bladder: a 20-year experience. *Acta Neurochir (Wien)*. 1995; 137(1-2): 1-5)

术前评估

　　手术前患者必须经过全面评估分析，包括症状、病因、前期治疗与效果、合理的诊断检查等，以确定患者是否能够从手术中获益。对于臂丛撕脱伤的患者，详细的病史采集可以帮助了解受伤的机制和伤情，并通过体格检查中确定的受影响平面的肌肉和皮肤局灶性神经系统体征进行验证。神经传导、体感诱发电位（somatosensory-evoked potentials，SSEP）、运动诱发电位（motor-evoked potentials），MEP 和肌电图等电生理检查可以进一步明确功能损伤情况。在没有颈部和皮层反应的臂丛撕脱伤患者中，SSEP 要在 Erb 点进行检测。通过评估感觉神经的动作电位可以区分节前臂丛撕脱伤与节后臂丛撕脱伤，感觉神经动作电位只在节后病损时才受影响，而节前臂丛撕脱伤中不受影响[10]。尽管有50% 部分或完全根性撕脱的患者不能在 MRI 上看到多个硬膜的改变，但臂丛和脊柱的 MRI 还是可以为损伤部位提供进一步的信息[4]。

　　MRI 阴性改变是 DREZ 切开术术后预后良好的相关因素[3]。另外，解剖上的撕脱部位和临床患者的感觉的缺失常常不完全吻合。在 Sindou 报道的病例中，只有 52% 患者术中看到的后根撕脱部位与术前检查发现的感觉缺失区相一致，30% 的患者感觉缺失范围更大，14% 的患者缺失区域较小，而 4% 的感觉缺失在邻近水平。尽管如此，节前的神经根撕脱和疼痛范围一致性好的患者 DREZ 切开术治疗效果好[11]。节前的神经根撕脱伤较节后神经根撕脱伤更容易出现慢性疼痛（82% vs 33%），而且撕脱神经根数越多，疼痛比例也就越高（2 根71%、3 根 82%、4 根 85%、5 根 90%），5 个层面完全撕脱的患者则近 100% 伴有疼痛[12]。

手术技术

　　通常使用气管插管全身麻醉，术中电生理监测患者可使用全身静脉麻醉。预防性应用抗生素。俯卧位，身下放置凝胶垫，Mayfield 头架固定头部，正中切口，伤侧皮下椎旁肌肉切开，术中荧光核实受损节段，由于 C_8 神经根和颈椎椎体和脊髓的结构关系，脊髓节段多在椎板上一个节段，也就是说 $C_5 \sim T_1$ 的神经根在 $C_4 \sim C_7$ 椎板下方。单侧撕脱伤患者手术行半椎板切开术，这样可以保留棘突和中线张力带。术中特别注意不要损害关节囊，以避免手术操作的后遗症。术野显露要充分，由于损伤瘢痕层面的脊髓后根入髓区结构不清楚，需要暴露损伤部位上下的正常结构，以便准确辨识手术切开部位。首先仔细分离软组织，显示硬膜囊，然后在显微镜下切开硬膜及进行硬膜下操作。

手术显微镜下切开硬膜，将硬膜瓣缝合牵开。如果有蛛网膜的粘连，需要进行分离，显微镜下松解蛛网膜的拴系对正确辨认 DREZ 区非常重要。另外，目前认为蛛网膜的粘连可引起脑膜的激惹和疼痛的症状。神经根硬膜袖套的假性脊膜膨出也较为常见，并潜在地加重相应部位脊髓解剖异常。

DREZ 区需要通过参考邻近正常水平的结构进行仔细的辨别。在 BPA 患者，受损部位的 DREZ 区可能有凹陷，这可以帮助定位撕脱神经根，另外也可能存在灰质萎缩表现。背侧后外侧沟是关键的解剖标志，其内常有小的根血管。DREZ 切开术应用 Beaver 切开刀从背侧中间外侧沟 45° 插向腹内侧 2～3mm 形成锐性离断性切开灶（图 11.2 和图 11.4），然后用双极电凝外侧背部的神经根分支、背外侧束的内侧部分、内核、后角中胶状质，切开的部位需要跨损伤区后外侧沟，从损伤上的正常神经根部位到损伤区下的水平。

外科医生已经尝试了采用不同的显微手术技术进行 DREZ 切开术，还采用其他方式，如射频热凝[13]、CO 激光[14]、超声[15] 等。尽管尚无不同技术间的直接比较，但目前报道显示各法的有效率相似，无绝对的技术优势或劣势。

DREZ 切开术后，硬膜进行水密缝合，软组织逐层缝合。需要注意撕脱层面的假性脊膜膨出，这些位置可以出现隐性脑脊液漏，一旦发现，应当仔细缝合任何可见的硬膜开口。

SSEP 和 MEP 等神经电生理监测对确定脊髓水平有辅助作用，可以进一步提高手术的准确性和安全性。术中术野区电刺激前根可以证实手术的脊髓节段。此外，电刺激还可以在不能解剖确定脊髓的方位时帮助确定脊髓中线位置。

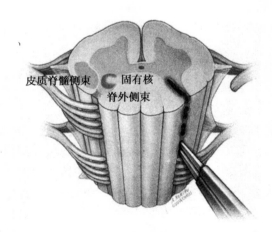

皮质脊髓侧束   固有核
脊外侧束

图 11.4　从脊髓背侧看 DREZ 切开术示意图。注意神经根撕脱的后外侧沟和用显微双极烧灼的间断毁损灶。毁损灶的目标是背外侧束的内侧部、内核 2～3mm 区域。45° 角进入脊髓以防止损伤邻近的皮质脊髓侧束[3]

潜在的手术并发症

　　DREZ 切开术治疗 BPA 作为一种有创的神经外科操作，大部分情况下安全性很好。但也有一些常规的手术风险或颈椎手术潜在的并发症，如感染、脑脊液漏、假性脊膜膨出形成、神经损害等。由于 BPA 的病因是创伤，可导致局部解剖异常和瘢痕形成，这些增加了脑脊液漏、假性脊膜膨出形成的风险。颈髓上的手术操作和破坏形成病灶可能导致永久性神经损害，包括损害部位相关的力弱、感觉损害，例如，切开部位偏外侧可导致皮质脊髓束损伤，引起同侧偏瘫，同理，脊髓小脑束损伤可以引起运动协调障碍。切开部位偏内侧会损伤脊髓后柱，引起平衡和本体感觉障碍。切开位置过深可损伤骶神经纤维，可以引起排尿障碍。

　　在发表的研究中，力弱和感觉异常是最常见并发症。在 Nashold 和 Ostdahl 等报道的病例组中，52%（11/21）的患者有不同程度的永久性力弱，15/21 的患者出现感觉改变[8]。新近的研究显示并发症比例明显下降，在其中一组病例中，5 年随访中 11%（2/19）发生轻度力弱[16]。在另外一组平均随访 6 年的单中心大样本的研究中，并发症比例很低，仅 5.4%（3/55）出现永久功能障碍，包括 2 例同侧下肢力弱和泌尿生殖器功能障碍[4]。

结果

DREZ 切开术治疗 BPA 相关疼痛的有效性和持久性

　　几个单中心的 DREZ 切开术治疗 BPA 研究结果已发表，总体 DREZ 切开术可以显著而持久地缓解 2/3 的 BPA 患者的疼痛。这一结果得到全球多个中心的病例研究的证实（表 11.1）。

　　唯一最重要的手术效果评估的指标就是疼痛的成功解除。然而，如何定义疼痛控制成功或取得良好结果尚不完全清楚。一个常用且合理的定义是应用 VAS 疼痛缓解 50%（伴或不伴应用止痛剂）。应用这一标准，对已经发表的病例数超过 10 例且随访至少 5 年的病例组研究报道进行分析，手术成功率为 54%～90%（表 11.1）。在 Sindou 报道的病例组中，44 例患者平均随访 6 年，65.9% 的患者疼痛缓解超过 50%，71% 的患者生活质量改善[4]。按照上述标准，作者自己的病例中，长期手术成功率为 66%，与已经报道的结果相近[3]。

　　DREZ 切开术治疗 BPA 的效果具有持久性。早期美国 Nashold 和 Ostadahl 报道的病例中，平均随访 1.8 年，55.6% 的患者手术结果非常好，16.7% 的患者

表 11.1 已报道的 DREZ 切开术后病例组分析的文献回顾

作者	国家	手术方案	病例数	收集年数	平均随访年数	疼痛缓解效果（%）				并发症（%）	
						优秀	良好	有效	差	运动	感觉
Friedman 等（1988）	美国	RF-Th	39	NA	5（1~10）		54	13	33	40	40
Thomas 和 Kitchen（1994）	英国	RF-Th	44	10	5（1~12）		68	11	21	22	18
Rath 等（1996）	德国	RF-Th	14	16	6（3~12）		57	14	29	43	NA
Samii 等（2001）	德国	RF-Th	39	18	14（2~18）		63	31	17	17	NA
Sindou 等（2005）	法国	MS	44	15	6（1~27）	34	32		34	1.8	3.6
Prestor（2006）	斯洛文尼亚	MS	17	15	5	47	29		24	4	11
Aichaoui 等（2011）	法国	MS	26	10	5（1~10）		77		23	3	7
Awad 等（2013）	美国	RF-Th	13	25	5	37	33	16	16	NA	NA
Haninec 等（2014）	克罗地亚	RF-Th	48	17	7（2~14）	71	21		8	NA	NA
Ko 等（2016）	美国	MS	27	18	8（1~18）		66		34	0	0

这些文献主要包括病例数在 10 例以上，随访年限大于 5 年。疼痛控制结果：优秀 = 疼痛减少 75%~100%，良好 = 疼痛减少 50%~75%，有效 = 疼痛减少<50%，差 = 疼痛减少不明显。MS = 显微外科手术；NA = 未获得数据；RF-Th = 射频热凝。

有效 [8]。当这些患者在此后的 10 年（1988 年）再次评估时 [17]，54% 的患者手术结果好，13% 的患者有效。Sindou 的研究显示了很好的早期手术效果，94.6% 的患者在 DREZ 切开术后出院时已经不再需要止痛剂，3 个月时下降到 81.8%，而末次随访（平均 6 年），65.9% 的患者在合用或不合用止痛剂时显示优秀和良好的结果 [4]。同样，德国一组 39 例患者的病例组中，经过平均 14 年的随访，疼痛缓解良好率在术后即刻达到 86%，3 个月时为 68%，6 个月为 63%，长期随访稳定在 63%（±34%）的水平 [18]。中国台湾的 40 例患者 10 年的随访结果显示，优秀和良好的疼痛控制率在术后早期为 80%，5 年时为 60%，而 10 年时仍保持在 50%[19]。

预后影响因素

报道的 DREZ 切开术后疼痛缓解的预后影响因素主要包括疼痛病程、疼痛特点、脊髓结构异常的解剖学和影像学证据（表 11.2）。

表 11.2　DREZ 切开术术后效果良好的影响因素

术前疼痛病程长
发作性疼痛
MRI 未见脊髓结构异常

术前疼痛病程长与 DREZ 切开术后长期预后好相关。有趣的是，术前去传入性疼痛病程超过 5 年的患者与病程较短的患者相比，术后早期及术后 1 年的随访中未见明显差异，但病程长的患者在长期随访中显示了良好且持续的疼痛缓解率 [20]。在作者的病例组中，也显示术前疼痛病程长和术后效果好有显著相关性，并且所有去传入神经性疼痛病程小于 36 个月的患者术后效果均不佳 [3]。利用线性回归模型进行多因素分析依然显示术前的疼痛病程是预后的影响因素。不过也有一些其他研究并没有发现疼痛病程对预后有影响 [4, 18]。

临床观察发现不同的 BPA 相关疼痛性质对 DREZ 切开术的反应性存在差异，其中发作性疼痛效果更好。在一组前瞻性病例组研究中显示 DREZ 切开术对发作性疼痛的缓解要优于对持续性疼痛的控制 [21]，且对发作性疼痛的控制率比对慢性疼痛的控制率有 11.5% 的统计学优势。其他的毁损性操作治疗脊髓起源的疼痛研究也有类似的发现，显示对发作性疼痛的控制更好 [22]。

BPA 后脊髓的解剖性改变较为常见，1/3～1/2 的患者可以见到胶质增生和蛛网膜粘连相关的明显脊髓旋转或侧方偏移。50% 的撕脱神经根部位出现假性脊膜膨出，而出现假性脊髓膨出基本可以确诊 BPA。1/3 的患者可在显微镜下见到 DREZ 区和后角局灶性胶质增生和微囊肿，不过这些病理改变与疼痛产生的关系及其对 DREZ 切开术的效果相关性尚不清楚。

MRI 可以来预测 DREZ 切开术后即刻和长期的结果。疼痛缓解率与 MRI 见到的脊髓异常程度呈显著负相关。异常表现（脊髓异常信号或 DREZ 撕脱）越多，术后效果评分越差。在一组 27 例患者术后 8 个的随访报道中，所有 MRI 显示脊髓正常（无脊髓异常信号或 DREZ 撕脱改变）的患者术后均达到无疼痛或明显改善，而 12 例 MRI 显示脊髓异常的患者中，仅有 2 例术后疼痛改善显著，且无一疼痛终止。关于这种现象的一种假说认为，成功的 DREZ 切开术在于成功地毁损 DREZ 的神经元间异常的过度兴奋性，脊髓损伤的程度可能影响这一手术的效果，也就是说如果 DREZ 受伤很重，二级疼痛通路已经失活，手术的成功率就会下降。这可能是由于此时的疼痛不是来自脊髓内的异常信号，而是更中枢的信号处理的结果。

其他治疗方法

脊髓电刺激和 DBS 已经证明可以缓解 BPA 相关疼痛。在欧洲，DBS 已经被批准治疗神经病理性疼痛。一组 7 例患者的丘脑 DBS 治疗 BPA 后疼痛的研究中，术后 1 年时疼痛 VAS 减少 52%[23]。脊髓电刺激不造成病灶且具有可逆性，所以也得到越来越多的应用，然而其有效率仍然低于 DREZ 切开术[24]。在一组 10 例患者的小样本病例组中，不同方法治疗 BPA 后疼痛的效果进行了比较。后柱脊髓电刺激和丘脑 DBS 效果明显差于 DREZ 切开术[25]。其他的一些毁损方法，如内侧丘脑切开术、脊髓丘脑束切开术、前外侧脊髓切开术尚无长期有效证据，且有致残性并发症。此外，在现有的并于 BPA 治疗有效性的文献中，往往缺乏相应的对照组进行结果的比较。由于 BPA 的自然病史尚不确定，所以对照组的设置非常重要。在一个保守治疗 BPA 后长期的随访中，伤后 4 年时 25% 患者存在难以接受的严重疼痛，而 11 年后，这个比例下降到 17%[11]。然而，在这个队列中，仅 6% 的患者出现自发性的疼痛完全缓解。这一结果提示 BPA 后疼痛往往持续存在，但大部分患者会变得可以忍受。手术后 4 年可接受的疼痛及控制更好的患者比例是否一定高于 75% 这一保守治疗所达到的的水平还是需要研究。

结论

DREZ 切开术是 BPA 后疼痛一种安全、有效、效果持久的治疗方法。在过去的 40 年里，全球多个中心的报道显示 2/3 的患者术后成功控制疼痛。随着显微技术的和术中神经电生理监测的应用，成功率得到提高，严重并发症变得罕见。脊髓电刺激、丘脑 DBS 等功能性手术尽管目前效果不如 DREZ 切开术，由于其不引起不可逆性病理损伤性而得到欢迎，未来也有应用前景。

（梁树立　王旸烁　译）

参考文献

1. Midha R. Epidemiology of brachial plexus injuries in a multitrauma population. *Neurosurgery*. 1997;40(6):1182−1188; discussion 1188−1189.
2. Sindou M. Microsurgical DREZotomy (MDT) for pain, spasticity, and hyperactive bladder: a 20-year experience. *Acta Neurochir (Wien)*. 1995;137(1−2):1−5.
3. Ko AL, Ozpinar A, Raskin JS, Magill ST, Raslan AM, Burchiel KJ. Correlation of preoperative MRI with the long-term outcomes of dorsal root entry zone lesioning for brachial plexus avulsion pain. *J Neurosurg*. 2016;124(5):1470−1478.
4. Sindou MP, Blondet E, Emery E, Mertens P. Microsurgical lesioning in the dorsal root entry zone for pain due to brachial plexus avulsion: a prospective series of 55 patients. *J Neurosurg*. 2005;102(6):1018−1028.
5. Maccarty CS, Drake RL. Neurosurgical procedures for the control of pain. *Proc Staff Meet Mayo Clin*. 1956;31(7):208−214.
6. Melzack R, Wall PD. Pain mechanisms: a new theory. *Science*. 1965;150(3699):971−979.
7. Loeser JD, Ward AA, White LE. Chronic deafferentation of human spinal cord neurons. *J Neurosurg*. 1968;29(1):48−50.
8. Nashold Jr BS, Ostdahl RH. Dorsal root entry zone lesions for pain relief. *J Neurosurg*. 1979;51(1):59−69.
9. Xiang J-P, Liu X-L, Xu Y-B, Wang J-Y, Hu J. Microsurgical anatomy of dorsal root entry zone of brachial plexus. *Microsurgery*. 2008;28(1):17−20.
10. Mansukhani KA. Electrodiagnosis in traumatic brachial plexus injury. *Ann Indian Acad Neurol*. 2013;16(1):19−25.
11. Parry CB. Pain in avulsion lesions of the brachial plexus. *Pain*. 1980;9(1):41−53.
12. Narakas A. Surgical treatment of traction injuries of the brachial plexus. *Clin Orthop Relat Res*. 1978;(133):71−90.
13. Rawlings 3rd CE, el-Naggar AO, Nashold Jr BS. The DREZ procedure: an update on technique. *Br J Neurosurg*. 1989;3(6):633−642.
14. Young RF. Clinical experience with radiofrequency and laser DREZ lesions. *J Neurosurg*. 1990;72(5):715−720.
15. Dreval ON. Ultrasonic DREZ-operations for treatment of pain due to brachial plexus avulsion. *Acta Neurochir (Wien)*. 1993;122(1−2):76−81.
16. Awad AJ, Forbes JA, Jermakowicz W, Eli IM, Blumenkopf B, Konrad P. Experience with 25 years of dorsal root entry zone lesioning at a single institution. *Surg Neurol Int*. 2013;4:64.
17. Friedman AH, Nashold BS, Bronec PR. Dorsal root entry zone lesions for the treatment of brachial plexus avulsion injuries: a follow-up study. *Neurosurgery*. 1988;22(2):369−373.
18. Samii M, Bear-Henney S, Lüdemann W, Tatagiba M, Blömer U. Treatment of refractory pain after brachial plexus avulsion with dorsal root entry zone lesions. *Neurosurgery*. 2001;48(6):1269−1275; discussion 1275−1277.
19. Chen HJ, Tu YK. Long term follow-up results of dorsal root entry zone lesions for intractable pain after brachial plexus avulsion injuries. *Acta Neurochir Suppl*. 2006;99:73−75.
20. Prestor B. Microcoagulation of junctional dorsal root entry zone is effective treatment of brachial plexus avulsion pain: long-term follow-up study. *Croat Med J*. 2006;47(2):271−278.
21. Aichaoui F, Mertens P, Sindou M. Dorsal root entry zone lesioning for pain after brachial plexus avulsion: results with special emphasis on differential effects on the paroxysmal versus the continuous components. A prospective study in a 29-patient consecutive series. *Pain*. 2011;152(8):1923−1930.
22. Tasker RR, DeCarvalho GT, Dolan EJ. Intractable pain of spinal cord origin: clinical features and implications for surgery. *J Neurosurg*. 1992;77(3):373−378.
23. Pereira EAC, Boccard SG, Linhares P, et al. Thalamic deep brain stimulation for neuropathic pain after amputation or brachial plexus avulsion. *Neurosurg Focus*. 2013;35(3):E7.
24. Brill S, Aryeh IG. Neuromodulation in the management of pain from brachial plexus injury. *Pain Physician*. 2008;11(1):81−85.
25. Teixeira MJ, De Souza EC, Yeng LT, Pereira WC. Lesion of the Lissauer tract and of the posterior horn of the gray substance of the spinal cord and the electrical stimulation of the central nervous system for the treatment of brachial plexus avulsion pain. *Arq Neuropsiquiatr*. 1999;57(1):56−62.
26. Thomas DG, Kitchen ND. Long-term follow up of dorsal root entry zone lesions in brachial plexus avulsion. *J Neurol Neurosurg Psychiatr*. 1994;57(6):737−738.
27. Rath SA, Seitz K, Soliman N, Kahamba JF, Antoniadis G, Richter HP. DREZ coagulations for deafferentation pain related to spinal and peripheral nerve lesions: indication and results of 79 consecutive procedures. *Stereotact Funct Neurosurg*. 1997;68(1−4 Pt 1):161−167.
28. Haninec P, Kaiser R, Mencl L, Waldauf P. Usefulness of screening tools in the evaluation of long-term effectiveness of DREZ lesioning in the treatment of neuropathic pain after brachial plexus injury. *BMC Neurol*. 2014;14:225.

第 12 章

三叉神经束切断 - 神经核切除术

ABIGAIL RAO, MD • AHMED M. RASLAN, MD, FAANS

中枢神经系统消融术治疗疼痛是一项古老而根深蒂固的方法[1, 2]。在阿片类药物的各种剂型（口服、静脉注射和鞘内注射）引入之前，神经外科医生多年以来一直采用这种做法。除了少数例外，医生一般都不愿意选择消融；三叉神经束切断术就是其中一个例外[3]。

三叉神经束切断 - 神经核切除术（TR-NC）是一种用于控制面部疼痛的消融手术。与其他脊髓消融术（如脊髓切断术和中线脊髓切开术）一样，其基本原理是在可从身体的某个特定区域传导或处理疼痛的致密纤维束或细胞体细胞核中产生一个离断性损伤，TR-NC 的靶点是三叉神经外侧降支和三叉神经脊束核的尾侧亚核，其位于枕骨和 C_1 之间的颈髓交界处后外侧。TNP、颅面癌性疼痛（包括舌咽神经或膝状神经痛）、带状疱疹后神经痛和卒中后疼痛是适合进行这种手术的主要诊断。在这里，我们将概述 TR-NC 的背景，适应证，诊疗流程以及我们的研究成果。

相关解剖

位于颞骨岩部 Meckel 腔的三叉神经或半月神经节含有假单极神经元。这些神经元远端投射延伸到面部，从近头顶处延伸到下颌角的上方，然后再向后延伸到耳郭。负责中枢处理的三个主要核分别是：含有本体感觉纤维突触的中脑核；传递轻触觉、压力和振动觉的脑桥主要感觉核；含有痛觉和温度觉纤维的脊束核。从脊束核开始，痛觉和温度觉纤维在脑干交叉，并在三叉丘脑束腹侧移动到丘脑的腹后内侧核[4]。

在延髓中，三叉神经束降支位于颅颈交界处脊髓三叉神经核的背面。由第 V、VII、IX 和 X 对脑神经传导的头部的感觉输入也在三叉神经束下行支中传递并连接脊束核。在三叉神经束下行支内，三叉神经的三个分支有局部定位。脊柱三叉神经核从脑桥延伸至 C_2，分为三个部分：①脑桥和延髓之间的脑桥吻侧亚核；②中间亚核；③尾侧亚核。尾侧亚核从延髓尾端向下延伸至 C_2，与脊髓的胶状质具有相似的细胞结构和神经化学特征，突出了它是一个疼痛和温度处理区域。对背根入髓区（DREZ）的整个尾侧亚核毁损代表了更广泛的三叉神经核切除术，在枕下颅骨切除术和 C_1 半椎板切除术后采用开放式入路[5]。然而，在这里，我们关注的是经皮 TR-NC，即"微型尾侧亚核 DREZ"手术。

从技术角度上说，三叉神经束的位置从尾侧移到头侧，因此 C_1 的三叉神经束更靠近其在颅颈交界处的位置（图 12.1）。

颅颈交界　　　　　　　　　　　　　　　C1

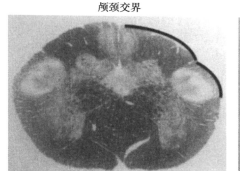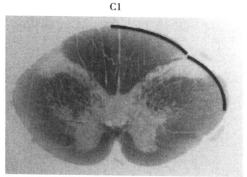

图 12.1　颅颈交界处和 C_1 下方三叉神经束的位置。三叉神经束在尾端更加靠近外侧

历史和背景

三叉神经束中的感觉信息的密集性使它成为外科手术的理想靶点。Sjoqvist 于 1938 年首次报道了三叉神经束的毁损，在下橄榄水平的延髓背侧横切导致三叉神经束中断[1]。Falconer 随后改良了治疗 V1～V2 TN 的技术[6]。在 20 世纪 60 年代末，CME 等 Hitchcock 自主研制了一种用于三叉神经束毁损的立体定向射频电极[7~9]。Fox 在 1971 年报道了一系列经皮三叉神经束切开术。大约在 Hitchcock 报告 10 年后，Schvarcz 用同样的方法切除了颅颈交界处的尾侧亚核，并命名为三叉神经核切除术[10]。20 世纪 80 年代末，Nashold 描述了一种在 C_2 的背根和闩之间由射频产生多发性损伤的开颅手术，其被称为"尾侧 DREZ"[5]。1989 年，Kanpolat 博士实施并报道了 CT 引导下经皮三叉神经束切断术。从那时起，他已是进行这项手术最多的外科医生，正是他的基本技术塑造了当前的手术流程。

适应证

三叉神经束切开术在外周消融术无效或可能加重病情的情况下是一种有效

的手术选择。此外，当疼痛涉及多条脑神经，如舌部或面部癌性疼痛时，它是有效的。考虑到外周消融导致严重咀嚼肌无力的风险，双侧三叉神经 V3 疼痛是一个良好的 TR-NC 的适应证而非不是微血管减压术（microvascular decompression，MVD）适应证 [3, 4, 11, 12]。

有以下诊断的患者可被认为是 TR-NC 的适宜人群：癌症或肿瘤相关的颅面疼痛、TNP、卒中后疼痛、带状疱疹后神经痛、舌咽神经痛和膝状神经节痛。痛性感觉缺失可能不是三叉神经束切开术的理想适应证，因为手术需要对三叉神经核进行广泛的损伤，这在目前的经皮穿刺三叉神经切开术中是不可能的 [13]。

技术

经皮行三叉神经降支及尾侧亚核的射频消融术需在 CT 引导下进行。Kanpolat 博士首先描述了 CT 引导下经皮 TR-NC，并培训了许多该手术的资深医生。因此，本手术的许多案例都来自 Kanpolat 博士和 Raslan 博士的经验。目前，考虑到使面部疼痛敏感患者保持清醒的挑战性，我们在全身麻醉状态下进行手术。当患者处于术前等待区时，在局部麻醉下进行腰椎穿刺，注射鞘内造影剂，如300 碘己醇（Omnipaque，GE Health Care）。必须注意正确标记局部麻醉剂和对比剂，以防鞘内意外注射局部麻醉剂。然后患者保持轻度的特伦德伦伯卧位30～45min。在此期间，患者被转移到 CT 室，并诱导全身麻醉。患者俯卧在 CT 台上，头部靠在泡沫头枕上，注意保持头部中立或轻微弯曲。我们发现监测体感或运动诱发电位没有帮助，因为射频发生器在损伤过程中会产生电伪影。我们建议使用宽孔 CT，无论是在诊断或操作间中执行该程序，以避免电极与扫描仪碰撞。

应从枕骨大孔到 C₁ 的尾侧，在颅颈交界处进行初始的 CT 定位。注意避免口腔中的任何金属填充物或义齿造成成像伪影；典型层面厚度为 1～1.25mm。确定了枕骨和 C₁ 之间皮肤的计划入口点，测量了皮肤到硬脑膜和皮肤到软脑膜的距离。靶点通常在中线到脊髓中纬线距离的 2/3，位于三叉神经束背侧和尾侧亚核腹侧。Levin Cosman 切开电极系统（Cosman Medical，Burlington，MA）的导引套管上标记了皮肤到硬脑膜的距离。电极深度调整为从导引器金属套管伸出 3mm。CT 扫描仪的激光用于在皮肤上标记进入点，并对该部位进行消毒和铺单。连续 CT 扫描用于指导引导针的尖端指向目标。一旦进入蛛网膜下腔，由射频 RFG-3C 发生器（前身为 Radionics Inc.）测量的阻抗为 300～400Ω。当进入脊髓时，阻抗应增加到 1 000Ω 以上。在 CT 上确认正确的套管定位，移除探针并引入电极。进行另一次扫描用于确认定位（图 12.2）。

最近，我们更换使用了一种完全在全身麻醉下进行的手术。我们发现在严

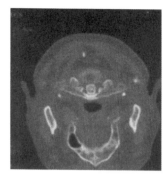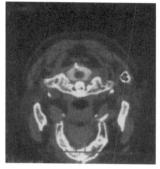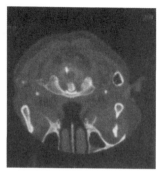

图 12.2　CT 脊髓造影显示三叉神经束中的毁损电极

重的面部痛觉过敏患者中进行这种手术非常困难。在全身麻醉下, 不可能进行感觉刺激, 因此用 CT 扫描进行解剖验证, 用运动刺激进行电生理验证。

感觉刺激在 50Hz 且不超过 0.1V 下进行, 这会导致心动过速, 该现象提示产生了疼痛。2Hz 时的运动刺激应显示同侧腿部没有运动。我们经常做两个串联的毁损。考虑到 TR-NC 毁损可能非常痛苦, 并且疼痛严重程度与所用温度直接相关, 我们建议如果要在清醒状态下进行手术, 则将毁损温度调为 55℃, 持续时间最长 120s; 较高毁损温度持续较短时间(类似于脊髓切开术参数), 如毁损温度最高 80℃, 持续时间达 60s 也可使用。毁损后, 取下带电极的针并进行最后扫描, 检查脊髓是否出现任何孔道或照影剂渗透。

术后, 常规监测重症监护室里的患者完成一系列夜间神经系统检查。通常, 患者可在第二天出院回家。

不良反应

最常见的不良反应是由脊髓小脑束背侧水肿引起的同侧上肢暂时性共济失调。其概率为 5%～10%。同侧和对侧由于累及背侧柱或脊髓丘脑束而引起的感觉异常可能是神经束切开术的不良反应。由于运动通路在颅颈交界毁损水平的腹侧位置, 不太可能发生运动无力。

结局

大部分成果的文献来自于 Kanpolat 和 Raslan 博士的经验 [3, 4, 12]。Kanpolat 的最大系列研究描述了 65 例患者长达 20 年的随访: 21 例面部不典型疼痛患者, 13 例颅面部恶性肿瘤患者, 17 例迷走舌咽神经痛患者, 其余患者为膝状神经节痛、带状疱疹后神经痛、丛集性头痛、痛性感觉缺失, 或 TN 手术失败。他们报道 84% 的患者获得了早期疼痛缓解，术后视觉模拟评分（VAS）立即下降 5.4 分，具有统计学意义 [4]。迷走舌咽神经痛患者和膝状神经节痛患者的疗效最佳。21 例患者中，19 例面部不典型疼痛的患者的疼痛获得缓解。13 例患者中，11 例颅面部或口腔癌患者的疼痛获得缓解。这 65 例患者共接受了 73 次手术。无死亡病例。由于存在影响脊髓小脑束的较大损伤，短暂性共济失调发生率为 6%，这些症状在 2 周内被解决。

2008 年，Raslan 报告了另一大样本接受了 TR-NC 治疗的患者 [3]。所有这 10 例患者均有恶性肿瘤继发的面部疼痛，并同时报道了 41 例因局部身体疼痛接受单侧脊髓切断术（C_1 和 C_2 间脊髓丘脑束毁损）的患者。这 10 例患者在清醒时接受了手术，并在 100Hz 下进行了 0.1ms 的感觉测试刺激，直到在低于 0.5V 的电压下再次出现严重的同侧面部或咽喉部疼痛。这有助于确认电极的正确位置。电压阈值高于 0.5V 或出现肢体的感觉反应意味着电极放置不准确。在 2Hz 下进行 0.1ms 的运动试验刺激，如果在同侧躯体中除颈部肌肉组织的局部收缩外没有获得运动反应，则使电压高于 1V 进行毁损。共进行了两次毁损：通常先在 45℃ 下持续 180s，然后在 55℃ 下持续 120s。本文为相关 CT 测量（例如平均皮肤至硬脑膜距离为 51.4mm）和阻抗（平均 1 272.9Q）提供了有用的参数。患者平均年龄 52.1 岁，从疼痛发作到手术时间为 1～9 个月。98% 的患者报告术后疼痛消失或获得部分满意的疼痛缓解，6 个月时疼痛缓解率仍高达 80%。平均睡眠时间和平均 Karnofsky 评分都有所提高。从这个大型的初始病例系列开始，我们已经过渡到在全身麻醉下进行手术 [3]。

在一项关于癌症疼痛消融治疗的大型回顾中，如三叉神经束切断术，尽管最终疼痛缓解率通常在 80% 左右，但发表的论文数和治疗的患者数都很少。它们都是只有一个前瞻性的非盲试验的病例系列，缺少 I 级或 II 级证据的支持。

未来方向

已有将小型笔式内镜（个人交流）尝试用于内镜治疗此类疾病。其潜在的优势在于，交错的多处毁损将有助于例如痛性感觉缺失等情况的改善。

结论

现代的 TR-NC 方法是在 CT 引导下经皮射频消融术。在选定的患者群体中，谨慎地进行毁损可在最小的不良反应、成本、风险和住院时间下，非常有效地提供即时和持久的疼痛缓解。尽管调控或药物治疗可能比消融治疗更受欢迎，但对于因经济困难无法选择鞘内注射的患者，应考虑进行消融治疗。对于颅颌面疼痛综合征或痛性感觉缺失的患者，消融性 TR-NC 也有效，这些患者希望接受比开放式的尾侧 DREZ 相对更低侵入性的手术。

（武广永　郑文韬　译）

参考文献

1. Sjogvist O. *Studies on pain conduction in the trigeminal nerve. A contribution to the surgical treatment of facial pain.* In: *Acta Psychiatr Neural Scand Suppl XVII.* Helsingfors: Mercators Tryckeri; 1938:93−122.

2. Spiller W, Martin E. The treatment of persistent pain of organic origin in the lower part of the body by division of the anterolateral column of the spinal cord. *JAMA.* 1912;58:1489−1490.

3. Raslan AM, Cetas JS, McCartney S, Burchiel KJ. Destructive procedures for control of cancer pain: the case for cordotomy. *J Neurosurg.* 2011;114:155−170.

4. Kanpolat Y, Kahilogullari G, Ugur HC, Elhan AH. Computed tomography-guided percutaneous trigeminal tractotomy-nucleotomy. *Neurosurgery.* 2008;63(1 suppl 1): ONS147−153.

5. Bernard Jr EJ, Nashold Jr BS, Caputi F, Moossy JJ. Nucleus caudalis DREZ lesions for facial pain. *Br J Neurosurg.* 1987; 1(1):81−91.

6. Falconer MA. First and second division trigeminal neuralgia treated by intramedullary trigeminal tractotomy. *Proc R Soc Med.* 1954;47(4):299−300.

7. Hitchcock E. Stereotactic trigeminal tractotomy. *Farmatsiia.* 1970;19:131−135.

8. Crue BL, Carregal EJA, Felsoory A. Percutaneous stereotactic radiofrequency trigeminal tractotomy with neurophysiological recording. *Stereotact Funct Neurosurg.* 1972;34: 389−397.

9. Fox JL. Intractable facial pain relieved by percutaneous trigeminal tractotomy. *JAMA.* 1971;218:1940−1941.

10. Schvarcz JR. Stereotactic trigeminal tractotomy. *Confin Neurol.* 1975;37:73−77.

11. Raslan AM. Percutaneous computed tomography-guided radiofrequency ablation of upper spinal cord pain pathways for cancer-related pain. *Neurosurgery.* 2008;62: 226−233, discussion 233−224.

12. Kanpolat Y, Deda H, Akyar S, Caglar S, Biglic S. CT-guided trigeminal tractotomy. *Acta Neurochir(Wien).* 1989; 100(3−4):112−114.

13. Thompson EM, Burchiel KJ, Raslan AM. Percutaneous trigeminal tractotomy-nucelotomy with use of intraoperative computed tomography and general anesthesia: report of 2 cases. *Neurosurg Focus.* 2013;35(3):E5.

拓展阅读

1. Hitchcock E. Stereotactic trigeminal tractotomy. *Ann Clin Res.* 1970;2:131−135.

第 13 章

癫痫的术前定位

DAVID C. SPENCER, MD

引言

有效的癫痫手术十分依赖于前期对于致癫痫灶的定位,在开展特定手术操作之前必须严谨地进行这一过程。

早期的癫痫手术亦无法绕过术前定位这一过程。现代癫痫手术之父 Victor Horsley 在 1886 年回顾三次癫痫手术后报告了他的初步发现[1],尽管对致痫灶的定位是必要的步骤,但只能进行粗略的定位。他在 2 例患者中通过定位局灶性颅骨骨折的方式,1 例患者通过仔细观察发作症状(主要是运动症状)的方式定位癫痫起始部位。之后由 Herbert Jasper 和 Wilder Penfield 进行的先驱工作强调了对发作部位和相邻运动、语言中枢定位的重要性。神经学家 Jasper 使用脑电图作为主要工具在癫痫定位方面处于领先地位。关于 Jasper,神经外科医生 Penfield 说:"他说他可以通过颅骨外大脑节奏的紊乱来定位癫痫,我虽然十分怀疑这一点,但是我倒是希望这是真的[2]。"对于这一事实的验证成为他们今后长期合作的基础。从这些早期对定位的探索开始,众多新的技术(尤其是神经影像学领域)对癫痫患者手术评估产生了革命性影响,但是许多基础原则并没有变化。

术前定位:讨论范围、术前要求以及专业术语

这一章节主要关注点是局灶性癫痫的治疗,而不涉及离断治疗的手术如胼胝体切开术。讨论的主要课题是癫痫手术前的定位,癫痫手术指无论具体采用什么技术,主要目的是治疗癫痫即可。同时,这一原则也适用于因不同的主要手术指征(如肿瘤切除)需要接受手术,肿瘤相关癫痫为次要因素的患者。此外,局灶反应性神经刺激术(最近已成为 FDA 批准的治疗方法)在置入记录电极和刺激电极之前,同样有必要进行精确的癫痫定位。

因此，有效的癫痫手术治疗依赖于对致痫灶的识别。作为一个组合词组，"致痫灶"的定义应该包括更多含义。致痫灶可以被定义为典型癫痫发作开始的部位，也可以被定义为切除后癫痫痊愈的部位。这与"刺激区"（产生棘波的部位）的概念有所区别，刺激区比癫痫产生区域要大，甚至有数个部位。病灶区（患者有影像可见病变区域）也与致痫灶相关，但是并不等同。随着我们对癫痫认识的逐渐成熟，我们已经将癫痫视为一种网络化疾病，不再像我们给患者简单阐述的那样："大脑中的一个点导致癫痫发作"。更为精确的看法是，致痫灶是癫痫发生网络中至关重要的节点。

对于考虑进行癫痫手术的患者，获益必须要大于风险。因此，大多数进行手术前定位的患者都有致残性的局灶发作，并且抗癫痫药物控制不良。在某些情况下，药物可控的癫痫患者也可以考虑癫痫手术，特别是当药物产生不良反应以及自身状况提示手术成功率高的时候。

最近国际抗癫痫联盟（International League Against Epilepsy，ILAE）重新定义了药物难治性癫痫（drug-resistant epilepsy，DRE）[3]。ILAE 的定义包括正确使用抗癫痫药的可能结局（癫痫治愈，治疗无效或疗效未定）并建立了无癫痫发作这一概念，即不发作时间大于干预前发作间隔时间 3 倍或 1 年不发作（以长者为准）。在确定以上定义后，该定义认为药物难治性癫痫指"正确、足疗程选用两种抗癫痫药亦不能实现无癫痫发作"。

如果患有难治性癫痫的患者癫痫灶定位良好，适于干预，癫痫外科手术可以在癫痫控制和生活质量方面卓有成效[4~6]。一项针对治疗难治性癫痫的随机对照研究显示，颞叶切除术相较于抗癫痫药物治疗疗效更好[7]。基于这一研究和其他研究，包括美国神经病学学会、美国癫痫组织在内的专业组织制定了癫痫手术指南[8]。

为了实现癫痫手术的最大疗效，术前诊断必须彻底而精确。

癫痫术前定位：标准化评估

尽管手术前定位的某些过程根据患者和癫痫中心的差异而有所不同，但某些要素对于所有患者的评估都是必不可少的。这些要素包括神经系统疾病史和检查、视频脑电图监测、脑磁共振成像（MRI）和神经心理测试。这是一个广泛而深入的研究领域，所以以下的讨论必然有所限定，主要关注于定位的方法而不是具体的每项技术的细节。

病史和体格检查

类似于其他神经系统疾病，病史和神经系统检查构成了最基础的评估。

对于癫痫的详尽描述是进行癫痫诊断和鉴别诊断的重要第一步。对癫痫发生时的一系列表现的清晰描述可能是对癫痫定位最有力的原始线索，可能会指示哪个半球、哪个脑叶，甚至哪个小叶是发作部位。另见视频脑电图监测章节关于发作症状表现的讨论。在某些情况下，对既往危险因素的评估可能指向寻找特定病理学原因（比如有复杂发热性癫痫病史的患者出现海马硬化；有闭合性头部损伤病史的患者出现创伤性脑软化）。

仔细回顾之前抗癫痫药物的使用情况对于诊断药物难治性癫痫十分重要，同时也是术前评估的切入点和必要前提。不仅要评估使用过的药物数量，而且还要评估它们是否适于相应癫痫类型，以及是否达到了足够的剂量和血药浓度，这一点非常重要。一些患者接受了不恰当的抗癫痫药物治疗，疗效受到不良反应的影响，或许用另一种药物就能完全控制癫痫发作。

神经系统疾病史和其他病史的另一个重要功能是识别合并症，这可能直接会影响手术风险（如：心肺疾病，止凝血情况）。癫痫相关的其他情况应该在考虑癫痫手术之前提前识别并治疗，尤其是抑郁和焦虑。认知相关并发症可能会带来额外的手术风险，在任何手术计划前应仔细评估。尽管许多慢性癫痫患者的检查可能是正常的，但一般检查的一些发现（例如，斑痣性错构瘤病患者的皮肤发现）可能提示特定的潜在诊断，并且检查发现的偏侧可能是癫痫偏侧的初步线索。

视频脑电图监测

视频脑电图监测是术前定位的核心过程，视频和脑电图都可能提供补充信息。

发作症状的视频录制本质上是神经系统疾病史和体格检查的延伸。它可以对患者或其他观察者提供的癫痫描述进行详细分析和确认，这些观察结果由经过训练的护士在床边进行快速评估，从而构成了发作期的神经检查。基于脑功能区的特定功能，可以根据初发的症状和体征对局灶性癫痫的发作部位进行定位。某些情况下，头皮记录的脑电图可能不会在发作期显示变化，也可能被人为因素掩盖，发作症状可能是定位的主要指标。

关于发作期症状的特征性定位意义，已经有很多文献报道。虽然对发作期症状的分析可以使医生在单纯观察的基础上对症状定位提出有力的假设，但同时也充满陷阱。关于发作期症状的定位，应考虑以下几点：

- 癫痫的首发临床症状可能不能准确反映发作部位。癫痫发作可能由"静默"或非功能皮层引起，最初的临床症状可能表现为发作部位扩散到相连、邻近或遥远的大脑区域的表现。例如，从后扣带回起始的癫痫发作可能扩散产生类似于颞叶或额叶癫痫的症状 [9]。

- 发作症状的定位价值在可信程度上存在差异，定位不应过分依赖于任何单独表现。
- 癫痫发作后期出现的症状表现可能反应的是扩散后的过程，定位价值较低。
- 因停用抗癫痫药而诱发的癫痫可能不能真实地代表患者的癫痫习惯性发作（无论是通过发作症状或脑电图判断）。
- 尽管发作定位类似，但是儿童的发育特点可能造成症状定位与成人不同[10~12]。

这一章的重点不是对具体发作期症状定位方法的回顾，这一话题细微差别很多，在这里无法详尽阐述。感兴趣的读者可以参考该领域内数篇优秀的综述[13~15]。

发作症状视频需要在视频脑电图监测过程中，结合同时记录的脑电图进行回顾分析。

数十年来，术前定位的脑电图监测已经得到了广泛的应用和总结，对这一技术的全面综述不在本章的讨论范围之内。与使用发作期症状定位类似，头皮脑电图也是一个强大的工具，但是也有局限性和已知的缺陷。

正如当发作部位从静默区向活跃区皮层扩散传播时，通过症状定位可能会产生误导，当发作区放电最初产生于深部或电生理上无法触及的致痫区域时，头皮记录的脑电图可能会产生误导或导致错误的定位。当脑电图在发作之后记录较晚时，这种情况尤其令人担忧。

在某些情况下，传播途径是相对一致的，如海马起始的癫痫发作，通常传播到同侧颞叶新皮层，并由头皮脑电图检测到。然而，少部分病例中也会先扩散到对侧颞叶新皮层，从而产生错误[16]。

如果对发作部位在哪一侧（或双侧）有疑问，通常需要有创性或半侵入性（如卵圆孔电极）的脑电图记录来确定。其他情况如由深部下丘脑错构瘤引起的癫痫发作，众所周知头皮脑电图会产生误导，错构瘤引起的癫痫发作常常在头皮脑电图上表现为颞叶或额叶癫痫发作，但颞叶或额叶结构的切除并不能切除致痫灶，也不能有效地控制癫痫发作[17]。

许多头皮脑电图的局限性直接源于其技术局限性：

- 脑电图信号随信号源距离记录电极的距离延长而下降（限制探测深部源头）。
- 脑电图信号依赖于从足够面积的皮层同时产生活动（限制探测非常局限的单纯部分性癫痫发作）。
- 记录的脑电图信号幅度取决于电极到颅内偶极子的方向（与记录电极平行的颅内偶极子可能无法检测到）。
- 脑电图信号被中间组织过滤掉很大一部分（头皮，颅骨，脑膜）。

尽管存在这些问题，但癫痫学家使用的核心定位工具依然是对发作期症状的视频分析和记录头皮脑电图。

磁共振成像

与其他技术相比，磁共振成像（magnetic resonance imaging, MRI）已经彻底革新了癫痫术前定位技术。大多数读者熟悉 MRI 的基础知识，这里不再对这一领域的大量文献进行总结。通过 MRI 识别致痫性病变是外科手术成功的最有力的预测因素之一，病变的完全切除与良好的癫痫预后相关 [18~20]。MRI 上未发现病变的患者癫痫手术总体成功率较低。然而，进一步进行功能成像和颅内脑电图监测可辅助预测患者预后 [21]。

无论患者磁共振检查有无提示损伤，在将 MRI 结果应用于癫痫的术前定位时，务必记住几个原则和这一技术潜在的缺陷。

- 并非所有的 MRI 检查意义都相同，致痫性病变的识别与否取决于仪器水平和阅片者的经验 [22~23]。
  癫痫医生和神经放射科医生对 MRI 的共同分析可能会质量更高。
- 影响 MRI 成败的几个技术因素包括切片厚度、方向和脉冲序列。最佳脉冲序列有助于检测致痫性病变，某些特定序列（如 FLAIR 成像）可以有更高的诊断率 [24]。
- MRI 成像的高空间分辨率可能导致识别与癫痫无关的 MRI 病变（如，蛛网膜囊肿），从而被转移了注意力。
- 在一些病例中，具有潜在致痫可能的病变可能出现于发生非癫痫事件或混合有癫痫和非癫痫事件的患者身上（如，心因性非癫痫发作患者的小海绵状血管瘤）。因此，即使是影像学提示高度可能的致痫灶也不应仅用 MRI 明确。
- 如果检测到多个病灶，可能需要进行额外的检测，以确定是单个病灶还是多个病灶导致癫痫发作。
- 有时多叶病变可以通过 MRI 鉴别，但是通常需要进一步的测定来确定哪些病灶可能是致痫性的。因此，在这种情况下使用 MRI 更像是定位的开端而不是结束。
- 如前所述，某些致痫性病变可能无法通过 MRI 识别。

因此，虽然 MRI 通常是癫痫术前定位的关键，但并不是都能完全准确，在临床实践中必须仔细考虑。

神经心理测试

神经心理学测试是标准术前评估的最后组成部分。测试的目标至少包括以下两点：

首先，在术前定位方面，神经心理测试可以被认为是一个附加的定位工具 [25~26]。

大脑功能区高度分化,使得特定认知功能障碍区域与解剖或功能障碍区(可能与致痫灶相关)有所关联。尽管在空间定位上不如 MRI 等其他工具精确,但神经心理学测试可以提供附加的信息,来确认与之前判断一致(例如,在患有左颞叶癫痫的右利手患者中判断语言记忆障碍)或发现与之前判断不一致而需要进一步检查(例如,被认为患有单侧非优势侧颞叶癫痫的患者有明显的语言和视觉空间记忆障碍)。

　　致痫灶以外区域的功能缺陷也是常见的,可能代表连接网络的功能障碍(如,颞叶癫痫患者有额叶功能障碍的表现)。然而,整体认知障碍可能反映疾病分布更广泛,并且指示手术成功率不高 [27]。

　　其次,除了提供额外的定位信息外,神经心理学测试还可以提供精神性并发症的评估,并可对准备进行癫痫手术的患者有潜在认知风险的区域进行标记。在许多情况下,可能需要额外的检查来评估癫痫手术的神经认知风险,如颈内动脉异戊巴比妥试验(intracarotid amobarbital procedure,IAP)(Wada 试验)或功能 MRI(fMRI),如下所述。最后,神经心理学测试建立了一个认知功能的基线,可以将术后认知功能与之前进行比较。

标准化评估结果的总结和整合

　　在大多数癫痫外科中心,包括神经内科、神经外科、神经放射学和神经心理学的多学科开展讨论并整合标准化癫痫手术评估的结果。

　　对这些结果的总结往往会产生以下三种结果之一(图 13.1):

1. 决定不进行手术切除。一般来说排除原因包括:
   - 主要或全部为非癫痫发作
   - 全面性癫痫
   - 多灶性癫痫

2. 决定不再进行进一步检查,切除已确定的致痫灶。这一决定通常是基于检查结果一致,通常是 MRI 上确定的致痫性病变与脑电图发现和其他发现结果一致。

3. 决定患者可能进行癫痫手术,但需要进一步的测试来确定致痫灶的界限或运动、语言中枢附近切除的安全性。常见情形包括:
   - 非病变性颞叶癫痫
   - 非病变性颞叶外癫痫
   - 病变模糊
   - 多部位病变
   - 病变邻近运动、语言中枢
   - 无法定位发作部位

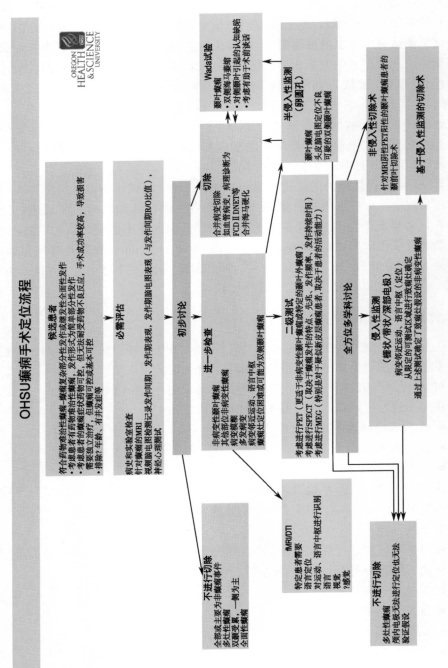

图 13.1 OHSU 癫痫手术定位流程

- 可能是双侧颞叶癫痫

但也有例外情况，例如并不是所有多灶性癫痫患者都不考虑进行癫痫手术，有些可以考虑姑息性切除术。新出现的技术如激光热消融术和神经电刺激术，对于非单一部位引起的癫痫带来了更广阔的应用前景。

癫痫术前定位：个体化评估

如果对患者的标准术前评估既不能排除手术必要，也不能准确定位发作部位来进行切除或置入治疗，则需要进行额外的评估。

回顾这些癫痫手术可以发现，最终对发作部位的定位方法有很大差异。在分析结果时技术和经验的不同是这些差异的来源之一。一些癫痫中心采取更积极的方式，并希望对手术预期成功率较低的癫痫患者进行定位和手术。对于手术前定位的准确性也可能会有所不同，一些癫痫中心可能倾向于使用大量侵入性检查和其他检查来精确定位，而其他中心则可能采取相对较少的侵入性检查，来降低并发症概率，降低费用。同时，如果最初的检查并不完全准确，则可能进行进一步评估和干预。

尽管存在这些差异，但是指导的原则是类似的。其最终目的是获得额外的定位信息，从而得出一个可能的部位或限定在一组可以通过颅内监测判断的部位，甚至直接可以定位进行癫痫手术，而无需进行侵入性颅内脑电图监测。

正电子发射断层扫描

氟代脱氧葡萄糖正电子发射断层扫描（FDG-PET）可以给出脑葡萄糖代谢图，常用于标准癫痫评估无法明确定位和制订手术计划的病例。已经有研究使用其他的 PET 受体结合配体来识别致痫灶，但这些研究结论并没有被广泛使用。

在癫痫术前评估中，FDG-PET 作为发作间期进行的检查方法，PET 低代谢区域与发作区域相关[28]。相较于颞外癫痫，PET 更易发现颞叶癫痫[29]。可通过人工观察或定量技术识别低代谢区，虽然低代谢区通常大于致痫灶，但可以据此划定定位区域。因此，FDG-PET 并没有足够的空间分辨率来识别致痫灶或确定手术切除的界限，但可以在切除前规划如何放置颅内电极进行发作区域定位。在某些情况下，仔细检查低代谢区域的磁共振图像可能识别以前未发现的结构异常，如皮质发育不良。

FDG-PET 在"MRI 阴性"颞叶癫痫患者中的具体应用应当进一步探讨。并不少见的是，当发作症状、发作期和发作间期脑电图提示颞叶癫痫时，虽然有高场强 MRI、专业方案和专家意见，仍然无法发现海马硬化或其他的致痫性病变。数项研究表明，颞叶 PET 的低代谢与发作症状和脑电图的发现相一致，可预测颞叶前叶切除术后的手术成功率, 其手术结果与确诊海马硬化的患者类似[30~32]。在我们的癫痫中心, 临床表现、脑电图和 PET 检查结果一致的 MRI 阴性患者通常直接进行颞叶切除, 特别是位于非优势侧颞叶的情况下。但是这种情况下其他癫痫中心可能会常规进行侵入性颅内监测。如果有证据表明为颞外发作继发颞叶受累(尤其是位于优势的颞叶时), 或者进一步的检查可能会完善手术计划并能做到更具针对性的切除(如选择性杏仁核海马切除术或局灶性皮层切除术), 则需要进一步进行检查。

PET 的使用方法在不同诊疗程序之间存在相当大的差异, 在一些癫痫中心, PET 被认为是标准评估的一部分, 而在其他地方则是选择性使用 PET。在我们中心, 我们发现 PET 对经过"标准化"评估已经可以很好定位的病例价值不大, 我们一般是选择性使用 PET, 尤其是对于"MRI 阴性"的病例使用更多。

单光子发射断层扫描

当术前评估无法提供足够的定位信息时, 单光子发射断层扫描(SPECT)可以作为一种有效的检查方法。SPECT 在静脉注射放射性核素后生成脑灌注图像, 放射性核素在脑内的摄取量与脑血流量成正比。因为发生癫痫部位局部代谢需求会增加, 从而会增加脑血流量, 所以发作时高灌注区与致痫灶密切相关。SPECT 核素被迅速吸收而不会重新分布, 形成一个在数小时内保持稳定的"首次通过"的脑灌注影像, 从而在癫痫恢复后依然可以保持成像。

发作间期 SPECT(评估发作间期低灌注)对致痫灶的检测相对不敏感。SPECT 在癫痫定位中的主要优点在于 SPECT 可以作为一项发作期检查。发作期 SPECT 检查的要求是在癫痫发作后 30s 内尽早注射核素, 通常与脑电图监测同时进行。发作期 SPECT 图像可以人工观察或定量测量高灌注区域。由于癫痫发作区域在发作间期可能相对低灌注, 因此发作间期与发作期 SPECT 图像可以进行相减, 然后与 MRI 影像融合(此即 SISCOM, 发作期 SPECT 减影和 MRI 图像配准)。这一技术可以特别强大, 并且可以对原始图像进行整合[33]。SISCOM 技术已被证实能准确定位致痫灶, 并能提供关键的定位信息(尤其是在"MRI 阴性"和颞外癫痫的情况下)[34~35]。尽管 SISCOM 阳性区域一般意味着手术治疗[35], 但是发作期高灌注区通常不用于界定切除范围, 而是用于辨别存在多个 MRI 病变患者的致痫灶, 或是对于 MRI 未显示病变的患者提供一个进行颅内电极置入的区域。

发作期 SPECT 的主要缺点是依赖于核素注射, 并不能确定发作期注射是否成功。在癫痫发作频率高且有可靠先兆的患者中, 使用 SPECT 成功率最高。

在解析 SPECT 和 SISCOM 图像时, 必须注意可能影响结果的因素, 最重要的是癫痫发作时的注射时间、癫痫种类、严重程度和传播情况也很重要。这里存在一个"金发女孩原则 [1]"，反映出特定的局灶性癫痫或癫痫先兆可能无法通过 SPECT 成像检测到 [36]，而对于全面性癫痫，SPECT 给出的信息可能也较少 [37]。这种"恰好"（能被检测到）的癫痫发作通常是癫痫复杂部分性发作，当进行 SPECT 注射时，其仍处于局部发作和持续状态。

脑磁图

脑磁图（MEG）在癫痫术前评估中的应用可能是最有差异的领域之一，原因应该是受限于该技术的普及程度。MEG 检测大脑中由电活动产生的磁场中的磁通量，并作为一种发作间期检查，检测和定位痫样放电的来源（来源定位）。

因为 MEG 被用作发作间期检查，所以它可以用于识别刺激区，刺激区通常与致痫灶相关，但并不相同。因此，由 MEG 识别的区域不直接进行切除，而是利用这些信息来提出或确认关于癫痫灶的假设，之后可以通过颅内监测进行确认。MEG 的另一个局限性是它对监测和定位皮层表层放电更为敏感，而对识别和定位深层放电则效果不佳。

MEG 对于 MRI 无法识别的致痫性病变（MRI 阴性）的患者定位尤其有效。在没有明确的癫痫起始部位假设，在 MRI 上有一个较大的病灶区或在有多个成像异常灶的情况下，可能有助于定位。

以上讨论了关于 MEG 使用的两个主要缺陷。首先，对于大面积或多灶性病变的患者，MEG 可能优先识别浅表来源而不是深表来源。其次，MEG 是一个发作间期研究而非发作期研究。在具有单一致痫灶的患者中，它可能识别出更大的刺激区或多个刺激区，有可能会产生误导。

半侵入性评估

部分定位问题可以通过使用不破坏颅骨完整性的半侵入性脑电图监测技术来解决，例如使用卵圆孔电极。经皮放置的卵圆孔电极位于环池中，靠近内侧颞叶结构。卵圆孔电极对于确定可疑独立起源双侧颞叶癫痫，其致痫灶位于哪一侧时特别有用。

尽管单侧致痫灶患者中很常见双侧刺激区（双颞叶发作间期独立性痫样放电），但是其他特点可能会引起对于双侧独立性发作的更大关注。这些特点包括：可能发生不止一种先兆类型，双侧海马萎缩或 MRI 上的其他双侧病理改变，与预备手术侧相比，非手术侧相等或更大的发作间期活动，以及发作期脑电图无法明确定位在哪一侧或结果不一致。神经心理测试中记忆力情况或颈内动脉异戊巴比妥试验（Wada）的结果不一致也会引发关注。虽然许多中心使用颅

---

[1] 引申自"金发姑娘和三只熊"的童话，指选择不多不少、恰好满足自己所需的行事原则

内监测（尤其是在双侧海马区置入深部电极）来解决这些问题，使用卵圆孔电极通常可以半侵入性解决这个问题。显然，考虑到头皮记录的发作期脑电图在探测深部病灶时的局限性，通过头皮脑电图发现双侧或单侧起源时不应宣告术前评估的完成，但是颞叶癫痫的具体位于哪一侧的问题往往可以通过这种微创技术得到有效的解答 [38]。

颈内动脉异戊巴比妥试验（IAP，Wada 试验）、功能磁共振成像和弥散张量成像

虽然这些检查经常是术前评估的重要组成部分之一，但是更常用于术前安全评估而非定位步骤的关键组成部分，所以在此仅做简单叙述。

颈内异戊巴比妥试验，或称 Wada 试验，旨在术前辅助确定语言优势侧半球，以及评估两侧记忆功能 [39]。与这两种功能相关的信息可以补充神经心理学测试的数据，并可以指导语言优势侧半球的切除范围，促使在切除前进一步探索语言功能定位，或评估颞叶切除术的记忆丧失风险，从而进行临床决策。IAP是侵入性试验，具有风险和不适，并且没有通用标准化，其可靠性受到许多方面的质疑，包括药物分布多变以及缺少健康对照组的数据。

功能磁共振成像（fMRI）是否能替代 IAP 已经争论了十余年，美国神经病学学会最近的一项指南回顾了这个问题的相关数据，并支持在许多情况下，癫痫术前评估可以考虑用 fMRI 替代 IAP[40]。

扩散张量成像在癫痫术前评估中的应用有限。作为术前安全评估的一部分，其主要用于白质束示踪；但是也有可能获得白质病变的信息，从而有助于定位和理解认知并发症 [41~43]。

IAP 或 fMRI 检测到的功能缺陷，和神经心理学检测发现的功能缺陷类似，可以为致痫灶定位提供额外的间接线索，但不是主要的定位工具。还有其他一些先进的成像技术可用于特定的病例或机构，如磁共振波谱分析和各种数字成像后处理技术，这些不在本章讨论范围之内。

扩展化非侵入性检查的结果评估与整合

在大多数癫痫中心，来自扩展化、个体化的术前定位数据，在多学科病例讨论上进行重新分析。对这些结果的评估往往会产生以下三种结果之一（图 13.1）。

1. 决定不进行手术切除。在此阶段排除手术的常见原因包括：
   - 多灶性癫痫
   - 癫痫灶无法定位以及没有颅内电极可测试的致痫灶假设
2. 决定在无侵入性颅内监测的情况下进行手术切除（包括如上所述的 MRI 阴性，PET 阳性的特定颞叶癫痫患者）。
3. 决定使用栅状，带状和 / 或深部电极进行侵入性颅内监测。常见场景包括：

- 病变邻近运动、语言中枢，需要测定
- 确定了有限的、可测试的致痫灶假设
- 基于先前测试的明确的非病变性癫痫假设

颅内监测

经过几十年的使用，颅内监测技术得到了改进，并且有很完备的总结回顾[44~47]。对这些技术的详细讨论不在本章讨论范围之内，下面将重点讨论使用颅内监测定位的原则。

多种技术可用于采集颅内脑电图，包括使用硬膜下栅状或带状电极和立体定位深部电极。

一般来说，深部电极最适于深部病灶（如颞叶近中部、脑室旁结节状灰质异位症、额叶深部），最近的技术进步促进了在双侧大脑多个区域更快速、更准确地放置深部电极，从而可以从不同的大脑区域进行更大范围采样。但是仍然需要仔细考虑用深度电极监测是否能验证假设。如果对邻近皮层区域的详细测定是评估的重要一环，通常来说硬膜下电极更为合适。

硬膜下的栅状或条状电极通常用于评估怀疑的新皮层致痫灶。然而，放置良好的颞下条状电极的内侧面可以对海马旁回进行采集，检测海马起始的癫痫（其灵敏度低于海马深部电极）[48]。

目前，已经很好地建立了对发作间期和发作期颅内高频信号的记录作为识别致痫灶的额外定位工具。但是，必须注意区分病理性和生理性高频振荡[49~50]。

在开始电极置入之前，一定要考虑到使用这些技术中的任何一种进行颅内监测都有一定的局限性。与广泛采集双侧半球区域的头皮脑电图记录不同，颅内电极在置入范围上肯定存在限制，并只能对特定大脑区域进行采集。颅内记录的"视野"越有限，意味着颅内电极的规划或放置不当可能无法准确识别邻近皮层的致痫灶。可以安全进行电极置入或最终切除的大脑区域有多有少。

颅内监测时，在脑电图显示的发作先于临床发作或与临床发作同时出现，并在发作时表现为高频或重复性棘波；颅内电极广泛接触发作电位后则出现频率较低的波形或与发作期表现类似，表明记录扩散中的信号可能提供的定位信息有限，甚至存在误导。

尽管存在这些局限性，但计划周全的颅内脑电图监测可以在非侵入性手段不能充分定位的情况下，指引癫痫手术成功。

结论：汇总结论、综合定位和手术决策

术前定位在功能性神经外科手术或其他定向手术中的作用比其他神经系统

疾病（如 PD）更大，因为 PD 的解剖病理改变更一致。

对于癫痫手术前定位，所谓的"标准"评估可能提供足够的信息，以在不进行额外侵入性颅内监测的情况下即可进行定向神经外科手术。在这些初始步骤之后，一部分患者定位信息不够，不符合直接进行手术的"跳过标准"，而是需要进一步评估。专门的神经影像学或神经生理学研究，如 PET、SPECT 和 MEG，可能提供关键的额外定位信息，但这些信息很少能解决定位不精确的问题，从而不能直接进行针对致痫灶的手术。更常见的是，这些额外的研究可安全地识别一个或多个疑似癫痫灶的区域，这些区域可以通过侵入性颅内监测进行辨别。

需要注意的是，定位并不意味着手术决策的结束，而是开始。一旦定位确定以后，就可以与患者进行一次知情谈话，说明手术切除或进行置入的手术预期和风险，包括预期无癫痫发作的可能性和对生活质量的可能影响。

经验丰富的临床医生会认识到，最佳决策代表着癫痫治疗团队与患者之间的合作关系，这种合作关系既不是过于家长式的指令，但也不是将决策的负担全部让患者背负。

（关宇光 译）

参考文献

1. Horsley V. Brain surgery. *Br Med J.* 1886;2:670–675.
2. Penfield WJH. Recent contributions to clinical neurophysiology: international symposium in neurosciences in honor of Herbert H. Jasper. *EEG Clin Neurophysiol.* 1972;31: 9–12.
3. Kwan P, Arzimanoglou A, Berg AT, et al. Definition of drug resistant epilepsy: consensus proposal by the ad hoc task force of the ILAE Commission on Therapeutic Strategies. *Epilepsia.* 2010;51:1069–1077.
4. Seiam AH, Dhaliwal H, Wiebe S. Determinants of quality of life after epilepsy surgery: systematic review and evidence summary. *Epilepsy Behav.* 2011;21:441–445.
5. Mohammed HS, Kaufman CB, Limbrick DD, et al. Impact of epilepsy surgery on seizure control and quality of life: a 26-year follow-up study. *Epilepsia.* 2012;53:712–720.
6. Spencer SS, Berg AT, Vickrey BG, et al. Health-related quality of life over time since resective epilepsy surgery. *Ann Neurol.* 2007;62:327–334.
7. Wiebe S, Blume WT, Girvin JP, Eliasziw M, Effectiveness, Efficiency of Surgery for Temporal Lobe Epilepsy Study G. A randomized, controlled trial of surgery for temporal-lobe epilepsy. *N Engl J Med.* 2001;345:311–318.
8. Engel J Jr, Wiebe S, French J, et al. Practice parameter: temporal lobe and localized neocortical resections for epilepsy. *Epilepsia.* 2003;44:741–751.
9. Enatsu R, Bulacio J, Nair DR, Bingaman W, Najm I, Gonzalez-Martinez J. Posterior cingulate epilepsy: clinical and neurophysiological analysis. *J Neurol Neurosurg Psychiatry.* 2014;85:44–50.
10. Nordli DR Jr, Kuroda MM, Hirsch LJ. The ontogeny of partial seizures in infants and young children. *Epilepsia.* 2001; 42:986–990.
11. Fogarasi A, Janszky J, Faveret E, Pieper T, Tuxhorn I. A detailed analysis of frontal lobe seizure semiology in children younger than 7 years. *Epilepsia.* 2001;42:80–85.
12. Fogarasi A, Jokeit H, Faveret E, Janszky J, Tuxhorn I. The effect of age on seizure semiology in childhood temporal lobe epilepsy. *Epilepsia.* 2002;43:638–643.
13. Stoyke C, Bilgin O, Noachtar S. Video atlas of lateralising and localising seizure phenomena. *Epileptic Disord.* 2011; 13:113–124.
14. Rossetti AO, Kaplan PW. Seizure semiology: an overview of the 'inverse problem'. *Eur Neurol.* 2010;63:3–10.
15. So EL. Value and limitations of seizure semiology in localizing seizure onset. *J Clin Neurophysiol.* 2006;23:353–357.
16. Sammaritano M, de Lotbiniere A, Andermann F, Olivier A, Gloor P, Quesney LF. False lateralization by surface EEG of seizure onset in patients with temporal lobe epilepsy and gross focal cerebral lesions. *Ann Neurol.* 1987;21:361–369.
17. Cascino GD, Andermann F, Berkovic SF, et al. Gelastic seizures and hypothalamic hamartomas: evaluation of patients undergoing chronic intracranial EEG monitoring and outcome of surgical treatment. *Neurology.* 1993;43: 747–750.
18. McIntosh AM, Averill CA, Kalnins RM, et al. Long-term seizure outcome and risk factors for recurrence after extratemporal epilepsy surgery. *Epilepsia.* 2012;53:970–978.
19. Tellez-Zenteno JF, Hernandez Ronquillo L, Moien-Afshari F, Wiebe S. Surgical outcomes in lesional and non-lesional epilepsy: a systematic review and meta-analysis. *Epilepsy Res.* 2010;89:310–318.
20. Bien CG, Szinay M, Wagner J, Clusmann H, Becker AJ, Urbach H. Characteristics and surgical outcomes of patients with refractory magnetic resonance imaging-negative epilepsies. *Arch Neurol.* 2009;66:1491–1499.
21. So EL, Lee RW. Epilepsy surgery in MRI-negative epilepsies. *Curr Opin Neurol.* 2014;27:206–212.
22. Von Oertzen J, Urbach H, Jungbluth S, et al. Standard mag-

netic resonance imaging is inadequate for patients with refractory focal epilepsy. *J Neurol Neurosurg Psychiatry*. 2002; 73:643−647.

23. Phal PM, Usmanov A, Nesbit GM, et al. Qualitative comparison of 3-T and 1.5-T MRI in the evaluation of epilepsy. *Am J Roentgenol*. 2008;191:890−895.

24. Wellmer J, Quesada CM, Rothe L, Elger CE, Bien CG, Urbach H. Proposal for a magnetic resonance imaging protocol for the detection of epileptogenic lesions at early outpatient stages. *Epilepsia*. 2013;54:1977−1987.

25. Helmstaedter C. Neuropsychological aspects of epilepsy surgery. *Epilepsy Behav*. 2004;5(suppl 1):S45−S55.

26. Jones-Gotman M, Smith ML, Risse GL, et al. The contribution of neuropsychology to diagnostic assessment in epilepsy. *Epilepsy Behav*. 2010;18:3−12.

27. Malmgren K, Olsson I, Engman E, Flink R, Rydenhag B. Seizure outcome after resective epilepsy surgery in patients with low IQ. *Brain*. 2008;131:535−542.

28. Vinton AB, Carne R, Hicks RJ, et al. The extent of resection of FDG-PET hypometabolism relates to outcome of temporal lobectomy. *Brain*. 2007;130:548−560.

29. Engel J Jr. PET scanning in partial epilepsy. *Can J Neurol Sci*. 1991;18:588−592.

30. Gok B, Jallo G, Hayeri R, Wahl R, Aygun N. The evaluation of FDG-PET imaging for epileptogenic focus localization in patients with MRI positive and MRI negative temporal lobe epilepsy. *Neuroradiology*. 2013;55:541−550.

31. LoPinto-Khoury C, Sperling MR, Skidmore C, et al. Surgical outcome in PET-positive, MRI-negative patients with temporal lobe epilepsy. *Epilepsia*. 2012;53:342−348.

32. Yang PF, Pei JS, Zhang HJ, et al. Long-term epilepsy surgery outcomes in patients with PET-positive, MRI-negative temporal lobe epilepsy. *Epilepsy Behav*. 2014;41:91−97.

33. O'Brien TJ, So EL, Mullan BP, et al. Subtraction ictal SPECT co-registered to MRI improves clinical usefulness of SPECT in localizing the surgical seizure focus. *Neurology*. 1998;50: 445−454.

34. Bell ML, Rao S, So EL, et al. Epilepsy surgery outcomes in temporal lobe epilepsy with a normal MRI. *Epilepsia*. 2009; 50:2053−2060.

35. O'Brien TJ, So EL, Mullan BP, et al. Subtraction peri-ictal SPECT is predictive of extratemporal epilepsy surgery outcome. *Neurology*. 2000;55:1668−1677.

36. Elwan SA, Wu G, Huang SS, Najm IM, So NK. Ictal single

photon emission computed tomography in epileptic auras. *Epilepsia*. 2014;55:133−136.

37. Varghese GI, Purcaro MJ, Motelow JE, et al. Clinical use of ictal SPECT in secondarily generalized tonic-clonic seizures. *Brain*. 2009;132:2102−2113.

38. Alarcon G, Kissani N, Dad M, et al. Lateralizing and localizing values of ictal onset recorded on the scalp: evidence from simultaneous recordings with intracranial foramen ovale electrodes. *Epilepsia*. 2001;42:1426−1437.

39. Wada J, Rasmussen T. Intracarotid injection of sodium amytal for the lateralization of cerebral speech dominance. 1960. *J Neurosurg*. 2007;106:1117−1133.

40. Szaflarski JP, Gloss D, Binder JR, et al. Practice guideline summary: use of fMRI in the presurgical evaluation of patients with epilepsy: Report of the Guideline Development, Dissemination, and Implementation Subcommittee of the American Academy of Neurology. *Neurology*. 2017; 88:395−402.

41. Winston GP. The potential role of novel diffusion imaging techniques in the understanding and treatment of epilepsy. *Quant Imaging Med Surg*. 2015;5:279−287.

42. Gross DW. Diffusion tensor imaging in temporal lobe epilepsy. *Epilepsia*. 2011;52(suppl 4):32−34.

43. Luat AF, Chugani HT. Molecular and diffusion tensor imaging of epileptic networks. *Epilepsia*. 2008;49(suppl 3): 15−22.

44. Kovac S, Vakharia VN, Scott C, Diehl B. Invasive epilepsy surgery evaluation. *Seizure*. 2017;44:125−136.

45. Fernandez IS, Loddenkemper T. Electrocorticography for seizure foci mapping in epilepsy surgery. *J Clin Neurophysiol*. 2013;30:554−570.

46. Sperling MR. Clinical challenges in invasive monitoring in epilepsy surgery. *Epilepsia*. 1997;38(suppl 4):S6−S12.

47. Risinger MW, Gumnit RJ. Intracranial electrophysiologic studies. *Neuroimaging Clin N Am*. 1995;5:559−573.

48. Spencer SS, Spencer DD, Williamson PD, Mattson R. Combined depth and subdural electrode investigation in uncontrolled epilepsy. *Neurology*. 1990;40:74−79.

49. Jacobs J, Staba R, Asano E, et al. High-frequency oscillations (HFOs) in clinical epilepsy. *Prog Neurobiol*. 2012; 98:302−315.

50. Menendez de la Prida L, Staba RJ, Dian JA. Conundrums of high-frequency oscillations (80-800 Hz) in the epileptic brain. *J Clin Neurophysiol*. 2015;32:207−219.

第 14 章

术中皮层功能定位

ERIKC. BROWN, MD, PHD • AHMED M. RASLAN, MD, FAANS

引言

在 Aelius Galenus（也简称为 Galen；公元 130—210）时代，大脑已经被认为是支配自主运动、感觉、甚至智力的主导器官 [1]，可是当时对于大脑究竟是如何行使这些功能的是一个未解之谜，时至今日仍有许多问题我们并不明了，人类用了数千年时间才逐渐开始揭示大脑结构与其复杂功能之间的关系。

最初，我们研究大脑功能的方法是通过观察各种结构性病变对功能的影响来进行的 [2~4]。比如 John Hughlings Jackson（1835—1911）基于临床观察，推断癫痫发作是一种皮层功能异常的现象，并且基于结构性病变对于功能影响的观察，John Hughlings Jackson 提出了运动皮层与语言皮层在大脑表面拓扑分布的图谱，这些工作虽然比较初步，却是具有革命性意义的事件 [1]。像"杰克逊癫痫"一词，即基于 John Hughlings Jackson 对癫痫发作的症状学顺序而提出的。Jackson 提出的许多假设后来被 David Ferrier（1843—1928）通过动物的脑皮层电刺激试验所证实 [1]。随着这些研究的进一步进展，通过明确大脑的结构与对应皮层的功能联系来定位大脑不同部位功能的观点被大家广为接受 [5]，这使得我们可以基于结构变化来解释或预测功能异常。基于以上研究基础，神经外科医生开始尝试切除非功能皮层治疗相关疾病，此外，基于病变所处的不同位置，神经外科医生可以制定合适的手术方案或预测术后的功能缺失。解剖结构与功能定位使神经外科有了长足发展。

Sir William Macewen（1848—1924）于 1881 年第一次成功开展了脑肿瘤切除术 [1, 6]，患者是一位年轻女性，病变在硬脑膜有基底，可能是脑膜瘤。该患者因左侧眼眶上的颅骨骨质增生明显，并引起了外观改变，基于此进行病灶定位并完成手术，这种定位方式是完全通过临床症状完成的 [7]。3 年后，Rickman Godlee（1849—1925）于 1884 年通过小骨窗开颅手术成功完成了一例位于右侧中央前回中 1/3 的脑肿瘤切除术，肿瘤的定位完全通过症状学分析（他们发现该患者存在左侧局灶性癫痫发作与右侧视网膜出血)[1]。这是从神经病学及其他临床发现来推断受累皮层功能定位的一次革命。

Wernicke-Lichtheim 语言结构和功能模型产生于 1885 年[3]，其将 Wernicke 的语言功能组织理念巧妙地转化为图解形式，既易于理解又能预测已知或未知的病变引起的语言功能障碍。由 Pierre Paul Broca（1824—1880）和 Carl Wernicke（1848—1905）提出的理论进一步巩固了功能定位的观点，即大脑皮层存在特定的"功能皮层"，其对某些特定功能是必不可少的，而"非功能皮层"对执行特定功能起到很大的支持作用，但不是必不可少的[5]。尽管有强有力的临床证据支持皮层功能定位的模型并且经受住了临床的考验，但该定位方法并不完整，无法稳定地在每一个体中应用，尤其体现在语言的功能定位方面。事实上，不同语言功能的确切定位具有较高的个体间差异[8~12]。研究结果表明语言功能的皮层功能区域高度异质，以至于无法从解剖学标志中可靠地推断出精确定位[10~11]。随着我们对大脑功能及其信息处理过程认识的不断深入，功能定位的观点看起来似乎过于僵化和模块化。此外，功能定位的观点无法解释因皮层功能重塑导致的功能改善，也忽略了皮层下白质通路对脑功能的重要作用[5]。

对大脑功能的认识从最初始的静态的皮层定位观点逐渐过渡为动态的、连接的观点，这种观点解释了皮层功能存在广泛的变异性、神经可塑性以及存在大范围的神经网络（多个相邻甚至远隔皮层区域直接或者间接的相互作用）等观点[5]。随着时间的推移及经验的积累，我们发现大脑确实没有精确的解剖与功能的对应关系，我们不能从解剖学标志来严格推断对应区域的大脑功能。

胶质瘤可能是现阶段研究最多的脑实质内病变及其手术治疗的病种。由于这类病变经常与正常的皮层组织无明显边界，切除总是会对正常皮层和／或白质有一定程度的损伤，造成一定的功能障碍。因此，我们可以将在该领域中学到的大脑皮层功能相关的内容推广到其他涉及皮层组织的切除手术中。在胶质瘤的研究中发现，最大限度切除会改善患者总体生存预后，也提高了肿瘤无进展存活率。然而，当病变位于"功能"皮层时，我们必须在最大限度切除和最小的术后神经功能缺损之间寻求良好的平衡[14]。"功能"皮层是指那些我们为了避免神经功能损伤所必须保留的皮层，如上所述，在许多情况下，仅凭解剖学定位不足以定位皮层功能区，不能单靠解剖来寻找最大限度切除与最大限度功能保护时间的平衡点。因此，大脑皮层切除手术中皮层功能区域测绘就显得尤为重要。

此外，由于白质纤维连接大脑的不同结构，并且在某些情况下对于行使正常功能是必不可少的，比如在放射冠或内囊中的运动纤维，对于涉及各种认知和运动功能的白质束的功能测绘也同样重要。最近的一篇对当代语言模型的综述描述了语言网络的复杂性，他们提到了至少八种不同的白质通路共同参与语言处理，并且不同结构损伤导致的神经功能缺陷都存在明显的不同[15]。而且，由于白质结构高度密集并且缺乏可塑性，手术导致的白质通路损伤引起的功能障碍较皮层损伤引起的功能障碍更难恢复。

适应证

对任何脑部病变进行切除性手术的最终目标是最大限度地切除病灶，同时最大限度地减少由外科手术引起的任何术后功能损害的风险。在多种疾病中，最大限度切除目标病灶是至关重要的，比如在胶质瘤手术中，无论是肿瘤是低级别还是高级别，最大限度切除肿瘤可以实现治愈肿瘤或延长生存期；在癫痫手术中，最大限度切除可以实现终生癫痫无发作；在血管性病变手术中，最大限度切除可以预防未来可能致命的出血。

最大限度切除与最大限度的功能保护同等重要。生活质量对生存有着非常深远的影响，因此，功能保留对于患者存活而言，与最大限度切除一样重要。

皮层和/或皮层下功能测绘的方法可用于共同定位功能皮层的病灶或皮层下受损的白质束，但其更多的是用于定位病变区域与功能皮层和/或皮层下白质束的相对位置关系。皮层和/或皮层下功能测绘的目的是定位颅内病变、功能皮层以及白质纤维束，明确病变与功能区域的相对位置关系，以达到最大限度切除病灶与最大限度保护功能的目的。

功能区是一个相对的概念。运动功能、语言功能以及视觉功能区域是大家公认的功能皮层，大脑的其他"高级功能"也同等重要。例如，右侧顶叶皮层对于需要视觉空间技能的个体而言至关重要，对音乐家也是如此。换句话说，功能区的概念是高度个体化的。

术前功能定位方法

通过颈动脉内注射异戊巴比妥钠（也称为 Wada 试验）来判断语言和记忆功能侧向性问题已经有几十年的历史，在 20 世纪 90 年代早期，几乎所有的中心都将该方法应用于癫痫手术[15]。该方法使用动脉内导管将最低剂量（根据临床检查的经验和脑电图测量确定的最小剂量）的异戊巴比妥钠注入选定的颈内动脉，暂时麻醉一侧大脑半球，在此期间患者接受一系列语言和记忆任务。最终基于每个半球中任务的评分来计算侧向化指数，并在半球之间进行比较，以提供功能侧向化强度的半定量指标。不同医疗机构 Wada 试验在执行方面存在一些差异，但它通常是一个半球的优势侧别最大分数百分比减去另一个半球的优势侧别最大分数百分比。近年来，随着功能磁共振成像（fMRI）的出现，尽管在一些特定临床条件下 Wada 试验仍被广泛采用，但其使用率较前大幅下降。

　　fMRI 是研究大脑结构和功能的具有开创性意义的成像模式。利用磁共振成像（MRI）的高空间分辨率，fMRI 能够以四维（包括时间）的方式无创的探究不同部位皮层的功能，这也是为什么这种成像模式越来越多地引起人们的兴趣、并尝试将其用于皮层切除手术前大脑功能评估的原因。fMRI 成像依赖于血氧水平（BOLD）信号变化，其通过监测大脑局部血流和氧合信号的变化来判定功能。尽管它测量的是大约发生在 4s 而不是毫秒级的皮层血氧水平的动态变化，但 BOLD 信号已被证明与 300Hz 以下的局部场电位的神经生理活动［例如脑电图（EEG），脑磁图（MEG）和皮层脑电图（ECoG）］相关 [16]。基于任务的 fMRI 通常存在两种任务设计方式：一种是基于模块的设计，一种是事件相关设计。由于时间限制，基于模块的设计通常于临床环境应用，这些 fMRI 设计的细节不在本章详述。尽管在单次 fMRI 中获得的功能定位信息不太详细，我们可以通过模块设计，通过统计的方法提高其功能定位的效率。然而不幸的是，与术中直接电刺激相比，fMRI 可靠性仍然很低，灵敏度仅为 37.1%，特异性为 83.4%[5]。但在精准度要求不高的情况下，fMRI 已经证明在临床上是有用的，比如将语言功能定位到左半球或右半球。实际临床应用中发现，当术前 fMRI 定位语言偏向左半球时，其可靠性非常高，在许多情况下可以不必要使用 Wada 测试 [17]。当用 fMRI 进行语义决策任务和音调决策任务时，研究结果发现 fMRI 和 Wada 在证明左侧半球语言优势时一致性达到了 94%[15]。

　　弥散张量成像（DTI）是另一种 MRI 检查序列，它能够近似刻画出大脑主要白质通路的大小和形状。虽然这种方式并不直接定位脑功能，但它确实能识别出与重要脑功能相关的重要白质通路，例如与语言功能相关的弓形束，与运动功能相关的皮质脊髓束。近来新兴的大脑的连接组学观点明确了大脑区域之间完整的轴突连接是术后皮层可塑性的重要前提，手术中只有尽可能保护大脑之间的连接才可以最大限度地补偿由皮层病变手术切除引起的神经缺陷 [5]。因此，人们越来越强烈地意识到在切除手术过程中保护白质通路的必要性，术前 DTI 纤维束成像的应用越来越多。

　　侵入性电极置入后在行切除手术前的这段时间为开展长程侵入性评估提供了重要的机遇。这些侵入性评估方法主要是皮层电刺激和被动 ECoG 记录。这些方法会在下面的清醒状态皮层功能测绘一节中进一步描述，但在此需要重点提及的是，由于该类有创评估方法在术前环境可以和无创性评估方法结合使用，同时术前时程较长，可以实现长程记录，因此侵入性脑电评估的实用意义得到了进一步扩展。这所说的术前的时间段是指放置侵入性设备（例如电极）之后，但是在最终手术切除之前的时期。侵入性脑电评估结合非侵入性脑功能评估方法的记录时间可能持续数天到数周，这取决于临床情况。任务相关的

ECoG 监测在皮层功能的临床效用和科学研究方面展现出良好的前景,特别是在语言领域 [5a]。

术中监测方法

在睡眠 / 麻醉期间

1. 体感诱发电位(SSEP)技术

这是一项常用的神经电生理技术,其应用基础是在中央沟的前后观察到存在 N20/P20 波的反转现象。由于体感诱发电位技术在全身麻醉下仍然可以进行监测,因此是非常有吸引力的技术。然而,它不是一个非常特异或敏感的方法,比如当中央前后回的解剖结构存在损害时,可能完全不能通过 SSEP 来定位中央沟。但是,它提供了一种在麻醉状态下快速简便地定位感觉和运动区域的方法。

2. 运动皮层电刺激皮层功能区测绘

皮层电刺激方法将在后面讨论清醒麻醉手术时详细阐述。在全身麻醉入睡患者中,这种"金标准"仅限于不需要患者有意识配合的情况,我们通过可以观察到的功能响应来测绘皮层功能。实际上,这种方法只适用于初级运动功能皮层的功能测绘,因为刺激运动皮层区域导致的上运动神经元激活将引起物理的可见的骨骼肌收缩。与清醒的皮层电刺激相比,全身麻醉入睡患者皮层电刺激通常需要更高的刺激幅度。文献中已经描述了用高达 15mA 强度的电流来进行皮层和皮层下运动功能区域测绘 [18]。由于麻醉效应,这种睡眠运动负荷敏感性有所下降,因此我们要求最低吸入麻醉药肺泡浓度(MAC)通常为 0.3~0.5 来减少麻醉药的影响。ECoG 可用于协助评估麻醉深度和潜在诱发癫痫活动的可能性,例如在刺激后可能发生后放电。

3. 其他适用于全身麻醉入睡患者的监测方法

在全身麻醉入睡患者中测绘皮层功能区域的其他方法正在开发中。术中 MRI 的出现使 MRI 检查可用于手术过程中,最初其主要目的是确保实现病灶的最大切除。术中 MRI 的出现为探索其他 MRI 序列的术中应用打开了大门。比如当评估静息状态网络时,功能性 MRI(fMRI)不需要患者清醒,从而克服了基于任务的 fMRI 对术中皮层功能测绘的限制。静息状态 fMRI(RS-fMRI)技术分析不同空间区域之间 BOLD 信号的同步低频波动,以识别当大脑"静止"时存在的"网络"。大脑中有许多静止状态网络,它们与各种功能过程相关联,现有证据显示他们非常稳定 [19]。虽然通过术中测绘静息态网络的方法可行,但很少运用术中磁共振开展 RS-fMRI 检查。Roder 等的研究表明，尽管使用丙泊酚麻醉，术中 RS-MRI 依然能够识别稳定的静息状态运动网络，而且能够预测切除术后出院时的术后运动功能缺陷 [20]。虽然 RS-fMRI 扫描持续时间仅为 7min，但后处理时间长达数小时至数天，因此严重制约了其临床适用性。可以预期的是，随着技术进步，我们可以缩短这些数据处理的时间，术中 RS-MRI 可能在临床环境逐渐适用。

清醒状态皮层功能区测绘

1. 电刺激皮层功能区测绘

对清醒患者行直接皮层电刺激（图 14.1）是测绘大脑功能区的金标准，即使对于皮层电刺激引起的负性功能现象（语言和运动功能）或正性功能现象（运动功能）的机制尚不完全清楚，该方法在临床实践中广泛使用。如上所述，早期的刺激方法在一个多世纪以前就开始应用，其基本原理是通过施加电流（通常在 50～60Hz 的频率和 3～9mA 强度下的双相电流刺激，刺激时间在 1～10s 或更长），在脑组织中产生"暂时性虚拟损伤"病灶 [21]，通过观察神经功能的改变来判定功能 [5]。对于运动功能而言，如前所述，运动功能皮层的刺激将引起相关肌肉群的收缩，因此该效应改变通常是"阳性的"。然而，在诸如语言的其他功能领域中，刺激引起的效应通常是"负性的"，因此为了观察功能的改变，患者必须积极地参与任务；例如，电刺激语言表达皮层时患者可以清楚地理解语言，但却无法回答问题。皮层电刺激时观察到的产生正性或负性功能效应的皮层被认为是"功能皮层"，即对于该功能的执行是"必须的"，手术通常需要避免切除这些部位。尽管直接电刺激仅应用于非常小的皮层区域并且刺激电流仅与非常小的皮层区域直接相互作用，但是局部的扰动可能会通过相关的白质通路对整个相应的子网络产生影响 [5]。直接电刺激是现有的评估白质束功能的唯一方式，这可以通过直接刺激白质来实现，或者通过评估放电传导到更远处的皮层 - 皮层之间的电扩散来间接地进行判定。该方法的主要受"刺激后放电"的限制，其表现为刺激皮层的持续同步化电活动，有时可能演变成癫痫发作，患者经常会有不适感。上述的任何一个或两个限制因素使得患者无法使用该技术定位。当然，我们也有减少后放电发生或者在发现后放电时及时予以终止的方法，例如从周边的大脑记录脑电图（图 14.2），逐步增加刺激强度和 / 或频率，以及使用冰盐水等 [14]。

清醒开颅术并不适合所有患者。其绝对禁忌证包括患者存在无法控制的咳嗽或其他频繁的发作性症状，这些情况会对手术造成干扰。此外，严重的失语症会妨碍与清醒患者的有效沟通，对有严重运动无力或偏瘫的清醒患者无法进行运动皮层测绘，而且患者主观不配合时也无法开展清醒麻醉。清醒麻醉的相

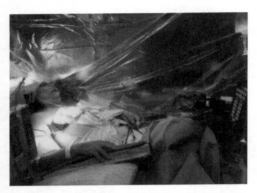

图 14.1　清醒麻醉患者采用半坐位进行开颅手术，术区用透明材料覆盖

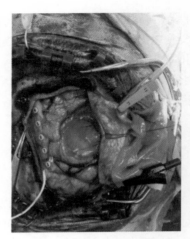

图 14.2　条状电极放置于刺激皮层的周围来监测电刺激后放电

对禁忌证包括患者发育迟缓或存在认知障碍，患者因耳聋等问题沟通困难，患者年龄小于 12 岁[14]以及颅高压等状况（比如因广泛性脑水肿，使用全身麻醉可以更好地改善颅高压）。在使用得当的情况下，有证据表明清醒开颅手术可能比全身麻醉的手术具有更高的成本效果优势。尽管迄今为止尚无直接和无偏倚的临床试验，但与初级运动皮层相关的神经胶质瘤手术切除领域的有力证据表明，与使用全身麻醉相比，清醒开颅术可能在术后 2 个月改善功能预后，肿瘤全切率更高，住院时间缩短，术后恶心呕吐症状减少。但由于清醒麻醉的复杂性，清醒麻醉的学习曲线陡峭，因此，为了达到更好的术后效果，我们需要培养专业团队来实现清醒麻醉开颅。

2. 被动皮层功能定位

皮层局部场电位功率变化（特别是 γ 功率波动）被认为与广泛的皮层激活相关（运动[22~23]，语言产生和感知[24]，听觉刺激[25]，视觉刺激[26]，认知处理[27~28]，疼痛[29]）。γ 功率波动的改变可间接反映功能性皮层激活，是被动皮层功能定位的主要依据。皮层脑电图（ECoG）信号相对于头皮 EEG 具有更高的信噪比，并且可以实现更高频带的记录（大于 70Hz 脑电，这些脑电通常在常规 EEG 中被滤波滤掉），因此，ECoG 信号目前正在广泛应用于皮层功能定位研究[30~32]，脑机接口研究[33]以及和认知神经病理学有关研究中[34~35]。这些 ECoG 信号特征使它们非常适合不同频段以及宽频带脑电分析。它还允许与不同功能相关的 ECoG 信号的在线和离线分析。ECoG 皮层功能测绘相对电刺激的潜在优势是避免了后放电和刺激诱发的癫痫发作（据报道，有高达 9.5% 的患者经过皮层电刺激后有癫痫发作[36]）。

随着皮层栅状电极制造工艺的不断改进，我们可以生产出具有更小电极间距的电极阵列，从而可以进行高密度皮层功能测绘。一些研究表明 ECoG 或 EEG 测量的局部场电位的宽频带功率增加与皮层激活有关，而这些宽带激活最初被认为是集中于 γ 频带的。随后的研究使用具有更快采样率的记录系统探究 ECoG 与皮层活动的相关性。这些研究发现，皮层功能激活时宽频带 ECoG 功率增加，它在所有频率 [37~38] 同时出现，而不是局限于特定的频带，宽频带活动与神经元放电的关系比窄带活动关联更紧密。然而，出于实际应用的目的，宽 γ 频带功率改变皮层功能测绘被认为是皮层激活的替代标记，其可以被可靠地在皮层功能区监测到相应活动。

研究结果表明，在额下回位置上，利用高密度栅状电极，仅使用动词生成和重复单词这两个功能任务，借助术中 ECoG 就能够在一段时间内识别出语言表达功能的位置，这对手术操作非常有利。在一例与癫痫发作相关的左额叶切除术患者中发现，这类术中高密度宽频带 EcoG 测绘的结果与术外 ECoG 和术外电刺激判定的功能皮层相关联 [39]。尽管很少有大规模研究证实该技术广泛应用的实用性，但术中 ECoG 作为一种快速发展的工具，为现有皮层功能测绘方法提供了一定补充，并且在某些情况下可替代术中电刺激。

被动皮层功能定位的其他潜在优势包括可以将皮层功能定位与皮层电刺激定位结合，可以实现更小区域更精确或更"有目的性"的刺激。它还允许测绘感官现象以及定位复杂的任务（比如解魔方或演奏乐器）对应的皮层。

（胡杰 译）

参考文献

1. Kerr PB, Caputy AJ, Horwitz NH. A history of cerebral localization. *Neurosurg Focus*. 2005;18(4):e1.
2. Dronkers NF, et al. Paul Broca's historic cases: high resolution MR imaging of the brains of Leborgne and Lelong. *Brain*. 2007;130(Pt 5):1432−1441.
3. Graves RE. The legacy of the Wernicke-Lichtheim model. *J Hist Neurosci*. 1997;6(1):3−20.
4. Lichtheim L. On aphasia. *Brain*. 1885;7:433−484.
5. Duffau H. The error of Broca: from the traditional localizationist concept to a connectomal anatomy of human brain. *J Chem Neuroanat*. 2017;89:73−81.
5a. Nakai Y, Jeong JW, Brown EC, Rothermel R, Kojima K, Kambara T, Shah A, Mittal S, Sood S, Asano E. Three- and four-dimensional mapping of speech and language in patients with epilepsy. *Brain*. 2017;140(5):1351−1370.
6. Preul MC. History of brain tumor surgery. *Neurosurg Focus*. 2005;18(4):1.
7. Macmillan M. Localization and William Macewen's early brain surgery Part II: the cases. *J Hist Neurosci*. 2005; 14(1):24−56.
8. Berger MS, et al. Brain mapping techniques to maximize resection, safety, and seizure control in children with brain tumors. *Neurosurgery*. 1989;25(5):786−792.
9. Duchowny M, et al. Language cortex representation: effects of developmental versus acquired pathology. *Ann Neurol*. 1996;40(1):31−38.
10. Hamberger MJ, et al. Distribution of auditory and visual naming sites in nonlesional temporal lobe epilepsy patients and patients with space-occupying temporal lobe lesions. *Epilepsia*. 2007;48(3):531−538.
11. Ojemann G, et al. Cortical language localization in left, dominant hemisphere. An electrical stimulation mapping investigation in 117 patients. *J Neurosurg*. 1989;71(3): 316−326.
12. Ojemann SG, et al. Localization of language function in children: results of electrical stimulation mapping. *J Neurosurg*. 2003;98(3):465−470.
13. Chang EF, Raygor KP, Berger MS. Contemporary model of language organization: an overview for neurosurgeons. *J Neurosurg*. 2015;122:250−261.
14. Eseonu CI, et al. Awake craniotomy vs craniotomy under general anesthesia for perirolandic gliomas: evaluating perioperative complications and extent of resection. *Neurosurgery*. 2017;81(3):481−489.
15. Janecek JK, et al. Language lateralization by fMRI and Wada testing in 229 patients with epilepsy: rates and predictors of discordance. *Epilepsia*. 2013;54(2):314−322.
16. Logothetis NK. The underpinnings of the BOLD functional magnetic resonance imaging signal. *J Neurosci*. 2003; 23(10):3963−3971.

17. Massot-Tarrus A, Mousavi SR, Mirsattari SM. Comparing the intracarotid amobarbital test and functional MRI for the presurgical evaluation of language in epilepsy. *Curr Neurol Neurosci Rep*. 2017;17(7):54.

18. Bertani G, et al. Intraoperative mapping and monitoring of brain functions for the resection of low-grade gliomas: technical considerations. *Neurosurg Focus*. 2009; 27(4):E4.

19. Barkhof F, Haller S, Rombouts SA. Resting-state functional MR imaging: a new window to the brain. *Radiology*. 2014; 272(1):29−49.

20. Roder C, et al. Resting-state functional MRI in an intraoperative MRI setting: proof of feasibility and correlation to clinical outcome of patients. *J Neurosurg*. 2016;125(2): 401−409.

21. Ojemann GA. The neurobiology of language and verbal memory: observations from awake neurosurgery. *Int J Psychophysiol*. 2003;48(2):141−146.

22. Crone NE, Miglioretti DL, Gordon B, Lesser RP. Functional mapping of human senosrimotor cortex electrocorticographic spectral analysis. II. Event-related synchronization in the gamma band. *Brain*. 1998;121:2301−2315.

23. Crone NE, Miglioretti DL, Gordon B, et al. Functional mapping of human senosrimotor cortex electrocorticographic spectral analysis. I. Alpha and beta event-related desynchronization. *Brain*. 1998;121:2271−2299.

24. Sinai A, Bowers CW, Crainiceanu CM, et al. Electrocorticographic high gamma activity versus electrical cortical stimulation mapping of naming. *Brain*. 2005;128: 1556−1570.

25. Haenschel C, Baldeweg T, Croft RJ, Whittington M, Gruzelier J. Gamma and beta frequency oscillations in response to novel auditory stimuli: a comparison of human electroencephalogram (EEG) data with in vitro models. *Proc Natl Acad Sci USA*. 2000;97:7645−7650.

26. Tallon-baudry C. The roles of gamma-band oscillatory synchrony in human visual cognition. *Front Biosci*. 2009; 14:321−332.

27. Wang XJ. Neurophysiological and computational principles of cortical rhythms in cognition. *Physiol Rev*. 2010; 90:1195−1268.

28. Bartos M, Vida I, Jonas P. Synpatic mechanisms of synchronized gamma oscillation in inhibitory interneuron networks. *Nat Rev Neurosci*. 2007;8:45−57.

29. Tiemann L, Schulz E, Gross J, Ploner M. Gamma oscillations as a neural correlate of the attentional effects of pain. *Pain*. 2010;150:302−308.

30. Miller KJ, Leuthart EC, Schalk G, et al. Spectral changes in cortical surface potentials during motor movement. *J Neurosci*. 2007;27:2424−2432.

31. Schalk G, Leuthardt E, Brunner P, et al. Real-time detection of event-related brain activity. *Neuroimage*. 2008;43: 245−249.

32. Roland J, Brunner P, Johnston J, Schalk G, Leuthart E. Passive real-time identification of speech and motor cortex during an awake craniotomy. *Epilepsy Behav*. 2010;18:123−128.

33. Leuthardt E, Shalk G, Wolpaw J, Ojemann J, Moran D. A brain-computer interface using electrocorticographic signals in humans. *J Neural Eng*. 2004;1:63−71.

34. Canolty RT, Edwards E, Dalal SS, et al. High gamma power is phase-locked to theta oscillations in human neocortex. *Science*. 2006;313:1626−1628.

35. Fries P. Neuronal gamma-band synchronization as a fundamental process in cortical computation. *Annu Rev Neurosci*. 2009;32:209−224.

36. Szelenyi A, Joksimovic B, Seifert V. Intraoperative risk of seizures associated with transient direct cortical stimulation in patients with symptomatic epilepsy. *J Clin Neurophysiol*. 2007;24:39−43.

37. Miller KJ, denNijs M, Shenvoy P, et al. Real-time functional brain mapping using electrocorticography. *Neuroimage*. 2007;37:504−507.

38. Manning JR, Jacobs J, Fried I, Kahana M. Broadband shifts in local field potential power spectra are correlated with single-neuron spiking in humans. *J Neurosci*. 2009;29: 13613−13620.

39. Taplin AM, et al. Intraoperative mapping of expressive language cortex using passive real-time electrocorticography. *Epilepsy Behav Case Rep*. 2016;5:46−51.

第 15 章

迷走神经刺激术

COLIN ROBERTS, MD • CARLI BULLIS, MD

背景介绍

迷走神经刺激术（vagus nerve stimulation，VNS）是药物难治性癫痫的一种姑息性治疗方式。它是将电极盘绕在颈部迷走神经，再将电极另一端连接到位于胸壁皮下的脉冲发生器，通过脉冲发生器释放慢性、间歇性电刺激。VNS 的历史及其与癫痫发作的关系至少可追溯到一个世纪以前。1938 年，Bailey 和 Bremmer 首次描述了迷走神经刺激及其对大脑活动的影响。Dell 和 Olson 于 1951 年对此进行了进一步研究，他们发现刺激迷走神经会引起丘脑腹后侧复合体和板内区的诱发反应 [1]。1952 年，Zanchetti 等对化学药物诱导的猫癫痫发作模型进行试验，发现对迷走神经进行刺激能够阻止癫痫发作。1988 年，William Bell 为一位 25 岁男性顽固性癫痫患者进行了首例人体迷走神经刺激器置入术 [2]。直到 1997 年，VNS 才被美国 FDA 批准可以用于 12 岁以上、部分发作的药物难治性癫痫患者的辅助治疗 [3]。在美国，有 150 000～300 000 例难治性部分发作性癫痫患者。作为这些患者的有效治疗方式，VNS 已成为一种非常常见的手术方式 [4]。截至 2016 年 1 月，共有 85 000 例患者进行了 133 000 例次迷走神经刺激器置入术。本章将重点介绍迷走神经刺激的起效机制，并简要概述手术流程及适应证（已标明和未标明）、手术结果。

机制

VNS 的起效机制尚不完全清楚，对此有许多假说。研究已经确定迷走神经纤维上行至孤束核（nucleus tractus solitaries，NTS），NTS 发出许多投射纤维至蓝斑、中缝核等多处结构 [2]。因此，推测通过迷走神经刺激这些区域能够调节去甲肾上腺素和 5- 羟色胺的释放从而达到控制癫痫发作的作用。多项研究表明，刺激迷走神经会增加双侧丘脑的血流量。Krahl 等发现损伤大鼠蓝斑会降低 VNS 的有效性，亦证实蓝斑在该机制中的作用。Cukiert 等指出 VNS 置入后，癫痫患者脑电图（EEG）通常没有显著变化，这表明 VNS 作用可能只是调节性的，而不会改变癫痫发作[5]。

就 VNS 系统而言（图 15.1），VNS 通过可编程脉冲发生器向迷走神经提供慢性间歇性电刺激起作用，刺激可设置为不同的强度和频率。一种常见的循环刺激方式是刺激 30s，关闭 5min。如果发生可疑的先兆或癫痫发作，可以用磁铁扫过发生器，使其产生额外的刺激，以此希望中止癫痫发作进程。

FDA 批准 VNS 适用于年龄 > 12 岁患有难治性、部分性癫痫且无法进行切除手术的患者。局灶性病变如肿瘤或颞叶内侧结构硬化导致的癫痫则应首选切除或消融手术治疗。对于无法切除的病变，如癫痫灶位于重要功能区，可以选择 VNS。既往

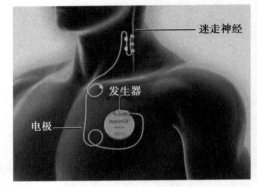

图 15.1 VNS 治疗示意图

癫痫手术失败的病例，如癫痫灶切除或胼胝体切开术后，也可以尝试 VNS，他们的年龄或癫痫发作类型可能符合也可能不符合 FDA 的入选标准，但研究确实显示许多这类患者癫痫发作频率有所改善。有很多 VNS 手术确实超出了 FDA 建议的标准，许多年龄 < 12 岁的儿童接受了 VNS。事实上，在一些文献中已经提出，在较年轻的儿童期进行 VNS 手术，可能比等到他们年长时更受益[1]。因为随着时间的推移，不受控制的癫痫发作会导致儿童认知能力进行性下降。该理论可以解释幼年时的 VNS 术使儿童期认知水平提高的原因。全身性发作的癫痫患者，例如 Lennox-Gastaut 综合征（LGS），目前主张 VNS 治疗，并已经获得了相对好的效果。FDA 现也已批难治性抑郁症成为 VNS 的治疗指征。

最新款的 VNS 设备在进行长期、循环性刺激的同时，还能够检测到患者癫痫发作之前的心率加速并做出响应，自动释放额外电刺激而中止癫痫发作。

流程

手术患者行气管插管、全身麻醉，术前给予抗生素。患者在标准手术床上取仰卧位。肩胛骨下垫棉卷使头顶下垂，头向右旋转约 15°，暴露颈部左侧。在胸骨和下颌骨之间大约 1/2 处，从胸锁乳突肌到近中线处取横切口，局部麻醉剂浸润后切开。用剪刀将颈阔肌横行充分分离，出血处以电凝止血，钝性向下分离至颈动脉鞘，锐性打开颈动脉鞘。迷走神经大约在甲状软骨水平位于颈动脉

的深处和外侧，颈静脉深处和内侧。在迷走神经周围放置血管环用来分离和提升神经。然后，在胸部锁骨下方 1cm 处行约 5cm 的横切口，可以用单极电凝向下游离胸大肌浅筋膜层下方，形成囊袋。囊袋完成后，使用隧道装置从颈部切口由皮下通至胸部切口，然后电极导线穿过隧道。再将螺旋电极缠绕在迷走神经，将导线的刺激器端连接到刺激器。多余的导线盘绕在刺激器后面，刺激器置于囊袋中。最后联通该设备进行通讯测试，在通讯完成后，将少量万古霉素粉末（<1g）溶于生理盐水，反复冲洗术野，并以常规方式用可吸收缝线缝合切口。患者全身麻醉复苏后，转至病房恢复。

结果

　　许多研究发现 VNS 可以减少成人和儿童的癫痫发作。在大多数研究中，癫痫发作减少 50% 以上被认为是积极的结果，患者被称为"应答者"[5, 6]。然而，这对个体患者有多大意义，取决于其癫痫发作的严重程度和类型。例如，继发于脑损伤的跌倒发作可能对癫痫患者构成危险，任何这种癫痫发作次数的减少都会降低患者创伤的风险。然而，除非癫痫发作完全停止，否则即使减少了的癫痫发作也仍然会影响癫痫患者的生活质量，使他们无法开车，无法从事某些工作和活动，并可能导致癫痫相关的轻度认知障碍。虽然只有约 5% 的患者在 VNS 术后癫痫发作完全消失，但许多患者的发作次数和严重程度会明显减轻，这与癫痫发作的类型有关，病情的改善可能对他们的生活质量产生深远的影响。在研究 VNS 疗效和一般的癫痫治疗手段时，不仅要考察患者癫痫发作的数量，还要重视治疗后生活质量的改善情况，这是非常有意义的[5]。

　　2000 年 Sirven 等发表了一项研究，分析了 45 名 50 岁以上的患者。在 FDA 批准下，其中 20 例患者进行了随机对照试验，25 例进行了非盲的测试。在使用了高刺激参数（每 5min 35mA 刺激 30s）后，67% 的患者癫痫发作至少减少 50%[7]。该研究还显示癫痫发作减少率随着时间的推移显著增加。27% 的患者在 3 个月时癫痫发作减少超过 50%，而在 1 年时有 67% 的患者减少超过 50%。在该研究中，低刺激作为对照组。在 1998 年 Handforth 等的一些研究中已经显示高刺激与低刺激相比，癫痫发作频率显著降低[4]。García-Navarrete 等对 43 例癫痫患者进行了一项前瞻性试验，随访期为 18 个月，发现 62% 的患者癫痫发作次数减少了 50% 以上，且与发病年龄、发病持续时间、刺激强度、既往手术或癫痫发作类型无显著相关性[8]。Benifla 等还随访了 41 例 3～19 岁的儿童患者，发现 38% 的儿童癫痫发作减少超过 90%，41% 的癫痫发作减少超过 50%，对 VNS 无应答的比例与前类似，他们也发现应答率与发病年龄、病程、既往手术或癫痫发作类型无关[9]。2015 年，Cochran 回顾分析了五项使用不同 VNS 频率的随机对照试验的结果，发现高频率组患者的应答可能是低频率（许多研究认为这是安慰剂组）患者的 1.73 倍 [6]。Degiorgio 等对 64 例患者进行了随机前瞻性试验，将所有患者置于三个不同的高频组，并发现这些组之间没有差异。这一结果在其他研究中得到了回应，证实不同高频参数之间的响应率没有显著差异 [10]。

研究还表明，VNS 治疗除了改善癫痫发作频率外，成人组的情绪有了显著改善。2000 年 Elger 等发表了一项随机双盲研究，该研究分析了药物难治性癫痫成人患者接受 VNS 治疗后的情绪。研究发现在 VNS 术后的前 3 个月内，患者情绪显著改善，而这种改善与癫痫发作频率的减少与否无关，在置入术后 6 个月这种改善依然保持，并且似乎不是剂量依赖性的 [11]。美国 FDA 现已批准对至少其他四种治疗方案没有反应的 18 岁以上难治性抑郁症患者，VNS 可以作为辅助治疗手段。

尽管儿童癫痫患者最初不是 VNS 治疗的适应人群，但在这种背景下 VNS 也得到了广泛应用。1999 年，儿童 VNS 研究小组发表了一项具有里程碑意义的研究，显示儿童癫痫发作频率有所改善。该研究中，66 例年龄为 3～18 岁的药物难治性儿童癫痫患者在知情同意后接受了 VNS 手术。1 年时，46% 的儿童癫痫发作频率降低了 42%[11]。Morris 等回顾文献总结了 470 例接受 VNS 的儿童癫痫患者，55% 的癫痫发作减少超过 50%[3]。遗憾的是，至今仍没有随机对照试验来研究 VNS 对儿童患者的作用。他们还发现 VNS 的有效性随着时间的推移而增加，置入术后 1～5 年里平均年增加 7%[1, 12]。Healy 等对 12 例 12 岁以下儿童癫痫患者进行回顾性分析，发现 56% 的患者癫痫发作减少超过 50%，他们还发现 VNS 置入后 AED 的药量显著减少 [13]。

LGS 现已成为又一种越来越多的儿童和成人癫痫患者接受 VNS 的适应证。LGS 通常包含多种癫痫发作类型，它对多种药物耐药，并且不适合任何相应的手术。这些患者的头部影像通常看起来正常或表现为弥漫性胶质增生，但通常没有离散性的病变 [5]。Morris 等对 113 例 VNS 术后的 LGS 患者总结发现 55% 的患者癫痫发作次数至少减少了 50%[3]。Cukiert 等对 24 例 LGS 或 LGS 样综合征患者进行了前瞻性研究，发现有 35 种癫痫发作类型减少超过 50%。有 17 种癫痫发作类型在 VNS 术后完全停止。他们的研究还发现 VNS 治疗成功率最高的癫痫发作类型是非典型失神、全身强直 - 阵挛性和肌阵挛性癫痫发作；对失张力、跌倒或抽搐的作用较低，而后者在其他研究得到过不同的结果 [5]。Benifla 等在一项 10 例的 LGS 患者回顾性研究中发现，有 4 例患者癫痫发作频率降低了 50% 以上。

并发症

VNS 置入通常是一种不复杂的外科手术。除了感染和出血的常规手术风险之外，还有癫痫发作减少不理想或没有改善，声音嘶哑，头痛，咳嗽和吞咽困难的风险 [6, 14]。感染是这类手术非常严重的风险，因为手术部位感染通常需要移除整套系统并长期使用抗生素治疗。尽管在不同的研究机构和患者群体数据有所不同，通常报道的感染风险为 3%～5%[1]，有的报道比例高达 11%[15]。头痛、咳嗽、声音嘶哑或声音改变是常见的短暂不良反应，通常是由左侧喉返和喉上神经引起的左侧声带张力减弱引起的 [16]。这些不良反应通常会在置入术后的第 1～3 年恢复 [17]。出于同样的原因，有的患者可能会出现阻塞性睡眠呼吸暂停和吞咽困难。一般来说，VNS 对大多数患者的耐受性很好，声音嘶哑是术后最常见的并发症。

（杨岸超 译）

参考文献

1. Hauptman J, Mathern G. Vagal nerve stimulation for pharmacoresistant epilepsy in children. *Surg Neurol Int.* 2012; 3(5):269. https://doi.org/10.4103/2152-7806.103017.

2. Lulic D, Ahmadian A, Baaj AA, Benbadis SR, Vale FL. Vagus nerve stimulation. *Neurosurg Focus.* 2009;27(3):E5. https://doi.org/10.3171/2009.6.FOCUS09126.

3. Morris GL, Gloss D, Buchhalter J, Mack KJ, Nickels K, Harden C. Evidence-based guideline update: vagus nerve stimulation for the treatment of epilepsy. *Epilepsy Curr.* 2013;13(6):297–303. https://doi.org/10.5698/1535-7597-13.6.297.

4. Handforth A, DeGiorgio CM, Schachter SC, et al. Vagus nerve stimulation therapy for partial-onset seizures: a randomized active-control trial. *Neurology.* 1998;51(1):48–55. https://doi.org/10.1212/WNL.51.1.48.

5. Cukiert A, Cukiert CM, Burattini JA, et al. A prospective long-term study on the outcome after vagus nerve stimulation at maximally tolerated current intensity in a cohort of children with refractory secondary generalized epilepsy. *Neuromodulation.* 2013;16(6):551–555. https://doi.org/10.1111/j.1525-1403.2012.00522.x.

6. Panebianco M, Rigby A, Weston J, Ag M. Vagus nerve stimulation for partial seizures. *Cochrane Database Syst Rev.* 2015;(4). https://doi.org/10.1002/14651858.CD002896. www.cochranelibrary.com.

7. Sirven J, Sperling M, Naritoku D, Schachter S. Vagus nerve stimulation therapy for epilepsy in older adults. *Neurology.* 2000;1179–1182. http://www.neurology.org/content/54/5/1179.short.

8. García-Navarrete E, Torres CV, Gallego I, Navas M, Pastor J, Sola RG. Long-term results of vagal nerve stimulation for adults with medication-resistant epilepsy who have been on unchanged antiepileptic medication. *Seizure.* 2013; 22(1):9–13. https://doi.org/10.1016/j.seizure.2012.09.008.

9. Benifla M, Rutka JT, Logan W, Donner EJ. Vagal nerve stimulation for refractory epilepsy in children: indications and experience at The Hospital for Sick Children. *Childs Nerv Syst.* 2006;22(8):1018–1026. https://doi.org/10.1007/s00381-006-0123-6.

10. Degiorgio C, Heck C, Bunch S, et al. Vagus nerve stimulation for epilepsy: randomized comparison of three stimulation paradigms. *Neurology.* 2005;65(2):317–319.

11. Elger G, Hoppe C, Falkai P, Rush AJ, Elger CE. Vagus nerve stimulation is associated with mood improvements in epilepsy patients. *Epilepsy Res.* 2000;42(2–3):203–210. https://doi.org/10.1016/S0920-1211(00)00181-9.

12. Dodrill CB, Morris GL. Effects of vagal nerve stimulation on cognition and quality of life in epilepsy. *Epilepsy Behav.* 2001;2:46–53. https://doi.org/10.1006/ebeh.2000.0148.

13. Healy S, Lang J, Te Water Naude J, Gibbon F, Leach P. Vagal nerve stimulation in children under 12 years old with medically intractable epilepsy. *Childs Nerv Syst.* 2013;29(11): 2095–2099. https://doi.org/10.1007/s00381-013-2143-3.

14. The Vagus Nerve Stimulation Study Group. A randomized controlled trial of chronic vagus nerve stimulation for treatment of medically intractable seizures. *Neurology.* 1995;45: 224–230. https://doi.org/10.1212/WNL.45.2.224.

15. Rossignol E, Lortie A, Thomas T, et al. Vagus nerve stimulation in pediatric epileptic syndromes. *Seizure.* 2009;18(1): 34–37. https://doi.org/10.1016/j.seizure.2008.06.010.

16. Klinkenberg S, Aalbers MW, Vles JSH, et al. Vagus nerve stimulation in children with intractable epilepsy: a randomized controlled trial. *Dev Med Child Neurol.* 2012;54(9):855–861. https://doi.org/10.1111/j.1469-8749.2012.04305.x.

17. Morris GL, Mueller WM. Long-term treatment with vagus nerve stimulation in patients with refractory epilepsy. *Neurology.* 1999;53(8):1731. https://doi.org/10.1212/WNL.53.8.1731.

第 16 章

立体定向脑电图与条、片皮层脑电图

GEOFFREY STRICSEK, MD • MICHAEL J.LANG, MD • CHENGYUAN WU, MD, MSBmE

引言

在美国，每年有近 150 000 人被诊断为癫痫，并且已经确诊的患者约达 300 万 [1]，全球范围内，癫痫患者达到 5 000 多万 [1, 2]。即便现有完善的医疗条件，仍有多达 1/3 的癫痫患者发作控制不满意 [3~8]。幸运的是，来自临床的随机试验证据表明，手术改善药物难治性癫痫的发作具有显著效果 [9~11]。筛选合适的患者进行癫痫灶切除手术，首先要详细地评估病史、进行体格检查以及全面研读神经影像学图像，然后是长期非侵入性（Ⅰ期）脑电图（electroencephalography，EEG）记录，虽然每种非侵入性方法的技术不断进步，诊断效率也在不断提高，但在一些情况下仍无法确切定位癫痫发作区（seizure onset zone，SOZ）。大约 25% 的患者，需要使用硬膜下电极（subdural electrodes，SDE）、脑内深部电极或两者结合进行长期颅内监测（Ⅱ期）来进一步确定 SOZ 及其与功能区的空间位置关系 [12~13]。

颅内监测：硬膜下电极

20 世纪 30 年代，Wilder Penfield 教授首次描述了颅内电极记录技术 [14]。然而，直到 20 世纪 70 年代该技术才被常规使用 [15~16]。SDE 可以覆盖较大面积的大脑皮层（图 16.1），并且相比头皮脑电，由于 SDE 没有头骨的干扰，所以它们能够采集到更高分辨率的脑电活动 [17]。记录灵敏度的增强、SOZ 与记录电极之间距

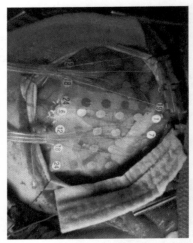

图 16.1 开颅放置 2 个 24 导硬膜下电极

离的减小使得 SDE 定位癫痫灶更加精确,与头皮 EEG 形成鲜明对比,后者在信号开始衰减时捕获信号,这会降低分辨率和精度 [15, 18, 19]。

硬件特征

SDE 有两种不同的形式:单排最多 8 个触点的条状电极及多排最多 64 个触点的网格(栅)状电极(图 16.2)。电极触点可以由不锈钢或铂 - 铱合金制成,嵌在薄而柔软的生物惰性材料中,例如硅胶或特氟龙 [20]。不锈钢触点价格较低,而铂 - 铱触点兼容 MRI 具有较低的电阻,可记录到干扰较少的脑电信号 [21]。每个相邻电极触点的中心间隔通常为 10mm。电极触点本身的直径通常为 2~5mm,但有些制造商可提供较小触点的电极,范围为 1~4.5mm。微导线走行在大触点之间,可以进行以研究为目的的信号记录。栅格或条带中的每个触点与其他触点绝缘隔离,以控制干扰,提高精度 [20]。双面电极也可在市面上买到,可实现半球间记录,同时减少置入物的负担。

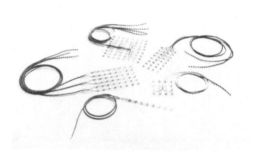

图 16.2　顶图为硬膜下栅状电极,16~64 个电极触点成多排排列;底图为一个硬膜下条状电极,8 个触点成单排排列(经 PMT 公司经许可)

置入流程

通常在多学科合作共同回顾患者癫痫发作症状学、视频脑电数据、神经影像资料及神经心理测试的结果基础上,经过讨论后才能向患者建议行长期(第二阶段)颅内电极监测。

一般需在全身麻醉下进行 SDE 置入,有时需要多个颅骨钻孔置入多个条形电极,有时需要颅骨开窗置入栅状电极及条状电极,或者根据记录范围决定特异的电极阵列而选择两者的组合。一旦确定了置入策略,就需再选择一个合适的头位,方便所有电极能够顺利置入目标脑区。术中摆好头位后以标准方式消毒铺巾。开颅后打开硬脑膜,根据计划将 SDE 电极放置在皮层表面。硬膜下栅状电极可以直视下放置,而硬膜下条形电极则是进入骨孔后,在皮层表面的硬膜下空间推进,这一过程是无法直视的。可以将每个电极尾端的导线缝合到硬脑膜上,使电极移位的可能性降到最低。

电极导线潜行于皮下隧道到远离切口的位置出皮,以最大限度地降低感染风险;电极出口处的头皮要加以保护,减少组织的破坏,荷包缝合法既可以防止脑脊液（CSF）漏的发生，还可以降低电极移位的风险[20~23]。所有的 SDE 都以这种方式置入并确实固定后，颅骨复位以钛板及钛钉固定。一些医院由于担心硬膜下置入物的占位效应或者骨瓣干扰脑电记录，他们选择在颅内监测结束后才将骨瓣复位[22, 23]。手术室内通常安排一位非无菌助手，绘制电极摆放位置的示意图，作为术后在监测病房进行脑电监测过程中绘制 SOZ 和邻近功能区皮层解剖图的辅助记录（图 16.3）[24]。

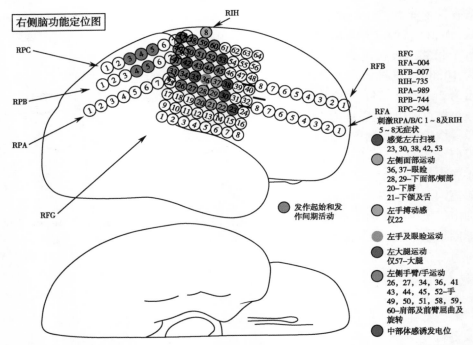

图 16.3 一位置入 64 触点栅状电极和 6 个 8 触点条形硬膜下电极的患者头部二维示意图。上图所示，术后在癫痫监测单元进行皮层电刺激绘制皮层地图，用于帮助解剖定位 SOZ 和邻近的皮层功能区

术后流程

术后患者一般在 ICU 最少观察一晚，然后转入专门的癫痫监护病房进行长期视频脑电监测。监测过程中，绘制脑功能地图是非常关键的部分，尤其是标注语言区等，这能够降低切除术后患者的不良反应[21]。术后需要立即检查头部 MRI 或 CT，以评估电极位置并除外颅内出血等情况。术后可以给予激素及抗生素治疗。术后抗生素应用时间在各个中心并不一致，从应用 24h 到监测过程

中全程应用,也有的中心术后不给予抗生素。然而,一项对目前文献进行的荟萃分析表明,只有在颅内置入大于等于 67 个电极触点的病例,抗生素的应用才有减轻术后并发症的趋势[25]。

一旦记录到足够定位、定性致痫区的脑电数据,或发现继续监测的风险或并发症可能要大于收益时,就要停止监测[15, 25, 26]。虽然有些单位会在床边拔除硬膜下电极,但是我们还是建议将患者接进手术室进行电极拔除。一般先在电极尾端贴近皮肤的地方剪断电极导线,这样可以方便消毒、铺巾。在全身麻醉状态下,打开原切口,若上次电极置入时骨瓣复位,本次手术需要再次移开骨瓣,在直视下移除电极。手术中一定要清点好电极片的数量,保证将全部电极片移除。术后还要常规扫描头部 CT,排除术后并发症,并确保所有硬件全部移除。

由于在手术室内进行电极拔除,故如果监测过程中确定了明确的致痫病灶,在电极拔除的同期即可进行癫痫病灶切除手术。在电极拔除前,绘制详细的 SOZ 示意图及电刺激后 SOZ 与重要功能区位置关系示意图,能够帮助进行切除手术。

不良反应

虽然 SDE 是癫痫定位的非常有价值的方法,但也有一定风险,粗略估计临床相关并发症发生率为 10%[27]。电极放置于皮层表面、硬膜下,会在局部形成占位效应,挤压脑实质,造成中线移位[21, 28]、颅内压升高(2.4%)[25]和头痛。这也是为什么有的中心选择术后延迟骨瓣复位的原因[22, 23]。同时,对于延迟骨瓣复位是否会增加感染概率,也有争论[23, 28]。其他的并发症包括出血(3%～16.4%)、感染(2.3%～12.1%)、置入脑实质内(3.2%)、脑水肿(2.5%)、脑梗死(2.2%)和脑脊液漏(12.1%)[23, 25, 27, 29]。虽然任何外科操作都有发生不良反应的可能性,但是需要指出的是,SDE 置入术发生并发症的可能性的确高于脑深部电极置入手术[27]。

颅内电极监测:立体脑电图

立体脑电图(stereoelectroencephalography, sEEG),首先在 1962 被提出,它是通过立体定向技术,向脑内置入多根深部电极,用于记录癫痫发作期和发作间期脑电,以便能够确定致痫区,进行手术切除[30~32]。有趣的是,虽然 sEEG 依靠立体定向技术完成,但它名称中的"立体"一词实际上是指他能够记录三维空间的脑电信号。

硬件特征

立体脑电的电极通常是直径 0.8mm，长 2mm 的铂 - 铱合金圆柱形电极，一根电极导线最多排列 16 个电极，每个电极触点之间间隔 3～8mm（图 16.4）。如同硬膜下电极一样，需要根据监测的需求或置入脑区的范围选择不同的深部电极。

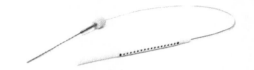

图 16.4　单根 16 触点的立体脑电电极，尾端为导向螺丝和固定螺栓（经 PMT 公司经许可）

置入流程

同置入硬膜下电极一样，立体脑电需要经过多学科会诊评估之后才能向患者推荐，进行长期（第二阶段）颅内电极监测。sEEG 置入术前一定要包含术前评估过程：无创监测的头皮脑电数据，MRI，fMIR，PET 图像，以便帮助确定深部电极的靶点位置。由于立体脑电电极分布长度可以包含外侧皮层及内侧皮层的范围，因此外科医生置入电极时，不但要保证将电极置入预定靶点，还需要对入颅点及路径上经过的结构加以考虑。同其他立体定向手术一样，手术需要增强 MRI 图像数据，术前规划路径使电极由皮层脑回刺入，要避开脑沟、血管及脑室系统。在设计多根电极的路径时，一定避免电极间的"碰撞"。同样，为了方便放置导向螺丝及固定螺栓，入颅点间距应至少大于 1cm。

置入 sEEG 需在手术室内，患者全身麻醉状态下进行。术前在非手术区给患者安装立体定位头架，术中头架与耳环及弧弓适配或与立体定向机器人设备适配，进行电极置入。在手术室内，患者气管插管麻醉，通常取仰卧位。立体定向头架会增加气管插管的困难及增加并发症的风险，麻醉医生团队在手术前一定要制订严密的计划，降低可能的不良反应 [33]。患者体位摆好后，即可进行头部术区消毒铺巾。

在立体定向计划系统内确定电极置入的路径。确定电极入颅点后，尖刀刺破头皮，在颅骨钻孔直径 2～3mm。锐性刺破硬膜及软膜，电凝针热凝皮层。安装导向螺丝后置入电极，用固定螺栓将电极固定在导向螺丝上。每个电极置入流程相同（图 16.5）。置入完所有的电极，可以用术中 CT 帮助确定电极的位置。

术后流程

同硬膜下电极一样，患者术后在 ICU 至少看护一晚再回专门的癫痫病房进行长期视频脑电监测和皮层地图。术后 MRI 检查可以排除颅内出血，绘制电极位置图，以便对癫痫区进行解剖定位。考虑到 sEEG 是记录三维空间的脑电，与硬膜下电极记录得到的二维脑电相比，更加复杂，因此需要专门的软件帮助分析解读立体脑电数据。

同样，一旦监测获得足够定位、定性 SOZ 的数据后，或者继续监测的风险明显高于预期收益，即应该停止监测。与硬膜下电极不

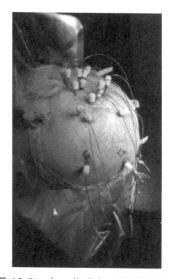

图 16.5　在一位曾行开颅癫痫灶切除术的患者行左脑立体脑电置入，该患者开颅术后仍表现为耐药性癫痫发作。电极置入方案涵盖了后颞叶、顶叶、岛叶，并且在后颞区，靠近先前切除的部位覆盖最为密集

同，立体脑电电极可以在床边拔除，而不需进入手术室行全身麻醉手术。术后头部 CT 检查排除电极拔除后可能的并发症，并确保所有的硬件都已经去除完毕。对于癫痫灶位于岛叶欲行手术切除的患者，将深部电极留在原位，能够指引术者识别岛叶三角的范围，降低手术难度（图 16.6）[34]。

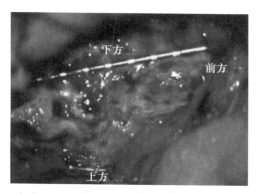

图 16.6　在本次电极置入前曾行切除手术的患者二次广泛岛叶切除术中的照片。如图所示，在切除岛叶结构后，先前置入的立体脑电电极有助于在手术期间帮助确定岛叶三角的边界

并发症

sEEG 发生并发症的概率要远低于硬膜下电极 [27, 35]。出血概率 4%～7.5%，且不到 1% 有明显临床表现，感染 1%～3.8%，脑脊液漏 1.3%，脑梗死＜0.5%[27, 36, 37]。作为立体定向手术，sEEG 患者术后并发症还可见到立体定向框架相关的并发症，如头钉固定部位的感染、出血、颅骨骨折等 [38]。较 SDE 相比，sEEG 术后不良反应风险的降低与操作微创有关，微创可以降低感染、脑脊液漏概率以及总体置入的负担（表 16.1）。术后患者反应最多的是锚定螺栓导致的不适感，可以通过给患者头部缠绕足够多的绷带及适当的口服止痛药物，一般能够很好地缓解这种不适。

硬膜下电极与立体电位图的选择

切除性手术已经被证明是难治性癫痫的有效治疗方法 [9~11]，而颅内监测扩大了手术的适应证。最终，这两种第二阶段颅内监测方法应视为相互补充。因此，了解每种方法的优点和缺点，对于选择最佳的长期颅内监测方法非常重要。

对于发作区位于功能内或邻近功能区的患者，建议第一选择 SDE[39]，因为大多数临床医生能够熟练地通过该方法来绘制脑皮层的功能地图。然而，尽管与头皮记录相比，SDE 的灵敏度和空间分辨率提高，但后者仍然难以覆盖皮层深部、半球间的结构、脑沟内的灰质以及双侧或多脑叶靶点 [39]。理论上来讲，双侧 SDE 置入是个挑战，当电极贴着额叶底面、颞叶底面和纵裂额叶皮层插入时，由于置入路径不可视，可能会导致桥静脉破裂，增加出血的风险 [40]。此外，SDE 只是一个二维定位工具，因此定位三维目标存在不足。虽然 SDE 能够胜任凸面灰质的电信号采集，但接近 70% 的皮层灰质是位于脑沟内的 [41]。除了记录脑沟灰质的能力降低外，脑组织与栅网电极平面相切，因此对癫痫发作活动的精确定位可能会受到影响 [42]。

与 SDE 不同，sEEG 直接对癫痫网络进行三维记录，能够记录癫痫网络上的发作起始区及发作传播途径 [43]。sEEG 电极的置入是高度准确的 [44]，且能够直接记录来自脑沟灰质和深部灰质，包括岛叶 [34]、扣带回以及内侧额叶、颞叶、顶叶 [42] 等部位的电信号。它也已成功地应用于癫痫术后复发的患者。在这种临床情况下，sEEG 的优势源于其不仅能够提供 SOZ 定位的信息，还有在置入过程中可避免分离瘢痕组织的操作 [43, 45]。此外，当其他侵入性技术无法定位 SOZ 时，sEEG 是一种成熟的补救办法 [46~49]。通过 sEEG 置入、成功定位 SOZ 的概率高达 75%～97%[37, 43, 46, 48, 50]，其中接近 70% 接受切除手术的患者在术后 2

年达到 Engel Ⅰ级预后 [37, 43]。

虽然优点很多，但是 sEEG 也有其局限性。深层结构采样率的提升是以牺牲浅部皮层电信号为代价的，因此会可能影响皮层功能地图的绘制。在岛盖部置入 sEEG 电极，也能够进行语言功能区的描记 [51]。sEEG 置入是一个"盲穿"的过程 [27, 36]，任何术中出血虽然并不常见，但一旦发生可能无法及时发现，并且多难以控制，除非扩大钻孔，否则难以到达出血部位（表 16.1）。

表 16.1　硬膜下电极置入和立体脑电图电极置入相关的并发症发生率总结

	SDE（ % ）	sEEG（ % ）
总体情况	19.6	6.9
出血	4 ~ 16.4	4 ~ 7.5
感染	2.3 ~ 5.7	1 ~ 3.8
挫伤	4.4	2.5
水肿	2.5	1.9
梗死	2.2	0.3
脑脊液漏	0.9 ~ 12.1	1.3

总之，sEEG 对于深部病变、可能的双侧发作、SDE 失败的病例、先前手术后仍表现为难治性或复发的癫痫病例有利 [39]。此外，如果平衡临床中的其他条件都相同，那么重要的是要记住，与 sEEG 相比，SDE 的不良事件风险率是显著增加的 [27]（表 16.2）。

表 16.2　各种临床情景中长期（Ⅱ期）侵入性监测的首选和次要方法摘要

临床情景	首选方法	次要方法
癫痫灶位于或邻近功能区皮层	SDE	sEEG
病变或预测的 SOZ 位置较深或不靠近功能区皮层	—	
需要进行双侧监测或再次手术	sEEG	SDE 和 sEEG
先前 SDE 无法定位 SOZ	—	
需要描绘癫痫网络	—	

总结

癫痫是一个严重的健康问题，全球有数百万患者。较高的医疗费用、降低的生活质量以及生产力损失导致的难治性癫痫患者的相关花费十分巨大 [52~55]。尽管给予足量的药物治疗，但仍有近 30% 的癫痫患者发作控制不佳。幸运的是，手术已被证明对难治性癫痫患者有积极的帮助，术后癫痫完全控制率（seizure freedom）在 58%～73%[9, 10, 37]。尽管先进的神经影像学和头皮脑电记录通常可以确定手术切除的范围，但在高达 25% 的患者中，癫痫发作的定位仍不明确[12]。那些使用非侵入性技术无法确定致痫灶的患者，超过 75% 的患者可以通过颅内监测技术（例如 SDE、sEEG 或两者的组合）获得定位诊断[37, 43, 46, 48]。电极置入虽然不是一种万能的解决方案，但可以帮助许多以前患有药物难治性癫痫的患者获得更好的临床效果，为癫痫患者群体带来显著的益处。因此，了解颅内监测的不同方法以选择最适合的Ⅱ期监测的方案非常重要。

（杨岸超 译）

参考文献

1. Epilepsy Foundation. Epilepsy Statistics. Available at: http://www.epilepsy.com/learn/epilepsy-statistics.
2. WHO. Epilepsy Fact Sheet. Available at: http://www.who.int/mediacentre/factsheets/fs999/en/.
3. Kwan P, Brodie M. Early identification of refractory epilepsy. N Engl J Med. 2000;342:314−319.
4. Brodie M, Dichter M. Antiepileptic drugs. N Engl J Med. 1994;340:168−175.
5. Sander J. Some aspects of prognosis in the epilepses: a review. Epilepsia. 1993;34:1007−1016.
6. Schmidt D, Gram L. Monotherapy versus polytherapy in epilepsy: a reappraisal. CNS Drugs. 1995;3:194−208.
7. Rosenow F. Presurgical evaluation of epilepsy. Brain. 2001; 124:1683−1700.
8. Beleza P. Refractory epilepsy: a clinically oriented review. Eur Neurol. 2009;62:65−71.
9. Wiebe S, Blume W, Girvin J, Eliasziw M. A randomized, controlled trial of surgery for temporal-lobe epilepsy. N Engl J Med. 2001;345:311−318.
10. Engel Jr J, McDermott M, Wiebe S, et al. Early surgical therapy for drug-resistant temporal lobe epilepsy: a randomized trial. JAMA. 2012;307(9):922−930.
11. Schmidt D, Stavem K. Long-term seizure outcome of surgery versus non surgery for drug-resistant partial epilepsy: a review of controlled studies. Epilepsia. 2009; 47(suppl 2):28−33.
12. Spencer S, Guimaraes P, Shewmon A. Intracranial electrodes. In: Engle Jr J, Pedley T, eds. Epilepsy: A Comprehensive Textbook. New York, NY: Lippincott-Raven.
13. Diehl B, Luders H. Temporal lobe epilepsy: when are invasive recordings needed? Epilepsia. 2004;41(suppl 3):S61−S74.
14. Morris III H, Luders H. Electrodes. Electroencephalogr Clin Neurophysiol. 1985;37(suppl):3−26.
15. Nair D, Burgess R, McIntyre C, Luders H. Chronic subdural electrodes in the management of epilepsy. Clin Neurophysiol. 2008;119:11−28.
16. Ludwig B, Marsan C, Van Buren J. Depth and direct cortical recording in seizure disorders of extratemporal origin. Neurology. 1976;26(11):1085−1099.
17. Nunez P. Electrical Fields of the Brain: The Neurophysics of EEG. New York, NY: Oxford University Press; 1981.
18. Luders H, Awad I, Burgess R, Wyllie E, van Ness P. Subdural electrodes in the presurgical evaluation for surgery of epilepsy (Review) Epilepsy Res. 1992;5(suppl):147−156.
19. Wyllie E, Luders H, Morris III H, et al. Subdural electrodes in the evaluation for epilepsy surgery in children and adults. Neuropediatrics. 1988;19(2):80−86.
20. Bingaman W, Bulacio J. Placement of subdural grids in pediatric patients: technique and results. Childs Nerv Syst. 2014;30(11):1897−1904.
21. Lesser R, Crone N, Webber W. Subdural electrodes. Clin Neurophysiol. 2010;121(9):1376−1392.
22. Voorhies J, Cohen-Gadol A. Techniques for placement of grid and strip electrodes for intracranial epilepsy surgery monitoring: pearls and pitfalls. Surg Neurol Int. 2013;4(98).
23. Van Gompel J, Worrell G, Bell M, et al. Intracranial electroencephalography with subdural grid electrodes: techniques, complications, and outcomes. Neurosurgery. 2008;63:498−506.
24. WInkler P, Vollmar C, Krishnan K, Pfluger T, Bruckmann H, Noachtar S. Usefulness of 3-D reconstructed images of the human cerebral cortex for localization of subdural electrodes in epilepsy surgery. Epilepsy Res. 2000;41:169−178.
25. Arya R, Mangano F, Horn P, Holland K, Rose D, Glauser T. Adverse events related to extraoperative invasive EEG monitoring with subdural grid electrodes: a systematic review and meta-analysis. Epilepsia. 2013;54(5):828−839.
26. Hamer H, Morris H, Mascha E, et al. Complications of invasive video-EEG monitoring with subdural grid electrodes. Neurology. 2002;58(1):97−103.
27. Schmidt R, Wu C, Lang M, et al. Complications of subdural and depth electrodes in 269 patients undergoing 317 procedures for invasive monitoring in epilepsy. Epilepsia. 2016;57(10):1697−1708.
28. Hersh E, Virk M, Shao H, Tsiouris A, Bonci G, Schwartz T. Bone flap explantation, steroid use, and rates of infection in patients with epilepsy undergoing craniotomy for implantation of subdural electrodes. J Neurosurg. 2013; 119:48−53.
29. Hedegard E, Bjellvi J, Edelvik A, Rydenhag B, Flink R, Malmgren K. Complications to invasive epilepsy surgery workup with subdural and depth electrodes: a prospective population-based observational study. Neurol Neurosurg Psychiatry. 2014;85:716−720.
30. Talairach J, Bancaud J, Bonis A, Szikla G, Tournoux P. Functional stereotaxic exploration of epilepsy. Confin Neurol. 1961;22:328−330.
31. Talairach J, Bancaud J. Stereotaxic approach to epilepsy: methodology of anatomofunctional stereotaxic investigations. Prog Neurol Surg. 1973;5:297−354.
32. Musolino A, Tournoux P, Missir O, Talairach J. Methodology of "in vivo" anatomical study and stereo-electroencephalograhic exploration in brain surgery for epilepsy. J Neuroradiol. 1990;17:67−102.
33. York J, Wharen R, Bloomfield E. Esophageal tear in a patient undergoing stereotactic brain biopsy under general

anesthesia. *J Anesth.* 2009;23(3):432−435.

34. Lang M. *Insular Triangulation: A Novel Stereo EEG Technique for Investigation of Insular Lobe Epilepsy.* Chicago, IL; 2016.
35. Wellmer J, von der Groeben F, Klarmann U, et al. Risks and benefits of invasive epilepsy surgery workup with implanted subdural and depth electrodes. *Epilepsia.* 2012;53(8):1322−1332.
36. Mullin J, Shriver M, Alomar S, et al. Is SEEG safe? A systematic review and meta-analysis of stereo-electroencephalography-related complications. *Epilepsia.* 2016;57(3):386−401.
37. Gonzalez-Martinez J, Bulacio J, Thompson S, et al. Technique, results, and complications related to robot-assisted stereoelectroencephalography. *Neurosurgery.* 2016;78:169−180.
38. Safaee M, Burke J, McDermott M. Techniques for the application of stereotactic head frames based on a 25-year experience. *Cureus.* 2016;8(3).
39. Podkorytova I, Hoes K, Lega B. Stereo-encephalography versus subdural electrodes for seizure localization. *Neurosurg Clin N Am.* 2016;27:97−109.
40. Kovac S, Vakharia V, Scott C, Diehl B. Invasive epilepsy surgery evaluation. *Seizure.* 2017;44:125−136.
41. Carpenter M. *Core Text of Neuroanatomy.* 4th ed. Baltimore: Lippincott, Williams & Wilkins; 1991.
42. Kim H, Lee C, Knowlton R, Rozzelle C, Blount J. Safety and utility of supplemental depth electrodes for localizing the ictal onset zone in pediatric neocortical epilepsy. *J Neurosurg Pediatr.* 2011;8:49−56.
43. Serletis D, Bulacio J, Bingaman W, Najm I, Gonzalez-Martinez J. The stereotactic approach for mapping epileptic networks: a prospective study of 200 patients. *J Neurosurg.* 2014;121:1239−1246.
44. Cardinale F, Massimo C, Castana L, et al. Stereoelectroencephalography: surgical methodology, safety, and stereotactic application accuracy in 500 patients. *Neurosurgery.* 2013;72(3):353−366.
45. Unnwongse K, Jehi L, Bulacio J, Gonzalez-Martinez J, Najm I. Contralateral insular involvement producing false lateralizing signs in bitemporal epilepsy: a stereo-encephalography case report. *Seizure.* 2012;21:816−819.
46. Guenot M, Isnard J, Ryvlin P, et al. Neurophysiological monitoring for epilepsy surgery: the Talairach SEEG method. Indications, results, complications and therapeutic applications in a series of 100 consecutive cases. *Ster Funct Neurosurg.* 2001;77(1−4):29−32.
47. Vadera S, Mullin J, Bulacio J, Najm I, Bingaman W, Gonzalez-Martinez J. Stereoelectroencephalography following subdural grid placement for difficult to localize epilepsy. *Neurosurgery.* 2013;72:723−729.
48. Munari C, Hoffmann D, Francione S, et al. Stereo-electroencephalography methodology: advantages and limits. *Acta Neurol Scand Suppl.* 1994;152:52−67.
49. Gonzalez-Martinez J, Bulacio J, Alexopoulos A, Jehi L, Bingaman W, Najm I. Stereoelectroencephalography in the "difficult to localize" refractory focal epilepsy: early experience from a North American epilepsy center. *Epilepsia.* 2013;54:323−330.
50. Cossu M, Cardinale F, Castana L, et al. Stereoelectroencephalography in the presurgical evaluation of focal epilepsy: a retrospective analysis of 215 procedures. *Neurosurgery.* 2005;57:706−718.
51. Alonso F, Sweet J, Miller J. Speech mapping using depth electrodes: the "electric Wada". *Clin Neurol Neurosurg.* 2016;144:88−90.
52. Villanueva V, Giron J, Martin J, et al. Quality of life and economic impact of refractory epilepsy in Spain: the ESPERA study. *Neurologia.* 2013;28(4):195−204.
53. Begley C, Durgin T. The direct cost of epilepsy in the United States: a systematic review of estimates. *Epilepsia.* 2015;56(9):1376−1387.
54. Schiltz N, Kaiboriboon K, Koroukian S, Singer M, Love T. Long-term reduction of health care costs and utilization after epilepsy surgery. *Epilepsia.* 2016;57(2):316−324.
55. Allers K, Essue B, Hackett M, et al. The economic impact of epilepsy: a systematic review. *BMC Neurol.* 2015;15:1−16.

第 17 章

经皮层选择性微创海马 - 杏仁核切除术治疗内侧颞叶起源的药物难治性癫痫

KIM J. BURCHIEL, MD, FACS • DAVID C. SPENCER, MD

背景

癫痫是一种常见疾病，影响着全世界约 1% 的人口。大约 2/3 的癫痫患者应用抗癫痫药物治疗后癫痫控制良好，但是其他 1/3 的患者则为药物难治性癫痫，是癫痫外科治疗的适应证。在合理选择的患者中，手术治疗效果要显著优于合理的药物治疗 [1]。颞叶癫痫（temporal lobe epilepsy，TLE）是最常见的癫痫外科手术病例，也往往是手术效果最好患者。大多数 TLE 患者的癫痫起源于颞叶内侧基底结构（海马、杏仁核、海马旁回）。传统来讲，标准的手术方式是整体前颞叶切除术（anterior temporal lobectomy，ATL）。

本文讨论了一种用于治疗颞叶起源癫痫的更为保守的手术方式：选择性微创海马杏仁核切除术（the selective microsurgical amygdalohippocampectomy，SMAH），以及相关手术的技术。

前颞叶切除术包括切除 3～6cm 的前颞新皮层（根据是否语言优势侧而不同），这使得术者可以到达并切除杏仁核和海马等颞叶内侧结构。由一个耶鲁的团队所推广的改良版术式将前颞叶新皮层切除限制在 3.5cm，保留了颞上回，从而使大部分患者不必进行语言区定位检查 [2, 3]。

前颞叶切除术的主要优势为相对较少并发症和良好的手术显露，从而可以全切颞叶内侧结构。通过该术式也可对完整的手术标本进行病理检查。

动物模型、病理学、电生理和结构与功能成像的数据支持大多数 TLE 起源于颞叶内侧结构的论点。这就提示了一种可能性，即保留颞叶新皮层而直接行切除颞叶内侧结构（如 SMAH），可能达到与前颞叶切除术相似的癫痫发作控制效果，并且神经心理后遗症更少（图 17.1）。

前颞叶切除术　　　　　　　　　　　海马–杏仁核切除术

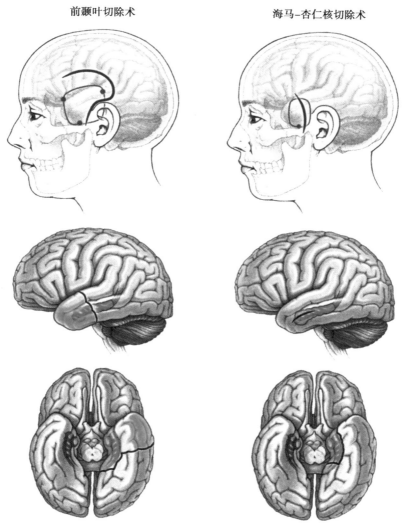

图 17.1　前颞叶切除术与选择性海马杏仁核切除术的比较

经皮层选择性微创海马 - 杏仁核切除术

　　该术式由 Niemeyer 于 1958 年提出，术中在颞中回切开一个小口，以到达侧脑室颞角，并选择性切除颞叶内侧结构 [4]。随后，Wieser 和 Yasargil 推广了经侧裂入路的术式，并且报道了大量采用该术式治疗的患者的手术效果 [5~6]。其他技术，包括颞下入路 [7] 和各种经皮层入路的改良都有报道 [8]。接下来会简要描述一下经侧裂入路和颞下入路，在这一章会重点讲述经皮层入路。

很多独立研究证明，对于那些明确诊断为颞叶内侧起源的癫痫，特别是有海马硬化综合征的患者，SMAH 术后癫痫无发作率与那些做了更广泛的颞叶新皮层切除手术的患者相似 [9~14]。一篇系统回顾与 meta 分析提出，进行了 ATL 术的患者术后癫痫无发作率有稍许优势。然而，因为文章中包含有潜在偏倚的研究，而被认为存在方法学层面的问题，所以强烈希望能够出现颞叶内侧癫痫分别进行 SMAH 和 ATL 的随机对照研究 [15, 16]。

由于具有相似的术后的癫痫无发作率，如果能够明确证明 SMAH 的高选择性能够带来更佳的术后神经心理学结果，那么这一术式会比 ATL 更受欢迎。目前，结果并不一致。虽然很多研究认为和 ATL 相比，SMAH 可以使认知功能的一些方面得以保留 [5, 10, 11, 17~23]，但其他一些研究报道的结果并非如此，没有发现具有更高选择性的术式能带来明确的益处 [24~27]。在这些研究中的一部分没能展现出认知结局的差异性，这可能反映的是所采用的神经心理学测试的不足，而并非认知结局缺乏差异性。尽管如此，我们依然很确定，选择性微创海马杏仁核切除术仍可以对某些做了优势侧颞叶切除术的患者造成显著的言语记忆损伤，而且同样不能忽略术前的精细评估（包括对记忆功能可造成的风险的评估）。

适应证

通常来讲，患者需具有一系列提示单侧颞叶内侧结构为其致痫区的证据，才适合进行 SMAH。这些证据包括：①相符合的发作期症状和病史；② MRI 所示异常提示颞叶内侧硬化（通常为海马萎缩和 / 或颞叶内侧 T_2 序列 /Flair 序列的信号改变）或仅累及颞叶内侧的病变（如低级别肿瘤或神经发育性异常）；③视频脑电图（electroencephalography，EEG）记录的相符合的发作期症状和典型的发作期颞叶内侧起源的头皮脑电图。在这些病例中，间期脑电图可能出现单侧或双侧（通常同侧占主导）的痫性放电。

对于那些上述证据不吻合，或者缺乏某些数据的患者（如 MRI 上未见病变或发作期脑电图无法定位），则需要进行附加的检查，如正电子发射计算机断层扫描、脑磁图或发作期单光子发射计算机断层成像术。

特别地，对于未见病灶的患者，如果经过规范评估，并加用专门的影像检查后，能够确定是单侧颞叶起源，那么，需要进行颅内脑电图监测以区分是颞叶内侧来源还是新皮层来源，从而决定是否为 SAH 适应证。

禁忌证

虽然对于颞叶内侧起源的难治性癫痫患者来讲，ATL 或 SMAH 提供了一种有效的外科治疗选择方式，但是如果患者发作出现了某些特定的形式，则通常会为其排除这种治疗方式。这些形式包括：①非痫性发作；②特发性（原发性）全面性癫痫；③颞叶外局灶性癫痫；④双侧颞叶独立起源的发作（大多数情况）；⑤言语和空间视觉记忆的严重损害（根据神经心理学检测和颈内动脉异戊巴比妥试验）；⑥颞叶新皮层癫痫；⑦未能明确定位至颞叶内侧结构的 TLE。

手术要点

常规进行全身性麻醉后气管内插管，需给予抗生素。为最小化术中脑移位，应避免使用甘露醇。患者仰卧位，头部向对侧旋转 90°并平行于地面。头部由三钉式头架进行固定。SMAH 有多种入路方式，本文将较详细介绍经皮层入路。

ATL 和 SMAH 均采用颞部开颅术，开颅术的范围是由所需暴露范围决定的。通常来讲，ATL 所需的开颅范围为 5～6cm，而 SMAH 需要的显露为 3～4cm。更受限制的暴露范围可能会导致定位错误，特别是术者首次进行该手术时。因此，对于初学者而言，强烈推荐使用神经导航。术者应从安全区到安全区，为手术图像导航建立常规路径点。

面部和头皮轮廓作为导航系统中解剖注册点，在头皮记好计划入路点、计划的骨瓣和头皮切口。头皮备皮后、铺巾并注射 1% 利多卡因、0.25% 布比卡因和肾上腺素浸润麻醉。在头皮上做一直切口（图 17.2）。切开颞肌筋膜，自骨膜剥离，并向两侧牵拉。神经导航系统用于确认颞部开颅部位。打开硬膜并向下翻转。

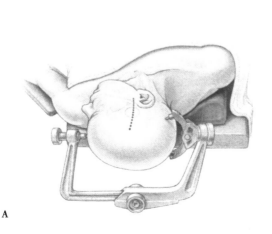

A

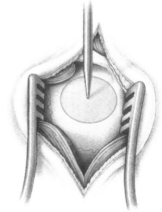

B

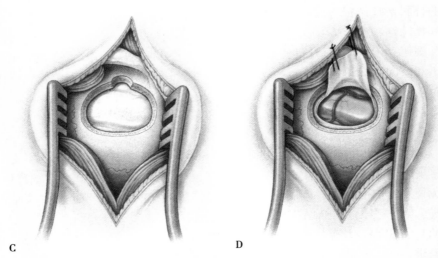

图 17.2 开颅术。(A)头部已做固定,手术切口和开颅范围已标出。(B)计划入路点已于颅骨标出。(C)已开颅,大小为 3～4cm。(D)硬膜已打开

神经导航系统用于计算距颞极的距离,以及在颞中回寻找一处没有皮质血管的入点。该位点需要距离颞极(优势测颞叶)不超过 3.5cm。设计 1.5～2.0cm 的皮层切口。将皮层表面用双极灼烧后打开(图 17.3)。在连续导航下,用两个小型方形自动牵开器向相反方向牵开进行辅助,逐渐显露至颞角,进入脑室。随后向前下方部分切除杏仁核,首先到达的是覆盖于最内侧颅中窝的软脑膜。

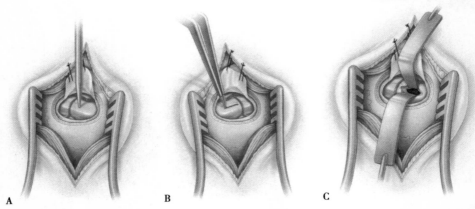

图 17.3 经皮层入路。(A)颞中回顶部的入路点已选定,根据导航,不应与颞叶尖端距离超过 3.5cm。(B)已打开一长 1.5～2cm 的切口。(C)使用两个小型方形自动牵开器向相反方向牵开,多次应用导航图像以定位,并进入侧脑室颞角

　　在这时，术者向后方手术以确认小脑幕切迹，然后从前到后切除海马钩回（图 17.3），注意保留颈内动脉和鞍上池的内侧软脑膜。在手术的这个阶段，通常可见到颈内动脉和动眼神经，需要反复确认神经导航结果。为了避免损伤大脑后动脉，动眼神经及大脑脚，必须严格保留内侧软膜边界。

　　一旦切除了海马钩回最内侧的部分，就回到侧脑室颞角继续进行显露，以显露脉络裂前方。绝不能在脉络裂上方进行分离，以免对视束和大脑脚造成损伤。为避免这点，在脉络丛置一方形自动牵开器，轻轻牵拉以暴露脉络裂，从而有效遮挡脉络裂上方白质。然后，在脑室中用一个小拉钩向后方拉开以暴露海马足。术者分离伞部后可轻易向后将海马自脉络裂游离，然后于后方分离海马，到达在 MRI 轴位图像导航上四叠体前后位置一致。神经导航用于确认切除的完整性，通常切除 2.5cm 海马。

　　然后在海马旁回内进行分离，从后向前游离海马足。这时已将海马足游离，但仍与海马裂相连（图 17.4）。接下来在海马裂双侧解剖与海马沟处软膜相连的海马，小心操作避免损伤脉络膜前动脉或它的任一分支（图 17.5）。切除范围包括齿状回，CA4、CA3、CA2、CA1、内嗅皮层和一部分的海马旁回。

　　彻底进行止血，将浸有凝血酶的明胶海绵（如 Gelfoam 明胶海绵）填入所切部分周围的内侧软膜边界，再将氧化纤维素织物妥善充填切除后的基底面。检查切除后空腔，取出脑拉钩并关闭硬膜。固定骨瓣，缝合颞肌，并用可吸收线分层缝合头皮。

　　全身麻醉苏醒后，需进行神经系统检查。术后需进行头颅 CT 检查。继续应用抗癫痫药物治疗。患者需在神经 ICU 进行一天的监护。术后的住院天数一般为 3～4 天。

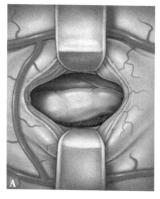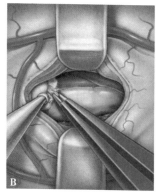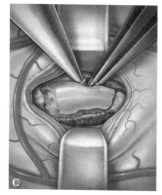

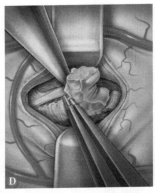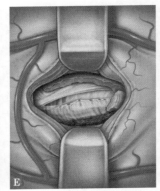

图 17.4　脑室内显微分离。（A）已暴露杏仁核和海马。（B）在海马钩回前段的软膜内侧边界前方进行分离。（C）确认切除边界，向后进行切除以包绕整个钩回，注意保护内侧软膜边界，此时可见海马轮廓。（D）对（穹窿）伞部进行显微解剖从而将海马自脉络裂分离，直到与图像轴位导航所示四叠体位置一致（海马约 **2.5cm** 长），切开海马，向前方沿海马旁回边界进行切除，包含内嗅皮质和海马。然后，向前方小心分离海马，避免损伤或牵拉海马沟内的血管。（E）从海马沟两侧的软膜及血管分离并切除海马

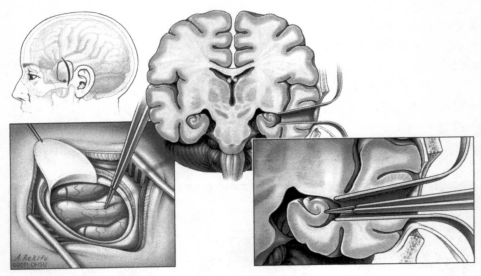

图 17.5　经皮层微创海马杏仁核切除术示意图

并发症

　　为最大化降低手术相关并发症，应严格遵守手术流程，仔细摆放患者体位，以及仔细检视重要解剖标志并与立体定向结果反复确认。谨慎的患者选择和术

前检测可减少术后记忆损伤风险和情绪改变可能，结合排除不合适的患者，可提高手术效果。

术后可出现对侧同向性 1/4 象限盲，通常无明显临床症状 [28]。当脉络膜前动脉，或它的某支穿支在术中受损，则会出现更加严重的并发症。梗死累及内囊和 / 或视束可导致轻偏瘫 / 偏瘫和 / 或对侧同向性偏盲。

无神经导航系统或导航不准确可导致切除不准确或切除不全。感染和术后出血并不常见。术后也可出现记忆损伤 [27]、暂时性命名性失语和情绪改变。

选择性微创海马杏仁核切除术的其他入路

经侧裂入路

Wieser 和 Yasargil 推广了经侧裂入路进行 SMAH[6, 29]。它的优点被认为是避免皮层入路对颞叶新皮层和其下方的白质的损伤，同时通过此入路可进行完整切除颞叶内侧结构。虽然严格来说，这是一种更为复杂的入路；它只能有限暴露内侧颞叶结构，而且会横断颞干。不仅如此，暴露侧裂血管也增加了血管损伤或血管痉挛风险 [30]。

颞下入路

颞下入路 SMAH 的优势 [7] 包括避免损伤 Meyer 环路（造成视野损伤）和出现更少的神经心理方面后遗症的可能性 [20, 31]。但已有数据不足以证实是否确实如此。此入路的劣势在于它可能会对颞叶造成过度牵拉，导致 Labbe 静脉损伤，而且需切除颧突。

结论

SMAH 的术后癫痫无发作率似乎与更为常规的部分颞叶切除术或更局限的颞叶切除术（前颞叶切除术）相当。证明这种更小切除范围的术式能够带来更佳的神经心理学结果的证据并不一致。同理，SMAH 的多种入路之间所差异的研究也因小样本单中心研究存在偏倚风险，而证据变得不充分。现在尚无真正统计学意义的不同 SMAH 入路间比较的研究结果发表。目前，入路的选择很大程度依据各个中心的经验。我们赞成经皮层入路的原因是该入路较为直接，而且可利用现在已成为常规技术的术中导航完成手术。

癫痫手术，特别是为颞叶内侧硬化患者切除颞叶内侧结构和此区域的其他病理结构，一直是所有手术方式中最为有效和最未被充分利用的手术技术。随着越来越多更新更复杂的，技术上更尖端的和更加昂贵的控制癫痫的手段出现，我们需谨记，对于合理选择的患者，几乎没有什么手术技术能在有效性和改善生活的潜力上匹敌海马杏仁核切除术。

（梁树立　王旸烁 译）

参考文献

1. Wiebe S, Blume WT, Girvin JP, Eliasziw M. A randomized, controlled trial of surgery for temporal-lobe epilepsy. *N Engl J Med.* 2001;345(5):311–318.
2. Spencer DD, Spencer SS, Mattson RH, Williamson PD, Novelly RA. Access to the posterior medial temporal lobe structures in the surgical treatment of temporal lobe epilepsy. *Neurosurgery.* 1984;15(5):667–671.
3. Spencer DD. Temporal lobectomy. In: Luders H, ed. *Epilepsy Surgery.* New York, NY: Raven Press; 1991:533–545.
4. Niemeyer P. The transventricular amygdalahippocampectomy in temporal lobe epilepsy. In: Baldwin M, Bailey P, eds. *Temporal Lobe Epilepsy.* Springfield, IL: Charles C. Thomas; 1958:461–482.
5. Wieser HG, Yaşargil MG. Selective amygdalohippocampectomy as a surgical treatment of mesiobasal limbic epilepsy. *Surg Neurol.* 1982;17(6):445–457.
6. Yaşargil MG, Wieser HG, Valavanis A, von Ammon K, Roth P. Surgery and results of selective amygdalahippocampectomy in one hundred patients with nonlesional limbic epilepsy. *Neurosurg Clin N Am.* 1993;4(2):243–261.
7. Park TS, Bourgeois BF, Silbergeld DL, Dodson WE. Subtemporal transparahippocampal amygdalahippocampectomy for surgical treatment of mesial temporal lobe epilepsy. Technical note *J Neurosurg.* 1996;85(6):1172–1176.
8. Little AS, Smith KA, Kirlin K, et al. Modifications to the subtemporal selective amygdalohippocampectomy using a minimal-access technique: seizure and neuropsychological outcomes. *J Neurosurg.* 2009;111(6):1263–1274.
9. Arruda F, Cendes F, Andermann F, et al. Mesial atrophy and outcome after amygdalohippocampectomy or temporal lobe removal. *Ann Neurol.* 1996;40(3):446–450.
10. Clusmann H, Schramm J, Kral T, et al. Prognostic factors and outcome after different types of resection for temporal lobe epilepsy. *J Neurosurg.* 2002;97(5):1131–1141.
11. Paglioli E, Palmini A, Portuguez M, et al. Seizure and memory outcome following temporal lobe surgery: selective compared with nonselective approaches for hippocampal sclerosis. *J Neurosurg.* 2006;104(1):70–78.
12. Acar G, Acar F, Miller J, Spencer DC, Burchiel KJ. Seizure outcome following transcortical selective amygdalohippocampectomy in mesial temporal lobe epilepsy. *Stereotact Funct Neurosurg.* 2008;86(5):314–319.
13. Tanriverdi T, Olivier A, Poulin N, Andermann F, Dubeau F. Long-term seizure outcome after mesial temporal lobe epilepsy surgery: corticalamygdalohippocampectomy versus selective amygdalohippocampectomy. *J Neurosurg.* 2008;108(3):517–524.
14. Schramm J, Lehmann TN, Zentner J, et al. Randomized controlled trial of 2.5-cm versus 3.5-cm mesial temporal resection—Part 2: volumetric resection extent and subgroup analyses. *Acta Neurochir (Wien).* 2011;153(2):221–228.
15. Josephson CB, Dykeman J, Fiest KM, et al. Systematic review and meta-analysis of standard vs selective temporal lobe epilepsy surgery. *Neurology.* 2013;80(18):1669–1676.
16. Mathern GW, Miller JW. Outcomes for temporal lobe epilepsy operations may not be equal: a call for an RCT of ATL vs SAH. *Neurology.* 2013;80(18):1630–1631.
17. Pauli E, Pickel S, Schulemann H, Buchfelder M, Stefan H. Neuropsychologic findings depending on the type of the resection in temporal lobe epilepsy. *Adv Neurol.* 1999;81:371–377.
18. Gleissner U, Helmstaedter C, Schramm J, Elger CE. Memory outcome after selective amygdalohippocampectomy: a study in 140 patients with temporal lobe epilepsy. *Epilepsia.* 2002;43(1):87–95.
19. Helmstaedter C, Reuber M, Elger CC. Interaction of cognitive aging and memory deficits related to epilepsy surgery. *Ann Neurol.* 2002;52(1):89–94.
20. Hori T, Yamane F, Ochiai T, Hayashi M, Taira T. Subtemporal amygdalohippocampectomy prevents verbal memory impairment in the language-dominant hemisphere. *Stereotact Funct Neurosurg.* 2003;80(1–4):18–21.
21. Gleissner U, Helmstaedter C, Schramm J, Elger CE. Memory outcome after selective amygdalohippocampectomy in patients with temporal lobe epilepsy: one-year follow-up. *Epilepsia.* 2004;45(8):960–962.
22. Morino M, Uda T, Naito K, et al. Comparison of neuropsychological outcomes after selective amygdalohippocampectomy versus anterior temporal lobectomy. *Epilepsy Behav.* 2006;9(1):95–100.
23. Hori T, Yamane F, Ochiai T, et al. Selective subtemporal amygdalohippocampectomy for refractory temporal lobe epilepsy: operative and neuropsychological outcomes. *J Neurosurg.* 2007;106(1):134–141.
24. Goldstein LH, Polkey CE. Short-term cognitive changes after unilateral temporal lobectomy or unilateral amygdalo-hippocampectomy for the relief of temporal lobe epilepsy. *J Neurol Neurosurg Psychiatry.* 1993;56(2):135–140.
25. Wolf RL, Ivnik RJ, Hirschorn KA, Sharbrough FW, Cascino GD, Marsh WR. Neurocognitive efficiency following left temporal lobectomy: standard versus limited resection. *J Neurosurg.* 1993;79(1):76–83.
26. Jones-Gotman M, Zatorre RJ, Olivier A, et al. Learning and retention of words and designs following excision from medial or lateral temporal-lobe structures. *Neuropsychologia.* 1997;35(7):963–973.
27. Tanriverdi T, Dudley RW, Hasan A, et al. Memory outcome after temporal lobe epilepsy surgery: corticoamygdalohippocampectomy versus selective amygdalohippocampectomy. *J Neurosurg.* 2010;113(6):1164–1175.
28. Egan RA, Shults WT, So N, Burchiel KJ, Kellogg JX, Salinsky M. Visual field deficits in conventional anterior temporal lobectomy versus amygdalohippocampectomy. *Neurology.* 2000;55:1818–1822.
29. Yaşargil MG, Krayenbühl N, Roth P, Hsu SP, Yaşargil DC. The selective amygdalohippocampectomy for intractable temporal limbic seizures. *J Neurosurg.* 2010;112(1):168–185 (ISSN: 1933–0693).

30. Schaller C, Jung A, Clusmann H, Schramm J, Meyer B. Rate of vasospasm following the transsylvian versus transcortical approach for selective amygdalohippocampectomy. *Neurol Res.* 2004;26(6):666−670.

31. Takaya S, Mikuni N, Mitsueda T, et al. Improved cerebral function in mesial temporal lobe epilepsy after subtemporal amygdalohippocampectomy. *Brain.* 2009;132(Pt 1): 185−194.

第 18 章

脑皮质发育不良与颞外痫灶切除术

KUNAL GUPTA, MBBChir(Cantab), PHD • NATHAN R. SELDEN, MD, PHD(Cantab)

引言

  局灶性脑皮质发育不良（focal cortical dysplasias，FCD）是指不连续性脑皮质畸形，与成人和儿童的癫痫发作密切相关。FCD 主要发生于一系列发育障碍，如无脑回畸形、脑裂畸形、半侧巨脑症和结节性硬化等，或与这些疾病发育障碍相关。本章主要关注原发性 FCD。FCD 最初由 Taylor 等在 1971 年首次提出 [1]。随后 MRI 的出现使得 FCD 更易被检出，检查发现 8%～12% 的成人和 14% 的儿童难治性癫痫患者存在 FCD[2]。大量患者的 FCD 无法经 MRI 检出，仅在术后病理检查时得到确认，因此 FCD 真正的患病率可能会更高。为达到无癫痫发作的目标，FCD 已经成为临床综合评估的一部分并需要进行手术切除。随着影像学技术和手术技术的革新，手术成功率已经显著提升 [3]。

局灶性脑皮质发育不良分类

  Taylor 及其同事最初描述了 300 例癫痫患者中的 10 例患者，这些患者在长达 20 多年的临床随访中表现出大脑皮质结构的明显异常 [1]。在这些患者中，作者发现了区域性皮质增厚，深至皮质的层状结构紊乱，存在肥大的异形神经元和有大或多核以及乳白色细胞质的畸形细胞（后来称为"气球样细胞"）。Taylor 认识到，这一现象与结节性硬化症具有相同的组织病理学特征。然而，他注意到患者的临床特征与结节性硬化症并不相同。Taylor 认为这些类型之间没有关联或关联很小。因此，他将 FCD 分为非 Taylor 型 FCD，及有或无气球样细胞的 Taylor 型 FCD。Taylor 型 FCD 指皮质存在肥大异形神经元和细胞结构破坏 [4]。

  2003 年，Colombo 等根据病史和 MRI 检查结果对 FCD 进行了重新分类 [5]。他们将 FCD 分为三型：皮质结构发育不良型、细胞结构发育不良型以及 Taylor

型 FCD。皮质结构发育不良型指存在神经元异位、层状结构紊乱，但没有细胞畸形。细胞结构发育不良型指存在肥大神经元导致的细胞异常。Taylor 型 FCD 则包括有或无气球样细胞的神经元异形。

Colombo 等的分类法提出不久后，Palmini 分类法 [6] 被提出，并取代了 Colombo 分类法 [5] 处于 FCD 分类法的领先地位。Palmini 等将所有皮质发育不良的疾病归为 "由皮质发育异常引起的畸形"，并将术语 FCD 定义为可能或确定皮质异常为特征的一组疾病 [6]。轻度皮质发育畸形表现为镜下神经元异位，无相关 MRI 表现。Palmini 等对 FCD 的分类方法与 Colombo 等描述的组织学分类法类似，1a 型指皮质结构异常和分层破坏，而 1b 型指细胞结构异常，神经元肥大或不成熟，无分层破坏 [5]。2 型指神经元异常，等同于 Taylor 型 FCD，根据有无气球样细胞分为 2a 型和 2b 型。Palmini 等也将 FCD 的类型与临床特点相关联，指出 1a 和 1b 型可能是无症状的，或可能出现药物难治性癫痫，在后一种情况下，与其他类型的 FCD 相比，手术治疗预后更好 [6]。他们还认为，2 型 FCD 通常表现为药物难治性癫痫，因为其癫痫发作十分顽固，故术后预后较差。

2011 年，颞外 FCD 分类已由 Blumcke 分类法取代 [7]。按病因和组织学特征分为三型，并进一步细分 [7]。1 型 FCD 和 2 型 FCD 为原发性 FCD，而 3 型 FCD 为继发于其他结构异常的 FCD。这一分类系统总结见表 18.1。

1 型局灶性脑皮质发育不良

1 型 FCD 指皮质层分层异常。1a 型指由于径向迁移受损而表现为皮质分层异常。1a 型有丰富的放射状微柱组织，其中一个微柱是由 8 个以上的神经元排列成一个纵列。1b 型的特点是皮质的切线方向结构异常，失去清晰的 6 层皮质层状结构。一般来说，第 1 层和第 2 层，或第 2 层和第 3 层是模糊的；第 4 层也可能丢失或模糊。此外，在这一亚型中，还可能出现细胞异常，包括不成熟的小神经元，第 5 层有肥大的锥形神经元或正常神经元树突分支异常（表 18.1）。

2 型局灶性脑皮质发育不良

2 型 FCD 皮质表现为皮质分层破坏，以存在异形神经元为特征。层状结构损害与 1 型 FCD 不同，1 型 FCD 中单个层受到影响；2 型 FCD 中除了第 1 层外皮质层都无法识别。各亚型根据神经元异常的种类进行分类；2a 型表现为异形神经元的胞体和细胞核显著增大伴有尼氏体边集，无气球样细胞。2b 型的特点是存在气球样细胞（图 18.1 及表 18.1）。气球样细胞体积较大，通常是多核的巨细胞，认为其具有中间细胞起源。大多数气球样细胞表达波形蛋白或巢蛋白、中间丝蛋白，少量气球样细胞（＜10%）表达干细胞标志物，如 CD34、SOX2 和 CD133。胶质纤维酸性蛋白和作为未成熟细胞标志物的神经丝中链的共同表达，表明这些细胞具有过渡神经胶质细胞和神经元起源[8]。

3 型局灶性脑皮质发育不良

3 型 FCD 指继发于原发性病理改变的皮质分层或细胞结构异常（第 5 层外的神经元肥大），原发性改变通常与病变皮质邻近或为同一皮质区域。3a 型病变通过深部电极记录证实为致痫性病变；癫痫从硬化的海马体传播到发育不良的新皮质，反之亦然，海马硬化越严重，则发病越频繁。此外，颞叶新皮质 FCD 合并海马硬化与颞外 FCD 有相似的发作模式[9]。在颞叶新皮质 FCD 中，肥大神经元通常出现在第 2～4 层，第 2 层和第 3 层常表现为严重的神经元丢失和神经胶质细胞增生。尽管 3a 型也包括颞叶皮质下异位（通常 MRI 无法检测到），但真正的颞叶内侧硬化和其他颞叶病变被排除在 3a 型之外，被称为"双重病理"。3b 型指邻近致痫性肿瘤（如神经节胶质瘤或胚胎发育不良性神经上皮瘤）引起的皮质层状结构或细胞畸形。3c 型与血管畸形有关，包括海绵状血管瘤、动静脉畸形、硬脑膜动静脉瘘或毛细血管扩张。3d 型与出生后早期获得的损伤有关，如产前或围产期缺血性损伤、炎症、感染或创伤性损伤（表 18.1）。

这些分类方法以及本文未提及的其他方法之间存在明显的交叉。每种分类方法主要是由组织学表现决定，基于分层破坏程度、细胞畸形、神经元异常和气球样细胞的存在与否来进行分型。Blumcke 1a 分型与 Palmini 1a 分型以及 Colombo 对于皮质结构异常的描述类似，都是仅基于分层结构的表现来分类。Blumcke 1b 分型与 Palmini 1b 分型以及 Colombo 对于细胞结构异常的描述类

表 18.1 Blumcke 等局灶性脑皮质发育不良分类系统

局灶性脑皮质发育不良							
1 型		2 型		3 型			
1a	1b	2a	2b	3a	3b	3c	3d
合并							
丰富的放射状微柱组织	皮质切线方向结构异常	异形神经元	异形神经元	海马硬化	毗邻致痫性肿瘤	血管畸形	获得性损害病变
径向迁移受损	皮质层状结构丢失	—	存在气球样细胞	—	—	—	—
皮质层部分破坏 —	皮质层广泛破坏保留第一层 —						
神经元异常 3	—	—	—	—	—	—	—

似，都是仅基于肥大神经元和有无细胞异常来分类。Blumcke 2 分型与 Palmini 2 分型以及 Taylor 型 FCD 都有畸形神经元的存在，并根据有无气球样细胞分为 2a 和 2b 亚型。因此，本文使用的术语仍然代表之前的分类法。

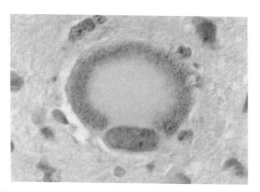

图 18.1　气球样细胞苏木精 - 伊红染色（HE 染色），显示细胞质呈乳白色，Nissl 颗粒边集

临床表现

FCD 是儿童癫痫手术治疗的最常见原因，也是除海马硬化和肿瘤外成人手术治疗癫痫的最常见原因 [3, 10]。在儿童患者中，与其他病因的癫痫患者相比，FCD 患者的癫痫发作年龄更低（2.6 岁 vs 5.1 岁）、手术时年龄更小（7.9 岁 vs 10.7 岁）且更容易出现每日癫痫发作（70% vs 48%）[1]。这些发现在其他研究中也有所证实 [10]。多灶性癫痫在 30%～47% 的患者中被发现 [11, 12]。在成人中，1 型 FCD 通常在较轻癫痫患者的晚期被发现，而 2 型 FCD 通常在较重癫痫患者的早期被发现。同样，多灶性 FCD（1 型或 2 型）患者也比局灶性病变患者更早出现癫痫发作 [6, 10]。FCD 更常见于一侧大脑半球表面，而不是内侧或基底面，1 型病变常位于颞叶，2 型病变则常位于颞外 [12, 13]。

术前评估

脑电图

因为 FCD 可以出现于任何脑叶皮质，所以癫痫发作症状可以是多种多样的。头皮脑电图（electroencephalogram，EEG）对脑皮质发育不良的诊断敏感性也很低。符合 FCD 部位的发作间期 EEG 异常的比例在 32%～62%，而符合 FCD 部位的发作期 EEG 异常的比例在 42%～77%[10, 14, 15]。此外，还没有针对 FCD 诊断的特定 EEG 表现。然而，典型的脑电图表现可能包括发作间期慢波、棘波和多棘波[10, 16]。尽管一些研究表明 1 型 FCD 比 2 型 FCD 更容易出现慢波[14]，这些发现在其他研究中并未重现[10]。因此，尽管头皮脑电图可以为高达 2/3 的患者提供定位信息，但它既不能用于 FCD 的诊断，也不能区分轻度和重度 FCD。

影像学表现

MRI 检查阳性对 FCD 的诊断意义很大。在皮质发育不良中有许多磁共振表现，包括灰质增厚、脑回形态异常、灰质 - 白质连接模糊、白质和灰质 T_2 高信号、局灶性发育不全、白质萎缩和 Transmantle 征（穿通征）[5, 10, 17]。然而，在隐匿的 FCD 患者中，磁共振图像通常是正常的。1 型 FCD 比 2 型 FCD 患者更容易表现为 MRI 正常；1 型 FCD 患者中 40% 表现为 MRI 正常，而 2 型 FCD 仅有 15% 表现为正常[10]。

Colombo 等试图将 FCD 在 MRI 上的表现同 FCD 亚型联系起来，从而指导术前诊断[5]。皮质结构异常型 FCD 的特点是脑叶或皮质下发育不良，白质下层萎缩，相应的蛛网膜下腔扩大，灰质白质交界处模糊。细胞结构异常型 FCD 与 Taylor 型 FCD 的 MRI 表现类似，有局灶性皮质增厚、灰白质交界模糊、白质 T_2 高信号和 T_1 低信号。Taylor 型 FCD 的特点是局灶性皮质增厚，灰白质交界模糊，皮质下白质 T_2 高信号和 T_1 信号降低，白质束从皮质发育不良部位向脑室周围放射状延伸，也称为 Transmantle 征[4~6, 17]（图 18.2）。

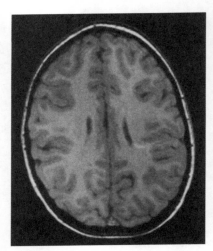

图 18.2　2 型脑局灶性皮质发育不良患者的高分辨磁共振 T_1 加权像，示左额叶 Transmantle 征

MRI 对于不同组织学亚型的诊断价值不同。MRI 对 66%～100% 的 Taylor 型或 2 型 FCD 患者有诊断意义[5, 18, 19]。50% 的细胞结构发育不良型患者可以通过 MRI 诊断，然而其表现与 Taylor 型 FCD 的表现有明显重叠。61% 的皮质结构发育不良型患者可以有存在诊断意义的 MRI 发现[5, 19]。Transmantle 征表明脑室周围和皮质发育不良区域之间存在放射状皮质异常。这种结构异常是 2 型 FCD 中特有的表现，大约可在 37.5% 的患者中出现[10, 14]。

^{18}F- 氟代脱氧葡萄糖正电子发射断层扫描（^{18}FDG-PET）在 FCD 发作间期低代谢测定可与 MRI 结合使用，提高 FCD 识别的灵敏度。发作间期 PET 与 MRI

阳性见于 60%～75% 的 1 型 FCD 和 2 型 FCD 患者[10, 14]。在 MRI 阴性时,FDG-PET 已被证实能辅助 33%～64% 的患者定位,由于其在 MRI 结果阴性时价值更大,因此对于 1 型 FCD 患者尤其有益[10, 19]。

颅内电极置入

　　颅内电极置入可提高对致痫灶的识别率。网状电极也可用于术后中枢功能的模拟测定,大大地增加了其在癫痫切除术中评估和规划的应用(图 18.3)。已发表的研究认为,皮质发育不良患者颅内电极使用率为 6%～68%,但 1 型 FCD 和 2 型 FCD 患者的颅内电极使用率无显著差异[10, 14, 20]。患者常因非侵入性癫痫定位困难或者发作部位邻近运动和语言中枢而被选定进行颅内电极置入。因此,颅内电极置入患者可能术后预后更差[21]。

　　Widdes 等报道了使用硬膜下网状电极对 48 例 FCD 患者进行评估的结果。作者报告了 35% 的患者表现为弥漫性发作,49% 的患者发作出现在电极网格边缘。发作出现在电极网格边缘是癫痫复发的最强预测因素,可能提示需要重新使用网状电极定位,或并不适于进行手术[22]。

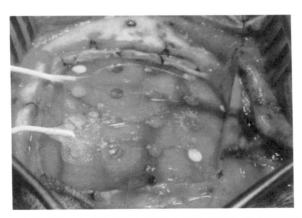

图 18.3　术中照片,示硬膜下置入网状电极进行侵入性皮层脑电图记录

手术方法

　　FCD 的外科治疗原则是最大限度的安全切除。皮层切除术受到运动、语言中枢的限制,包括运动、感觉、视觉和语言皮层。在皮层切除术中使用图像引导可提高对影像学所示病变的针对性,并可与颅内电极监测结合使用,来定位致痫性的部位。使用术中病理检查来明确手术边界虽然可以提高术后无癫痫发作

的疗效[20]，但在功能区病变仍然受限。在癫痫发作部位累及运动、语言中枢的患者中，可通过多处软膜下横纤维切断术(MST)来限制癫痫扩散[23]。

此外，根据报道，使用迷走神经刺激(VNS)、经颅磁刺激(TMS)或脑深部电刺激(DBS)进行神经刺激可有助于对癫痫的控制，但疗效各不相同，仍可作为运动、语言中枢 FCD 患者的选择。在成人中，VNS 已被证明实现无癫痫发作率较低(7%～30% 的患者)，但高达 60% 的患者的癫痫发作有所改善。早期置入，EEG 显示癫痫活动为单侧以及局灶性 FCD 时，VNS 能更好地控制癫痫发作[24, 25]。在儿童患者中，VNS 治疗可使 60% 的患者在置入后 3 年内减少 60% 的癫痫发作；43% 的患者癫痫发作减轻 75% 以上，10% 的患者无癫痫发作[26]。我们中心得出类似的结果，我们评估了 146 例患者经 VNS 置入后 10 年时间内的结果：91% 的患者癫痫发作频率降低，50% 的患者癫痫发作持续时间缩短，49% 的患者癫痫发作后期缩短，75% 的患者用药减少；全面性和部分性癫痫患者没有差异[27]。TMS 已在不准备进行手术的成年 FCD 患者中进行了实验，与对照组相比，治疗后 8 周癫痫发作减少了 50%[28]。然而，目前的研究仅限于少量患者和病例报告[28-31]。DBS 在原因不明的难治性癫痫患者中已经进行了多个靶点的实验，包括丘脑前核和丘脑底核[32, 33]，疗效类似(大约 54% 的患者在 2 年内癫痫发作至少减少了 50%)。可以在 Laxpati 等和 Tykocki 等的综述中查阅更多关于 DBS 治疗癫痫的探讨[34, 35]。局灶性皮质发育不良的手术金标准仍然是皮层切除术[36]。

手术预后

从 1971 年 Taylor 对于 FCD 的最初描述以来，许多研究报告了手术切除后实现了无癫痫发作[1]。预后一般较好，约 2/3 的患者实现了无癫痫发作。与 1 型 FCD 轻度病变患者相反(49%～52% 1a，45%～61% 1b)，2 型 FCD 严重病变患者(61%～67% 2a，75%～88% 2b)更容易实现无癫痫发作[37, 38]。切除范围与能否实现无癫痫发作最相关；MRI 或颅内 EEG 证实的不完全切除与癫痫复发密切相关[14, 20, 22, 38]。80%～92% 的完全切除患者可以实现无癫痫发作[20, 39, 40]。60%～70% 的患者可以实现完全切除[20, 38]。

在其余患者中，不完全切除通常因为术前检查中发现癫痫发作部位位于运动、语言中枢、多灶或全面性癫痫以及定位不明确。不完全切除后实现无癫痫发作的概率只能达到 30%～40%[20, 38]。使用颅内 EEG 与术后癫痫控制不良相关[21]，这可能是因为病灶邻近运动、语言中枢使得颅内 EEG 的使用更多。病变邻近运动、语言中枢皮层被认为是不完全切除的主要原因[38, 41]。有趣的是，在一项针对 FCD 影响运动、语言中枢的研究中，气球样细胞只出现在无功能区，在 MRI 上也表现出 FLAIR 高信号，而在功能区中央则不存在气球样细胞。这些功能区的病理表现与 1 型 FCD 一致 [41]。因此，病理异常程度可能对皮层功能有影响；病理变化较轻的区域可能皮层功能保留较多，病理变化严重的区域更可能没有功能并且易于切除。

结论

总之，FCD 是儿童和成人癫痫的一种相对常见的病因。从 1971 年最初对 FCD 的描述以来，根据观察到皮质下层和细胞畸形以及相关的结构异常，对 FCD 特征的描述发生了很大的变化。在某些病例中，由于 EEG 和 MRI 定位不良，比较难以发现 FCD。尽管存在这些局限性，但手术切除后预后通常是良好的，2/3 的患者实现了无癫痫发作。术前定位不良和运动、语言中枢受累会影响手术的完全切除。在这些患者中，VNS、DBS 或 TMS 进行神经刺激等姑息疗法仍然是可行的替代疗法。

（关宇光　译）

参考文献

1. Taylor DC, Falconer MA, Bruton CJ, Corsellis JAN. Focal dysplasia of the cerebral cortex in epilepsy. *J Neurol Neurosurg Psychiatry*. 1971;34(4):369–387.
2. Sisodiya SM. Surgery for malformations of cortical development causing epilepsy. *Brain*. 2000;123(Pt 6):1075–1091.
3. Hauptman JS, Mathern GW. Surgical treatment of epilepsy associated with cortical dysplasia: 2012 update. *Epilepsia*. 2012;53(suppl 4):98–104.
4. Bronen RA, Vives KP, Kim JH, Fulbright RK, Spencer SS, Spencer DD. Focal cortical dysplasia of Taylor, balloon cell subtype: MR differentiation from low-grade tumors. *Am J Neuroradiol*. 1997;18(6):1141–1151.
5. Colombo N, Tassi L, Galli C, et al. Focal cortical dysplasias: MR imaging, histopathologic, and clinical correlations in surgically treated patients with epilepsy. *Am J Neuroradiol*. 2003;24(4):724–733.
6. Palmini A, Najm I, Avanzini G, et al. Terminology and classification of the cortical dysplasias. *Neurology*. 2004; 62(6 suppl 3):S2–S8.
7. Blumcke I, Thom M, Aronica E, et al. The clinicopathologic spectrum of focal cortical dysplasias: a consensus classification proposed by an ad hoc Task Force of the ILAE Diagnostic Methods Commission. *Epilepsia*. 2011;52(1):158–174.
8. Oh HS, Lee MC, Kim HS, et al. Pathophysiologic characteristics of balloon cells in cortical dysplasia. *Childs Nerv Syst*. 2008;24(2):175–183.
9. Fauser S, Schulze-Bonhage A. Epileptogenicity of cortical dysplasia in temporal lobe dual pathology: an electrophysiological study with invasive recordings. *Brain*. 2006; 129(Pt 1):82–95.
10. Lerner JT, Salamon N, Hauptman JS, et al. Assessment and surgical outcomes for mild type I and severe type II cortical dysplasia: a critical review and the UCLA experience. *Epilepsia*. 2009;50(6):1310–1335.
11. Harvey AS, Cross JH, Shinnar S, Mathern GW. Defining the spectrum of international practice in pediatric epilepsy surgery patients. *Epilepsia*. 2008;49(1):146–155.
12. Leventer RJ, Phelan EM, Coleman LT, Kean MJ, Jackson GD, Harvey AS. Clinical and imaging features of cortical malformations in childhood. *Neurology*. 1999;53(4):715–722.
13. Fauser S, Sisodiya SM, Martinian L, et al. Multi-focal occurrence of cortical dysplasia in epilepsy patients. *Brain*. 2009; 132(Pt 8):2079–2090.
14. Krsek P, Pieper T, Karlmeier A, et al. Different presurgical characteristics and seizure outcomes in children with focal cortical dysplasia type I or II. *Epilepsia*. 2009;50(1):125–137.
15. Siegel AM, Cascino GD, Meyer FB, Marsh WR, Scheithauer BW, Sharbrough FW. Surgical outcome and predictive factors in adult patients with intractable epilepsy and focal cortical dysplasia. *Acta Neurol Scand*. 2006;113(2):65–71.
16. Noachtar S, Bilgin O, Remi J, et al. Interictal regional polyspikes in noninvasive EEG suggest cortical dysplasia as etiology of focal epilepsies. *Epilepsia*. 2008;49(6): 1011–1017.
17. Barkovich AJ, Kuzniecky RI, Bollen AW, Grant PE. Focal transmantle dysplasia: a specific malformation of cortical development. *Neurology*. 1997;49(4):1148–1152.
18. Kral T, von Lehe M, Podlogar M, et al. Focal cortical dysplasia: long term seizure outcome after surgical treatment. *J Neurol Neurosurg Psychiatry*. 2007;78(8):853–856.
19. Salamon N, Kung J, Shaw SJ, et al. FDG-PET/MRI coregistration improves detection of cortical dysplasia in patients with epilepsy. *Neurology*. 2008;71(20):1594–1601.
20. Cohen-Gadol AA, Ozduman K, Bronen RA, Kim JH, Spencer DD. Long-term outcome after epilepsy surgery for focal cortical dysplasia. *J Neurosurg*. 2004;101(1):55–65.
21. Widdess-Walsh P, Kellinghaus C, Jeha L, et al. Electro-clinical and imaging characteristics of focal cortical dysplasia: corela-

tion with pathological subtypes. *Epilepsy Res.* 2005;67(1—2): 25—33.

22. Widdess-Walsh P, Jeha L, Nair D, Kotagal P, Bingaman W, Najm I. Subdural electrode analysis in focal cortical dysplasia: predictors of surgical outcome. *Neurology.* 2007;69(7):660—667.

23. Sawhney IM, Robertson IJ, Polkey CE, Binnie CD, Elwes RD. Multiple subpial transection: a review of 21 cases. *J Neurol Neurosurg Psychiatry.* 1995;58(3):344—349.

24. Ghaemi K, Elsharkawy AE, Schulz R, et al. Vagus nerve stimulation: outcome and predictors of seizure freedom in long-term follow-up. *Seizure.* 2010;19(5):264—268.

25. Janszky J, Hoppe M, Behne F, Tuxhorn I, Pannek HW, Ebner A. Vagus nerve stimulation: predictors of seizure freedom. *J Neurol Neurosurg Psychiatry.* 2005;76(3):384—389.

26. Alexopoulos AV, Kotagal P, Loddenkemper T, Hammel J, Bingaman WE. Long-term results with vagus nerve stimulation in children with pharmacoresistant epilepsy. *Seizure.* 2006;15(7):491—503.

27. Thompson EM, Wozniak SE, Roberts CM, Kao A, Anderson VC, Selden NR. Vagus nerve stimulation for partial and generalized epilepsy from infancy to adolescence. *J Neurosurg Pediatr.* 2012;10(3):200—205.

28. Fregni F, Otachi PT, Do Valle A, et al. A randomized clinical trial of repetitive transcranial magnetic stimulation in patients with refractory epilepsy. *Ann Neurol.* 2006; 60(4):447—455.

29. Menkes DL, Gruenthal M. Slow-frequency repetitive transcranial magnetic stimulation in a patient with focal cortical dysplasia. *Epilepsia.* 2000;41(2):240—242.

30. Misawa S, Kuwabara S, Shibuya K, Mamada K, Hattori T. Low-frequency transcranial magnetic stimulation for epilepsia partialis continua due to cortical dysplasia. *J Neurol Sci.* 2005;234(1—2):37—39.

31. Santiago-Rodriguez E, Cardenas-Morales L, Harmony T, Fernandez-Bouzas A, Porras-Kattz E, Hernandez A. Repetitive transcranial magnetic stimulation decreases the num-

ber of seizures in patients with focal neocortical epilepsy. *Seizure.* 2008;17(8):677—683.

32. Benabid AL, Minotti L, Koudsie A, de Saint Martin A, Hirsch E. Antiepileptic effect of high-frequency stimulation of the subthalamic nucleus (corpus luysi) in a case of medically intractable epilepsy caused by focal dysplasia: a 30-month follow-up: technical case report. *Neurosurgery.* 2002;50(6):1385—1391; discussion 1391—1392.

33. Fisher R, Salanova V, Witt T, et al. Electrical stimulation of the anterior nucleus of thalamus for treatment of refractory epilepsy. *Epilepsia.* 2010;51(5):899—908.

34. Laxpati NG, Kasoff WS, Gross RE. Deep brain stimulation for the treatment of epilepsy: circuits, targets, and trials. *Neurotherapeutics.* 2014;11(3):508—526.

35. Tykocki T, Mandat T, Kornakiewicz A, Koziara H, Nauman P. Deep brain stimulation for refractory epilepsy. *Arch Med Sci.* 2012;8(5):805—816.

36. Guerrini R, Duchowny M, Jayakar P, et al. Diagnostic methods and treatment options for focal cortical dysplasia. *Epilepsia.* 2015;56(11):1669—1686.

37. Krsek P, Maton B, Korman B, et al. Different features of histopathological subtypes of pediatric focal cortical dysplasia. *Ann Neurol.* 2008;63(6):758—769.

38. Kim DW, Lee SK, Chu K, et al. Predictors of surgical outcome and pathologic considerations in focal cortical dysplasia. *Neurology.* 2009;72(3):211—216.

39. Alexandre Jr V, Walz R, Bianchin MM, et al. Seizure outcome after surgery for epilepsy due to focal cortical dysplastic lesions. *Seizure.* 2006;15(6):420—427.

40. Kloss S, Pieper T, Pannek H, Holthausen H, Tuxhorn I. Epilepsy surgery in children with focal cortical dysplasia (FCD): results of long-term seizure outcome. *Neuropediatrics.* 2002;33(1):21—26.

41. Marusic P, Najm IM, Ying Z, et al. Focal cortical dysplasias in eloquent cortex: functional characteristics and correlation with MRI and histopathologic changes. *Epilepsia.* 2002;43(1):27—32.

第 19 章

反馈式神经刺激

LIA DE LEON ERNST, MD

引言

大约 30% 的癫痫患者即使经过合适的抗癫痫药物治疗，发作情况仍然不能缓解。这些药物难治性癫痫患者可经过评估选择可能的外科方式来治疗他们的癫痫。神经刺激是一种治疗药物难治性癫痫的快速发展的治疗方法，它为那些明确不适合接受切除性手术的患者提供了姑息性的治疗选择。治疗性刺激可以通过硬膜下电极或脑深部刺激（DBS）直接产生，也可以通过刺激外周神经间接产生。学者们已经对神经刺激的多个靶点进行了研究，但当前仅有三种神经刺激方式取得了支持临床应用的 I 类证据，分别是：迷走神经刺激（VNS），丘脑前核（ANT）脑深部刺激（DBS）以及反馈式神经刺激系统（responsive neurostimulation system，RNS）[1]，而仅有 VNS 和 RNS 获得了美国 FDA 临床应用批准。

RNS 是一种新型的颅内置入式医疗设备，2013 年美国 FDA 批准其用于治疗药物难治性局灶性癫痫，它是第一套涉及闭环刺激的神经刺激治疗方式，可对 ECoG 检测到的癫痫放电做出反应[2, 3]。可编程的神经刺激器是一个电池供能的微处理器，整个嵌入颅骨全层切除的骨窗中，并与深部电极和 / 或硬膜下皮层条状电极连接，每个电极上包含 4 个触点（图 19.1）。电极通过外科手术的方式放置在一个或两个预先确定的病灶上，这些病灶即定位明确的发作起始区。目前最多可以置入 4 条电极，但在特定的时间仅有 2 条电极可以连接到刺激器。电极上的触点持续地记录 ECoG（electrocorticographic，ECoG），这些触点既可以检测异常电活动，也可以对癫痫放电或者癫痫发作做出反应，根据可编程的参数提供电刺激。皮层脑电数据由患者应用数据传输器（专用无线遥测棒和笔记本电脑）上传至中央数据库，随后内科医生可查看这些数据，并对电极检测和刺激的参数调整做出计划以尽可能地控制癫痫发作（图 19.2）[4]。

神经刺激器被一个金属箍样的托盘固定在合适的位置，在该位置处颅骨全层切除，托盘置于其中以使刺激器表面与颅骨表面齐平，并使用螺钉将其固

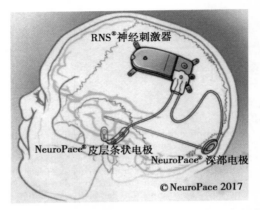

图 19.1 置入的 RNS 神经刺激器及硬膜下皮层条状电极和深部电极（Copyright 2017，NeuroPace，Inc；image used with permission from NeuroPace，Inc.）

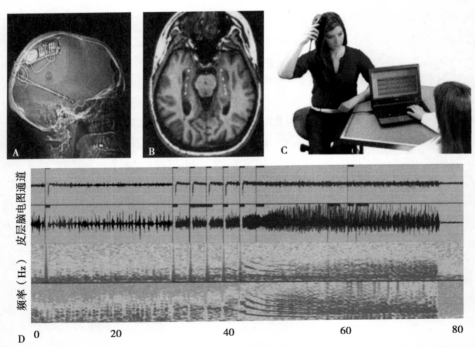

图 19.2 （A）头颅 X 线平片显示置入的神经刺激器。（B）轴位 MRI 序列显示双侧海马置入深部电极。（C）使用无线遥测棒与神经刺激器通信以及程序控制员。（D）神经刺激器记录的脑电图应用时间 - 频率分析（FFT）显示检测到的癫痫样电活动和反馈式刺激（垂直线）（Copyright 2017，NeuroPace，Inc；image used with permission from NeuroPace，Inc.）

定在颅骨上。在中等强度刺激参数设置下，神经刺激器电池平均可持续使用 4 年，电量耗尽后需要通过头皮切口更换。神经刺激器通常置于颅骨顶部[5]。

RNS 的功能

RNS 的主要功能包含检测功能、存储功能和刺激功能。有几种检测方法或者说是检测工具被用来检测癫痫样电活动，最常用的两种工具是线长工具和带通工具。线长工具被设计用来检测波幅和 / 或频率的大幅度增加，并且通常用于设备的初始编程，其对在广泛的频率和波幅范围内检出癫痫样电活动具有很高的敏感度。带通工具可以进行细调，以对我们所感兴趣的某个患者的脑电模式中特定的频率和波幅范围（即发作和癫痫样电活动）进行检测。检测算法会随着时间进行调整，使检测工具对每个患者的脑电模式具有最大的灵敏度和特异性[2]。

尽管神经刺激器能通过置入的电极持续监测脑电活动，但其容量仅能满足 6min 的 ECoG 片段数据的存储。通常，设备被设计可以存储四个单独的 ECoG 片段，每个 90s。一旦满足多个预设的触发存储标准中的一个，该设备可以被触发存储一段脑电图。当在一段预先设定的持续时间内，检测功能反复被触发，该事件被认为是"长片段"，可以触发存储数据。数据存储也可以在一天中预定的时间触发，或使用磁铁在神经刺激器处的头皮上方刷动（患者可以用它来指示临床事件发生）[2]。尽管 ECoG 的存储容量限制仅为 6min，但是以其他各种形式采集到的数据，包括检测触发、长片段记录触发、磁铁刷动以及其他数据点出现的次数和时间，这些数据可以与病史一起提高医生对患者癫痫发作负担和发作频率的了解。数据可以图形的格式存取，这可能显示发作的昼夜节律模式、每日多次发作或月经期发作模式。在双侧 TLE 患者中，这些数据可以帮助医生在一个更自然、更长期的动态环境中了解癫痫发作的侧别比例，而不是在住院环境中，在不连续的脑电图监测时期进行观察[6]。

神经刺激器设计为发放电荷平衡的双向脉冲，刺激持续时间为 $10\sim5\,000ms$，频率为 $1\sim333Hz$，电流强度为 $1\sim12mA$，脉宽为 $40\sim1\,000\mu s$。可对不同的刺激触点进行组合，以在任意的电极触点和神经刺激器外壳之间传送电流，从而能够改变电荷的密度和电场的范围以覆盖推测的包含致痫灶的脑区。通常，电极触点可设置电极对，以双极方式发放刺激（经常应用于内侧颞叶发作起始的患者）或所有 8 个电极触点与刺激器外壳形成配置以发放刺激（通常应用在发作起始区位于较广泛的新皮层的患者）。尽管可编程的频率、电流强度和脉宽范围很广，但通常编程的参数设置是基于随机对照试验中常用的参数：电流 $1.5\sim3mA$，脉宽 $160\mu s$，刺激时间 $100\sim200ms$，频率 $100\sim200Hz$[2, 7]。一些非官方的刺激编程控制指南已经在癫痫学家和制造该装置的 NeuroPace 公司之间建立起来，但是对于个别患者的最佳设置还有很多需要研究的地方。

安全性和有效性证据

支持 RNS 系统安全性和有效性的证据始于一项"可行性试验"，在此期间，65 例患者被置入该系统，并对不良事件进行监测，随后进行随机对照的"关键试验"，检查该装置的安全性和有效性。在关键性试验中，191 例患者置入 RNS，术后 2 个月（在优化发作检测参数后），将这些患者随机分配至接受反馈式刺激组或仅启动检测设置的假刺激组。随后这两组患者经历 12 周的盲法随访观察。该试验的纳入标准包括年龄在 18～70 岁，局灶性癫痫，药物难治性癫痫（联合 2 种及以上的抗癫痫药物，不能有效地控制发作），平均每月 3 次或更多次的失能性发作，脑电图证据提示存在 1～2 个致痫灶。两组患者在置入术后很短的时间内均报告了发作频率下降，这反映了一种称为"置入效应"的暂时性改善。随后经过 3 个月的随访，刺激组患者报告发作频率平均下降了 37.9%，而假刺激组患者为 17.3%。在随后的揭盲期内，所有的入组患者均接受反馈式神经刺激；原刺激治疗组的疗效持续获得改善，同时原假刺激组的癫痫发作频率也以类似的方式改善。在盲法期后对置入患者的长期监测显示，随着时间的推移，通过置入设备获得的疗效不断提升，术后 1 年 43% 的患者发作频率减少 50% 以上，术后 2 年 46% 的患者发作减少 50% 以上。癫痫发作频率减少百分比的中位数术后 1 年为 44%，术后 2 年为 53%[8]。

在获得关键性试验的结论后，对先前参与可行性试验和关键试验的患者进行开放性的长期试验（在图 19.3 的流程图中列出了部分试验参与者退出试验的原因）。在长期试验中观察到，术后 3 年发作频率减少百分比的中位数为 60%，5 年为 65%，2016 年美国癫痫学会会议上公布的最新数据显示，置入术后 7 年发作减少百分比中位数为 72%[9]。长期试验中报告的其他的结果还包括不良事件和应用癫痫患者生活质量量表或 QOLIE-89 评估患者的生活质量[10]。长期试验报告的最常见的严重不良事件是置入部位的软组织感染，在 5.4 年的平均随访时间内，9% 的患者出现该不良事件，有的发生在初次置入后，有的发生在癫痫发作相关的头部外伤后，还有的发生在神经刺激器置换后。每例神经刺激器置入手术感染率为 3.7%。所有发生感染的患者，除 1 例外，其余均为浅表软组织感染。没有与这些感染相关的长期持续的神经系统后遗症报告。共有 14 例患者因感染而取出了神经刺激器，2 例患者后期再次置入了神经刺激器[10a]。置入术后 1 年，患者平均生活质量量表评分显著改善，并且在术后 5 年中，这些生活质量的改善得以保持[11]。

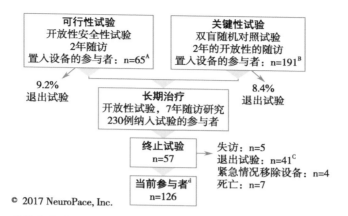

© 2017 NeuroPace, Inc.

图 19.3　RNS 系统临床试验参与者情况说明。(A) 6 例患者在试验结束前终止试验；2 例患者完成了试验，但选择不参加长期治疗试验 (LTT)。(B) 14 例患者在试验结束前终止了试验；4 例患者完成了试验，但选择不参加 LTT。(C) 终止试验原因：寻求其他治疗方式[9]；疗效不充分[7]；参与者在预期电池电量耗尽[8] 或感染解决后[9] 选择不再置入神经刺激器；依从性差[4]；选择移除神经刺激器[1]；持续的自杀倾向 / 不依从性[1]。(D) 研究进行中：数据截至 2015 年 11 月 1 日（Copyright 2017, NeuroPace, Inc; image used with permission from NeuroPace, Inc.）

RNS 系统对情绪和认知的影响

作为关键性试验的一部分，分别于置入术前收集基线水平的神经心理数据，以及 RNS 治疗开始后 1 年及 2 年再次收集神经心理数据。根据波士顿命名测试和 Rey 听觉语言学习测试的分数评估患者基本的认知功能。在 2 年的时间内没有观察到显著的认知功能下降，甚至根据癫痫发作起始区域的不同，患者认知功能的某些方面存在小的改善，如发作起始区位于新皮层的癫痫患者在命名方面有明显改善，而内侧颞叶发作起始的癫痫患者显示在语言学习方面明显改善[12]。在关键性试验中，同样通过 3 个有效的情绪测量量表在术前基线状态，RNS 开始治疗后 1 年及 2 年三个时期分别对患者的情绪状态测评。在试验的盲期和揭盲期内，没有任何一项量表评分显示患者情绪存在显著恶化[8]。

安全方面注意事项

根据关键性试验获得的数据，手术部位的软组织感染率为 3.7%，置入手术相关的出血风险为 2.7%。这些不良事件的发生率与颅内脑电监测或 DBS 相关的不良事件发生率相当。未发现长期刺激的不良反应[7]。基于接受长期治疗研究和研究后进行商业化治疗的 707 例患者所获得的数据，行 RNS 治疗的患者，与癫痫不明原因猝死（sudden unexplained death in epilepsy，SUDEP）相关的死亡率为刺激病例中 2/（1 000 人·年）[13]，这与这些易感人群原本预期的死亡率相当，也可能更低。既往研究估算药物难治性癫痫患者中，SUDEP 发生率为5.9/（1 000 人·年），而在有癫痫手术意愿的患者中，SUDEP 发生率为 9.3/（1 000人·年）[14, 15]。

患者选择

RNS 适用于治疗药物难治性局灶性癫痫患者，这些患者在术前评估期间发现一个或两个癫痫灶。根据关键试验中使用的纳入标准，欲行 RNS 置入的患者应为 18 岁及以上的成人，每月至少 3 次失能性发作，至少接受 2 种抗癫痫药物治疗且疗效不佳。这些候选者经神经科医生与神经外科团队合作，并与神经精神科医生和神经放射科医生商讨，以确定适合行 RNS 置入的人选。

药物难治性癫痫患者应到综合性癫痫中心进行术前评估 [7]。根据临床情况，患者可能会接受传统切除性手术、激光消融或神经刺激（如 VNS 或者 RNS）这些治疗方式。对于致痫灶包含重要脑功能皮层因而不适合行切除性手术，或可能因为切除或破坏功能区脑组织而出现并发症，同时还存在一个或两个可定位的癫痫灶的患者，可考虑置入 RNS。

潜在的合适的候选者包括有两个癫痫灶的患者（最常见的是双侧颞叶新皮层起始或双侧内侧颞叶起始）；癫痫灶定位于重要脑功能区的患者，如初级运动区、感觉区、语言区或视觉皮层；行癫痫病灶切除术术后复发的患者；脑室周围结节样灰质异位患者；或癫痫灶定位于优势半球侧海马，患者不想冒着认知功能下降风险而行切除性手术。对于何种类型的患者最可能从反馈式神经刺激中获益，积累中的临床经验将不断加深我们对这一问题的理解 [3]。

禁忌证

禁止在手术并发症发生风险高的患者中行 RNS 置入术，包括全身活动性感染和凝血功能障碍的患者，或一般情况差以致手术风险高的患者。当前，RNS尚未被批准应用于 18 岁以下的患者。置入 RNS 设备的患者，禁止使用医疗措施包括 MRI、透热疗法、电休克疗法、经颅磁刺激以及其他向大脑输送电能的置入性的刺激设备。MRI 检查可能是最麻烦的禁忌证，因为癫痫患者可能会遇到需要 MRI 检查的情况。目前还未进行 RNS 在 MRI 检查环境下运行的安全性的测试，所以当初始考虑患者是否适合置入该设备时，就应顾及这一情况。因此，对于可能需要反复行 MRI 检查的患者，如脑肿瘤患者，很可能不适合行 RNS 治疗。VNS 并不是接受 RNS 的禁忌证，但在以前的研究中，两种神经刺激装置同时使用的情况从未被直接评价过 [7]。

结论

　　反馈式神经刺激的安全性和有效性已经确定，但涉及该设备的最佳使用仍然需要很多的研究。该设备的闭环性质设计意图在于直接对癫痫样电活动以及癫痫发作做出反应，从而预防或阻止癫痫发作，但其实际作用机制可能要复杂得多。

　　随着时间的推移，癫痫发作频率持续改善，这说明随着时间推移可能发生了我们目前还不了解的神经调节作用。根据对应用 DBS 的大鼠研究得出的结论表明，DBS 能够调节基因表达，不仅包括刺激靶点局部，还包括接受刺激靶点投射纤维的区域 [16, 17]。接受 RNS 治疗的患者，除了能够获得由反馈式神经刺激直接刺激大脑产生的即时疗效外，还可能发生了与 DBS 相似的神经调节过程。

　　目前尚不清楚为什么有的癫痫患者从一开始就对药物治疗不敏感，而有些患者就对药物治疗有反应。即使是在接受 RNS 治疗的药物难治性癫痫患者中，同样有疗效明显者和无效者。

　　未来反馈式刺激的研究目标之一是依据特定的临床表现、解剖病理学表现、遗传学或生物化学特征，为每个患者确定理想的刺激参数。RNS 的好处之一是其能提供大量的来自连续的动态皮层脑电监测记录到的数据。RNS 未来的研究有着巨大的潜力，这将有助于引导癫痫未来的治疗模式。

（丁虎　译）

参考文献

1. Rolston JD, Englot DJ, Wang DD, Shih T, Chang EF. Comparison of seizure control outcomes and the safety of vagus nerve, thalamic deep brain, and responsive neurostimulation: evidence from randomized controlled trials. *Neurosurg Focus*. 2012;32:E14.
2. Sun FT, Morrell MJ, Wharen RE. Responsive cortical stimulation for the treatment of epilepsy. *Neurotherapeutics*. 2008;5:68−74.
3. Jehi L. Responsive neurostimulation: the hope and the challenges. *Epilepsy Curr*. 2014;14:270−271.
4. Morrell MJ. Responsive cortical stimulation for the treatment of medically intractable partial epilepsy. *Neurology*. 2011;77:1295−1304.
5. RNS® System User Manual. © 2016 NeuroPace, Inc. Available at: http://www.neuropace.com/manuals/RNS_System_User_Manual.pdf.
6. King-Stephens D, Mirro E, Weber PB, et al. Lateralization of mesial temporal lobe epilepsy with chronic ambulatory electrocorticography. *Epilepsia*. 2015;56:959−967.
7. RNS® System, Summary of Safety and Effectiveness, P100026. US Department of Health and Human Services, Food and Drug Administration. Available at: www.

accessdata.fda.gov/cdrh_docs/pdf10/p100026b.pdf.
8. Heck CN, King-Stephens D, Massey AD, et al. Two-year seizure reduction in adults with medically intractable partial onset epilepsy treated with responsive neurostimulation: final results of the RNS System Pivotal trial. *Epilepsia*. 2014;55(3):432−441.
9. Weber, et al. *American Epilepsy Society Annual Meeting*. December 2016 (Houston, TX).
10. Devinsky O, Vickrey BG, Cramer J, et al. Development of the quality of life in epilepsy inventory. *Epilepsia*. 1995; 36(11):1089−1104.
10a. Weber PB, Kapur R, Gwinn RP, Zimmerman RS, Courtney TA, Morrell MJ. Infection and erosion in trials of a cranially implanted neurostimulator do not increase with subsequent neurostimulator placements. *Sterotact Funct Neurosurg*. 2017;95(5):325−329. https://www.ncbi.nlm.nih.gov/pmc/articles/PMC5804848.
11. Bergey GK, Morrell MJ, Mizrahi EM, et al. Long-term treatment with responsive brain stimulation in adults with refractory partial seizures. *Neurology*. 2015;84(8):810−817.

12. Loring DW, Kapur R, Meador KJ, Morrell MJ. Differential neuropsychological outcomes following targeted responsive neurostimulation for partial-onset epilepsy. *Epilepsia.* 2015;56(11):1836–1844.

13. Devinsky Kapur, et al. *American Epilepsy Society Annual Meeting.* December 2016 (Houston, TX).

14. Nashef L, Fish DR, Sander JW, Shorvon SD. Incidence of sudden unexpected death in an adult outpatient cohort with epilepsy at a tertiary referral centre. *J Neurol Neurosurg Psychiatry.* 1995;58:462–464.

15. Dasheiff RM. Sudden unexpected death in epilepsy: a series from an epilepsy surgery program and speculation on the relationship to sudden cardiac death. *J Clin Neurophysiol.* 1991;8:216–222.

16. Thomas GP, Jobst BC. Critical review of the responsive neurostimulator system for epilepsy. *Med Devices (Auckl NZ).* 2015;8:405.

17. Ewing SG, Porr B, Pratt JA. Deep brain stimulation of the mediodorsal thalamic nucleus yields increases in the expression of zif-268 but not c-fos in the frontal cortex. *J Chem Neuroanat.* 2013;52:20–24.

第 20 章

脑 机 接 口

ISAAC JOSH ABECASSIS, MD • ANDREW L. KO, MD

引言

　　脑机接口(brain-computer interfaces，BCI/brain-machine interfaces)是指能够通过记录阵列捕获神经活动(例如，电、化学或磁性活动)并使用数学算法将此信息转换为功能输出的实时技术系统，通常对行为或生理状态信号具有控制作用。因此，BCI 的关键在于当神经系统因患病(包括脑卒中、脊髓损伤和神经变性)而导致最终输出信号减弱或消失时，能够放大、调节和选择性地过滤皮层信号。因此，存在许多不同的控制信号可以被捕获并用于 BCI。一直以来，大多数研究都旨在改善运动功能，从而改善整体生活质量，因此脑机接口和神经运动假体(neuromotor prostheses，NMP)将是本报告的主要关注点。然而，对于认知、行为和心理回路的研究也正在进行临床试验，以探索 BCI 在注意力缺陷多动症 [1]、抑郁症、慢性疼痛、阿尔茨海默病和自闭症中的应用。无论对于哪方面研究，已经有研究充分证明某些皮层纹状体区域和通路的可塑性在学习具体 [2] 和抽象 [3] 技能中起重要作用，并且 BCI 应该是双向的相互作用。最终，BCI 的用途不仅在于将神经信号记录、处理并转换为功能输出，还在于其对大脑本身的慢性影响。

背景

　　在过去的 30 年中，神经信号记录的技术和模式已经发生了变化，每种技术和模式都有其各自的特征。通常，使用任何特定方法来破译大脑活动都会在信号保真度、空间和时间分辨率以及信息内容方面进行权衡。从广义上讲，电生理数据可以从单个细胞或不同大小的细胞群中收集，测量其一段时间内的电压变化可反映其活性。BCI 依赖于检测这些信号的变化来调整功能输出。收集该信号最常用的方式包括用于记录单细胞电活动的穿透电极，用于皮层脑电图(electrocorticography，

ECoG）的硬膜下电极和头皮脑电图（electroencephalography，EEG）。

新的信号处理技术的开发以及运算能力的相应改进，产生了许多可用于 BCI 中提取、处理和标记脑电活动的策略。本章内容对这些技术不做全面阐述。在此仅列举几个用于控制 BCI 系统的典型信号。

1. 单神经元活性通常反映为单个神经元放电率的变化，一般来源于微电极在超高的频率（>400Hz）下所测得的电压变化[4]。

2. 神经元的集群活动，例如局部场电位（local field potentials，LFP），来源于在小于 300Hz 的频率下所测得的电压变化。与活动相关的电压变化，例如事件相关电位（event-related potentials，ERP），可以在原始信号中显示，也可以在叠加平均后显示。通常可以从该信号内不同的频率分量中得出更多信息。过去与功能活动相关的传统频段包括 δ（1～4Hz），θ（4～7Hz），α（7～12Hz）和 β（13～30Hz）频段。这些信号一般通过硬膜下或头皮电极进行检测，然后通过如快速傅立叶变换或其他时频分析等信号处理技术来量化信号成分随时间的变化[5]。

单个神经元活动可以通过将直径约 20μm 的电极置入皮层中来记录，记录的目标通常是运动皮层中第 5 板层的锥体细胞。这些微电极可以在置入后固定在颅骨上，也可以浮于皮层表面以适应脑组织的活动[6]。

Kennedy 和 Bakay 首次报道了成功置入人类运动皮层的锥形电极。该电极表面涂有"专用的神经营养因子"以促进神经元向内生长，成功地记录到肌萎缩侧索硬化（amyotrophic lateral sclerosis，ALS）患者的动作电位（action potentials，AP）[7]（图 20.1）。该团队之后又将其置入脑干卒中[8] 和线粒体肌病的患者中[9]，记录到电压的快速瞬变（即动作电位）和局部场电位。后者是通过在距离某个

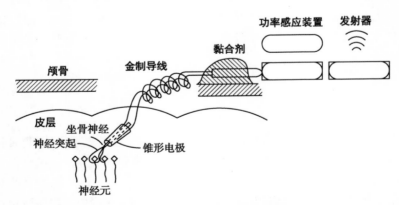

图 20.1　玻璃锥形电极置入及信号采集设计示意图（摘自 Kennedy PR，Bakay RA. Restoration of neural output from a paralyzed patient by a direct brain connection. *Neuroreport*. 1998；9（8）：1707-1711，经许可）

特定细胞足够远的地方放置电极以捕获细胞外皮层区域的"同步输入"，然后再将其所记录的电压变化通过低通滤波器去除高频波动和异常尖峰。之后便是利用"群矢量"算法原则[10]——每个细胞沿着偏好方向轴的权重的矢量进行精确的三维运动控制。

尽管使用神经元活动作为 BCI 的控制信号在急性期已经取得成功，但是单个神经元的记录微电极在慢性模型中易于出现高阻抗以及由于电极微动而形成胶质鞘，导致该控制信号减弱[11]。因此，研究人员又研究了大脑活动的替代标志。

局部场电位记录已成为推动长期慢性置入 BCI 的主要工具。电压变化并非出现在单个神经元动作电位，而是位于低频部分（70～300Hz）——一个称为"高 γ 频段"（high γ band，HGB）的部分——已证明其与穿透电极记录的单个神经元活动相关[6, 12]。该信号可以通过硬膜下 ECoG 获得[6, 13]，这提供了一种侵入性相对较小（非穿透性）的记录形式，已经广泛用于癫痫的外科治疗。已经有在人类以外的灵长类动物中使用硬膜外 ECoG[14]，以及在儿科患者中使用帽状腱膜下 ECoG 的报道[15]。两者都降低了脑膜炎和皮层刺激的发病风险，并且具有相似的皮层记录质量。此外，已经证明通过 ECoG 获取的皮层信号在一定时间内是稳定的，感觉运动活动的可靠指标可在数月内保持不变[16]。

与单个神经元 BCI 系统对单个细胞放电率的检测不同，基于 ECoG 的 BCI 基本上依靠记录细胞群的放电率的变化，或者转向更加同步的活动，这些都可以很容易且可靠地检测到[17]。例如，已显示 HGB 功率的变化与感觉运动系统以及其他认知域中涉及的空间和时间特异性局部皮层活动相关[5, 18]。ECoG 电极，如微电极，需要手术置入，因此具有侵入性。这些电极所覆盖的空间也必然受到限制。

脑电图不一定需要手术，将电极贴于头皮所记录到的信号便可反映大量的脑部活动。原则上，该方法能够记录到整个幕上皮层的电压变化。过去已经验证了某些低频段的电活动，并且认为这些低频段具有功能意义：δ（1～4Hz），θ（4～7Hz），α（7～12Hz）和 β（13～30Hz）频段。重要的是，头皮脑电图无法捕捉到 HGB 活动，这是由于头皮和软组织的电阻和电容较高[19]，从而滤掉了少量神经元群所产生的较高频率的放电，并且降低了空间分辨率[20, 21]。此外，来自肌肉活动的伪影通常会使信号处理变得更加复杂。然而，脑电图由于其非侵入性，在研究对象的招募，受试者的风险以及不同时间的重复实验方面占有优势。

简而言之，每一种方法都有其各自的优点和缺点。基于微电极的技术具有高时间和空间特异性，并且单个神经元的活动可以提供大量信息，但是这却有损伤皮层的可能性，而且随着时间的推移信号保真度会降低。广泛地覆盖不同的皮层区域也可能是行不通的。ECoG 可以覆盖更大的皮层区域，而且可能更耐用且侵入性更小，但是其空间分辨率却相对降低。脑电图的皮层覆盖范围更广泛，而且不需要手术置入，然而脑电图却不具有相对侵入性技术的空间或时间分辨率。

总体而言，在 BCI 的流程中出现了两种截然不同的方法来实现其功能输出。第一种方法是通过"绕过"皮质脊髓束来替代已丧失的运动功能（辅助 BCI，包括侵入性和非侵入性技术）；第二种方法是通过反馈机制使用 BCI 来识别和增强神经本身的可塑性（康复或恢复性 BCI），该方法有时可能涉及脑-计算机-脑接口（brain-computer-brain interfaces，BCBI）[22]。

辅助性脑机接口

非侵入性：β 波和 μ 波，β 频段去同步化，慢皮层电位和诱发反应电位

辅助性 BCI 装置凭借其精妙的神经假体设计，可以无缝地融入各种日常活动中。以非侵入性方式记录神经活动很大程度上依靠从 EEG 记录中获取各种片段或频率。静息时，惰性状态的皮层活动是通过自发的 EEG 活动来传递，其具有"事件相关同步化"的时空模式。通过意象和/或执行激活的运动、感觉或认知相关的皮层活动都会在脑电图信号中产生局部功率衰减，称为事件相关去同步化（event-related desynchronization，ERD）[23]。静息状态时感觉运动脑电活动的 μ 波（8～13Hz，μ 波与 α 波频率范围相同；但是，不同于后部主导枕骨 α 波，它不会在眼睛睁开时消失）和 β 频段（$β_2$ 或中段 β，15～25Hz）组成[24]。因此，每个感觉运动区和辅助运动区都具有各自的内在 β 节律，其在激活后出现去同步化，从而通过计划或已执行的动作抑制 μ 活动[25]。此外，基于动作序列的类别和预期动作的时间进程，β 频段 ERD 在动作规划期间出现不同的波幅和各自的特性变化[26]。McFarland 等报告了使用 μ 和 β 波节律控制电脑光标进行有效的一维或二维移动[27, 28]。

Birbaumer 等报道了 BCI 在 2 例患有晚期肌萎缩侧索硬化症和临床"闭锁综合征"患者中的应用（与 Kennedy 和 Bakay 的研究相似），2 例患者完全丧失运动功能并且需要呼吸机和营养支持[29]。慢皮层电位（slow cortical potentials，SCP，也称为低频波，<0.5Hz）是通过脑电图以及眼球运动记录的。训练受试者通过复制他们面前监视器上的视觉（屏幕的上部与下半部分）和听觉（特定音调）信号来控制 SCP。SCP 是事件相关性的（例如基于对视觉或听觉刺激的响应），其电活动的可测量振幅一般发生在 300ms 至几秒内（对于 EEG 相对较慢）。SCP 负向升高反映了细胞去极化增加、兴奋阈值更低，因此认为这表示神经元活动增加。

本研究中初步训练提高了抄写字母和单词的能力，最终实现了自由拼写。其他通过"凝视图形"操纵光标实现一些功能的尝试也受到自然功能障碍的明

显限制(即凝视障碍)[30]。尽管如此,拼写和交流的最快速度已经分别通过加入视觉诱发电位(visual evoked potentials,VEP)[31] 和稳态 VEP(每分钟 20~60 个字符)[32] 得到证明。事件相关电位(ERP)或 EEG 上记录的 P300 波是与典型的听觉或视觉刺激相关的电压的正向偏转。其有两个成分,包括"P3a"峰(任务期间在额叶区域具有最大振幅并且与刺激驱动的注意力有关)和"P3b"峰(在顶叶区域具有最大振幅,然而,与不可能的事件和记忆加工有关)[33]。基于 P300 的 BCI 已通过听觉或视觉刺激所展示 [34, 35]。最先进的技术已经将听力反馈(通过听觉诱发电位)包含到脊髓损伤(spinal cord injury,SCI)假体。然而,这种理念仍有待在疾病状态下得到验证 [36]。最后,一些研究小组已经尝试将各种 EEG 输入 BCI 技术桥接到虚拟现实接口中 [37]。

侵入性——皮层脑电图和 γ 频段电活动

ECoG 首先用于通过感觉运动和语音皮层区域的高 γ 频段(40~180Hz)操纵光标的二维移动 [38](需要注意的是,这是在置入硬膜下电极阵列进行癫痫监测的患者中进行的,这是 ECoG 数据的一个总体趋势)(图 20.2)。立即显示出比之前基于 EEG 的 BCI 训练时间更短(3~24min)。该研究小组后来使用手部运动皮层的 LFP 和高 γ 频段(70~200Hz)来解码个体手指屈曲运动的时间进程 [39]。实际上,感觉反馈已经被整合到基于 ECoG 的假体中,假体中的反馈传感器将信号转换为对感受手部的感觉皮层的直接刺激并创建感觉运动闭环系统 [40]。有趣的是,将自然视觉输入和空间和时间上一致的直接躯体感觉皮层刺激可以产生"橡皮手"的感觉,而非同步刺激则不会 [41]。该试验表明,大脑能够将视觉输入与直接体感刺激进行整合,从而形成多感官认知。双向接口具有绕过外周感觉输入的潜力,这可能对于因脊髓或其他中枢神经系统病变而缺乏外周感觉输入的患者特别重要。

侵入性——单个神经元的记录

从控制计算机光标到实际运动功能的转换的研究首先是在非人灵长类中进行的。Moritz 等在选择性地将导管置入猴桡神经、尺神经和正中神经并且注射麻醉剂进行暂时性麻痹后,将其手部和腕部运动区域的皮层信号按照比例进行转换,进而刺激臂部和手部的肌肉,称为"功能性电刺激"[42]。猴子若能够流畅地控制肢体便可获得奖励,以此来训练手腕和手部运动皮层的单个神经元放电模式,这一概念被称为"操作性调节",之前 Fetz 和 Finnochio 已有报道 [43]。Pohlmeyer 等将这些尝试进行了发展,包括皮层记录区域更广泛并且将所控制的前臂肌肉由 2 个增加到 4 个,从而实现更精细的上肢功能 [44]。最终,对于其他非人灵长类的初步研究为人类细胞群放电活动的记录铺平了道路 [45]。

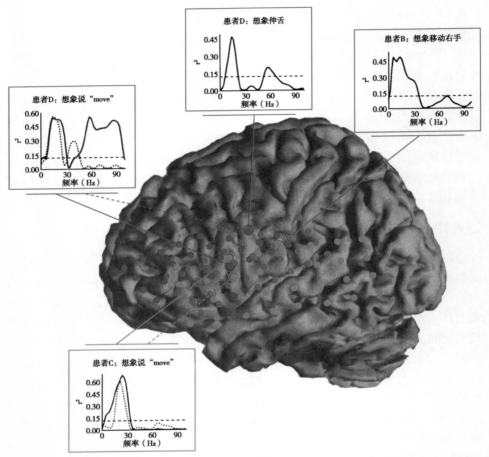

图 20.2 三个有各自不同的图像任务患者（红色、蓝色和绿色）的皮层脑电活动示例（摘自 Leuthardt EC，Schalk G，Wolpaw JR，Ojemann JG，Moran DW. A brain-computer interface using electrocorticographic signals in humans. *J Neural Eng.* 2004；1（2）：63-71，经许可）

在美国国防高级研究计划局（DARPA）提供关键财政支持的情况下，Hochberg 等首次使用了 BrainGate NMP（Cyberkinetics 公司）[46]。这是一个深度为 1mm，基底为 4mm×4mm 的 10×1 096 通道微电极阵列。研究者将其置入四肢瘫痪的脊髓损伤患者的手部运动皮层，并固定在颅骨上，另有一束电缆连接到外部计算机系统以传递过滤后的信号，使患者可以直接操纵和引导光标。从单个和群组的运动神经元记录 AP 峰值，同时记录 LFP（图 20.3）。出现了三组神经元，包括非特异性组，特指"想象的"运动组，与实际肌肉活动（近端肩部）相关的组。这使得该研究小组能够构建一种新型线性滤波器来解码神经活动，并强调"预期动作"的滤波作用。几年后，该研究小组又报道了对 2 例患有 ALS 和脑干卒

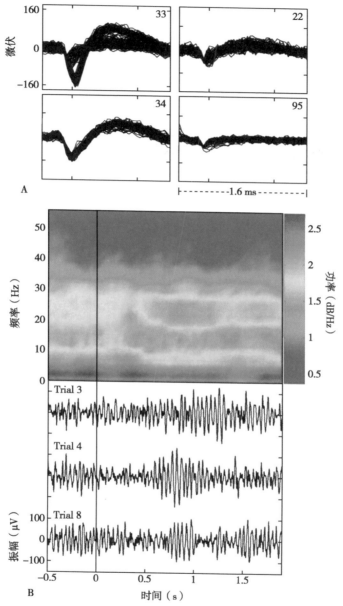

图 20.3 四个示例电极得到的电活动记录。(A)两个神经元(33)、单个神经元(34)、低振幅信号(22)和触发噪声(95)中动作电位的总和。(B)指示受试者将电脑光标移动到屏幕指定区域,一个电极在三个位置(下图)记录的移动前后的局部场电位。上图是通过执行时频分析时绘制的伪彩色功率谱密度图(摘自 Hochberg LR, Serruya MD, Friehs GM, et al. Neuronal ensemble control of prosthetic devices by a human with tetraplegia. *Nature*. 2006; 442(7099): 164-171,经许可)

中的患者的研究，他们通过卡尔曼滤波器（一种递归的贝叶斯推理算法）验证了一种解码运动学（速度）的方法，在控制光标方面较上述的线性滤波器有所改善（即参与者在闭环系统中以更快的速率实现更好的光标控制）[47]（图20.4）。最

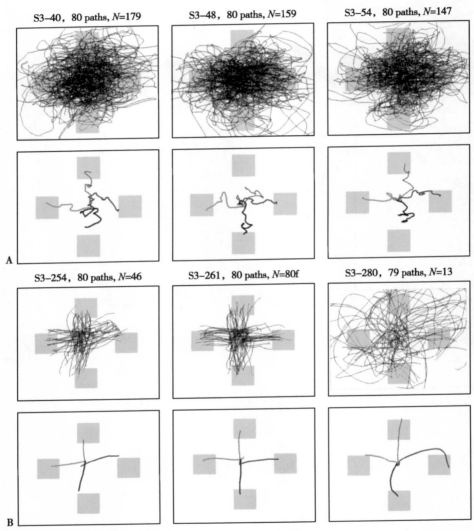

图 20.4 不同滤波技术下的神经引导的光标运动。黄色框表示目标。n 表示记录的单位数。每条路径（灰色、蓝色、黑色和绿色）包含 80 个神经引导的光标运动轨迹。（A）三组基于位置的线性滤波器得到的结果，上图为原始数据，下图为过滤后数据。（B）三组基于速度的卡尔曼滤波器得到的结果，上图为原始数据，下图为过滤后数据（摘自 Kim SP, Simeral JD, Hochberg LR, Donoghue JP, Black MJ. Neural control of computer cursor velocity by decoding motor cortical spiking activity in humans with tetraplegia. *J Neural Eng*. 2008；5（4）：455-476，经许可）

终，该研究小组报告了相当复杂的上肢 NMP 的运动功能，包括三维伸展和抓握任务以及（通过吸管）从瓶子里喝咖啡[48]。最近，Collinger 等在脊髓小脑变性的四肢瘫痪患者中置入两个阵列，并在训练 13 周后使用新型假肢装置成功报告了七维控制（包括三维定向，三维平移和一维抓取）[49]。

康复性脑机接口

闭环系统：脑 - 计算机 - 脑接口

康复性 BCI 的治疗原理与基础神经康复相似，其依赖于调整新的神经元集合通路，通过足够的奖励以产生 Hebbian 可塑性或学习过程[22, 50]。换句话说，不是使用假肢来执行内源性神经活动（虽然通过训练过程和数学算法进行转化），而是通过身体内的新通路来进行神经活动的记录和传导，以便利用"脑 - 计算机 - 脑"或"脑 - 脊髓"通路。加拿大心理学家唐纳德·赫伯（Donald Hebb）首先发展了最终促成"Hebbian 可塑性"领域的基本概念，即通过一个神经元对另一个神经元放电的重复作用导致新的中间神经元连接的产生。BCI 神经假体的最新进展能够将一群神经元的活动作为传入信号，调节和刺激明显分离的另一群神经元。例如，Guggenmos 等在啮齿动物 TBI 模型中通过"成对关联刺激"（即在运动前检测到运动意向从而刺激邻近的皮层细胞群）活化相邻的神经元细胞群，并且促进运动功能恢复。其他研究主要关注神经环路，包括皮层信号的检测，损伤后旁路形成和 SCS[51]。Jackson 等首次报道使用一种新型电池供电的"Neurochip"BCI 连接到猕猴头骨[52]。该设备包括两个独立的可编程化系统单芯片（PSoC）（Cypress 半导体公司），每个都是 8 位微处理器内核，具有检测，记录和处理 AP 的能力。其中一个用于记录来自初级运动皮层（其中有 12 根微导线，每根直径 50μm）的皮层数据，并通过红外线传输汇总数据用于外部存储 / 分析，另一个用于从前臂肌肉中取样肌电活动。两个 PSoC 传递、同步、整流（用于 EMG）、滤波并放大输入信号，输出电极放入颈髓并且能够进行微刺激[53, 54]。同样，在啮齿类动物模型中，其他组的腰椎也有有效的 ISMS 用于运动[55]。从一开始，椎管内微刺激（intraspinal microstimulation，ISMS）便在颈椎挫伤的啮齿动物模型中显示出应用前景。已证明在啮齿动物[56] 和非人灵长类动物[57] 模型中，皮层记录的闭环神经调节系统和 ISMS 在 SCI 中是有效的（图 20.5）。

结论

总之，用于记录神经信号的 BCI 技术包括非侵入性（EEG）和侵入性（ECoG

和放置微电极）两种形式，有辅助性（外部 NMP）或康复性（BCBI，原生复苏）两种形式。起效的关键是能够将原始神经信号进行智能解析并转换为有意义的输出。该信号采集形式通常会以侵入性和牺牲信号持久性为代价换取空间和功能分辨率。微电极阵列具有很大的信息带宽和维度潜力，但是具有侵入性且随着时间的推移信号逐渐衰减。人们越来越关注双向 BCI，其不仅能将信号输出到外部功能性效应器，而且还通过提供感觉或多感官反馈而返回到大脑。虽然目前大多数研究目的在于感觉运动的恢复，但是未来的工作将建立在特定的认知领域。

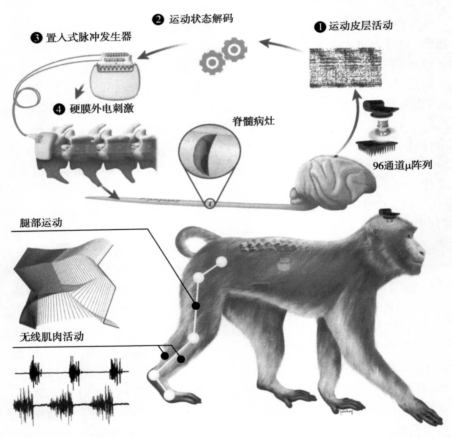

图 20.5　脑 - 计算机 - 脊柱接口示意图，在非人灵长类运动皮层中记录神经信号，经过调制并传输到硬膜外进行电刺激。是一个"闭环"式系统（摘自 Capogrosso M，Milekovic T，Borton D，et al. A brain-spine interface alleviating gait deficits after spinal cord injury in primates. *Nature*. 2016；539（7628）：284-288.）

（宋海栋　译）

参考文献

1. Ali A, Puthusserypady SA. 3D learning playground for potential attention training in ADHD: a brain computer interface approach. *Conf Proc IEEE Eng Med Biol Soc.* 2015;2015:67–70.
2. Yin HH, Mulcare SP, Hilario MR, et al. Dynamic reorganization of striatal circuits during the acquisition and consolidation of a skill. *Nat Neurosci.* 2009;12(3):333–341.
3. Koralek AC, Jin X, Long JD, Costa RM, Carmena JM. Corticostriatal plasticity is necessary for learning intentional neuroprosthetic skills. *Nature.* 2012;483(7389):331–335.
4. Moritz CT, Fetz EE. Volitional control of single cortical neurons in a brain-machine interface. *J Neural Eng.* 2011; 8(2):025017.
5. Miller KJ, Leuthardt EC, Schalk G, et al. Spectral changes in cortical surface potentials during motor movement. *J Neurosci.* 2007;27(9):2424–2432.
6. Moran D. Evolution of brain-computer interface: action potentials, local field potentials and electrocorticograms. *Curr Opin Neurobiol.* 2010;20(6):741–745.
7. Kennedy PR, Bakay RA. Restoration of neural output from a paralyzed patient by a direct brain connection. *Neuroreport.* 1998;9(8):1707–1711.
8. Kennedy PR, Bakay RA, Moore MM, Adams K, Goldwaithe J. Direct control of a computer from the human central nervous system. *IEEE Trans Rehabil Eng.* 2000;8(2):198–202.
9. Kennedy PR, Kirby MT, Moore MM, King B, Mallory A. Computer control using human intracortical local field potentials. *IEEE Trans Neural Syst Rehabil Eng.* 2004; 12(3):339–344.
10. Georgopoulos AP, Schwartz AB, Kettner RE. Neuronal population coding of movement direction. *Science.* 1986; 233(4771):1416–1419.
11. Sohal HS, Clowry GJ, Jackson A, O'Neill A, Baker SN. Mechanical flexibility reduces the foreign body response to long-term implanted microelectrodes in rabbit cortex. *PLoS One.* 2016;11(10):e0165606.
12. Heldman DA, Wang W, Chan SS, Moran DW. Local field potential spectral tuning in motor cortex during reaching. *IEEE Trans Neural Syst Rehabil Eng.* 2006;14(2): 180–183.
13. Miller KJ. Broadband spectral change: evidence for a macroscale correlate of population firing rate? *J Neurosci.* 2010;30(19):6477–6479.
14. Rouse AG, Moran DW. Neural adaptation of epidural electrocorticographic (EECoG) signals during closed-loop brain computer interface (BCI) tasks. *Conf Proc IEEE Eng Med Biol Soc.* 2009;2009:5514–5517.
15. Olson JD, Wander JD, Johnson L, et al. Comparison of subdural and subgaleal recordings of cortical high-gamma activity in humans. *Clin Neurophysiol.* 2016; 127(1):277–284.
16. Herron JA, Thompson MC, Brown T, Chizeck HJ, Ojemann JG, Ko AL. Chronic electrocorticography for sensing movement intention and closed-loop deep brain stimulation with wearable sensors in an essential tremor patient. *J Neurosurg.* 2016:1–8.
17. Ray S, Crone NE, Niebur E, Franaszczuk PJ, Hsiao SS. Neural correlates of high-gamma oscillations (60-200 Hz) in macaque local field potentials and their potential implications in electrocorticography. *J Neurosci.* 2008;28(45): 11526–11536.
18. Ray S, Niebur E, Hsiao SS, Sinai A, Crone NE. High-frequency gamma activity (80-150Hz) is increased in human cortex during selective attention. *Clin Neurophysiol.* 2008;119(1):116–133.
19. Pfurtscheller G, Cooper R. Frequency dependence of the transmission of the EEG from cortex to scalp. *Electroencephalogr Clin Neurophysiol.* 1975;38(1):93–96.
20. Freeman WJ, Holmes MD, Burke BC, Vanhatalo S. Spatial spectra of scalp EEG and EMG from awake humans. *Clin Neurophysiol.* 2003;114(6):1053–1068.
21. Srinivasan R, Nunez PL, Silberstein RB. Spatial filtering and neocortical dynamics: estimates of EEG coherence. *IEEE Trans Biomed Eng.* 1998;45(7):814–826.
22. Soekadar SR, Birbaumer N, Slutzky MW, Cohen LG. Brain-machine interfaces in neurorehabilitation of stroke. *Neurobiol Dis.* 2015;83:172–179.
23. Meirovitch Y, Harris H, Dayan E, Arieli A, Flash T. Alpha and beta band event-related desynchronization reflects kinematic regularities. *J Neurosci.* 2015;35(4):1627–1637.
24. Pfurtscheller G, Brunner C, Schlogl A, Lopes da Silva FH. Mu rhythm (de)synchronization and EEG single-trial classification of different motor imagery tasks. *Neuroimage.* 2006;31(1):153–159.
25. Pfurtscheller G, Neuper C, Andrew C, Edlinger G. Foot and hand area mu rhythms. *Int J Psychophysiol.* 1997;26(1–3): 121–135.
26. Park H, Kim JS, Chung CK. Differential beta-band event-related desynchronization during categorical action sequence planning. *PLoS One.* 2013;8(3):e59544.
27. Wolpaw JR, McFarland DJ, Vaughan TM, Schalk G. The Wadsworth Center brain-computer interface (BCI) research and development program. *IEEE Trans Neural Syst Rehabil Eng.* 2003;11(2):204–207.
28. McFarland DJ, Kruslenski DJ, Wolpaw JR. Brain-computer interface signal processing at the Wadsworth Center: mu and sensorimotor beta rhythms. *Prog Brain Res.* 2006; 159:411–419.
29. Birbaumer N, Ghanayim N, Hinterberger T, et al. A spelling device for the paralysed. *Nature.* 1999; 398(6725):297–298.
30. Thoumie P, Charlier JR, Alecki M, et al. Clinical and functional evaluation of a gaze controlled system for the severely handicapped. *Spinal Cord.* 1998;36(2):104–109.
31. Spuler M, Rosenstiel W, Bogdan M. Online adaptation of a c-VEP Brain-computer Interface (BCI) based on error-related potentials and unsupervised learning. *PLoS One.* 2012;7(12):e51077.
32. Chen X, Wang Y, Nakanishi M, Gao X, Jung TP, Gao S. High-speed spelling with a noninvasive brain-computer interface. *Proc Natl Acad Sci USA.* 2015;112(44): E6058–E6067.
33. Polich J. Updating P300: an integrative theory of P3a and P3b. *Clin Neurophysiol.* 2007;118(10):2128–2148.
34. Piccione F, Giorgi F, Tonin P, et al. P300-based brain computer interface: reliability and performance in healthy and paralysed participants. *Clin Neurophysiol.* 2006;117(3): 531–537.
35. Sellers EW, Donchin E. A P300-based brain-computer interface: initial tests by ALS patients. *Clin Neurophysiol.* 2006;117(3):538–548.
36. Tidoni E, Gergondet P, Fusco G, Kheddar A, Aglioti S. The role of audio-visual feedback in a thought-based control of a humanoid robot: a BCI study in healthy and spinal cord injured people. *IEEE Trans Neural Syst Rehabil Eng.* 2016; 25(6):772–781.
37. Rutkowski TM. Robotic and virtual reality BCIs using

spatial tactile and auditory oddball paradigms. *Front Neurorobot.* 2016;10:20.

38. Leuthardt EC, Schalk G, Wolpaw JR, Ojemann JG, Moran DW. A brain-computer interface using electrocorticographic signals in humans. *J Neural Eng.* 2004;1(2):63−71.

39. Kubanek J, Miller KJ, Ojemann JG, Wolpaw JR, Schalk G. Decoding flexion of individual fingers using electrocorticographic signals in humans. *J Neural Eng.* 2009;6(6):066001.

40. Cronin JA, Wu J, Collins KL, et al. Task-specific somatosensory feedback via cortical stimulation in humans. *IEEE Trans Haptics.* 2016;9(4):515−522.

41. Collins KL, Guterstam A, Cronin J, Olson JD, Ehrsson HH, Ojemann JG. Ownership of an artificial limb induced by electrical brain stimulation. *Proc Natl Acad Sci USA.* 2017;114(1):166−171.

42. Moritz CT, Perlmutter SI, Fetz EE. Direct control of paralysed muscles by cortical neurons. *Nature.* 2008;456(7222):639−642.

43. Fetz EE, Finocchio DV. Operant conditioning of specific patterns of neural and muscular activity. *Science.* 1971;174(4007):431−435.

44. Pohlmeyer EA, Oby ER, Perreault EJ, et al. Toward the restoration of hand use to a paralyzed monkey: brain-controlled functional electrical stimulation of forearm muscles. *PLoS One.* 2009;4(6):e5924.

45. Serruya MD, Hatsopoulos NG, Paninski L, Fellows MR, Donoghue JP. Instant neural control of a movement signal. *Nature.* 2002;416(6877):141−142.

46. Hochberg LR, Serruya MD, Friehs GM, et al. Neuronal ensemble control of prosthetic devices by a human with tetraplegia. *Nature.* 2006;442(7099):164−171.

47. Kim SP, Simeral JD, Hochberg LR, Donoghue JP, Black MJ. Neural control of computer cursor velocity by decoding motor cortical spiking activity in humans with tetraplegia. *J Neural Eng.* 2008;5(4):455−476.

48. Hochberg LR, Bacher D, Jarosiewicz B, et al. Reach and grasp by people with tetraplegia using a neurally controlled robotic arm. *Nature.* 2012;485(7398):372−375.

49. Collinger JL, Wodlinger B, Downey JE, et al. High-performance neuroprosthetic control by an individual with tetraplegia. *Lancet.* 2013;381(9866):557−564.

50. Dobkin BH. Brain-computer interface technology as a tool to augment plasticity and outcomes for neurological rehabilitation. *J Physiol.* 2007;579(Pt 3):637−642.

51. Guggenmos DJ, Azin M, Barbay S, et al. Restoration of function after brain damage using a neural prosthesis. *Proc Natl Acad Sci USA.* 2013;110(52):21177−21182.

52. Jackson A, Moritz CT, Mavoori J, Lucas TH, Fetz EE. The Neurochip BCI: towards a neural prosthesis for upper limb function. *IEEE Trans Neural Syst Rehabil Eng.* 2006;14(2):187−190.

53. Sunshine MD, Cho FS, Lockwood DR, Fechko AS, Kasten MR, Moritz CT. Cervical intraspinal microstimulation evokes robust forelimb movements before and after injury. *J Neural Eng.* 2013;10(3):036001.

54. Kasten MR, Sunshine MD, Secrist ES, Horner PJ, Moritz CT. Therapeutic intraspinal microstimulation improves forelimb function after cervical contusion injury. *J Neural Eng.* 2013;10(4):044001.

55. Grahn PJ, Lee KH, Kasasbeh A, et al. Wireless control of intraspinal microstimulation in a rodent model of paralysis. *J Neurosurg.* 2015;123(1):232−242.

56. Wenger N, Moraud EM, Gandar J, et al. Spatiotemporal neuromodulation therapies engaging muscle synergies improve motor control after spinal cord injury. *Nat Med.* 2016;22(2):138−145.

57. Capogrosso M, Milekovic T, Borton D, et al. A brain-spine interface alleviating gait deficits after spinal cord injury in primates. *Nature.* 2016;539(7628):284−288.

第21章

激光间质热凝治疗

PURVEE PATEL, MD • NITESH V. PATEL, MD • SHABBAR F. DANISH, MD, FAANS

引言

激光间质热凝治疗（laser interstitial thermal therapy，LITT）是一种相对较新的技术，它在过去几十年中彻底改变了微创技术在颅内疾病治疗中的应用。它可以为曾被认为是不可手术的病变提供新的治疗选择。在传统外科数百年的发展历程中，LITT 在神经外科领域曾遇到过一些阻力。然而，随着相关机构对它的普及和一些技术交流，该技术已经成为治疗许多颅内疾病的一线治疗手段。我们回顾了 LITT 的发展历程、技术技巧、适应证、预后、并发症以及未来发展方向，从而进一步确立了它在神经外科领域的重要地位。

历史

激光发展的历史和早期应用

神经外科领域激光发展历史上的里程碑见图 21.1。1917 年，Albert Einstein 首次提出了激光的概念，他在著作《辐射量子理论》（*Zur Quantum Theorie der Strahlung*）[1] 中描述了激光自发和受激辐射及吸收的理论。第一台激光器于 1960 年使用，当时 Maiman 以红宝石为活性介质，产生了波长为 694nm 的激光脉冲 [2]。随后不久，人们利用不同的固体、气体介质和不同波长的激光器产生了其他激光器。钕玻璃激光器是在 1961 年研制出来的，类似于红宝石激光，它也是以脉冲形式发射的 [3]。

激光最初应用于工业和军事领域 [2, 4]，后来才应用于医学领域。激光最早的生物医学用途之一是用于普通外科肿瘤的切除。1962 年起，激光开始用于眼科视网膜脱落的手术治疗 [3]。然而，其应用仍受制于早期激光器的工作波长及脉冲性质。它们只有在治疗视网膜疾患时才是有效和安全的,但在更高的功率下使用时,即便对于小型动物它也存在致命性[3]。

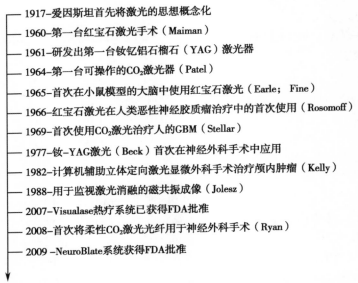

— 1917–爱因斯坦首先将激光的思想概念化
— 1960–第一台红宝石激光手术(Maiman)
— 1961–研发出第一台钕钇铝石榴石(YAG)激光器
— 1964–第一台可操作的CO_2激光器(Patel)
— 1965–首次在小鼠模型的大脑中使用红宝石激光(Earle;Fine)
— 1966–红宝石激光在人类恶性神经胶质瘤治疗中的首次使用(Rosomoff)
— 1969–首次使用CO_2激光治疗人的GBM(Stellar)
— 1977–钕–YAG激光(Beck)首次在神经外科手术中应用
— 1982–计算机辅助立体定向激光显微外科手术治疗颅内肿瘤(Kelly)
— 1988–用于监视激光消融的磁共振成像(Jolesz)
— 2007–Visualase热疗系统已获得FDA批准
— 2008–首次将柔性CO_2激光光纤用于神经外科手术(Ryan)
— 2009–NeuroBlate系统获得FDA批准

图 21.1 神经外科激光史时间轴。在神经外科领域激光的发展和演变中起着重要作用的年代事件

神经外科动物模型

早期激光相关的实验是在动物模型上进行的。1965 年,Earle 和 Fine 首次在小鼠模型中展示了红宝石激光的应用,研究显示激光会致小鼠大脑迅速肿胀,引起脑疝后小鼠立即死亡[2,5]。Fox 等对豚鼠进行了类似的研究,得出了脑干压迫继发呼吸暂停,从而致死的结论[5]。随后的研究将激光应用于颅骨切开术后的动物模型,而这些动物并未死亡。利用这一发现,研究者可以在切开颅骨的动物模型中继续进行激光相关的研究,并研究激光对这些动物的影响[2,5]。

引入人体病理学的知识来研究动物模型,可了解组织间的相互作用以及激光辐射后的影响。McGuff 等将红宝石激光应用于已置入人源性恶性黑色素瘤和腺癌的仓鼠[6]。他们发现所有经激光治疗的仓鼠,其肿瘤细胞均达到了大体意义上和组织学意义上的破坏。他们还得出结论,为了激光治疗的有效性,肿瘤必须完全暴露出来[7]。Minton 等通过红宝石激光照射,在小鼠身上得出了相同的结论:他们也发现了人源性黑色素瘤的破坏。

CO$_2$ 激光器简介

1964 年，Patel 介绍了第一台使用 CO$_2$ 的分子激光器，这具有划时代的意义 [2]。这种激光以 10.6μm 的波长持续辐射，可被所有软组织和水高效吸收。CO$_2$ 激光可以使光能在小块组织内迅速转化为热能，从而在对目标区域进行毁损的同时，将对周围结构的破坏降到最小。这些特性使得 CO$_2$ 激光器可以精确切割和汽化组织 [3, 8]，使其成为外科领域极具发展前景的诊疗工具。1970 年，Stellar 等便利用 CO$_2$ 激光对小鼠颅内肿瘤进行了气化切除 [2]。

向人体应用过渡

1966 年，Rosomoff 和 Carroll 首次使用了红宝石激光治疗恶性脑胶质瘤 [2, 5, 9]。为了避免对邻近脑组织造成热损伤，他们使用了低能量脉冲，并且没有试图完全切除肿瘤。然而，激光辐射仍引起了部分区域的辐射坏死 [2]。1969 年，Stellar 等首次使用连续性 CO$_2$ 激光切除复发性多形性胶质母细胞瘤 [3]。他们成功对肿瘤进行了部分切除，同时未对周围组织结构造成损害。

激光热疗的进一步发展

在获得以上这些研究成果后，激光治疗的研究一直进展缓慢，在尝试使用激光治疗体内更深处肿瘤时遇到了技术上的瓶颈。Bown 引入了 LITT 的概念，它是指通过柔性光纤将激光束传输到身体内的目标区域，进而处理巨大肿瘤而不对周围组织造成损害 [10]。最早的热疗法思想可以追溯到 19 世纪，当时医生注意到肿瘤在全身发热或感染时似乎会出现消减现象，这使研究者联想到可用热疗治疗恶性肿瘤 [5]。此后大量动物实验研究了脑组织对于 LITT 的反应 [11~15]，这也使得经光纤传导能量的激光技术得到了长足发展。

其中一种激光是 Nd：YAG 激光，它可以通过石英玻璃纤维传导 [16]。虽然 CO$_2$ 激光能够切割和气化组织而不对邻近组织造成热损伤，但其缺点是不能凝结血管 [2]。而 Nd：YAG 激光可用于术中凝血止血，因而被开发并应用于神经外科领域 [17]。最初的 Nd：YAG 激光波长为 1 064nm。它可以广泛散射于生物组织中，产生更广泛的作用区域，因此能够凝结血管。1980 年，Beck 等证实了 Nd：YAG 激光在神经外科中的有效性，因为它对特定区域可以造成广泛的组织损伤，并可延伸到大脑的更深层 [18]。然而，更大的热冲击区域也限制了其在脑重要部位附近的使用 [2]。

氩激光也可用于凝血，其波长较短，为 488～516nm，能更广泛地分散在组织中，从而具有较宽的辐射面积。此波段激光可被血红蛋白吸收，起到有效凝血的作用 [2]。1982 年，Boggan 等进行了一项研究来比较 CO$_2$ 和氩激光对大鼠脑组织的影响[19]。结果显示，两种激光对脑实质的影响没有明显的差异。但在止血方面，氩激光优于 CO_2 激光。Powers 等发表了对于 68 例氩激光治疗后的临床体会[20]。他们得出的结论是，尽管 CO_2 激光在巨大肿瘤的切除方面表现更佳，但氩激光从显微外科角度来看可能是更好的选择。随着光纤传输系统的出现，氩激光的操纵性也大大地提升。氩激光还可以通过水溶液（如脑脊液和刺激性液体）传播辐射，这使其能够在邻近脑脊液的区域发挥作用[20]。

进一步的研究促进了 1.32 Nd：YAG、1.44 Nd：YAG 和高二极管激光的发展，这两种激光都可通过光纤输送系统来诱导热疗和治疗颅内病变[16, 21~23]。2008 年，Ryan 及其同事首次使用了柔性 CO_2 激光纤维进行神经外科手术[24]。LITT 的引入是神经外科领域的一个重要里程碑。

成像与实时监测简介

由于 LITT 和光纤传输系统使得神经外科医生可以在不完全暴露的情况下治疗深部肿瘤，因此能否实现目标病灶的可视化，以及能否准确评估病灶位置，成为下一个议题。这促使了计算机辅助立体定向肿瘤消融和切除技术的出现，这种技术是由 Kelly 于 1982 年首次提出的[25]。即操作者利用 CT 和 MRI 等成像方式规划轨迹，使激光沿该轨迹的进展和位置得以显示在操作套件中的图形监视器上。Kelly 报道在大量接受计算机辅助立体定向切除颅内深部肿瘤的患者预后良好[26]。

这种成像方式现在已可以用来评估理想的轨迹和监测激光的准确位置。Jolesz 等进一步发展了成像引导技术，可帮助医生监测肿瘤部位诱导的热疗[27]。他们提出了一种新的应用 MRI 来描绘 Nd：YAG 激光对组织的时空效应，由于 MR 对组织液的迁移率和分布的变化具有高度的敏感性，这种变化是由于热能的累积而引起的。该小组使用 MRI 实现了对目标脑组织进行的实时热分析。图像引导不仅有助于目标定位和目标设备的适当置入，还可以测量和监测温度，建立热冷区，使神经外科医生在维持理想温度的同时，更好地控制热消融[28]。许多实验动物模型也证明了 MRI 监测间质热疗的可行性[15, 29, 30]。

激光热疗的物理性能与硬件

激光是通过高相位能量束传输的非电离辐射。它们可以在远距离传输中保持能量的稳定。临床上激光经常被用于外科治疗。在干预脑部疾病时，激光器常是小巧而灵活的，属于四级固态二极管，输出范围在 2～40W[31, 32]。在最理想的波长下，能量的吸收和穿透可以达到平衡，进而有效地对局部组织进行光热反应。脑组织本质上是浑浊的、以水为主的介质，这就需要激光的波长能兼顾良好的穿透力和局部吸收力。影响激光疗效的因素有两组：激光的光学特性和组织的热特性。当单个光子遇到组织时，吸收系数决定该光子是否会热损伤该组织，散射系数决定该组织是否会偏转并改变该光子的轨迹。组织特性也影响消融，即组织电导率、组织灌注和比热。由于吸收系数是测量光吸收程度的一个函数，因此在确定理想波长时必须考虑到这一点。红外光谱附近的波长往往具有光子散射超过吸收的优势，因此其可以通过更高的穿透率导致组织的快速光热加热。在光谱较低波长附近的范围内，主要的光热吸收者是脱氧血红蛋白和氧血红蛋白；在长波长的部分，水起主要吸收作用。两种常用波长分别为 980nm 和 1 064nm，对应于目前使用的两种流行的批量系统（Visualase 和 Monteris）[33, 34]。980nm 波长在水和血液中的总体吸收系数比 1 064nm 略高（图 21.2）[32]。

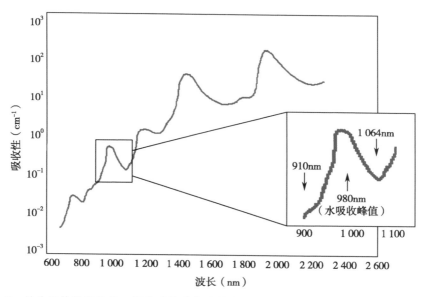

图 21.2　最佳吸收激光波长。根据吸收系数绘制波长谱。在目前的热疗系统中，Monteris 和 Visualase 最常用的激光热疗波长分别为 980nm 和 1 064nm。

很多情况下，激光能量是通过长而灵活的光纤传输的 [31~32]。这些纤维可能长达 10m，因为它们必须从控制台（MR1 之外）连接到患者。激光在被传输的过程中，纤维尖端的形状也会对治疗产生影响。扩散尖端允许三维径向传递，而定向射击尖端可以更好地适应更复杂的病变结构 [31, 32]。准确的纳米波长和尖端样式在很大程度上取决于所使用的 LITT 系统的制造商。LITT 的功率是以瓦特为单位的，通常超过 10W。为了保护激光纤维不受热损伤，导管被放置在有

流动的水或 CO_2 气体的冷却装置内 [31, 32]。消融范围在很大程度上需要在热控制、局部灌注、冷却、激光功率和激光时机之间获得平衡。

基本上，LITT 硬件由一个激光导管和一个二极管激光器、多台临床医生工作站和 MRI 机组成。目前，这两种商用系统在导管结构设计、尺寸、热输出、冷却机制和软件方面各不相同 [34]。Medtronic-Visualase 系统使用聚合物护套石英导管，而 Monteris 系统使用蓝宝石护套石英导管。导管直径 Visualase 系统为 1.65mm，Monteris 为 2.2/3.3mm。Visualase 的热传导是连续的，而 Monteris 的则是脉冲式的。冷却系统也是这两个系统的一个重要区别；Visualase 使用盐水冷却，而 Monteris 使用具有热耦合反馈控制的 CO_2 冷却机制。虽然用户界面各不相同，但这两个系统的软件在实时监测热损伤和激光控制方面实现了类似的目标。对激光过程的监控是通过与 LITT 系统相关联的商业商业化的工作站来执行的（图 21.3）。MRI 序列图像在整个过程中以不同的间隔（通常以秒来计算）获得。利用梯度回波图像相位估计温度变化，用 LITT 软件计算基于累积加热程度的热损伤程度 [35]。

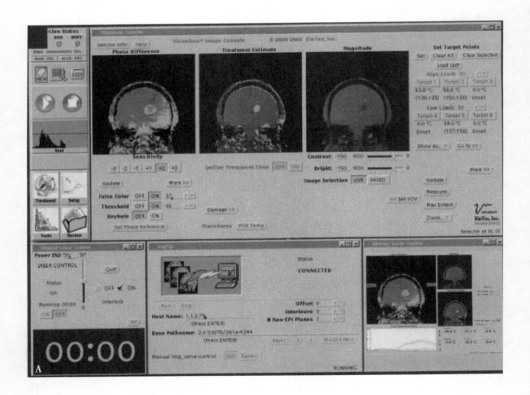

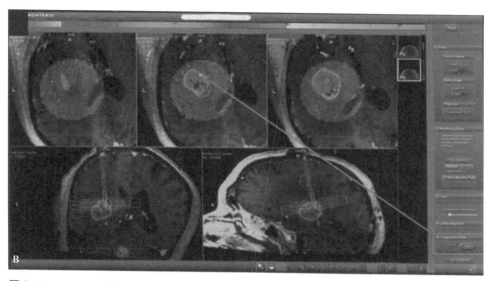

图 21.3　Visualase 和 Monteris 工作站。（A）Visualase 和（B）Monteris 工作站虽然具有独特特性，但允许术中获得 MRI 序列对消融部位进行实时热监测

指征与决策

尽管 LITT 具有微侵袭的特性并且发展潜力广阔，但其使用时仍依赖于操作员的决策。对于癫痫和局部复发转移灶，有文献提出过决策的诊疗流程（图 21.4）[36~37]。操作人员常常依赖文献中的经验和结果。然而，在常规或普通神经外科肿瘤病例中，LITT 很少被用作唯一的初始干预手段。对于其他用途，如慢性疼痛或癫痫，LITT 可能是初始干预手段 [38~39]，也有关于 LITT 在脊柱问题患者中使用的报告 [40]。

对于颅内肿瘤，激光治疗的典型应用：当患者自身情况不好，或在不利于开颅的情况下出现的复发和放射性坏死 [41]。对于每一种情况，存在明显手术风险。由于激光治疗不是处理任一情况的金标准，因此在其适应证方面仍然存在很大的分歧。事实上，在撰写本章时，FDA 规定的唯一指征是软组织消融，他们既未批准将其用于某种疾病的特异性治疗，也未批准将其用于具体的组织学病变。决策中的首要问题是病变的大小、位置和形态。对于直径大于 2.0～2.5cm、多分叶、囊性成分大、靠近皮层功能区或接近大血管的病变，激光治疗可能不那么有效 [42]。尽管已经有使用 LITT 治疗大肿瘤的报道，但由于常用的 LITT 系统下，激光治疗范围呈球形，因此治疗较大的病灶是很大的挑战 [42, 43]。

病变的形态若不规则，也会出现类似的问题，因为球形能量分散不可能全部覆盖目标轮廓。使用正确的尖端类型非常重要，我们需要在尖端放热和侧边放热的尖端中做出选择。因为取决于所使用的针尖，激光沿着其注入的轨迹来回移动，可能会产生不同大小的毁损区域。病变内或周围的液体可起到导热作用，将热能从靶点吸引出去，导致消融效果的不对称。对邻近皮层功能区的病变，其治疗也是一个棘手的问题，如术后水肿进展的可能。复发患者通常有其他的并发症，而且由于侵袭性、不能耐受更长的全身麻醉时间或伤口破裂的风险，开放性手术并不是理想的解决方案。对这种患者可使用 LITT，因为它是相对快速并且微创的。放射性坏死是一个具有挑战性的问题，如果没有病理分析，那么坏死往往很难证实。这一困难包括确定辐射坏死与局部复发的定义上的差异，以及当病理介于两种光谱之间时意味着什么[36]。以前曾有研究从外科治疗的角度提出，对症状性放射性坏死和复发转移进行相似的治疗[36]。虽然这是一个有争议的话题，但 Patel 等最近的提出，在 LITT 方面可以将两者视为相同[36]。

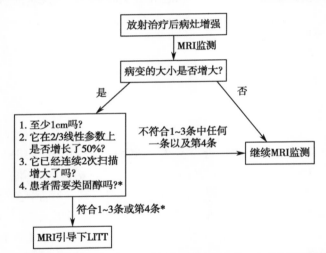

*如果患者需要低剂量的类固醇，则即使不符合1～3条，也应强烈考虑MRgLITT。如果患者需要更大剂量的类固醇，并且有占位效应和/或中线移位，则MRgLITT不太可能带来益处，应该考虑开放手术。

A

图 21.4　复发的 METS 和癫痫的诊疗流程。（A）这一临床诊疗流程提出了许多标准，可用于评估对于进展性的局部转移复发（或放射性坏死），何时应使用 LITT 治疗，以及何时可继续进行影像学监测。（B）综合的临床诊疗流程提出了近颞叶癫痫的诊断评估，以确定使用 LITT 的立体定向激光切除术（SLAH）的手术的指征（转载自 Patel PD, Patel NV, Davidson C, Danish SF. The role of MRgLITT in overcoming the challenges in managing infield recurrence after radiation for brain metastasis. *Neurosurgery*. 2016；79（suppl 1）：S40-S58；转载自 Gross RE, Willie JT, Drane DL. The role of stereotactic laser amygdalohippocampotomy in mesial temporal lobe epilepsy. *Neurosurg Clin N Am*. 2016；27（1）：37-50.)

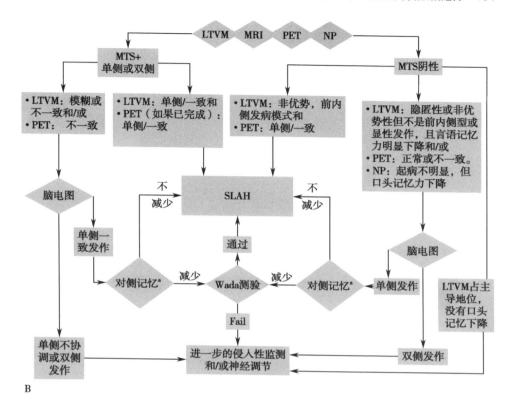

图 21.4 （续图）LTVM = long term video monitoring，长期视频监控；MRI = magnetic resonance imaging，磁共振成像；PET = positron emission tomography，正电子发射断层扫描；NP = Neurophysiologic testing，神经生理试验；EEG = electroencephalography，脑电图；SLAH = selective laser amygdalohippocampectomy，选择性激光切除术；MTS = mesial temporal lobe sclerosis，颞叶内侧硬化症

癫痫灶和慢性疼痛是 LITT 获得应用的另外两个领域[38, 39]。对于癫痫病例，共识是通过破坏引起发作的病灶，达到终止癫痫的目的。LITT 在癫痫中的使用的目的是，达成无癫痫状态的同时，将损害降到最低。理想状态下癫痫的激光治疗应在术前影像学上有一个相对明确的责任区域。LITT 可作为药物难治性局灶性癫痫的一种初步治疗方案，并在病灶性癫痫综合征方面大有可为。

LITT 治疗慢性疼痛病不常见。对于合适的慢性疼痛患者，可在 LITT 下行扣带回切开术。当然，图像引导有助于观察消融过程但其预后与射频消融术的差异仍是值得商榷的（图 21.5）[39]。

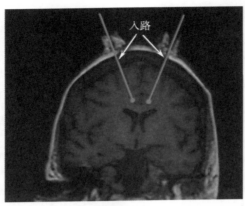

图 21.5 慢性疼痛的扣带回切开术。术前,两个不同的手术入路(红色)激光消融双侧扣带回治疗慢性疼痛(转载自 Patel NV, Agarwal N, Mammis A, Danish SF. Frameless stereotactic magnetic resonance imaging-guided laser interstitial thermal therapy to perform bilateral anterior cingulotomy for intractable pain: feasibility, technical aspects, and initial experience in 3 patients. *Neurosurgery*. 2015; 11(suppl 2): 17-25; Discussion 25.)

手术操作

良好的术前计划是最大化治疗效果的关键。虽然有不止一个商业化的系统可用,但激光导管放置和测量的一般步骤是相似的。立体定向计划用于入路、确定靶点和轨迹识别,然后是钻孔、导管插入和激光消融。以下是根据 Patel 等的经验提出的一般步骤(图 21.6)[31]。

1. 立体定位下颅骨钻孔——在钻孔之前,确定一个入口点和目标点,以此指导轨迹规划。立体定位可以采取无框架、轨迹引导平台或基于传统立体定向框架机器人辅助进行的方式。无框架方法使用解剖标志,钆标记,或置入颅骨基准。轨迹引导平台使用一个固定在颅骨上的小型平台,作为立体定向软件的参考,并且完全可以在带有 ClearPoint 系统(MRI Innovations, Irvine, CA)的 MRI 室中执行,而不需要很大的手术室空间要求。传统的立体定向框架用于 LITT,规划类似于立体定向活检。一旦确认好轨迹,则可在入口点钻孔。放置一个小骨锚,将激光导管固定在适当的位置。

2. 激光导管放置——在颅骨和硬膜打开,骨锚到位后,激光导管被置于适当的轨道并插入组织,直到到达靶点。Visualase 系统通常要求整套激光导管置入操作要在手术室中进行,而当使用 Monteris NeuroBlate 系统时,激光导管置入可在 MRI 室内完成。一旦到达靶点,骨锚便被锁定,并将激光导管和布线固定。需要注意的是,考虑到骨锚的长度等任何装置的型号应与轨道型号相匹配。

3. 激光消融——将激光及其冷却装置连接于 MRI 控制室的工作站，然后获得一系列 MR 图像，以确定导管的位置和合适的治疗平面。此时目的是找到一个平面，使其显示整个导管长度和与其相邻的解剖结构。然后获取第二个平面，理想情况下应与第一个平面绝对垂直。Monteris 系统还可以获取一个平面，以观察病变周围的组织和结构。此后进行测试量的能量刺激，

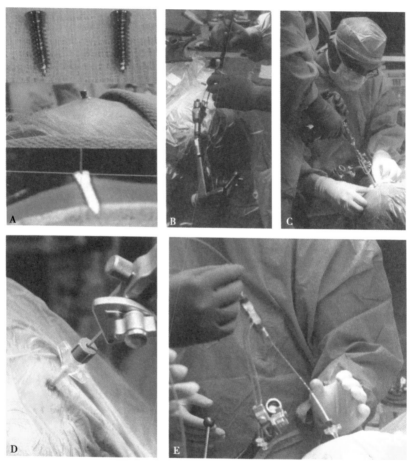

图 21.6　LITT（Visualase）手术步骤。（A）无框架立体定向入路置入头骨针。（B）使用 Medtronic StealthStation S7 和术前 MRI 序列进行立体定位，这些序列被上传并融合到本软件上。神经外科医生可以用它设计激光轨迹。（C）根据设计好的轨道，在入口点开孔。（D）放置小骨锚固定激光导管位置。（E）激光导管从标记位置插入，直到到达目标病灶为止（转载自 Patel NV，Mian M，Stafford RJ，et al. Laser interstitial thermal therapy technology, physics of magnetic resonance imaging thermometry, and technical considerations for proper catheter placement during magnetic resonance imaging-guided laser interstitial thermal therapy. *Neurosurgery*. 2016；79（suppl 1）：S8-S16.）

以确认热量的正常传导，并密切监控该过程。Visualase 控制台允许设置热量阈值。当目标区域的温度超过这一阈值时，系统将停止放热。热毁损表现为一种单一色块覆盖于目标病灶上。温度图也可以显示这种覆盖，提示整个病变的加热范围。Monteris 系统也有热量阈值控制系统，然而，它的表现形式是通过计算推测所得的热量阈值线所围成的图形，包括预测中的不可逆损伤区域和可逆区域。

4. 术后——在手术完成后，激光导管和骨锚被移除。入口用单股的可吸收缝合线缝合，患者清醒。手术后即刻和术后 24h 均行 MRI 平扫及增强检查。一般情况下，患者在住院后 24～48h 后出院。

当前用途

近年来，LITT 已经发展成为治疗各种神经外科和非神经外科疾病的微创替代手术技术。最常见的颅内病变包括恶性胶质瘤、脑转移、放射性坏死、癫痫和慢性疼痛综合征。该技术也已成功地应用于小儿神经外科疾病的治疗。

恶性胶质瘤

在神经外科疾患中，LITT 被最广泛应用和研究的领域是恶性胶质瘤（图 21.7）。胶质瘤是颅内最常见的原发性肿瘤，占颅内恶性肿瘤的 81%[44]。其最重要的预后因素之一是肿瘤切除程度，全切除目标的达成与更长的生存期和生活质量的改善有关[44~45]。然而，获得完整的肿瘤切除与避免术中神经功能损伤之间存在着微妙的平衡[46]。考虑到开放手术可能导致的功能损伤，特别是对于传统手术无法触及的肿瘤，LITT 已成为一种重要的手术工具，它可以在提高肿瘤切除率的同时最大限度地保护脑功能[47]。

关于 LITT 治疗胶质瘤的研究历史可追溯到 20 世纪 90 年代初，当时有几个团队报告他们的治疗结果。Ascher 及其同事在 1984 年开始使用激光和实时 MRI 监测间质热疗法[48]。他们的结论是，这种新的治疗方案可以用于姑息性的恶性肿瘤的治疗，并有可能成为一种良性肿瘤的治疗方法，它也有望用于治疗低风险的所有其他类型的肿瘤。Sugiyama 等使用计算机断层扫描立体定向激光热疗治疗了 5 例患者，并发现手术后所有病变均已消失[49]。1998 年，Remer 等介绍了 MRgLITT 作为一种姑息治疗方法治疗 4 例高级别胶质瘤的经验[50]。这几例病例达到手术后 6 个月以上的局部肿瘤控制和临床症状的稳定，且无永久性神经功能缺损或感染。此外，与姑息性手术相比，住院时间、感染风险、费用和患者出现心理问题的风险都减少了。其他团队也报告了他们在这种新兴技术方面的经验[51, 52]。

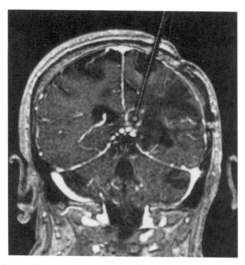

图 21.7　激光热疗治疗胶质瘤 1 例。一位 58 岁的妇女出现左顶叶深部室管膜瘤，她接受了小剂量的治疗。治疗轨迹用红色显示（转载自 Purvee P，Patel NV，Shabbar DF. Intracranial MR-guided laser-induced thermal therapy: single-center experience with the Visualase thermal therapy system. *J Neurosurg*. 2016；125：853-860.）

　　早期的许多研究仅限于少数病例。此后随着图像引导的使用越来越多，出现了更大样本量的研究来评估 LITT 的安全性和有效性，并与传统的治疗方案进行比较。Schwarzmaier 等 [53] 使用 LITT 治疗复发性多形性胶质母细胞瘤。他们发现 LITT 治疗后患者的中位生存期为 6.9 个月，在学习曲线被克服后增加到 11.2 个月。明显长于自然进展组患者（小于 5 个月）和替莫唑胺化疗患者（5.4～7.1 个月）。总的来说，该组在局部 LITT 治疗复发（多形性胶质母细胞瘤）GBM 后的存活时间相对较长并且未见永久性神经功能缺损或死亡病例。Hawasli 及其同事 [54] 报告了他们使用 LFTT 治疗 11 例胶质瘤（以及 5 个转移灶和 1 个致痫灶）的经验。在这些病例中多数并发症为一过性，患者 ICU 停留时间及住院时间均较短，同时可使 93% 的肿瘤消融。因此研究者建议将 LITT 作为治疗深部复发性胶质瘤的一种选择，而这些胶质瘤既往被认为是无法手术的。

　　各机构还报告了各自在两种商用操作系统方面的经验——Visualase（2007 年获得 FDA 批准）和 NeuroBlate（在 2009 年获得批准 [55]）。Carpentier 及其同事 [56] 最早使用了 Visualase 热疗系统治疗 4 例复发性胶质母细胞瘤。该系统提供的实时引导对于控制消融范围（EOA）以避免并发症、确保肿瘤切除范围方面具有重要意义。术后患者没有出现神经功能恶化、永久性并发症，而术后肿瘤体积有所缩小。Jethwa 等 [35] 介绍了他们使用相同系统治疗 20 个颅内病变的初步经验，其中大多数是胶质瘤和转移性肿瘤。主要并发症发病率较低，共有 4

例患者发生，随着医生在手术和患者选择方面获得更多经验，并发症发病率进一步减少。Visualase 热疗系统采用 980nm 半导体激光器，与其他二极管激光器和 Nd.YAG 激光器相比，效率更高。除了激光类型外，扩散式激光光纤、冷却系统和连续的 MR 热监测都使这种热疗系统逐渐成为治疗颅内病变的有效方法。

Patel 及其同事 [57] 已经报道了迄今为止最大的系列，他们描述了 102 例患者中使用 Visualase 热疗系统的结果，其中 50 例为原发性脑肿瘤。共出现 27 例并发症，均发生在曾接受过原发或转移性脑肿瘤手术的患者中，其中大多数并发症病例也通过治疗得到恢复，总的来说，LITT 手术并发症的发生率相对较低。值得注意的是，与接受初诊为癫痫或疼痛的患者相比，首发颅内病变的患者，其健康基线水平往往更差，而前者在本系列中没有出现任何并发症。所以，选择使用 LITT 时患者的选择和有无并发症应预先有所考虑。

NeuroBlate 系统采用 1 064nm Nd∶YAG 激光器，可选用双侧发射或弥散发射的探针 [58]。Sloan 及其同事 [34] 主持了首个该系统治疗复发性胶质母细胞瘤的 I 期临床试验。实验组中位生存期为 316 天，而对照组在 90～150 天时再次出现了典型的复发性胶质母细胞瘤。术后患者出现两种明显的神经并发症。然而，两者在患者整体恢复的过程中都得到了成功的控制。另一组研究者则介绍了 34 例位置深在的高级别胶质瘤的 NeuroBlate 治疗经验 [43]。实验组中位无进展生存期（PRS）为 5.1 个月，估计 1 年总生存率为 68%±9%。在以 43℃加热 10min 后，中位肿瘤消融率为 98%，这也提示更高的 EOA 或肿瘤覆盖与更长的 PRS 相关。

近年来，许多机构对 LITT 进行了大量的应用，并得出了关于其有效性和安全性的肯定结论，并将其与常规开颅手术切除高级别胶质瘤进行了比较 [59]。在一篇相关的 meta 分析中，LITT 的切除范围（85.4%）明显高于开颅手术（77.0%）。此外，与 LITT 并发症率（5.7%）相比，颅骨切开术有更多并发症（13.8%）。临床上此类手术的目的是最大限度地切除肿瘤，同时最大限度地保持神经认知功能和减少并发症，由此来看，LITT 可能比常规开放手术更能实现这些目标。

LITT 治疗恶性胶质瘤的另一个重要优点是它在破坏血 - 脑屏障（BBB）方面的潜在作用。限制脑肿瘤药物发挥作用的一个主要因素是血 - 脑屏障 [60]。LITT 引起的体温升高会导致血 - 脑屏障短暂中断，从而使更多的化疗药物被输送到肿瘤的癌细胞上 [61]。Leuthardt 及其同事 [60] 证明术后血 - 脑屏障有损坏，最大通透性出现在消融后 1～2 周内，并逐渐减少持续 6 周。这为治疗药物发挥药效提供了最佳治疗窗口。此外，由于 LITT 的微创性，相比于接受传统手术，患者在术后可以更早地开始化疗方案 [62]。

总的来说，LITT 已经被证明是一种有希望的、安全的、有效的胶质瘤治疗方法。与开放手术相比，它可以实现最大限度的肿瘤消除，并产生更少的并发症,同时还可以提高辅助化疗药物的有效性。事实上并发症确实仍有出现,我们在后面的章节中进行了更详细的讨论,但许多机构已经能够通过手术技巧和患者选择方面的经验来尽量避免这些并发症。除了治疗位置深在的、既往被认为不可切除的胶质瘤外,LITT 还可为不适合进行开放性手术的具有严重合并症的患者提供治疗[62]。随着人口老龄化,将有更多的老年患者被诊断为胶质瘤,LITT 可以有效地解决这些问题[63]。最后,在 MR 引导下,LITT 不仅改善了接受高级别胶质瘤治疗患者的总生存期,而且与开放切除术相比,其成本显著低于国际和美国标准,具有明显的卫生经济学意义[64]。

脑转移瘤与放射性坏死

除胶质瘤之外,脑转移瘤是 LITT 适用最多的肿瘤。脑转移瘤是成人最常见的脑肿瘤类型,其发病率约为原发性颅内肿瘤的 10 倍[42, 65]。局部转移灶的标准治疗方法一直是手术切除辅以立体定向放疗(stereotactic radiosurgery,SRS)和 / 或全脑放射治疗(whole brain radiation therapy,WBRT),而对于多发病灶,SRS 和 / 或 WBRT 是首选的主要治疗方法[36]。然而,放射线治疗后仍可能发生肿瘤复发或进展,SRS 和 WBRT 后的复发或进展发生率分别高达 31% 和 19%[66, 67]。多项研究表明,LITT 能成功地治疗对化疗、WBRT 和 SRS 等一系列治疗耐药的转移性肿瘤。

Carpentier 及其同事[42]进行了在 Visualase 热疗系统下用 MRgLITT 治疗耐药转移性脑肿瘤的临床试验。4 例患者共治疗了 6 个病灶,手术耐受性好,无围手术期并发症,热消融区无肿瘤复发。随后,该团队报告了试验的后续结果,其中 7 例患者共有 15 个转移性肿瘤[68]。消融后未发生肿瘤复发,大多数患者在 24h 内出院。中位生存期 19.8 个月,无并发症。放射学显示,术后由于水肿,病变区域体积出现了急性增加,但随后逐渐恢复。Hawasli 等[54]介绍了他们使用 NeuroBlate LITT 治疗五种转移性肿瘤的经验。其中中位无复发生存期和整体生存期均为 5.8 个月。很多其他研究也证明了 LITT 用于治疗放疗后转移性肿瘤病灶的有效性[69~70]。

虽然 LITT 最初在治疗颅内转移瘤方面取得了成功,但是 Fabiano 等[71]进行的一项研究表明,LITT 手术 6 个月后和 11 个月后共有 2 例病情进展和肿瘤复发。在这 2 例病例中,病理证实强化病灶完全是肿瘤复发,而不是放射性坏死。

LITT 也可用于治疗放射性坏死,一种放射治疗的常见后遗症,发生率为 5%～50%[72]。第一例使用 LITT 治疗放射性坏死的研究见于 2012 年[73]。患者既往接受 SRS 治疗转移性脑肿瘤,并在随访时于病灶处出现局灶性损伤,与放射性坏死一致。患者接受 LITT 治疗,耐受性良好,症状几乎完全缓解。Torres-Reveron 及其同事[74]报告了 6 例经活检证实的放射性坏死病例的 MRgLITT 治疗经验。患者对手术耐受性好，无并发症发生。6 例患者中有 4 例改善了神经系统症状。在迄今为止最大的研究系列中，Smith 等[75]纳入了 25 例经活检证实的放射性坏死患者，他们接受了 MRgLITT 治疗。放疗前原发病分别为 WHO Ⅲ、Ⅳ级原发脑肿瘤和转移瘤的患者，其治疗后总生存率分别为 12.2、13.1 和 19.2 个月，PRS 分别为 8.5、9.1 和 11.4 个月。当监测病变体积变化趋势时，作者发现与既往研究相似的结果：在消融术后急性期，病变范围开始增加，随后逐渐降低。

　　复发性转移性肿瘤和放射性坏死均表现为 SRS 后出现进展的强化病灶，通常难以相互区分（图 21.8[76]）。图 21.8 显示了这两个实体的 MR 图像的相似性[77]。

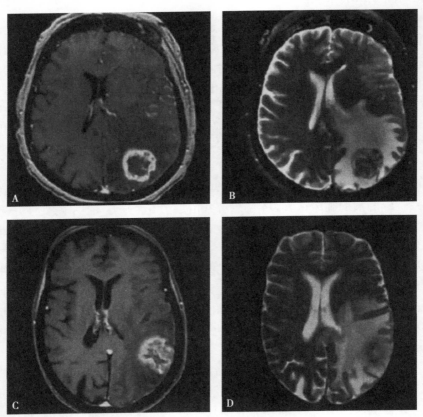

图 21.8 立体定向放射外科术后复发转移瘤和放射性坏死。（A 和 B）一位结肠癌和脑转移患者的 T_1 和 T_2 加权图像。存在 T_1/T_2 不匹配。这是活检证实的复发肿瘤。（C 和 D）非小细胞肺癌和脑转移患者的 T_1 和 T_2 加权图像。存在 T_1/T_2 不匹配。这是活检证实的放射性坏死（转载自 Kano H，Kondziolka D，Lobato-Polo J，Zorro O，Flickinger JC，Lunsford LD. T17T2 matching to differentiate tumor growth from radiation effects after stereotactic radiosurgery. *Neurosurgery*. 2010；66（3）：486-491；Discussion 491-482.）

Kano 等用 T_1 和 T_2 MR1 序列来区分两者。他们发现 T_1/T_2 序列匹配与复发肿瘤有关，T_1/T_2 错配与放射性坏死有关。图 21.8 中的两个例子强调了这些联系。然而即使有这种诊断方法，准确区分这两种病变仍是一个难题 [36]。LITT 可以克服这个问题，因为它对这两种病变均有疗效，从而消除了单独诊断的需要 [36]。Patel 及其同事 [36] 提出，这两种疾病组合称为局部进展性复发性病变。许多机构一直在使用 LITT 来治疗这两种疾病，并取得了良好的结果。Rao 及其同事 [76] 对 14 例术后复发和 / 或放射性坏死的患者进行了 15 次消融。Patel 及其同事使用 MRgLITT 治疗 37 例转移性肿瘤复发或放射性坏死，队列的局部对照率为 75.8%，中位 PRS 为 37 周，总生存率为 57%[57]。内部数据显示，在 43 个纳入病例（未公布的数据）中，控制率接近 80%[78]。

　　LITT 提供了针对进展性耐药性转移灶，以及放射性坏死的微创替代疗法。尽管神经外科医生在区分这两个病变时仍感到棘手，但是 LITT 在治疗这两种疾病及降低鉴别诊断必要性方面，都具有很大的优势。这在理论上减少了这些患者的医疗管理费用和诊断步骤，从而可以使他们更早地接受治疗。目前，LITT 在进展性转移灶方面的应用仅限于其他治疗手段无效时才可使用。

癫痫

　　癫痫以反复发作的痉挛为特征，发病率大概为 3%[79]。多达 1/3 的患者对一线抗惊厥药物产生抗药性。对于此类患者，主要治疗方法是开放手术，如前颞叶切除术（ATL）和选择性海马 - 杏仁核切除术（SAH）。多年来，医生们一直在努力寻找更少侵入性的治疗方法，最近，MRgLITT 在此方面显示出很好的结果（图 21.9）。Curry 等 [38] 第一次使用 LITT 治疗 5 例儿童癫痫患者。最近的随访显示，所有患者均无癫痫再发作，也无并发症。自此研究以来，大量研究探讨了引起癫痫的各种基本病因，包括下丘脑错构瘤、颞叶内侧癫痫（MTLE）、脑室周围结节异位（PVNH）、局灶性皮质发育不良（FCT）、结节性硬化复合体（TSC）和海绵状血管瘤。

　　下丘脑错构瘤是临床极为罕见的一种非肿瘤性先天性脑组织发育异常性病变，可引起耐药性癫痫发作，从婴儿期开始伴随着行为和发育的衰退 [80]。Wilfong 及其同事 [80] 研究了 14 例患有下丘脑错构

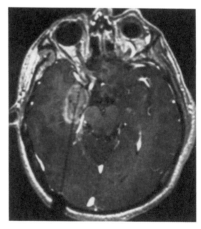

图 21.9　激光热疗治疗癫痫病例。对右颞叶前叶行 LITT 治疗颞叶癫痫后可见消融后的改变。激光照射器也可以看到沿预定的轨迹到达目标致病灶。红色箭头显示消融的侧向边界

瘤的患者,这些患者使用了 Visualase 热疗系统进行治疗。随访 9 个月后,86% 的患者癫痫发作可控。术后无永久性围手术期并发症、神经功能缺损或神经内分泌改变,大部分患者术后 1 天可出院。针对使用 LITT 治疗 3 岁患者下丘脑错构瘤的病例报告 [81],术后儿童在行为和临床症状方面有显著的改善,在术后 6 个月随访时也无癫痫发作。

MTLE 是成人最常见的癫痫障碍 [82, 83]。Willie 及其同事 [84] 首次使用 MRgLITT 治疗 13 例成人顽固性 TLE 伴和不伴颞叶内侧硬化症(mesial temporal sclerosis, MTS)。77% 的患者癫痫发作明显减少,67% 的 MTS 患者术后无发作。1 例在立体定向置入过程中出现视野缺损和少量急性硬膜下出血。另一项研究比较了 7 例接受 MRgLITT 治疗的 MTLE 患者和 7 例接受前侧颞叶切除的术后结果 [85]。MRgLITT 与 AMTL 切除的癫痫发作缓解率分别为 80% 和 100%。MRgLITT 患者的住院时间明显短于 AMTL,两者的神经心理预后基本相当。Kang 及其同事 [86] 介绍了 20 例顽固性 MTLE 患者接受 LITT 治疗后的情况。与 ATL 相比,接受 LITT 的患者术后疼痛小,住院时间短,恢复期短,但是癫痫发作的控制率 ATL 更高 [87]。LITT 治疗后的癫痫发作缓解率为 40%～60%,而 ATL 术后则为 60%～80%[87]。

PVNH 是一种神经元传递障碍,可导致皮质发育畸形,并诱发严重的局灶性癫痫 [88]。PVNH 接受 LITT 治疗的病例并不多 [89~91]。Esquenazi 及其同事 [89] 讨论了两例 PVNH 接受激光治疗后的疗效。1 例患者在 1 个月内保持无抽搐状态,然后接受抗惊厥药物治疗,发作被控制。第 2 例患者在 12 周内保持无癫痫状态,然后进行了 ATL 和海马切除术,癫痫发作也得以控制。还有 1 例 [90] 年轻患者接受了双侧激光消融治疗,术后 8 个月仍无癫痫发作。尽管接受 LITT 治疗 PVNH 的报道并不多,但它仍有希望成为一种替代治疗方法,因为 PVNH 很难有获得手术治疗的机会 [79]。

局灶性皮质发育不良是儿童最常见的脑结构病变 [92, 93]。Bandt 及其同事 [94] 描述了 1 例右颞叶皮质畸形导致难治性癫痫的患者接受 LITT 治疗的病例,患者术后 18 个月无癫痫发作。在另外一项包含 17 例儿童患者的研究中,有 11 例患者有 FCD 的证据,且大大地缩短了术后住院时间 [95]。然而,作者发现,与传统手术相比,LITT 在癫痫治疗中达到无癫痫发作的效果相对要差。

在同一项研究中,17 例患者中有 5 例被发现有 TSC 的证据 [95]。TSC 是一种影响患者多系统的遗传病,最常见的神经系统症状是癫痫 [96, 97]。不幸的是,有关 LITT 治疗 TSC 的文献很少。癫痫的另一病因是脑海绵状血管畸形,这些病变由一组相互缠绕的血管窦组成,这些血管窦内有内皮细胞,而病变内部无脑组织结构,它们可导致 70% 的患者癫痫发作 [98]。McCracken 及其同事 [98] 报告了 5 例用 LITT 治疗海绵状血管畸形的经验(图 21.10)。报告称,80% 的患者没有出现并发症或神经功能障碍，而且癫痫发作的控制度达到 80%。其他较少被报道的致痫原因包括脑膨出和卒中后岛叶癫痫[94]。

慢性痛

　　每年有多达 900 万人经受难治性癌症相关的疼痛折磨[99]。为了寻找长期减轻疼痛的方法，MRgLITT 开始作为一种替代射频实现前扣带回切开的备选项进入人们的视野。Patel 及其同事[39] 报告了 3 例使用 MRgLITT 进行双侧前扣带回切开术患者的结果（图 21.11）。所有患者的疼痛均有明显缓解（其中 1 例需要接受两次 MRgLITT 手术），而且没有出现并发症。其他的研究也证实了使用 LITT 治疗慢性癌症疼痛的有效性[57, 100]，从 20 世纪 70 年代开始，大多数手术都开始采用立体定向射频消融术[39]。然而，各研究中疼痛缓解的持续时间长度差异较大，因此使用 MRgLITT 是否有真正的价值仍有待观察。

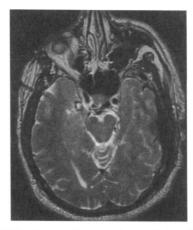

图 21.10　采用 LITT 治疗海绵状血管瘤。注意右侧颞内侧病变。这位患者的癫痫定位在这个区域，并认为病灶是癫痫发作的原因。接受 LITT 治疗，患者耐受性良好。治疗后无癫痫发作（转载自 Patel P, Patel NV, Danish SF. Intracranial MR-guided laser-induced thermal therapy: single-center experience with the Visualase thermal therapy system. *J Neurosurg*. 2016：1-8.）

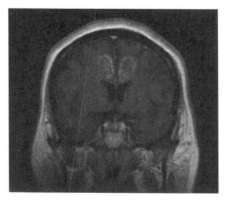

图 21.11　激光热治疗双侧扣带回切开术病例。双侧扣带回激光消融治疗慢性疼痛可见术后变化（转载自 Patel NV, Agarwal N, Mammis A, Danish SF, Patel NV, Agarwal N, Mammis A, Danish SF. Frameless stereotactic magnetic resonance imaging-guided laser interstitial thermal therapy to perform bilateral anterior cingulotomy for intractable pain: feasibility, technical aspects, and initial experience in 3 patients. *Neurosurgery*. 2015；11（suppl 2）：17-25；discussion 25.）

小儿神经肿瘤学与癫痫

在儿童群体中,最早 LITT 的使用仅限于深部脑肿瘤[101]。事实上,第一批使用 MRgLITT 的病例中有两例是儿童丘脑和下丘脑肿瘤。Jethwa 及其同事报告了第一例儿童丘脑幕上原始神经外胚层肿瘤的激光治疗[102]。患者对手术的耐受性很好,6 个月后随访时患儿几乎完全摆脱了术前的神经功能障碍的影响。如前所述(在癫痫部分),另一例报告描述了治疗 3 岁儿童下丘脑错构瘤的良好结果[81]。

随着更多的研究和文献的报道,LITT 安全性和有效性的证据扩大了它的适应证,包括更多类型的肿瘤,更表浅的位置。在 LITT 首次用于儿童脑肿瘤的研究中,Tovar-Spinoza 及其同事纳入了多种病理类型的肿瘤,包括毛细胞型星形细胞瘤、室管膜瘤(图 21.12)、髓母细胞瘤、脉络膜丛黄色肉芽肿、室管膜巨细胞瘤、嗜酸细胞瘤和神经节胶质瘤[103]。这些肿瘤包括深部病变,对辅助治疗有抗药性的复发肿瘤,以及术中难以识别的肿瘤,进一步扩充了 LITT 治疗脑肿瘤的病理类型的适用范围。在 11 例患者中,有 2 例出现术后并发症,但经过一段时间的康复治疗后均有改善。这个团队还报告了 1 例患有神经节细胞瘤的 19 个月大男孩的病例,该儿童接受 LITT 治疗第 2 天后出院,无手术或围手术期并发症[104]。随访证实肿瘤体积明显减少,许多其他研究也证明了 LITT 在儿童颅内疾患中的应用[38, 95, 105]。

一般来说,LITT 与传统手术相比有许多优势,特别是对于儿童患者更有意义。这种新的治疗手段可以用于所有年龄组,

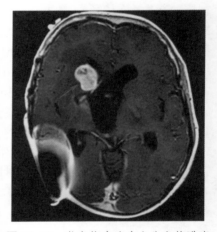

图 21.12 激光热疗治疗小儿室管膜瘤 1 例。1 例 13 岁儿童患者出现右侧脑室额角室管膜瘤。术前 MRI 显示病灶,然后用 LITT 治疗(转载自 Patel NV, Jethwa PR, Shetty A, Danish SF. Does the real-time thermal damage estimate allow for estimation of tumor control after MRI-guided laser-induced thermal therapy? Initial experience with recurrent intracranial ependymomas. *J Neurosurg Pediatr.* 2015;15(4):363-371.)

可以重复多次,没有任何严重的不良反应,且有较短的手术时间和住院时间,这样可使儿童尽快恢复正常生活[103]。对于低级别胶质瘤,常用的治疗方法是全切除联合辅助化疗和放射治疗。然而,放疗和化疗会导致幼儿的发育问题和认知缺陷[104]。在这种情况下,MRgLITT 将是一个更安全的选择。此外,这项技术对患儿来说还是一种创伤较小的体验。

并发症

虽然我们仍需要长期研究来确定许多颅内疾病的长期效益和临床结果，但对于这一手术的安全性，我们已经有了很多了解。许多研究记录了围手术期和术后出现的并发症，包括神经功能缺损、出血、感染、热损伤、难治性水肿和技术问题。

神经功能缺损

Medvid 等 [55] 分析了大量 LITT 治疗后的并发症，短暂性神经功能缺损是最常见的并发症，总体发生率约为 13%。其他症状包括吞咽困难、虚弱、偏瘫和癫痫，约 3% 经 MRgLITT 治疗的患者出现进行性或永久性神经功能缺损 [55]。

迄今拥有最大样本量的 Visualase 下 LITT 的相关研究来自 Patel 和其同事 [57]。他们报告了 102 例接受治疗的患者的结果，包括原发性颅内肿瘤、转移性肿瘤 / 放射坏死、癫痫和慢性疼痛综合征。在他们的研究中，神经功能缺损也是最常见的并发症，占 13.7%。主要表现为运动障碍、认知能力下降和视觉变化。在这些并发缺损的患者中，64.3% 在 1 个月内实现了恢复，7.1% 部分恢复，14.3% 出现永久性神经功能缺损，14.3% 的人死亡。

Patel 等认为短暂性神经功能缺损是消融术后水肿导致的，随着水肿的缓解，功能缺损可逐渐恢复 [57]。至于永久性损伤的情况，可能是由于潜在的运动神经永久性热损伤导致了运动功能受损。Sharma 及其同事 [106] 发现，在 CST 和高温区域之间有较大重叠体积的患者易出现永久性的神经功能损伤。Pruitt 及其同事 [107] 报道了他们在 49 例手术中有 3 例热毁损后出现永久性神经功能缺陷，因此他们将电极的作用范围缩小至 3mm，并改良了热能剂量，以更好地控制消融的能量，尤其是对于邻近关键结构，如脑干、脊髓或皮层功能区等处的病变。

Sloan 及其同事 [34] 使用 NeuroBlate 系统进行了首次临床试验。在 10 例患者中，2 例（20%）患者出现暂时性神经功能缺损，经激素治疗后缓解。另一团队对 34 例患者进行了 LITT 治疗 [43]。他们发现 7 例患者（20%）存在神经功能缺损，其中 5 例（14%）在几天内就消失了，而另外 2 例（6%）为永久性神经功能缺损。

出血

出血是任何涉及颅内导管插入性手术的潜在并发症 [57]。在 Patel 及其同事 [57] 的研究中，3 例患者（2.9%）出现出血，需要转换为开放手术以清除血肿（图 21.13）。尽管进行了术前规划，但当导管置放时，血管仍可能受到损坏。Pruitt

及其同事[107]报告了49例进行LITT的患者，其中有3例（6.1%）出血。作者通过总结每一个病例，优化了手术治疗方案，以避免这种并发症。他们推测了多种出血原因，包括器械插入致血管损伤、硬脑膜穿刺不足、导管移除不当以及使用了多个器械。针对性地，该团队换用了一种更锐利的工具，充分开放硬脑膜、融合计算机断层血管造影（CTA）和MRI，以提高解剖准确性，设计与血管相关的轨迹规划，减少设备数量及设备故障可能。

感染

感染的总发病率约为2.5%[55]。这些感染可以是切口处的浅表性感染，也可能是更严重的感染，如脑室炎和脑膜炎。Patel等[57]报告了两例（2.0%）插入部位浅表伤口感染病例。Momhammadi和同事[43]的研究中感染率为6%，其中一例为浅表性的，另一例为脑室炎。Hawasli等[54]报告了一起致命性的脑膜炎病例。

难治性水肿

难治性水肿可以定义为持续的、有症状的、对保守治疗方法无效的水肿[57]。消融术后水肿的高峰通常在术后3～4天，可以使用类固醇治疗（图21.14）[35]。在Patel和同事[57]的研究中，有5例患者出现难治性水肿，其中2例导致围手术期死亡。在围手术期死亡病例中，其中一例可见水肿体积过大，另一例水肿位于中脑和脑桥附近。这两例恶性水肿的迅速发展导致了广泛的神经功能减退和患者的死亡。为减少此类并发症而采取的措施将在后面的一节中进行详细讨论。

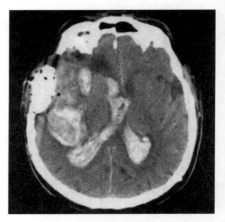

图21.13　激光热疗（LITT）出血图像。1例严重并发症。LITT术后因血管损伤继发的大出血（转载自Patel P，Patel NV，Danish SF. Intracranial MR-guided laser-induced thermal therapy: single-center experience with the Visualase thermal therapy system. *J Neurosurg*. 2016: 1-8.）

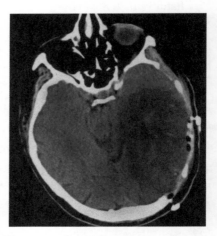

图21.14　激光诱导后热疗难治性水肿。该图像显示在患者接受激光治疗肿瘤后，在该CT图像上表现为低密度区域的广泛的左侧水肿。患者接受了去骨瓣减压治疗

激光定位不准确

并发症也可能来自激光定位不准确,如硬膜下血肿、蛛网膜下腔出血、其他动脉损伤,甚至沿导管轨迹接种肿瘤细胞[107]。在一项研究中,2 例激光定位不准确导致 LITT 手术失败(图 21.15[57])。因此,精准的激光定位对于提高手术安全性和有效性及减少术后并发症至关重要。下一节将讨论如何避免这种不准确。

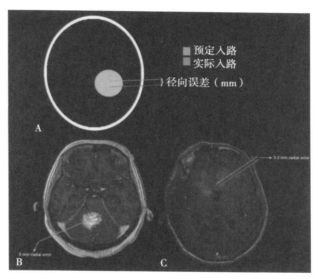

图 21.15 激光定位不准确。(A)术前立体定向登记和轨迹规划的目标是确保预期轨迹(绿色)和实际轨迹(红色)之间的径向误差最小。(B)在这种情况下,存在 0mm 的径向误差,这意味着实际的轨迹是精确的并且与之前规划的预期轨迹相同。(C)在这种情况下,计划轨迹(绿色)和实际轨迹(红色)之间存在 3.0mm 的径向误差。这会增加激光放置过程中对脑组织和血管损伤的风险(转载自 Attaar SJ, Patel NV, Hargreaves E, Keller IA, Danish SF. Accuracy of laser placement with frameless stereotaxy in magnetic resonance-guided laser-induced thermal therapy. *Oper Neurosurg.* 2015; 11(4): 554-563.)

预防并发症

术中图像引导、计算机辅助和无框架手术导航系统的应用彻底改变了许多颅内疾病的治疗方法,并降低了并发症的发生率[108, 109]。除了术前 CT/MR 图像规划轨迹外,我们还建议将磁共振血管造影或 CTA 和弥散张量成像纳入术前成像中进行传导束识别[34, 107]。医生可以通过避开诸如血管和脑脊液(cerebrospinal fluid, CSF)之类的重要结构来改进轨道规划设计,从减少出血和运动功能缺损的发生率。

为防止继发性顽固性水肿的出现，可以采取一些预防措施。如果有病变需要巨大的消融强度，或者病变靠近重要结构，术前使用高剂量类固醇将有助于减少消融术后水肿，进而减少不良事件发生[35]。值得一提的是，术前使用高剂量类固醇治疗相关症状的患者不应予以手术[57]。医生还可在水肿发生前进行更积极的监测和治疗，以防术后出现恶性水肿。Habboub 及其同事们提出了一种激光消融和后续微创的瘤内减压相结合的治疗颅内巨大肿瘤的方法[110]。由于激光消融中热凝结物会导致水肿和质量效应，因此理论上激光消融后再行瘤内减压可以控制肿胀和体积膨胀，从而降低水肿相关并发症的风险。

框架技术例如使用锚定装置可以帮助减少激光定位错误或不准确的可能，进而减少相关并发症的发生[107]。为了进一步改善激光定位的准确性，研究者已经引入各种立体定向技术，包括传统的框架、机器人辅助系统、光学无框架系统、磁共振辅助技术，以及常规的 3D 打印立体定向框架[111]。Attaar 及其同事展示了他们使用的无框架立体定向术，在这种技术的辅助下，他们在导管置入和后续激光治疗过程中，始终保持着高准确率[112]。其他技术进步，例如新的微框架可以使单个钻孔得以承担更多的轨道角度和多个轨道[34]。此外，新的 MRI 线圈也在开发中，该线圈将从多个角度改善对目标图像的获取，从而扩大肿瘤的覆盖范围。

随着程序使用和患者选择方面获得更多的经验，LITT 的有效性和安全性也将得到改善。很多研究表明，随着更多的经验积累，激光导管置入的准确性和患者存活情况均有所增加，主要并发症的发生率相应降低[35, 53, 57]。不容忽视的是，在提供任何外科手术时，也要考虑患者的合并症。尽管相对于开放性手术而言，微创的损伤更轻微，但仍存在出现并发症的可能，且更多的发生于身体基础条件差的患者。Patel 及其同事[57]指出，在他们研究的 102 例患者中，相比于癫痫和慢性疼痛患者无一出现并发症的情况，所有并发症都发生在原发性或转移性颅内肿瘤患者中。这些患者基础条件差，这可能也增加了他们在围手术期出现并发症的机会。

未来方向

纳米技术正因其在癌症治疗中的潜力而被研究，而且很多纳米技术可能成为这种新疗法的重要组成部分。特别是金纳米粒子，它在与激光一起使用时，已经能够成功地协助控制肿瘤的热毁损[113]。纳米粒子的作用是增加癌细胞等组织的吸收能力，从而使这些细胞得到更大程度的热毁损[114]。巨噬细胞可以作为载体，通过血 - 脑屏障将纳米粒子传递到靶点[115]。抵达靶点后，这些颗粒使得靶病灶相对于周围区域，对消融更加敏感，进而实现更高的选择性。LITT

可作为激光照射被纳米粒子填充靶组织。Schwartz 和同事们[116] 使用 MRgLITT 对犬前列腺进行纳米颗粒定向消融，并得出结论，该方法可以精确引导肿瘤消融，同时还能防止对附近的关键结构造成损害。这项新技术已在多种动物模型和体外肿瘤细胞系（特别是 GBM）上进行了测试，具有肯定的效果[113, 116~120]。我们仍需要进一步的实验来评估其在临床上的安全性、可行性和有效性。未来纳米技术与 LITT 的联合使用会可能成为肿瘤治疗新的里程碑。

（王栋梁 译）

参考文献

1. Takac S, Stojanovic S. Characteristics of laser light. *Med Pregl*. 1999;52(1−2):29−34.
2. Ryan RW, Spetzler RF, Preul MC. Aura of technology and the cutting edge: a history of lasers in neurosurgery. *Neurosurg Focus*. 2009;27(3):E6.
3. Stellar S, Polanyi TG. Lasers in neurosurgery: a historical overview. *J Clin Laser Med Surg*. 1992;10(6):399−411.
4. Jain KK. Lasers in neurosurgery: a review. *Lasers Surg Med*. 1983;2(3):217−230.
5. Krishnamurthy S, Powers SK. Lasers in neurosurgery. *Lasers Surg Med*. 1994;15(2):126−167.
6. McGuff PE, Deterling Jr RA, Gottlieb LS, Fahimi HD, Bushnell D. Surgical applications of laser. *Ann Surg*. 1964;160:765−777.
7. Minton JP, Ketcham AS. The effect of ruby laser radiation on the cloudman S-91 melanoma in the CDBA-2F hybrid mouse. *Cancer*. 1964;17:1305−1309.
8. Ascher PW, Heppner F. CO_2-laser in neurosurgery. *Neurosurg Rev*. 1984;7(2−3):123−133.
9. Rosomoff HL, Carroll F. Reaction of neoplasm and brain to laser. *Arch Neurol*. 1966;14(2):143−148.
10. Bown SG. Phototherapy in tumors. *World J Surg*. 1983;7(6):700−709.
11. Chen L, Wansapura JP, Heit G, Butts K. Study of laser ablation in the in vivo rabbit brain with MR thermometry. *J Magn Reson Imag*. 2002;16(2):147−152.
12. Cheng MK, McKean J, Boisvert D, Tulip J, Mielke BW. Effects of photoradiation therapy on normal rat brain. *Neurosurgery*. 1984;15(6):804−810.
13. Elias Z, Powers SK, Atstupenas E, Brown JT. Hyperthermia from interstitial laser irradiation in normal rat brain. *Lasers Surg Med*. 1987;7(4):370−375.
14. Tracz RA, Wyman DR, Little PB, et al. Magnetic resonance imaging of interstitial laser photocoagulation in brain. *Lasers Surg Med*. 1992;12(2):165−173.
15. Tracz RA, Wyman DR, Little PB, et al. Comparison of magnetic resonance images and the histopathological findings of lesions induced by interstitial laser photocoagulation in the brain. *Lasers Surg Med*. 1993;13(1):45−54.
16. Roux FX, Devaux B, Mordon S, Nguyen S, Chodkiewicz JP. The use of 1.32 Nd:YAG laser in neurosurgery: experimental data and clinical experience from 70 patients. *J Clin Laser Med Surg*. 1990;8(4):55−61.
17. Wharen Jr RE, Anderson RE, Scheithauer B, Sundt Jr TM. The Nd:YAG laser in neurosurgery. Part 1. Laboratory investigations: dose-related biological response of neural tissue. *J Neurosurg*. 1984;60(3):531−539.
18. Beck OJ. The use of the Nd-YAG and the CO_2 laser in neurosurgery. *Neurosurg Rev*. 1980;3(4):261−266.
19. Boggan JE, Edwards MS, Davis RL, Bolger CA, Martin N. Comparison of the brain tissue response in rats to injury by argon and carbon dioxide lasers. *Neurosurgery*. 1982;11(5):609−616.
20. Powers SK, Edwards MS, Boggan JE, et al. Use of the argon surgical laser in neurosurgery. *J Neurosurg*. 1984;60(3):523−530.
21. Roux FX, Mordon S, Fallet-Bianco C, Merienne L, Devaux BC, Chodkiewicz JP. Effects of 1.32-micron Nd-YAG laser on brain thermal and histological experimental data. *Surg Neurol*. 1990;34(6):402−407.
22. Martiniuk R, Bauer JA, McKean JD, Tulip J, Mielke BW. New long-wavelength Nd:YAG laser at 1.44 micron: effect on brain. *J Neurosurg*. 1989;70(2):249−256.
23. Devaux BC, Roux FX, Nataf F, Turak B, Cioloca C. High-power diode laser in neurosurgery: clinical experience in 30 cases. *Surg Neurol*. 1998;50(1):33−39; discussion 39−40.
24. Ryan RW, Wolf T, Spetzler RF, Coons SW, Fink Y, Preul MC. Application of a flexible CO(2) laser fiber for neurosurgery: laser-tissue interactions. *J Neurosurg*. 2010;112(2):434−443.
25. Kelly PJ, Alker Jr GJ, Goerss S. Computer-assisted stereotactic microsurgery for the treatment of intracranial neoplasms. *Neurosurgery*. 1982;10(3):324−331.
26. Kelly PJ. Future perspectives in stereotactic neurosurgery: stereotactic microsurgical removal of deep brain tumors. *J Neurosurg Sci*. 1989;33(1):149−154.
27. Jolesz FA, Bleier AR, Jakab P, Ruenzel PW, Huttl K, Jako GJ. MR imaging of laser-tissue interactions. *Radiology*. 1988;168(1):249−253.
28. McDannold NJ, Jolesz FA. Magnetic resonance image-guided thermal ablations. *Top Magn Reson Imaging*. 2000;11(3):191−202.
29. Anzai Y, Lufkin RB, Saxton RE, et al. Nd:YAG interstitial laser phototherapy guided by magnetic resonance imaging in an ex vivo model: dosimetry of laser-MR-tissue interaction. *Laryngoscope*. 1991;101(7 Pt 1):755−760.
30. Matsumoto R, Oshio K, Jolesz FA. Monitoring of laser and freezing-induced ablation in the liver with T1-weighted MR imaging. *J Magn Reson Imag*. 1992;2(5):555−562.
31. Patel NV, Mian M, Stafford RJ, et al. Laser interstitial thermal therapy technology, physics of magnetic resonance imaging thermometry, and technical considerations for proper catheter placement during magnetic resonance imaging-guided laser interstitial thermal therapy. *Neurosurgery*. 2016;79(suppl 1):S8−S16.
32. Stafford RJ, Fuentes D, Elliott AA, Weinberg JS, Ahrar K. Laser-induced thermal therapy for tumor ablation. *Crit Rev Biomed Eng*. 2010;38(1):79−100.

33. Lagman C, Chung LK, Pelargos PE, et al. Laser neurosurgery: a systematic analysis of magnetic resonance-guided laser interstitial thermal therapies. *J Clin Neurosci.* 2017;36: 20–26.

34. Sloan AE, Ahluwalia MS, Valerio-Pascua J, et al. Results of the NeuroBlate System first-in-humans Phase I clinical trial for recurrent glioblastoma: clinical article. *J Neurosurg.* 2013;118(6):1202–1219.

35. Jethwa PR, Barrese JC, Gowda A, Shetty A, Danish SF. Magnetic resonance thermometry-guided laser-induced thermal therapy for intracranial neoplasms: initial experience. *Neurosurgery.* 2012;71(1 suppl Operative): 133–144; 144–145.

36. Patel PD, Patel NV, Davidson C, Danish SF. The role of MRgLITT in overcoming the challenges in managing infield recurrence after radiation for brain metastasis. *Neurosurgery.* 2016;79(suppl 1):S40–S58.

37. Gross RE, Willie JT, Drane DL. The role of stereotactic laser amygdalohippocampotomy in mesial temporal lobe epilepsy. *Neurosurg Clin N Am.* 2016;27(1):37–50.

38. Curry DJ, Gowda A, McNichols RJ, Wilfong AA. MR-guided stereotactic laser ablation of epileptogenic foci in children. *Epilepsy Behav.* 2012;24(4):408–414.

39. Patel NV, Agarwal N, Mammis A, Danish SF. Frameless stereotactic magnetic resonance imaging-guided laser interstitial thermal therapy to perform bilateral anterior cingulotomy for intractable pain: feasibility, technical aspects, and initial experience in 3 patients. *Neurosurgery.* 2015;11(suppl 2):17–25; discussion 25.

40. Ahn H, Mousavi P, Chin L, et al. The effect of pre-vertebroplasty tumor ablation using laser-induced thermotherapy on biomechanical stability and cement fill in the metastatic spine. *Eur Spine J.* 2007;16(8):1171–1178.

41. Diaz R, Ivan ME, Hanft S, et al. Laser interstitial thermal therapy: lighting the way to a new treatment option in neurosurgery. *Neurosurgery.* 2016;79(suppl 1):S3–S7.

42. Carpentier A, McNichols RJ, Stafford RJ, et al. Real-time magnetic resonance-guided laser thermal therapy for focal metastatic brain tumors. *Neurosurgery.* 2008; 63(1 suppl 1): ONS21–28; discussion ONS28–29.

43. Mohammadi AM, Hawasli AH, Rodriguez A, et al. The role of laser interstitial thermal therapy in enhancing progression-free survival of difficult-to-access high-grade gliomas: a multicenter study. *Cancer Med.* 2014;3(4): 971–979.

44. Ostrom QT, Bauchet L, Davis FG, et al. The epidemiology of glioma in adults: a "state of the science" review. *Neuro Oncol.* 2014;16(7):896–913.

45. Brown PD, Maurer MJ, Rummans TA, et al. A prospective study of quality of life in adults with newly diagnosed high-grade gliomas: the impact of the extent of resection on quality of life and survival. *Neurosurgery.* 2005;57(3): 495–504; discussion 495–504.

46. Gulati S, Jakola AS, Nerland US, Weber C, Solheim O. The risk of getting worse: surgically acquired deficits, perioperative complications, and functional outcomes after primary resection of glioblastoma. *World Neurosurg.* 2011;76(6):572–579.

47. Hawasli AH, Kim AH, Dunn GP, Tran DD, Leuthardt EC. Stereotactic laser ablation of high-grade gliomas. *Neurosurg Focus.* 2014;37(6):E1.

48. Ascher PW, Justich E, Schrottner O. Interstitial thermotherapy of central brain tumors with the Nd:YAG laser under real-time monitoring by MRI. *J Clin Laser Med Surg.* 1991;9(1):79–83.

49. Sugiyama K, Sakai T, Fujishima I, Ryu H, Uemura K, Yokoyama T. Stereotactic interstitial laser-hyperthermia using Nd-YAG laser. *Stereotact Funct Neurosurg.* 1990;

54–55:501–505.

50. Reimer P, Bremer C, Horch C, Morgenroth C, Allkemper T, Schuierer G. MR-monitored LITT as a palliative concept in patients with high grade gliomas: preliminary clinical experience. *J Magn Reson Imag.* 1998;8(1):240–244.

51. Bettag M, Ulrich F, Schober R, et al. Stereotactic laser therapy in cerebral gliomas. *Acta Neurochir Suppl (Wien).* 1991;52:81–83.

52. Fan M, Ascher PW, Schrottner O, Ebner F, Germann RH, Kleinert R. Interstitial 1.06 Nd:YAG laser thermotherapy for brain tumors under real-time monitoring of MRI: experimental study and phase I clinical trial. *J Clin Laser Med Surg.* 1992;10(5):355–361.

53. Schwarzmaier HJ, Eickmeyer F, von Tempelhoff W, et al. MR-guided laser-induced interstitial thermotherapy of recurrent glioblastoma multiforme: preliminary results in 16 patients. *Eur J Radiol.* 2006;59(2):208–215.

54. Hawasli AH, Bagade S, Shimony JS, Miller-Thomas M, Leuthardt EC. Magnetic resonance imaging-guided focused laser interstitial thermal therapy for intracranial lesions: single-institution series. *Neurosurgery.* 2013; 73(6):1007–1017.

55. Medvid R, Ruiz A, Komotar RJ, et al. Current applications of MRI-guided laser interstitial thermal therapy in the treatment of brain neoplasms and epilepsy: a radiologic and neurosurgical overview. *Am J Neuroradiol.* 2015; 36(11):1998–2006.

56. Carpentier A, Chauvet D, Reina V, et al. MR-guided laser-induced thermal therapy (LITT) for recurrent glioblastomas. *Lasers Surg Med.* 2012;44(5):361–368.

57. Patel P, Patel NV, Danish SF. Intracranial MR-guided laser-induced thermal therapy: single-center experience with the Visualase thermal therapy system. *J Neurosurg.* 2016:1–8.

58. Missios S, Bekelis K, Barnett GH. Renaissance of laser interstitial thermal ablation. *Neurosurg Focus.* 2015;38(3):E13.

59. Barnett GH, Voigt JD, Alhuwalia MS. A systematic review and meta-analysis of studies examining the use of brain laser interstitial thermal therapy versus craniotomy for the treatment of high-grade tumors in or near areas of eloquence: an examination of the extent of resection and major complication rates associated with each type of surgery. *Stereotact Funct Neurosurg.* 2016;94(3): 164–173.

60. Leuthardt EC, Duan C, Kim MJ, et al. Hyperthermic laser ablation of recurrent glioblastoma leads to temporary disruption of the peritumoral blood brain barrier. *PLoS One.* 2016;11(2):e0148613.

61. Lee I, Kalkanis S, Hadjipanayis CG. Stereotactic laser interstitial thermal therapy for recurrent high-grade gliomas. *Neurosurgery.* 2016;79(suppl 1):S24–S34.

62. Ivan ME, Mohammadi AM, De Deugd N, et al. Laser ablation of newly diagnosed malignant gliomas: a meta-analysis. *Neurosurgery.* 2016;79(suppl 1):S17–S23.

63. Leonardi MA, Lumenta CB. Stereotactic guided laser-induced interstitial thermotherapy (SLITT) in gliomas with intraoperative morphologic monitoring in an open MR: clinical experience. *Minim Invasive Neurosurg.* 2002;45(4):201–207.

64. Voigt JD, Barnett G. The value of using a brain laser interstitial thermal therapy (LITT) system in patients presenting with high grade gliomas where maximal safe resection may not be feasible. *Cost Eff Resour Alloc.* 2016;14:6.

65. Torcuator RG, Hulou MM, Chavakula V, Jolesz FA, Golby AJ. Intraoperative real-time MRI-guided stereotactic biopsy followed by laser thermal ablation for progressive brain metastases after radiosurgery. *J Clin Neurosci.*

2016;24:68—73.

66. Kocher M, Soffietti R, Abacioglu U, et al. Adjuvant whole-brain radiotherapy versus observation after radiosurgery or surgical resection of one to three cerebral metastases: results of the EORTC 22952-26001 study. *J Clin Oncol.* 2011;29(2):134—141.

67. Rajakesari S, Arvold ND, Jimenez RB, et al. Local control after fractionated stereotactic radiation therapy for brain metastases. *J Neurooncol.* 2014;120(2):339—346.

68. Carpentier A, McNichols RJ, Stafford RJ, et al. Laser thermal therapy: real-time MRI-guided and computer-controlled procedures for metastatic brain tumors. *Lasers Surg Med.* 2011;43(10):943—950.

69. Hawasli AH, Ray WZ, Murphy RK, Dacey Jr RG, Leuthardt EC. Magnetic resonance imaging-guided focused laser interstitial thermal therapy for subinsular metastatic adenocarcinoma: technical case report. *Neurosurgery.* 2012;70(2 suppl Operative):332—337; discussion 338.

70. Fabiano AJ, Alberico RA. Laser-interstitial thermal therapy for refractory cerebral edema from post-radiosurgery metastasis. *World Neurosurg.* 2014;81(3—4):652.e651—e654.

71. Fabiano AJ, Qiu J. Delayed failure of laser-induced interstitial thermotherapy for postradiosurgery brain metastases. *World Neurosurg.* 2014;82(3—4):e559—e563.

72. Rahmathulla G, Marko NF, Weil RJ. Cerebral radiation necrosis: a review of the pathobiology, diagnosis and management considerations. *J Clin Neurosci.* 2013; 20(4):485—502.

73. Rahmathulla G, Recinos PF, Valerio JE, Chao S, Barnett GH. Laser interstitial thermal therapy for focal cerebral radiation necrosis: a case report and literature review. *Stereotact Funct Neurosurg.* 2012;90(3):192—200.

74. Torres-Reveron J, Tomasiewicz HC, Shetty A, Amankulor NM, Chiang VL. Stereotactic laser induced thermotherapy (LITT): a novel treatment for brain lesions regrowing after radiosurgery. *J Neurooncol.* 2013;113(3): 495—503.

75. Smith CJ, Myers CS, Chapple KM, Smith KA. Long-term follow-up of 25 cases of biopsy-proven radiation necrosis or post-radiation treatment effect treated with magnetic resonance-guided laser interstitial thermal therapy. *Neurosurgery.* 2016;79(suppl 1):S59—S72.

76. Rao MS, Hargreaves EL, Khan AJ, Haffty BG, Danish SF. Magnetic resonance-guided laser ablation improves local control for postradiosurgery recurrence and/or radiation necrosis. *Neurosurgery.* 2014;74(6):658—667; discussion 667.

77. Kano H, Kondziolka D, Lobato-Polo J, Zorro O, Flickinger JC, Lunsford LD. T1/T2 matching to differentiate tumor growth from radiation effects after stereotactic radiosurgery. *Neurosurgery.* 2010;66(3):486—491; discussion 491—492.

78. Hernandez RN, Patel PD, Iqbal MO, Hargreaves EL, Danish SF. Magnetic resonance-guided laser-induced thermal therapy for infield progression following stereotactic radiosurgery for metastatic brain disease. *J Neuro-Oncology.* 2017. In press.

79. LaRiviere MJ, Gross RE. Stereotactic laser ablation for medically intractable epilepsy: the next generation of minimally invasive epilepsy surgery. *Front Surg.* 2016;3:64.

80. Wilfong AA, Curry DJ. Hypothalamic hamartomas: optimal approach to clinical evaluation and diagnosis. *Epilepsia.* 2013;54(suppl 9):109—114.

81. Tovar-Spinoza Z, Carter D, Ferrone D, Eksioglu Y, Huckins S. The use of MRI-guided laser-induced thermal ablation for epilepsy. *Childs Nerv Syst.* 2013;29(11): 2089—2094.

82. Engel Jr J. Mesial temporal lobe epilepsy: what have we learned? *Neuroscientist.* 2001;7(4):340—352.

83. Sharma AK, Reams RY, Jordan WH, Miller MA, Thacker HL, Snyder PW. Mesial temporal lobe epilepsy: pathogenesis, induced rodent models and lesions. *Toxicol Pathol.* 2007;35(7):984—999.

84. Willie JT, Laxpati NG, Drane DL, et al. Real-time magnetic resonance-guided stereotactic laser amygdalohippocampotomy for mesial temporal lobe epilepsy. *Neurosurgery.* 2014;74(6):569—584; discussion 584—565.

85. Waseem H, Osborn KE, Schoenberg MR, et al. Laser ablation therapy: an alternative treatment for medically resistant mesial temporal lobe epilepsy after age 50. *Epilepsy Behav.* 2015;51:152—157.

86. Kang JY, Wu C, Tracy J, et al. Laser interstitial thermal therapy for medically intractable mesial temporal lobe epilepsy. *Epilepsia.* 2016;57(2):325—334.

87. Kang JY, Sperling MR. Magnetic resonance imaging-guided laser interstitial thermal therapy for treatment of drug-resistant epilepsy. *Neurotherapeutics.* 2017;14(1):176—181.

88. Battaglia G, Chiapparini L, Franceschetti S, et al. Periventricular nodular heterotopia: classification, epileptic history, and genesis of epileptic discharges. *Epilepsia.* 2006; 47(1):86—97.

89. Esquenazi Y, Kalamangalam GP, Slater JD, et al. Stereotactic laser ablation of epileptogenic periventricular nodular heterotopia. *Epilepsy Res.* 2014;108(3):547—554.

90. Clarke DF, Tindall K, Lee M, Patel B. Bilateral occipital dysplasia, seizure identification, and ablation: a novel surgical technique. *Epileptic Disord.* 2014;16(2): 238—243.

91. Gonzalez-Martinez J, Vadera S, Mullin J, et al. Robot-assisted stereotactic laser ablation in medically intractable epilepsy: operative technique. *Neurosurgery.* 2014; 10(suppl 2):167—172; discussion 172—163.

92. Kabat J, Krol P. Focal cortical dysplasia - review. *Pol J Radiol.* 2012;77(2):35—43.

93. Shaker T, Bernier A, Carmant L. Focal cortical dysplasia in childhood epilepsy. *Semin Pediatr Neurol.* 2016;23(2): 108—119.

94. Bandt SK, Leuthardt EC. Minimally invasive neurosurgery for epilepsy using stereotactic MRI guidance. *Neurosurg Clin N Am.* 2016;27(1):51—58.

95. Lewis EC, Weil AG, Duchowny M, Bhatia S, Ragheb J, Miller I. MR-guided laser interstitial thermal therapy for pediatric drug-resistant lesional epilepsy. *Epilepsia.* 2015;56(10):1590—1598.

96. Connolly MB, Hendson G, Steinbok P. Tuberous sclerosis complex: a review of the management of epilepsy with emphasis on surgical aspects. *Childs Nerv Syst.* 2006; 22(8):896—908.

97. Holmes GL, Stafstrom CE, Tuberous Sclerosis Study G. Tuberous sclerosis complex and epilepsy: recent developments and future challenges. *Epilepsia.* 2007;48(4): 617—630.

98. McCracken DJ, Willie JT, Fernald B, et al. Magnetic resonance thermometry-guided stereotactic laser ablation of cavernous malformations in drug-resistant epilepsy: imaging and clinical results. *Oper Neurosurg Hagerst.* 2016; 12(1):39—48.

99. Tiwari P, Danish S, Madabhushi A. Identifying MRI markers to evaluate early treatment related changes post laser ablation for cancer pain management. *Proc SPIE.* 2014;9036:90362L.

100. Sundararajan SH, Belani P, Danish S, Keller I. Early MRI characteristics after MRI-guided laser-assisted cingulotomy for intractable pain control. *Am J Neuroradiol.* 2015;36(7):1283—1287.

101. Riordan M, Tovar-Spinoza Z. Laser induced thermal therapy (LITT) for pediatric brain tumors: case-based review. *Transl Pediatr.* 2014;3(3):229−235.

102. Jethwa PR, Lee JH, Assina R, Keller IA, Danish SF. Treatment of a supratentorial primitive neuroectodermal tumor using magnetic resonance-guided laser-induced thermal therapy. *J Neurosurg Pediatr.* 2011;8(5):468−475.

103. Tovar-Spinoza Z, Choi H. Magnetic resonance-guided laser interstitial thermal therapy: report of a series of pediatric brain tumors. *J Neurosurg Pediatr.* 2016;17(6):723−733.

104. Tovar-Spinoza Z, Choi H. MRI-guided laser interstitial thermal therapy for the treatment of low-grade gliomas in children: a case-series review, description of the current technologies and perspectives. *Childs Nerv Syst.* 2016;32(10):1947−1956.

105. Patel NV, Jethwa PR, Shetty A, Danish SF. Does the real-time thermal damage estimate allow for estimation of tumor control after MRI-guided laser-induced thermal therapy? Initial experience with recurrent intracranial ependymomas. *J Neurosurg Pediatr.* 2015;15(4):363−371.

106. Sharma M, Habboub G, Behbahani M, Silva D, Barnett GH, Mohammadi AM. Thermal injury to corticospinal tracts and postoperative motor deficits after laser interstitial thermal therapy. *Neurosurg Focus.* 2016;41(4):E6.

107. Pruitt R, Gamble A, Black K, Schulder M, Mehta AD. Complication avoidance in laser interstitial thermal therapy: lessons learned. *J Neurosurg.* 2016:1−8.

108. Barnett GH. The role of image-guided technology in the surgical planning and resection of gliomas. *J Neurooncol.* 1999;42(3):247−258.

109. Siomin V, Barnett G. Intraoperative imaging in glioblastoma resection. *Cancer J.* 2003;9(2):91−98.

110. Habboub G, Sharma M, Barnett GH, Mohammadi AM. A novel combination of two minimally invasive surgical techniques in the management of refractory radiation necrosis: technical note. *J Clin Neurosci.* 2017;35:117−121.

111. Brandmeir NJ, McInerney J, Zacharia BE. The use of custom 3D printed stereotactic frames for laser interstitial thermal ablation: technical note. *Neurosurg Focus.* 2016;41(4):E3.

112. Attaar SJ, Patel NV, Hargreaves E, Keller IA, Danish SF. Accuracy of laser placement with frameless stereotaxy in magnetic resonance-guided laser-induced thermal therapy. *Oper Neurosurg.* 2015;11(4):554−563.

113. Fernandez Cabada T, Sanchez Lopez de Pablo C, Martinez Serrano A, del Pozo Guerrero F, Serrano Olmedo JJ, Ramos Gomez M. Induction of cell death in a glioblastoma line by hyperthermic therapy based on gold nanorods. *Int J Nanomedicine.* 2012;7:1511−1523.

114. Norred SE, Johnson JA. Magnetic resonance-guided laser induced thermal therapy for glioblastoma multiforme: a review. *Biomed Res Int.* 2014;2014:761312.

115. Madsen SJ, Baek SK, Makkouk AR, Krasieva T, Hirschberg H. Macrophages as cell-based delivery systems for nanoshells in photothermal therapy. *Ann Biomed Eng.* 2012;40(2):507−515.

116. Schwartz JA, Price RE, Gill-Sharp KL, et al. Selective nanoparticle-directed ablation of the canine prostate. *Lasers Surg Med.* 2011;43(3):213−220.

117. Schwartz JA, Shetty AM, Price RE, et al. Feasibility study of particle-assisted laser ablation of brain tumors in orthotopic canine model. *Cancer Res.* 2009;69(4):1659−1667.

118. Baek SK, Makkouk AR, Krasieva T, Sun CH, Madsen SJ, Hirschberg H. Photothermal treatment of glioma; an in vitro study of macrophage-mediated delivery of gold nanoshells. *J Neurooncol.* 2011;104(2):439−448.

119. Yang TD, Choi W, Yoon TH, et al. In vivo photothermal treatment by the peritumoral injection of macrophages loaded with gold nanoshells. *Biomed Opt Exp.* 2016;7(1):185−193.

120. Day ES, Thompson PA, Zhang L, et al. Nanoshell-mediated photothermal therapy improves survival in a murine glioma model. *J Neurooncol.* 2011;104(1):55−63.

第22章

微电极记录技术在功能神经外科中的应用

MICHAEL D. STAUDT, MD, MSc • JONATHAN P. MILLER, MD

引言

立体定向神经外科已经彻底改变了运动障碍性疾病，如帕金森病（Parkinson disease，PD）、原发性震颤（essential tremor，ET）和肌张力障碍的治疗方式。立体定向手术的临床疗效主要取决于术中精确的定位，但在现代影像技术出现之前，仅有基于脑室成像的间接定位技术是可能实现的。为了提高定位准确性，校正个体间的解剖变异，在20世纪60年代，实验室中的单细胞动作电位的微电极记录（microelectrode recording，MER）技术被推向了临床应用，MER不仅可以区分灰质和白质，还可以通过分辨每个结构的特征性神经放电模式来区分不同皮层下核团的边界[1]。随后，微电极的设计被进一步完善，使之可以通过记录与运动或震颤活动同步的电生理活动，与局部场电位相关的电生理活动以及微刺激反应性的电生理活动，来进行精确的生理学定位[2~5]。即使左旋多巴在临床治疗上的成功导致了运动障碍疾病治疗方式由手术治疗转变为药物治疗[6,7]，应用MER技术的观察研究依然促进了新的治疗技术，使人们继续关注外科手术，并将手术作为运动障碍疾病治疗方式的一个重要组成部分[8]，同时也促进对新的治疗靶点如丘脑底核（subthalamic nucleus，STN）的描绘[9]。此外，脑深部刺激（deep brain stimulation，DBS）作为一种可逆的和可精细调控的临床治疗方式，其发展使MER技术成为置入DBS电极时定位靶点的重要辅助工具[10]。虽然随着影像学技术及术中辅助技术的进步，一些医疗中心已经放弃了MER技术而直接使用解剖学定位方法，但是MER和术中刺激技术仍然具有重要作用，并将继续在功能神经外科中得到广泛应用。

颅内靶点的放射影像学和解剖学定位是立体定向手术计划最重要的第一步，现代影像技术比以往任何时候都能更好地显示和识别治疗靶点。然而，即使是最先进的成像方式也会受到一定程度的图像失真的影响，有时也无法清楚地显示靶点结构。MER技术依据生理学标准，为精确定位靶点，纠正定位误差以及明确生理学上的靶点位置（不同于解剖学上的靶点位置）提供可能性。MER 潜在的缺点包括增加手术时间、成本、手术复杂性，以及与多通道电极穿刺相关的并发症（尤其是出血）出现风险增加。本章主要讲述 MER 在立体定向神经外科颅内靶点定位中的应用，概述其在特定靶点定位中的应用原则，并列出 MER 技术应用的优缺点。

微电极技术及应用

尽管不同医疗中心 MER 的应用差异很大，但是微电极的插入及记录的设置和技术方面相对统一。基本的设备包括微电极或半微电极、放大器 / 示波器和视频 / 音频监视器，有时会使用与现有立体定向定位系统兼容的电动微驱动器。可以使用分离式电流刺激器通过高阻抗记录触点（微刺激）或参考触点（宏刺激）进行术中刺激。患者通常于术前 12h 停用药物，诱导"停药"状态，使潜在的病理活动凸显出来。

微电极通常是由铂 - 铱或钨构成的双极电极，带有玻璃制绝缘的锥形尖端及一段长 10～15μm 用于记录的节段。半微电极的尖端直径较大（约 25μm），阻抗较低，对神经活动的敏感性较高；但它们不能区分单细胞电活动，提供的具体信息较少 [11]。微电极阻抗通常大于 500kΩ，因为在神经元高密度排列的区域，高电阻才能将其中单个神经元单位的电活动分离出来 [12, 13]。电极可长期用于微刺激，但长期的电流通过电极会使玻璃绝缘性下降，降低阻抗，从而降低噪音，也使得分离单个神经元单位电活动变得更加困难。微电极插入保护性不锈钢套管内，该套管允许电极尖端在通过脑实质推进期间缩回套管内。MER 是微电极从靶点上方一段距离（通常为靶点上方 15～25mm）的某个位置开始，缓慢推进至靶点并超出一小段距离，同时进行记录的过程。随着微电极的推进，信号经过单独的前置放大器进行滤波和放大，并通过低通和高通滤波器对信号进行处理，消除多余的噪声，该信号经常通过数字化处理增强，随后显示在示波器上，声音通过扬声器播放。多个神经元放电形式的信号可以转化为音频信号通过扬声器播放从而被听到，窗口鉴别器可以用来分离单个神经元的放电活动。

根据置入策略不同，MER 可以有不同的应用方式，而置入策略的建立则基于我们想要获得信息的详细程度。例如，使用单通道 MER，沿着单个穿刺通道单次推进能够判定靶点结构的出现以及在该穿刺通道上靶点结构的深度。但如果应用多个平行通道的 MER 则可以绘制出多个皮层下结构边界的详细三维地图。应用多通道微阵列装置（如"Ben 枪"）可以在一次穿刺推进过程中同时插入多个电极并进行记录，该装置具有一个中央通道和四个侧面通道，可同时平行的推进多达五个微电极 [14]。据称这项技术的优点包括能够直接比较不同电极记录到电活动的差异，并根据电极之间的固定距离绘制脑组织的理论体积图 [15]。

　　MER 既可以单独使用，也可以与通过单独的电流刺激器提供的微刺激或宏观刺激结合使用。MER 获得的记录信号大约可以精确到 0.1mm，但通过电极进行刺激，刺激电流会扩散至更大的范围，可达数毫米，因此通过刺激进行绘图的精确度要低一些。通常使用单极或双极双相电荷平衡的方波脉冲串进行刺激，频率在 100～300Hz，脉宽在 0.06～0.3ms。临床反应因电极位置不同而不同，由此产生的感觉、锥体或锥体外表现有助于生理功能绘图。对刺激不同脑组织区域出现的临床反应的熟练判读是必要的。例如，震颤的变化可以简单地量化，而震颤停止同样可以在刺激靶点以外的区域看到，包括未定带和皮质脊髓束。此外，刺激往往只精确到靶点组织的 5mm 左右，增加了假阴性的可能性。

苍白球

　　苍白球分为内侧的苍白球内侧部（GPi）和外侧的苍白球外侧部（GPe）。苍白球震颤细胞似乎主要分布在 GPi 的腹侧部分[16]，与位于外侧、后部及腹侧的感觉运动成分相对应[8]。DBS 的靶点位置距苍白球内囊边缘 3～5mm，距 GPe 外侧部 1～2mm[17]，在给予刺激不引起肌肉收缩，理想的靶点位置尽可能靠近 GPi 的后部[18]。GPi 在 MRI 上相对容易看到。

　　GPi 是治疗原发性肌张力障碍[19, 20]、迟发性肌张力障碍[21] 和某些形式的继发性肌张力障碍[22] 的首选靶点，也是治疗 PD 症状的有效靶点[23]。根据运动障碍性疾病的病理不同，GPi 有不同的放电模式。在 PD 患者中，多巴胺的耗竭导致 GPi 放电率显著增加[24]；GPi 神经元对运动（能够诱发肌肉、关节、韧带运动觉的运动）的反应过度且缺乏特异性，一侧 GPi 神经元会对广泛的多个关节运动产生反应，甚至能够记录到对同侧的关节运动的反应。同时，对伴有震颤症状的患者，GPi 的放电模式可能与震颤同步[25, 26]。在肌张力障碍患者中，与 GPe 相比，GPi 放电的增加不明显[27]，这会使核团的区分变得更加困难。此外，肌张力障碍与感受野特异性的改变和成簇放电增加的趋势有关[28]。其中一些影响因素可能是人为造成的，因为许多肌张力障碍的患者可能需要麻醉以便置入[29]。

苍白球内侧核微电极绘图

　　当微电极通过纹状体时，通常只能看到极少量的电活动，很少有与损伤相关的放电，偶尔能观察到以 4～6Hz 放电的活跃的细胞[26]。当微电极进入 GPe 时，能够观察到大的自发性放电的神经元单位，有两种不同的放电模式：①中频放电（60Hz），偶尔出现暂停（"pauser"细胞）；②低频放电（10～20Hz），伴有快速爆发式放电（"burster"细胞）。一旦微电极从 GPe 腹侧穿出，微电极会进入所谓的内侧苍白球板层（medial pallidal lamina），该区域为白质神经纤维束组成的带层，厚度为 1～2mm，因而该区域极少有神经电活动。"边界细胞"有时出现在核团的边界，为胆碱能细胞，接受广泛的皮层输入，能够产生宽大的动作电位，以规律的、慢而稳定的强直放电形式发放，而动作电位之间的间歇时间也近乎固定（20～40Hz），这些细胞偶尔会自发的以爆发性形式放电，有时会对运动产生神经放电活动的反应。

当微电极进入到 GPi 时，此时观察到的神经元放电较 GPe 快速而规律，尤其是在 PD 患者中，神经元放电频率能够接近 80～90Hz。大约 25% 的细胞对引起运动觉的肢体运动有反应，这些细胞中有代表面部、眼外肌、上肢和下肢的区域。这些 GPi 神经元对运动的反应可能是放电率的增加、减少或相互增加 / 减少（一部分神经元放电增加 / 减少，另一部分减少 / 增加）。GPi 的内侧部分和外侧部分由一个不完全的苍白球板层分开。

当微电极通过靶点后会进入白质中，其中有视束和皮质脊髓束穿行。患者受到闪光刺激时会在视束内产生电位，并且视束内低至 1μA 和 300Hz 的微刺激即能引起患者对侧视野的闪光感觉 [30]。当微电极进入皮质脊髓束时，会观察到神经元产生的动作电位缺乏，当进行刺激时对侧肌肉会出现强直。刺激引起肌肉收缩的阈值是判断电极与内囊相对位置关系的间接方法，而刺激引起体感定位信息能够提示电极在皮质脊髓束中的偏侧性（面部代表区是最高内侧，其外侧是上肢代表区，最外侧是下肢代表区）[26]。

腹侧丘脑

腹侧丘脑核团的 DBS 通常用于治疗运动障碍性疾病。其中包括丘脑前腹侧核（Vo）或苍白球中继核，用于治疗肌张力障碍或 PD；丘脑中间腹侧核（Vim）或小脑中继核，用于治疗震颤；以及丘脑腹尾状核（Vc）或躯体感觉中继核，可用于 Vim 核的定位和神经病理性疼痛的治疗 [31, 32]。由于这些靶点在 MRI 不能清晰地显示，因此靶点是间接地相对于前、后连合连线（AC-PC 线）进行定位的，然后应用微电极记录和 / 或刺激进行生理定位，以丘脑各核团独特的电生理反应来识别出丘脑各核团。

丘脑 Vim 核的运动觉细胞表现出与震颤活动同步的放电 [33~35]，放电速度取决于疾病病理。与 PD 或疼痛相比，震颤患者的运动觉细胞放电频率更高 [32, 36]。与对照组患者（PD 和 ET 患者）比较，意向性震颤患者 Vim 核神经元放电速度明显要低，提示存在小脑传入阻滞的可能 [32]。有学者提出以丘脑腹前核（Voa）为靶点可以更好地控制僵直，而丘脑腹外核（Vop）更适合震颤的控制 [37, 38]，且 MER 显示在 Vop 能记录到与震颤频率一致的节律性爆发性的电活动。

Vc 核、Vim 核以及 Voa/Vop 核团的微电极绘图

应用 MER 技术，Vc 核是最容易识别的丘脑腹侧核团。Vc 核内的神经元对感觉刺激的反应表现为放电速率的增加，这些反应出现在小而明确的感受野内，而感受野从内侧至外侧有相应的体感区域定位（口面部在内侧，腿在外侧）[39]。刺激 Vc 核团中的触觉细胞会在感受野相应躯体区域产生异常感觉。当微电极通过丘脑底部时，背景噪声和神经元单位记录会明显减少，该区域的刺激可能会继续产生感觉异常，然而需要更高的阈值，如果电极离内囊太近，可能会引起肌肉收缩。

Vim 核内的细胞以及 Vc 核前背侧盖中的皮肤核心区域（Vc 核团中对皮肤非伤害性刺激产生反应区域）之前的细胞构成了运动觉区域。这些细胞对关节运动、深部压力以及肌肉和肌腱的挤压都有反应，但对因这些运动而变形的皮肤却没有反应。当与丘脑震颤细胞感受野重叠时，这些运动感知觉细胞可能同时出现与震颤一致的放电[40]，尤其在 PD 患者中能观察到这种情况。Vim 核体感定位与 Vc 核相似，腕关节的深感觉细胞在手指皮肤代表区之前[39, 41]。VIM 和 VC 之间的边界很难识别，因为这两个核团的宏刺激诱发的异常感觉出现在躯体的部位相似，但是异常感觉的诱发通常需要较高的激活阈值。

与其他靶点相比，Vop 和 Voa 中的神经元自发放电频率较低，这些区域内的神经元活动与响应命令的运动、运动的活动时相和最大肌肉收缩状态有关[34, 42, 43]。有时还可能遇到对自主运动产生反应，出现放电速度大比例改变细胞（所谓的"自主细胞"）以及与患者的震颤产生同步放电的震颤细胞。放电通常优先与执行特定的运动相关，同时伴有 Vc 和皮肤核心区的体感定位[42]。Vim 核和 Vop 核可以很容易地通过对深部结构（如肌腱）的刺激或关节运动以及相位性震颤频率的反应来识别，某些细胞对主动运动和体感刺激均有反应。Vop 也可以通过脑电图（EEG）上的纺锤活动来识别，纺锤波表现为 7～10Hz，波幅逐渐增加再逐渐下降的节律性脑电活动[32]。

丘脑底核

丘脑底核（STN）因为广泛的纤维联系及在皮层 - 丘脑环路中的作用，所以其在运动障碍性疾病的病理生理学中起着重要的作用。它构成"间接通路"的一个重要组成部分，通过 GPe 接收纹状体的输入，并投射到 GPi 和黑质网状部（SNr）[44]，它还接受广泛皮层的直接兴奋性输入[45]。早期临床前研究强调了其在运动通路和 PD 病理生理学中的重要性：恒河猴的选择性毁损导致偏瘫[46]，

但也改善了灵长类 PD 模型的 PD 症状 [9, 47]。此后，通过 DBS 的高频刺激显示可以改善 PD 灵长类动物模型 [48, 49] 和 PD 患者 [14, 50] 的震颤、僵硬和运动不能。STN，特别是背外侧运动段，是 PD 外科治疗最常用的靶点。在 PD 的病程中 [51, 52]，由于黑质纹状体多巴胺的耗竭，STN 经历了放电模式的改变和放电率的增加 [53, 54]。STN 通常以 20Hz 的频率放电，但在 PD 中会超过 40Hz。正常情况下，STN 中细胞的振荡活动罕见，但在 PD 中，STN 中高达 20% 细胞观察到振荡活动 [55, 56]。随着感受野的特异性缺失并扩布至多个关节，在 STN 中能够观察到同步性增强。中枢 - 外周抑制性的消失，导致爆发性电活动的增加。当主动或被动运动对侧关节时，能够观察到 STN 放电，以及同侧 STN 高达 25% 的细胞产生反应。

丘脑底核微电极绘图

纹状体上的 MER 电信号比较安静，能够记录到活跃细胞 4～6Hz 频率活动。微电极进入丘脑网状壳显示相对慢的、规律的放电 [57]，接着是缺乏细胞的狭窄带。

当微电极进入 STN 时，随着细胞的突然增加，微电极记录到的动作电位急剧增加。这些细胞主要发放负向棘波，随后是形态上更小更窄正向偏转。MER 能观察到两种不同的细胞外棘波波形，表现出单相和双相行为：①混合模式，定义为强直性电活动伴有不规律放电模式，偶尔有爆发性放电；②爆发模式，与静止性震颤同步的周期性振荡性的爆发性放电，尽管不如丘脑中观察到的爆发性放电活动明显 [58]。40%～50% 的细胞会对被动运动做出反应。这些区域的微电极刺激有助于定位，比如微电极刺激时出现同侧眼偏斜可能提示此时微电极位于 STN 的内侧，接近动眼神经或动眼神经核；当出现延髓反应时，提示此时微电极位于 STN 的外侧，接近皮质延髓束 [59]。

当微电极穿过靶点（STN 深部），SNr 的细胞不如 STN 那么丰富，比较稀疏，但是 SNr 能持续地产生不规律的放电，MER 记录放电发放的嘶嘶声几乎形成一种旋律。SNr 细胞放电产生的棘波是对称的、双相的，波幅很大，放电率大约 30Hz，放电率波动范围 8～80Hz[58]，尽管有人发现了更高的放电率 [57]。重要的是，这些细胞总是产生强直性放电，从不出现爆发性放电。

支持（和反对）微电极绘图的理由

潜在优点

即使在最佳的条件下，立体定向手术也容易产生小的误差，这些误差加起来可达几毫米。误差的可能原因包括 MRI 的空间误差和扭曲，术中脑脊液丢失和颅腔积气造成脑漂移[60,61]，以及硬套管或电极插入软的脑实质引起的偏移。由于皮层下核团相对于 AC-PC 线的位置不同，使用常规解剖标志的间接定位靶点的位置可能会有很大的变化[62,63]。由于 MER 能够实时显示电极尖端发生的情况，因此它有可能在分辨率小于 0.1mm 的精度下纠正所有这些误差来源。当根据 MER 数据对手术靶点进行调整时，通常在术后复查的头颅影像中观察到电极位于原来的预定位置，这表明生理数据能够修正本来无法识别的靶点定位误差。

MER 的另一个优点是它能够直接识别生理结构。解剖学靶点和生理学靶点并不总是一致，所以"选定的靶点"和"实际的靶点"可能有区别。每个核团的自发放电率、自发放电模式、对运动的反应不同，比起很多 MRI 序列，MER 能够以更高的空间精度和分辨率识别这些核团。尽管 MRI 技术不断进步，但颅内靶点并不都是容易识别：GPi 在 MRI 上显示是最直观的，STN 次之，因为在临床场强下，各丘脑核团的影像边界是模糊的，所以 Vim 核最次，MER 能够进行三维精确绘图，包括描绘核团的轮廓[64]。核团边界的绘图有助于最大限度地发挥生理作用，以及最大限度地减少不良反应或意外伤害[65,66]。即使微电极位于靶点，单独应用微刺激或宏刺激也有可能产生变化的或延迟的效应，因此定位需要能够对 MER 的信息和神经放电模式熟练的解释[30,57,67]。

最后，通过帮助描述深部大脑结构的生理学、运动障碍性疾病的病理生理学、DBS 对下游神经元的影响以及药物对这些机制的影响，MER 在研究中也具有重要的作用。MER 还可以帮助确定 DBS 的新靶点，例如，脚桥核含有对运动做出反应并呈现 β 振荡的细胞[68,69]，丘脑前核的放电模式支持其成为治疗难治性癫痫的靶点的可能性[70]。

潜在缺点

尽管好处不少，但是常规应用 MER 同样有很多缺点。最近的证据表明，单独的解剖学定位靶点与极佳的疗效有关，这表明解剖靶点可能与生理靶点一致。MER 提供的极高的精确度（<0.1mm）可能不是必需的，因为 DBS 电极刺激的范围很大，并且这个范围会在程控过程中根据经验进行限定。在现代影像技术发展之前，一项对功能神经外科医生的调查显示，他们为治疗 PD 首选的丘脑手术靶点差异很大，但最后效果却很好[71]。Hariz[72] 的一项分析表明，许多有重大影响的出版物规定使用 MER 进行消融术靶点定位，但其发表的 MRI 影像上显示许多消融灶偏离了靶点[23,73]，有时这种情况普遍存在[74,75]。同样，这种情况在 MER 引导的 DBS 研究中也是真实存在的[76,77]。有两项关于不使用 MER 的苍白球切开术研究，结果显示了极佳的临床疗效，无死亡病例，并发症发生率低[78,79]。

随着影像技术不断进步,MRI 使术前对皮层下靶点和白质纤维束的可视化程度逐步提高[80],术中影像技术的发展使术中影像引导的 DBS 成为可能。有这样两种技术,Nexframe(Medtronic,Minneapolis,MN,USA)和 ClearPoint(MRI Interventions,Irvine,CA,USA),将 DBS 电极置入的计划设计,靶点定位和置入后的确认整合在一起,已经有大量的研究发表,证明了使用这些技术的安全性和有效性(表 22.1)。这些研究报告了与应用 MER 技术相似的电极置入准确性[81~84],而且临床效果极佳,手术时间缩短,很少或根本没有并发症[85~87],并且与 MER 相比,出血风险更低[88,89]。此外,在全身麻醉下进行 DBS 手术,有可能在保持临床疗效的同时减少局部麻醉下清醒手术带来的恐惧、焦虑和疼痛[90,91]。因为即使用丙泊酚进行镇静也会干扰 MER 和颅内靶点的识别[92,93]。然而,据报道,使用右旋美托咪定(一种短效且容易逆转的镇静剂)可以维持 STN 的放电率,但却降低了神经元放电率的变异性[94]。

表 22.1 影像引导的 DBS 靶点定位方法

参考文献	置入技术	患者数量	结果
Starr 等[85]	MRI(NexFrame)	29	单次穿刺占 87%;UPDRS 评分下降 60%;无并发症;更快、更舒适
Larson 等[81]	MRI(ClearPoint)	18	误差(0.2±0.1)mm,手术时间 88min
Ostrem 等[86]	MRI(NexFrame)	17	UPDRS 评分从 44.5 下降至 22.5(下降 49.4%)
Burchiel 等[82]	CT(NexFrame)	60	穿刺道偏离平均差(1.59±1.11)mm,1 例感染,无出血,无颅内积气
Starr 等[83]	MRI(ClearPoint)	6	误差(0.6±0.5)mm,BFMDRS 评分下降 87.6%±19.2%,无并发症
Jimenez-Shahed 等[89]	MRI(ClearPoint)	MRI 组 3 例,MER 组 5 例(随机分组)	与 MRI 组比较,MER 组更容易出现微小损伤(80% vs 33%),靶点定位误差(0.6mm vs 1.1mm)以及术后困扰
Saleh 等[88]	MRI(ClearPoint)	MER 组 14 例,MRI 组 23 例	MER 组 LEDD 减少 38%,MRI 组 49%(无统计学意义)
Chen 等[90]	CT(NexFrame 或 Leksell)	40 例清醒状态手术,17 例麻醉状态手术(均未使用 MER)	两组 BFTADL 评分无差异(清醒组 32.1 分,麻醉组 27 分,无统计学意义);清醒组误差更高(1.7mm vs 0.8mm)
Ostrem 等[87]	MRI(ClearPoint)	26	所有病例均为单次穿刺,UPDRS 评分显著改善(40.75~24.35 分,P=0.001),且 LEDD 也获得改善,1 例感染,无出血或者认知/情绪下降

续表

参考文献	置入技术	患者数量	结果
Mirzadeh 等[84]	CT（Leksell）	35	误差 0.8mm，UPDRS 评分显著改善（48.4～28.9 分，$P < 0.001$），PDQ-39 和 LEDD 同样也获得显著改善，无并发症
Jacob 等[91]	CT（NexFrame）	清醒组 53 例，麻醉组 158 例	麻醉组成本变化小，总体成本为全国平均水平的 50%

　　BFMDRS，Burke-Fahn-Marsden 肌张力障碍评分量表；LEDD，左旋多巴等效剂量；MER，微电极记录；NS，无统计学意义；PDQ-39，帕金森病问卷；UPDRS，统一帕金森病评分量表；BFTADL，Bain-Findley 日常生活震颤活动

　　有证据表明，MER 与并发症出现的风险增加有关，特别是出血[95~99]，这与微电极穿刺的次数有关[100~102]（表 22.2）。在评估 1988 年至 2002 年的重要文献综述时，Hariz 得出结论：MER 技术的危险性至少是宏刺激技术的 5 倍，没有迹象表明使用 MER 后效果更好[103]。然而，无论是确认其他技术比 MER 安全性更高，还是确认 MER 比其他技术更有效，都需要进行临床对照试验，但到目前为止从未进行过此类的研究。

表 22.2　微电极记录的安全性

参考文献	研究类型	使用 MER 患者例数	不使用 MER 患者例数	MER 使用组在并发症方面的差异	MER 使用组在疗效方面的差异
Alkhani 和 Lozano[95]	Meta 分析，苍白球切开术	903	1 051	MER 使用组出血率、术后虚弱/吞咽困难和总的并发症风险明显更高（$P = 0.003$）	两组 UPDRS 评分无差异
Palur 等[96]	Meta 分析，苍白球切开术	302	184	MER 使用组出血风险明显更高（1.3% vs 0.25%，$P = 0.012$）	两组在 UPDRS 评分或异动症方面无差异
de Bie 等[97]	Meta 分析，苍白球切开术	198	136	较不使用 MER 组，MER 使用组不良反应发生率高 14.4%，脑卒中发生率高 4.9%	未获取数据
Hariz 等[103]	Meta 分析，丘脑切开术和苍白球切开术	未获取数据	未获取数据	并发症风险增加 5 倍	两组疗效无差异

续表

参考文献	研究类型	使用MER患者例数	不使用MER患者例数	MER使用组在并发症方面的差异	MER使用组在疗效方面的差异
Higuchi和lacono[98]	单中心回顾性研究，苍白球切开术	73	723	较不使用MER组，MER使用组出血风险高3.82倍，术后偏瘫不伴出血风险高6.1倍（P=0.001）	未获取数据
Gorgulho等[100]	单中心回顾性研究，苍白球切开术和DBS	104	144	使用MER时，出血风险从1.4%增加至2.9%，与穿刺次数相关	未获取数据
DBS治疗PD研究组[101]	前瞻性双盲研究，DBS	134	0	穿刺次数与出血密切相关（出血患者平均4.1次穿刺vs未出血患者平均2.9次）	未获取数据
Binder等[102]	单中心回顾性研究，DBS	280	0	出血率3.3%，与穿刺次数和靶点相关（GPI较差）	未获取数据
Zrinzo等[99]	单中心回顾性研究，DBS	0	214	该研究出血率为0.9%，而文献中为5.0%	未获取数据

DBS，脑深部刺激；GPi，苍白球内侧核；MER，微电极记录；PD，帕金森病；UPDRS，统一帕金森病评分量表

最后，MER大大地增加了立体定向手术的成本和复杂性。解释生理记录需要大量的专业的知识，专门的设备和人员，并且必须有额外的手术室时间。据报道，使用MER可将单侧和双侧DBS置入术的手术时间延长3h，将分期双侧置入术的时间延长6h，同时将手术室时间、设备和人员相关成本增加1倍或2倍[104]。据报道，与清醒手术相比，使用图像引导在无知觉状态下进行DBS手术的成本更低，总体成本低于全国平均水平的50%[91]。

总结

MER在运动障碍性疾病的实验研究和临床治疗方面有着悠久的历史，尤其是为靶点定位描绘解剖学关系。MER具有其他任何置入技术所无法比拟的精度，能够纠正立体定向手术定位靶点的误差，并确认生理靶点已得到识别。影像学和立体定向技术的进步抵消了MER其中的一些优势，同时MER可能增加

手术复杂性，增加并发症出现的风险，但不一定改善手术效果。尽管有的研究应用 MER 获得了极佳的手术疗效，有的研究未使用 MER 同样获得了相同的手术疗效，但是从未有研究进行过直接比较。随着术中定位靶点的新技术的出现，MER 在 DBS 电极立体定向置入中的地位有可能继续演变。

（丁虎　译）

参考文献

1. Albe-Fessard D, Arfel G, Guiot G, et al. Identification and precide delimitation of certain subcortical structures in man by electrophysiology. Its importance in stereotaxic surgery of dyskinesia. *C R Hebd Seances Acad Sci.* 1961; 253:2412−2414.

2. Albe-Fessard D, Arfel G, Guiot G, et al. Electrophysiological studies of some deep cerebral structures in man. *J Neurol Sci.* 1966;3:37−51.

3. Albe-Fessard D, Arfel G, Guiot G, Derome P, Guilbaud G. Thalamic unit activity in man. *Electroencephalogr Clin Neurophysiol.* 1967;(suppl 25):132+.

4. Gaze RM, Gillingham FJ, Kalyanaraman S, Porter RW, Donaldson AA, Donaldson IM. Microelectrode recordings from the human thalamus. *Brain.* 1964;87:691−706.

5. Hardy J. Electrophysiological localization and identification of subcortical structures as an aid to stereotaxic surgery: a preliminary report. *Can Med Assoc J.* 1962;86: 498−499.

6. Rascol O, Lozano A, Stern M, Poewe W. Milestones in Parkinson's disease therapeutics. *Mov Disord.* 2011;26: 1072−1082. https://doi.org/10.1002/mds.23714.

7. Tasker RR, Siqueira J, Hawrylyshyn P, Organ LW. What happened to VIM thalamotomy for Parkinson's disease? *Appl Neurophysiol.* 1983;46:68−83.

8. Laitinen LV, Bergenheim AT, Hariz MI. Leksell's posteroventral pallidotomy in the treatment of Parkinson's disease. *J Neurosurg.* 1992;76:53−61. https://doi.org/10.3171/jns.1992.76.1.0053.

9. Bergman H, Wichmann T, DeLong MR. Reversal of experimental parkinsonism by lesions of the subthalamic nucleus. *Science.* 1990;249:1436−1438.

10. Hariz MI, Blomstedt P, Zrinzo L. Deep brain stimulation between 1947 and 1987: the untold story. *Neurosurg Focus.* 2010;29:E1. https://doi.org/10.3171/2010.4.FOCUS10106.

11. Favre J, Taha JM, Nguyen TT, Gildenberg PL, Burchiel KJ. Pallidotomy: a survey of current practice in North America. *Neurosurgery.* 1996;39:883−890; discussion 890−882.

12. Lenz FA, Dostrovsky JO, Kwan HC, Tasker RR, Yamashiro K, Murphy JT. Methods for microstimulation and recording of single neurons and evoked potentials in the human central nervous system. *J Neurosurg.* 1988;68: 630−634. https://doi.org/10.3171/jns.1988.68.4.0630.

13. Bertrand G, Jasper H, Wong A, Mathews G. Microelectrode recording during stereotactic surgery. *Clin Neurosurg.* 1969;16:328−355.

14. Limousin P, Krack P, Pollak P, et al. Electrical stimulation of the subthalamic nucleus in advanced Parkinson's disease. *N Engl J Med.* 1998;339:1105−1111. https://doi.org/10.1056/NEJM199810153391603.

15. Pollak P, Krack P, Fraix V, et al. Intraoperative micro- and macrostimulation of the subthalamic nucleus in Parkinson's disease. *Mov Disord.* 2002;17(suppl 3):S155−S161.

16. Hutchison WD, Lozano AM, Tasker RR, Lang AE, Dostrovsky JO. Identification and characterization of neurons with tremor-frequency activity in human globus pallidus. *Exp Brain Res.* 1997;113:557−563.

17. Starr PA, Turner RS, Rau G, et al. Microelectrode-guided implantation of deep brain stimulators into the globus pallidus internus for dystonia: techniques, electrode locations, and outcomes. *J Neurosurg.* 2006;104:488−501. https://doi.org/10.3171/jns.2006.104.4.488.

18. Tisch S, Zrinzo L, Limousin P, et al. Effect of electrode contact location on clinical efficacy of pallidal deep brain stimulation in primary generalised dystonia. *J Neurol Neurosurg Psychiatry.* 2007;78:1314−1319. https://doi.org/10.1136/jnnp.2006.109694.

19. Kupsch A, Benecke R, Muller J, et al. Pallidal deep-brain stimulation in primary generalized or segmental dystonia. *N Engl J Med.* 2006;355:1978−1990. https://doi.org/10.1056/NEJMoa063618.

20. Vidailhet M, Vercueil L, Houeto JL, et al. Bilateral deep-brain stimulation of the globus pallidus in primary generalized dystonia. *N Engl J Med.* 2005;352:459−467. https://doi.org/10.1056/NEJMoa042187.

21. Trottenberg T, Paul G, Meissner W, Maier-Hauff K, Taschner C, Kupsch A. Pallidal and thalamic neurostimulation in severe tardive dystonia. *J Neurol Neurosurg Psychiatry.* 2001;70:557−559.

22. Vitek JL, Delong MR, Starr PA, Hariz MI, Metman LV. Intraoperative neurophysiology in DBS for dystonia. *Mov Disord.* 2011;26(suppl 1):S31−S36. https://doi.org/10.1002/mds.23619.

23. Gross RE, Lombardi WJ, Lang AE, et al. Relationship of lesion location to clinical outcome following microelectrode-guided pallidotomy for Parkinson's disease. *Brain.* 1999;122(Pt 3):405−416.

24. Hutchinson WD, Levy R, Dostrovsky JO, Lozano AM, Lang AE. Effects of apomorphine on globus pallidus neurons in parkinsonian patients. *Ann Neurol.* 1997;42: 767−775. https://doi.org/10.1002/ana.410420513.

25. Hutchison WD, Lozano AM, Davis KD, Saint-Cyr JA, Lang AE, Dostrovsky JO. Differential neuronal activity in segments of globus pallidus in Parkinson's disease patients. *Neuroreport.* 1994;5:1533−1537.

26. Lozano AM, Hutchison WD. Microelectrode recordings in the pallidum. *Mov Disord.* 2002;17(suppl 3):S150−S154.

27. Vitek JL. Pathophysiology of dystonia: a neuronal model. *Mov Disord.* 2002;17(suppl 3):S49−S62.

28. Vitek JL, Chockkan V, Zhang JY, et al. Neuronal activity in the basal ganglia in patients with generalized dystonia and hemiballismus. *Ann Neurol.* 1999;46:22−35.

29. Lozano AM, Kumar R, Gross RE, et al. Globus pallidus internus pallidotomy for generalized dystonia. *Mov Disord.* 1997;12:865−870. https://doi.org/10.1002/mds.870120606.

30. Lozano A, Hutchison W, Kiss Z, Tasker R, Davis K, Dostrovsky J. Methods for microelectrode-guided poster-

ovental pallidotomy. *J Neurosurg*. 1996;84:194–202. https://doi.org/10.3171/jns.1996.84.2.0194.

31. Hassler R. Architectonic organization of the thalamic nuclei. In: Schaltenbrand G, Walker AE, eds. *Stereotaxy of the Human Brain*. Stuttgart: Thieme; 1982:140–180.

32. Garonzik IM, Hua SE, Ohara S, Lenz FA. Intraoperative microelectrode and semi-microelectrode recording during the physiological localization of the thalamic nucleus ventral intermediate. *Mov Disord*. 2002;17(suppl 3): S135–S144.

33. Narabayashi H, Ohye C. Nucleus ventralis intermedius of human thalamus. *Trans Am Neurol Assoc*. 1974;99: 232–233.

34. Crowell RM, Perret E, Siegfried J, Villoz JP. 'Movement units' and 'tremor phasic units' in the human thalamus. *Brain Res*. 1968;11:481–488.

35. Ohye C, Shibazaki T, Hirai T, Wada H, Hirato M, Kawashima Y. Further physiological observations on the ventralis intermedius neurons in the human thalamus. *J Neurophysiol*. 1989;61:488–500.

36. Tasker RR, Kiss ZH. The role of the thalamus in functional neurosurgery. *Neurosurg Clin N Am*. 1995;6:73–104.

37. Ohye C, Fukamachi A, Miyazaki M, Isobe I, Nakajima H, Shibazaki T. Physiologically controlled selective thalamotomy for the treatment of abnormal movement by Leksell's open system. *Acta Neurochir*. 1977;37:93–104.

38. Hassler R, Schmidt K, Riechert T, Mundinger F. Stereotactic treatment of action myoclonus in a case of combined status marmoratus and multiple sclerosis. A contribution to the pathophysiology of basal ganglia with multiple lesions in both the striatum and the substantia nigra. *Confin Neurol*. 1975;37:329–356.

39. Lenz FA, Dostrovsky JO, Tasker RR, Yamashiro K, Kwan HC, Murphy JT. Single-unit analysis of the human ventral thalamic nuclear group: somatosensory responses. *J Neurophysiol*. 1988;59:299–316.

40. Lenz FA, Tasker RR, Kwan HC, et al. Single unit analysis of the human ventral thalamic nuclear group: correlation of thalamic "tremor cells" with the 3–6 Hz component of parkinsonian tremor. *J Neurosci*. 1988;8:754–764.

41. McClean MD, Dostrovsky JO, Lee L, Tasker RR. Somatosensory neurons in human thalamus respond to speech-induced orofacial movements. *Brain Res*. 1990;513: 343–347.

42. Lenz FA, Kwan HC, Dostrovsky JO, Tasker RR, Murphy JT, Lenz YE. Single unit analysis of the human ventral thalamic nuclear group. Activity correlated with movement. *Brain*. 1990;113(Pt 6):1795–1821.

43. Raeva SN, Vainberg NA, Dubynin VA, Tsetlin IM, Tikhonov YN, Lashin AP. Changes in the spike activity of neurons in the ventrolateral nucleus of the thalamus in humans during performance of a voluntary movement. *Neurosci Behav Physiol*. 1999;29:505–513.

44. DeLong MR. Primate models of movement disorders of basal ganglia origin. *Trends Neurosci*. 1990;13: 281–285.

45. Smith Y, Bevan MD, Shink E, Bolam JP. Microcircuitry of the direct and indirect pathways of the basal ganglia. *Neuroscience*. 1998;86:353–387.

46. Carpenter MB, Whittier JR, Mettler FA. Analysis of choreoid hyperkinesia in the Rhesus monkey; surgical and pharmacological analysis of hyperkinesia resulting from lesions in the subthalamic nucleus of Luys. *J Comp Neurol*. 1950;92:293–331.

47. Aziz TZ, Peggs D, Sambrook MA, Crossman AR. Lesion of the subthalamic nucleus for the alleviation of 1-methyl-4-phenyl-1,2,3,6-tetrahydropyridine (MPTP)-induced parkinsonism in the primate. *Mov Disord*. 1991;

6:288–292. https://doi.org/10.1002/mds.870060404.

48. Benazzouz A, Boraud T, Feger J, Burbaud P, Bioulac B, Gross C. Alleviation of experimental hemiparkinsonism by high-frequency stimulation of the subthalamic nucleus in primates: a comparison with L-Dopa treatment. *Mov Disord*. 1996;11:627–632. https://doi.org/10.1002/mds.870110606.

49. Gao DM, Benazzouz A, Piallat B, et al. High-frequency stimulation of the subthalamic nucleus suppresses experimental resting tremor in the monkey. *Neuroscience*. 1999; 88:201–212.

50. Limousin P, Pollak P, Benazzouz A, et al. Effect of parkinsonian signs and symptoms of bilateral subthalamic nucleus stimulation. *Lancet*. 1995;345:91–95.

51. Parent A, Hazrati LN. Functional anatomy of the basal ganglia. II. The place of subthalamic nucleus and external pallidum in basal ganglia circuitry. *Brain Res Brain Res Rev*. 1995;20:128–154.

52. Monakow KH, Akert K, Kunzle H. Projections of the precentral motor cortex and other cortical areas of the frontal lobe to the subthalamic nucleus in the monkey. *Exp Brain Res*. 1978;33:395–403.

53. Bergman H, Wichmann T, Karmon B, DeLong MR. The primate subthalamic nucleus. II. Neuronal activity in the MPTP model of parkinsonism. *J Neurophysiol*. 1994; 72:507–520.

54. Bezard E, Boraud T, Bioulac B, Gross CE. Involvement of the subthalamic nucleus in glutamatergic compensatory mechanisms. *Eur J Neurosci*. 1999;11:2167–2170.

55. Wichmann T, Bergman H, DeLong MR. The primate subthalamic nucleus. I. Functional properties in intact animals. *J Neurophysiol*. 1994;72:494–506.

56. Levy R, Hutchison WD, Lozano AM, Dostrovsky JO. High-frequency synchronization of neuronal activity in the subthalamic nucleus of parkinsonian patients with limb tremor. *J Neurosci*. 2000;20:7766–7775.

57. Hutchison WD, Allan RJ, Opitz H, et al. Neurophysiological identification of the subthalamic nucleus in surgery for Parkinson's disease. *Ann Neurol*. 1998;44:622–628. https://doi.org/10.1002/ana.410440407.

58. Benazzouz A, Breit S, Koudsie A, Pollak P, Krack P, Benabid AL. Intraoperative microrecordings of the subthalamic nucleus in Parkinson's disease. *Mov Disord*. 2002;17(suppl 3):S145–S149.

59. Starr PA, Christine CW, Theodosopoulos PV, et al. Implantation of deep brain stimulators into the subthalamic nucleus: technical approach and magnetic resonance imaging-verified lead locations. *J Neurosurg*. 2002;97: 370–387. https://doi.org/10.3171/jns.2002.97.2.0370.

60. Kondziolka D, Dempsey PK, Lunsford LD, et al. A comparison between magnetic resonance imaging and computed tomography for stereotactic coordinate determination. *Neurosurgery*. 1992;30:402–406; discussion 406–407.

61. Sumanaweera TS, Adler Jr JR, Napel S, Glover GH. Characterization of spatial distortion in magnetic resonance imaging and its implications for stereotactic surgery. *Neurosurgery*. 1994;35:696–703; discussion 703–694.

62. Kelly PJ, Derome P, Guiot G. Thalamic spatial variability and the surgical results of lesions placed with neurophysiologic control. *Surg Neurol*. 1978;9:307–315.

63. Brierley JB, Beck E. The significance in human stereotactic brain surgery of individual variation in the diencephalon and globus pallidus. *J Neurol Neurosurg Psychiatry*. 1959; 22:287–298.

64. Bejjani BP, Dormont D, Pidoux B, et al. Bilateral subthalamic stimulation for Parkinson's disease by using three-dimensional stereotactic magnetic resonance imaging

and electrophysiological guidance. *J Neurosurg*. 2000;92: 615−625. https://doi.org/10.3171/jns.2000.92.4.0615.

65. Lozano AM, Hutchison WD, Tasker RR, Lang AE, Junn F, Dostrovsky JO. Microelectrode recordings define the ventral posteromedial pallidotomy target. *Stereotact Funct Neurosurg*. 1998;71:153−163. https://doi.org/29659.

66. Giller CA, Dewey RB, Ginsburg MI, Mendelsohn DB, Berk AM. Stereotactic pallidotomy and thalamotomy using individual variations of anatomic landmarks for localization. *Neurosurgery*. 1998;42:56−62; discussion 62−55.

67. Reck C, Maarouf M, Wojtecki L, et al. Clinical outcome of subthalamic stimulation in Parkinson's disease is improved by intraoperative multiple trajectories microelectrode recording. *J Neurol Surg A, Cent Eur Neurosurg*. 2012; 73:377−386. https://doi.org/10.1055/s-0032-1326957.

68. Stefani A, Lozano AM, Peppe A, et al. Bilateral deep brain stimulation of the pedunculopontine and subthalamic nuclei in severe Parkinson's disease. *Brain*. 2007;130: 1596−1607. https://doi.org/10.1093/brain/awl346.

69. Morita H, Hass CJ, Moro E, Sudhyadhom A, Kumar R, Okun MS. Pedunculopontine nucleus stimulation: where are we now and what needs to be done to move the field forward? *Front Neurol*. 2014;5:243. https://doi.org/10.3389/fneur.2014.00243.

70. Mottonen T, Katisko J, Haapasalo J, et al. Defining the anterior nucleus of the thalamus (ANT) as a deep brain stimulation target in refractory epilepsy: delineation using 3 T MRI and intraoperative microelectrode recording. *NeuroImage Clin*. 2015;7:823−829. https://doi.org/10.1016/j.nicl.2015.03.001.

71. Laitinen LV. Brain targets in surgery for Parkinson's disease. Results of a survey of neurosurgeons. *J Neurosurg*. 1985;62:349−351. https://doi.org/10.3171/jns.1985.62.3.0349.

72. Hariz MI. Is MER necessary in movement disorder surgery? The case against. In: Israel Z, Burchiel KJ, eds. *Microelectrode Recording in Movement Disorder Surgery*. New York: Thieme; 2004:197−207.

73. Dogali M, Fazzini E, Kolodny E, et al. Stereotactic ventral pallidotomy for Parkinson's disease. *Neurology*. 1995;45: 753−761.

74. Samuel M, Caputo E, Brooks DJ, et al. A study of medial pallidotomy for Parkinson's disease: clinical outcome, MRI location and complications. *Brain*. 1998;121(Pt 1): 59−75.

75. Kirschman DL, Milligan B, Wilkinson S, et al. Pallidotomy microelectrode targeting: neurophysiology-based target refinement. *Neurosurgery*. 2000;46:613−622; discussion 622−614.

76. Koller W, Pahwa R, Busenbark K, et al. High-frequency unilateral thalamic stimulation in the treatment of essential and parkinsonian tremor. *Ann Neurol*. 1997;42: 292−299. https://doi.org/10.1002/ana.410420304.

77. Levesque MF, Taylor S, Rogers R, Le MT, Swope D. Subthalamic stimulation in Parkinson's disease. Preliminary results. *Stereotact Funct Neurosurg*. 1999;72:170−173. https://doi.org/29721.

78. Svennilson E, Torvik A, Lowe R, Leksell L. Treatment of parkinsonism by stereotatic thermolesions in the pallidal region. A clinical evaluation of 81 cases. *Acta Psychiatr Scand*. 1960;35:358−377.

79. Laitinen LV. Pallidotomy for Parkinson's disease. *Neurosurg Clin N Am*. 1995;6:105−112.

80. Maiti TK, Konar S, Bir S, Kalakoti P, Nanda A. Intraoperative micro-electrode recording in functional neurosurgery: past, present, future. *J Clin Neurosci*. 2016;32: 166−172. https://doi.org/10.1016/j.jocn.2016.03.028.

81. Larson PS, Starr PA, Bates G, Tansey L, Richardson RM, Martin AJ. An optimized system for interventional magnetic resonance imaging-guided stereotactic surgery: preliminary evaluation of targeting accuracy. *Neurosurgery*. 2012;70:95−103; discussion 103. doi:10.1227/NEU.0b013e31822f4a91.

82. Burchiel KJ, McCartney S, Lee A, Raslan AM. Accuracy of deep brain stimulation electrode placement using intraoperative computed tomography without microelectrode recording. *J Neurosurg*. 2013;119:301−306. https://doi.org/10.3171/2013.4.JNS122324.

83. Starr PA, Markun LC, Larson PS, Volz MM, Martin AJ, Ostrem JL. Interventional MRI-guided deep brain stimulation in pediatric dystonia: first experience with the ClearPoint system. *J Neurosurg Pediatr*. 2014;14: 400−408. https://doi.org/10.3171/2014.6.PEDS13605.

84. Mirzadeh Z, Chapple K, Lambert M, et al. Parkinson's disease outcomes after intraoperative CT-guided "asleep" deep brain stimulation in the globus pallidus internus. *J Neurosurg*. 2016;124:902−907. https://doi.org/10.3171/2015.4.JNS1550.

85. Starr PA, Martin AJ, Ostrem JL, Talke P, Levesque N, Larson PS. Subthalamic nucleus deep brain stimulator placement using high-field interventional magnetic resonance imaging and a skull-mounted aiming device: technique and application accuracy. *J Neurosurg*. 2010;112: 479−490. https://doi.org/10.3171/2009.6.JNS081161.

86. Ostrem JL, Galifianakis NB, Markun LC, et al. Clinical outcomes of PD patients having bilateral STN DBS using high-field interventional MR-imaging for lead placement. *Clin Neurol Neurosurg*. 2013;115:708−712. https://doi.org/10.1016/j.clineuro.2012.08.019.

87. Ostrem JL, Ziman N, Galifianakis NB, et al. Clinical outcomes using ClearPoint interventional MRI for deep brain stimulation lead placement in Parkinson's disease. *J Neurosurg*. 2016;124:908−916. https://doi.org/10.3171/2015.4.JNS15173.

88. Saleh S, Swanson KI, Lake WB, Sillay KA. Awake neurophysiologically guided versus asleep MRI-guided STN DBS for Parkinson disease: a comparison of outcomes using levodopa equivalents. *Stereotact Funct Neurosurg*. 2015;93:419−426. https://doi.org/10.1159/000442425.

89. Jimenez-Shahed J, York M, Smith-Gloyd EM, Jankovic J, Viswanathan A. MER vs. MRI guidance in placement of DBS electrodes for Parkinson's disease. *Mov Disord*. 2014;29(suppl 1):S1−S687. https://doi.org/10.1002/mds.25914.

90. Chen T, Mirzadeh Z, Chapple K, Lambert M, Dhall R, Ponce FA. "Asleep" deep brain stimulation for essential tremor. *J Neurosurg*. 2016;124:1842−1849. https://doi.org/10.3171/2015.6.JNS15526.

91. Jacob RL, Geddes J, McCartney S, Burchiel KJ. Cost analysis of awake versus asleep deep brain stimulation: a single academic health center experience. *J Neurosurg*. 2016;124: 1517−1523. https://doi.org/10.3171/2015.5.JNS15433.

92. Hertel F, Zuchner M, Weimar I, et al. Implantation of electrodes for deep brain stimulation of the subthalamic nucleus in advanced Parkinson's disease with the aid of intraoperative microrecording under general anesthesia. *Neurosurgery*. 2006;59:E1138; discussion E1138. https://doi.org/10.1227/01.NEU.0000245603.77075.55

93. Harries AM, Kausar J, Roberts SA, et al. Deep brain stimulation of the subthalamic nucleus for advanced Parkinson disease using general anesthesia: long-term results. *J Neurosurg*. 2012;116:107−113. https://doi.org/10.3171/2011.7.JNS11319.

94. Mathews L, Camalier CR, Kla KM, et al. The effects of

dexmedetomidine on microelectrode recordings of the subthalamic nucleus during deep brain stimulation surgery: a retrospective analysis. *Stereotact Funct Neurosurg.* 2017;95:40−48. https://doi.org/10.1159/000453326.

95. Alkhani A, Lozano AM. Pallidotomy for Parkinson disease: a review of contemporary literature. *J Neurosurg.* 2001;94: 43−49. https://doi.org/10.3171/jns.2001.94.1.0043.

96. Palur RS, Berk C, Schulzer M, Honey CR. A metaanalysis comparing the results of pallidotomy performed using microelectrode recording or macroelectrode stimulation. *J Neurosurg.* 2002;96:1058−1062. https://doi.org/10.3171/jns.2002.96.6.1058.

97. de Bie RM, de Haan RJ, Schuurman PR, Esselink RA, Bosch DA, Speelman JD. Morbidity and mortality following pallidotomy in Parkinson's disease: a systematic review. *Neurology.* 2002;58:1008−1012.

98. Higuchi Y, Iacono RP. Surgical complications in patients with Parkinson's disease after posteroventral pallidotomy. *Neurosurgery.* 2003;52:558−571; discussion 568−571.

99. Zrinzo L, Foltynie T, Limousin P, Hariz MI. Reducing hemorrhagic complications in functional neurosurgery: a large case series and systematic literature review. *J Neurosurg.* 2012;116:84−94. https://doi.org/10.3171/2011.8.JNS101407.

100. Gorgulho A, De Salles AA, Frighetto L, Behnke E. Incidence of hemorrhage associated with electrophysiological studies performed using macroelectrodes and microelectrodes in functional neurosurgery. *J Neurosurg.* 2005;102:888−896. https://doi.org/10.3171/jns.2005.102.5.0888.

101. Deep-Brain Stimulation for Parkinson's Disease Study Group, Obeso JA, Olanow CW. Deep-brain stimulation of the subthalamic nucleus or the pars interna of the globus pallidus in Parkinson's disease. *N Engl J Med.* 2001;345: 956−963. https://doi.org/10.1056/NEJMoa000827.

102. Binder DK, Rau GM, Starr PA. Risk factors for hemorrhage during microelectrode-guided deep brain stimulator implantation for movement disorders. *Neurosurgery.* 2005; 56:722−732; discussion 722−732.

103. Hariz MI. Safety and risk of microelectrode recording in surgery for movement disorders. *Stereotact Funct Neurosurg.* 2002;78:146−157. https://doi.org/68960.

104. McClelland 3rd S. A cost analysis of intraoperative microelectrode recording during subthalamic stimulation for Parkinson's disease. *Mov Disord.* 2011;26:1422−1427. https://doi.org/10.1002/mds.23787.

第 23 章

CT 引导的睡眠状态下脑深部电刺激

KIM J. BURCHIEL, MD, FACS

引言

脑深部电刺激（deep brain stimulation，DBS）已成为治疗帕金森病（Parkinson disease，PD）、原发性震颤（essential tremor，ET）和肌张力障碍等药物难治性运动障碍疾病的公认疗法 [1]，DBS 治疗 PD 的适应证包括频繁或难以预测的开 / 关运动波动、致残运动障碍或多巴胺替代疗法难治的致残性震颤。DBS 治疗 ET 的适应证仍不清楚，但一般来说，DBS 只适用于重度致残性意向性或体位性震颤患者。在过去的 25 年里，为了通过微电极记录（microelectrode recording，MER）来确定刺激电极的放置位点，DBS 通常是在患者清醒的情况下进行的 [2]。这个过程包括在颅内放置记录电极以确定 PD 或肌张力障碍患者丘脑底核（subthalamic nucleus，STN）和苍白球内侧核（globus pallidus intemus，GPi）的位置和边界，以及 ET 患者丘脑腹中间核（ventralis intermedius，Vim）的位置和边界。MER 通常需要多次进入脑组织以获得满意的效果 [3]，这已被证实与颅内出血（intracerebral hemorrhage，ICH）发生率的增加直接相关 [4]。

对于本来适合这种治疗的患者来说，在选择性的清醒状态下进行手术是个障碍，而且没有 I 级或 II 级证据证明 MER 能改善 DBS 置入手术的结果。通常情况下，MER 需要在患者清醒时进行刺激测试来进一步核实靶点的准确性，这也将手术时间延长至 $4\sim8h$[5, 6]。随着先进的磁共振和计算机断层成像技术的出现，特别是术中成像技术的发展，在 DBS 置入过程中继续使用 MER 的理论依据已经被大幅度弱化。此外，尽管 MER 相关的严重不良事件（例如颅内出血）的发生率很低，但它并不为零。DBS 手术风险的 meta 分析报道颅内出血的发生率为 $3.2\%\sim5\%$[4, 7, 8]。颅内出血的发生率与 MER 的使用、MER 穿刺次数、电极穿经脑沟或脑室的路线有关 [4]。大量证据表明，多个仪器通过记录微电极的尖头进入大脑提高了脑出血的风险，每个轨道的脑出血率约为 1.57%[9]。

　　DBS 相关的颅内出血进一步分为无症状型、有症状型和永久性损伤或死亡型，文献报道发生率分别为 1.9%、2.1% 和 1.1%[4]。在不使用 MER 而采用图像引导和图像验证方法的研究中，颅内出血的发生率明显低于其他手术技术报道的出血发生率（出血总数 $P < 0.001$，无症状出血 $P < 0.001$，有症状出血 $P < 0.004$，导致永久性损伤的出血 $P = 0.001$）[4]。

　　在 DBS 手术中使用 MER 的最常见的理论依据可能是其在寻找 DBS 电极的精确置入靶点中的敏感性。然而，最近对 2004 年至 2013 年多个数据库的分析显示，超过 28 000 例患者接受了 DBS 电极放置、修正和移除。来自美国老年医疗保险的数据显示，15.2% 的 DBS 手术是为了修正或移除电极。国家外科手术质量改善计划（the National Surgical Quality Improvement，NSQIP）数据集的类似分析显示，DBS 去除率或修正率为 34.0%。作者认为高达 48.5% 的电极修正与靶点错误或疗效欠佳有关[10]。结合美国老年医疗保险和 NSQIP 数据集进行分析，使用 MER 的首次 DBS 电极置入手术比例为 73.9%，未使用 MER 的首次 DBS 电极置入手术比例为 10.8%。也就是说，分析中的大量病例与初次手术中使用了 MER 的患者有关。这个结果表明使用 MER 推测的 DBS 电极置入位置可能不像先前假设的那样可预测。

　　新的进行 DBS 手术的方法包括术中磁共振（intraoperative magnetic resonance，iMRI）（Starr，2010）或术中 CT（intraoperative computed imaging，iCT）图像引导[11~13]，而不使用 MER。使用 iCT 时，将 iCT 图像与术前 3T MRI 结果合并以规划电极轨迹，从而避开损伤后会导致不良事件的脑沟和脑室，使计划的目标可视化，并在患者离开手术室前确定与目标电极接触的导线位置[11, 13]。这使得患者可以在整个手术过程中从开始到结束都处于睡眠状态。使用该方法放置导线的准确度极佳，效果良好[11~13]。

睡眠中脑深部电刺激的过程

图像

　　手术前，使用以下序列获得所有患者 DBS 靶点的 3T MRI：腹侧中间核（VIM：标准 3D T1，TE：4.61，TR：最短翻转角度：30°，体素大小：1.02，256×256），STN（Flair 序列 TE：140，TR：14000，切片厚度 2.5mm，体素大小：1.02，矩阵 256×256），和苍白球（GPi；MPRAGE 序列 TE：80，TR：8000，切片厚度：2mm，体素大小：0.6，矩阵 256×256）[14]。这些医学数字影像和通信（DICOM）图像通过网络连接下载到 StealthStation（美敦力公司，明尼阿波利斯，明尼苏达州，美国）。

手术技术

置入手术分两个阶段进行。第一阶段是置入 DBS 电极的住院手术,第二阶段是大约 1 周后在门诊进行的脉冲发生器(internal pulse generator, IPG)置入。DBS 的电极置入使用前述的术外 MR 图像,术前在 StealthStation(美敦力公司)上进行电极轨迹的手术规划。直接可视化 GPi 或 STN 靶点,此外,参考连合平面和连合中点,从 Schaltenbrand 和 Wahren 图谱中推导出 Vim 靶点[15]。

手术全程均在全身麻醉下进行。插管后,患者头部通过带有碳纤维延长件 Doro Halo 牵开器系统固定在手术台上(Pro Med Instruments, Inc., Freiburg Germany)。在头部无菌准备后,放置五个颅骨安装基准(Nexframe,美敦力)。然后使用 Ceretom Cr 扫描仪(Neurologica Corp, Danvers, MA)获得一个 1mm 厚的立体定向零角度图像[16]。最终,这些医学数字影像和通讯(DICOM)图像被传输到 StealthStation(美敦力公司)手术导航系统并与术前 MRI 图像进行合并。

使用无源平面钝探头,对颅骨基准进行非无菌的配准,以连接图像和手术空间。然后在皮肤上标记预定电极轨迹的毛刺孔入口点,并在颅骨上钻一个小导孔以标记该点。

在适当的无菌准备和覆盖后,切开皮肤,并完成以导孔为中心的毛刺孔。然后将先导锚定装置(StimLoc, Medtronic, Inc.)和 NexFrame 底座连接到颅骨上,使用置入的基准进行第二次无菌配准(目标配准误差 <0.5mm)。然后,使用 FrameLink(美敦力公司)软件将 NexFrame 塔连接到相应的靶点上并对齐。在 StarDrive(FHC Inc., Bowdoin, ME)定位设备上计算并设置靶点深度。打开硬脑膜后,放置套管对准靶点,用纤维蛋白胶防止脑脊液流出。将 DBS 引线(美敦力 3387 型引线)通过导管推进到靶点位置(图 23.1)。然后,将套管撤回,由 StimLoc 系统固定电极。通过 StarDrive 拉回暴露的电极,在大多数情况下,对侧也要重复该过程。

NexFrame 塔就位后,进行第二次 iCT 扫描,确保电极位置满意(图 23.2)。将电极放置后扫描结果与术前预期扫描结果合并,并记录任何偏离靶点的错误。矢量误差计算为 DBS 电极上目标接触中心与预定目标之间的直线距离。如果矢量

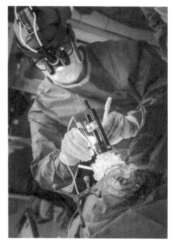

图 23.1 使用 Nexframe 和 Stardrive 放置 DBS 导线

误差 >2.0mm,则需重新定位电极。一旦 iCT 确认了电极位置的准确性,则无须对这些患者进行术中或术后的进一步成像(图 23.3A 和图 B)。

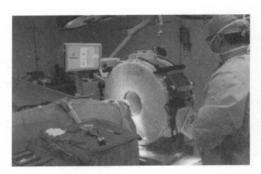

图 23.2　术中 CT 扫描（Ceretom，Neuro-logica 公司）与 StealthStation（Medronic 公司）联合使用，在放置导线后和完成手术前确认电极的准确位置

在确保电极位置满意后，移除 NexFrame 塔，并使用 StimLoc 帽。然后，将两条引线封住并在帽状腱膜下的平面进行穿通，到达与规划的 IPG 锁骨下种植体同侧的耳的正上方和正后方，然后缝合伤口。

在 4～7 天内，患者在全身麻醉状态下接受门诊手术，在此期间，将 DBS 导线与延长导线相连，并穿通到锁骨下口袋用于 IPG 置入。

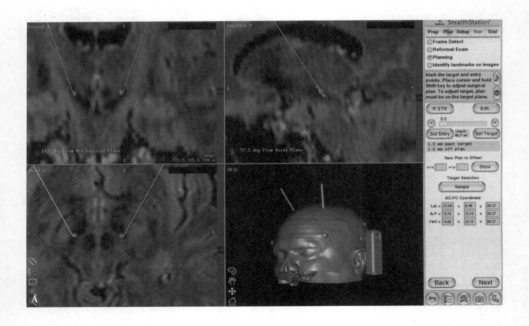

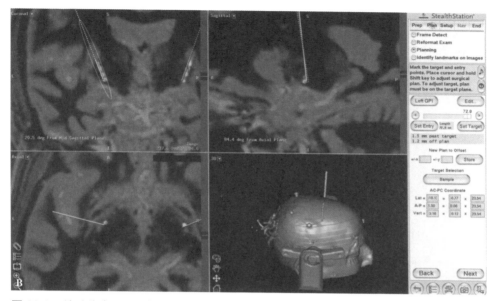

图 23.3　最后的术后 CT 扫描与术前 MRI 扫描相结合，以确定电极的准确位置。黄线（左）和绿线代表术前计划的轨迹和双侧放置在（A）丘脑底核和（B）苍白球内部

睡眠中脑深部电刺激的结果

电极准确性

　　我们使用两个指标来评估电极位置精度：①矢量误差，其定义为 DBS 电极接触靶点的中心位置（"1"为 Vim 和 STN，"0"为 GPi）和预期靶点位置之间的欧几里得距离 $[(x_2-x_1)^2+(y_2-y_1)^2+(z_2-z_1)^2]^{1/2}$；②偏离轨迹，其定义为电极与预期轨迹的垂直距离，仅反映出与预期轨迹的径向偏离（图 23.4）。这两个值对于确定电极位置的准确性都是有用的，因为尽管矢量误差反映了程序的真实精度，但是在 DBS 手术过程中，偏离轨迹（径向）误差理论上很难通过分配不同的有效接触点来纠正。我们比较了 GPi、STN、Vim 三个靶点的电极位置精度。测量离侧脑室最近的 DBS 导线轨迹的矢量误差和偏离轨迹误差并进行对照。在所有病例中，置入后的 CT 扫描结果与用于规划电极轨迹、靶点的配准 CT/MRI 结果进行合并，以计算矢量误差和偏离轨迹距离。对最初在俄勒冈健康与科学大学接受此方法进行 DBS 电极放置的 60 例患者（33 例 PD 患者、26 例 ET 患者和 1 例肌张力障碍患者）进行分析。在超过 18 个月的时间里，共置入了 119 个电极（除 1 例为单侧置入外，其余均为双侧置入）。患者的平均年龄为（64±9.5）岁，电极置入位置为

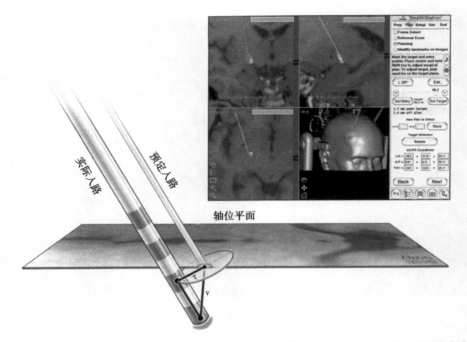

图 23.4 电极放置精度通过①矢量误差（V）来测量，矢量误差（V）定义为目标 DBS 电极接触中心位置之间的距离（VIM 和 STN 为"1"，和"0"（GPi）以及由这两个点之间的欧几里得距离确定的预期目标位置：$[(x_2 - x_1)^2 + (y_2 - y_1)^2 + (z_2 - z_1)^2]^{1/2}$ 和②偏离轨迹（T），定义为从目标电极到计划轨迹的垂直距离，仅反映与计划的径向偏差（摘自 Burchiel KJ，McCartney S，Lee A，et al. Accuracy of deep brain stimulation electrode placement using intraoperative computed tomography without microelectrode recording. *J Neurosurg*. 2013；119（2）：301-306 经许可.）

Vim（25 例）、GPi（23 例）和 STN（12 例）。最后的术中 CT 显示未出现颅内积气和其他任何可能引起脑组织移位的情况。包括麻醉诱导和恢复时间在内的平均总手术室时间（从进手术室到出手术室）为（190±9.8）min。在这些病例中，离脑室最近的电极轨迹的距离为（6.3±3.4）mm（范围为 1～13.9mm），两侧结果无统计学意义。平均总矢量误差为（1.59±1.11）mm，轨迹偏离误差为（1.24±0.87）mm。

离脑室的距离与轨迹偏离误差（$r^2 = -0.325$，$P < 0.05$，n=77）和离脑室的距离与矢量误差（$r^2 = -0.339$，$P < 0.05$，n=76）有显著相关性。此外，当距离电极轨迹距离脑室 <4mm 时，脑室距离与计划轨迹的偏差的相关性更强（$r^2 = -0.419$，$P = 0.05$，n=19；图 23.5）。置入 GPi 的电极明显比置入 Vim 的电极更精确（平均矢量误差为 1.29mm vs 1.9mm，$P = 0.01$）。GPi 与 STN、STN 与 Vim 或 GPi 与 STN、Vim 组合的精度比较，差异无统计学意义。GPi 电极与脑室的平均距离为 9mm，Vim 为 4.2mm，STN 为 5.15mm，这些差异具有显著性（$P = 0.05$）。

在这一系列病例中，矢量误差 >2mm 的置入电极会被修正。只有一个迟发感染的病例需要移除全套系统。所有病例中均未出现血肿、新的神经功能缺损和患者死亡。

　　在获得这早期的经验之后,现在我们分析 94 例患者的 169 条导线。其中 GPi(n = 86)、STN(n = 31)和 Vim(n = 52);其中左侧 85 根导线,右侧 84 根导线。平均欧几里得误差为 1.63mm(标准差:0.87mm)。Vim(1.95mm)的误差幅度高于 GPi(1.44mm),而 STN(1.65mm)与 Vim 或 GPi 均无差异(方差分析:$F = 6.15, P = 0.003$)。与 GPi 相比,以 Vim 和 STN 为靶点的电极更容易偏离中间位置(方差分析:$F = 9.13, P < 0.001$)。以 Vim 作为靶点时,冠状面接近角可影响误差($\rho = 0.338, P = 0.01$)。这些发现在多变量分析中得到了证实(图 23.5)。

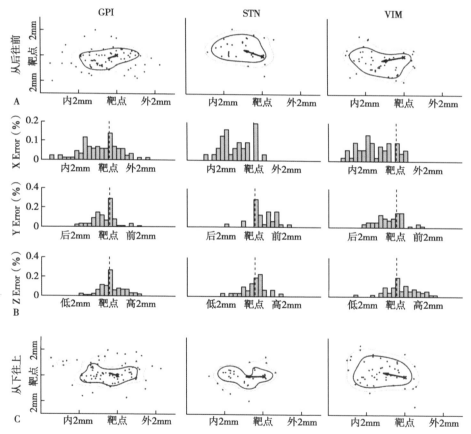

图 23.5　靶点的立体定向误差。(A)电极位置在轴向平面上的分布(这些方向上的平均误差用后箭头表示)。注意,这个错误向量对于 VIM 来说是最大的。轮廓线表示电极位置的 50%(黑色)和 75%(灰色)概率密度估计值。(B)每个目标在 X(顶部)、Y(中间)和 Z(底部)方向上的误差幅度柱状图。虚线表示无误差(0 mm)。(C)冠状面电极位置的分布。平均误差再次用黑色误差表示,电极位置的概率密度估计如上所述

颅内积气

颅内气体的引入可能是局部麻醉下 DBS 置入过程时间延长的结果。事实上，伴随着脑脊液引流可能出现的脑组织移位和大脑"沉淀"常常是使用 iMRI 来指导手术的原因，它能对这种移位的做出解释。为了评估全身麻醉下 iCT 引导的 DBS 置入手术的颅内积气发生率，我们对 2009—2013 年在俄勒冈健康与科学大学（Oregon Health and Science University，OHSU）接受睡眠状态下手术的双侧 DBS 病例进行回顾性研究[17]，时间横跨术前 2 年和术后 2 年。我们检查了术后或术中影像学以确定在这些手术过程中颅内积气的存在和体积。对 156 例患者的 163 例电极置入进行了回顾性分析显示，27% 的患者出现了颅内积气，睡眠状态下和清醒状态下 DBS 手术颅内积气发生率分别为 10.1% 和 61.1%。清醒状态下进行的 DBS 手术患者中颅内积气发生率明显更高（$P = 0.00$）（图 23.6）。

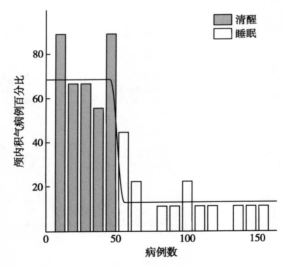

图 23.6　置入术后出现颅内积气病例的百分比。灰色条反映了 50 例患者中颅内积气的发生率，其置入物是在患者清醒的情况下进行，使用了 MER。其他患者中，有 50 例患者在全身麻醉下进行手术，未使用 MER（白色条）。MER，microelectrode recording，微电极记录

临床结果

准备接受 DBS 治疗的 PD 患者被转至 OHSU 接受影像指导下的睡眠 DBS。将 6 个月的结果与同一外科医生和中心先前接受清醒 DBS 治疗的患者进行比

较 [18]。评估包括停用左旋多巴后的统一 PD 评分量表（Unified Parkinson's Disease Rating Scale，UPDRS）Ⅱ和Ⅲ，PDQ-39，问卷调查，运动日记和言语流利度。30 例患者接受睡眠 DBS，39 例患者接受清醒 DBS。在 UPDRS Ⅲ[（+14.8±8.9）分 vs（+17.6±12.3）分，$P=0.19$]或 UPDRS Ⅱ[（+9.3±2.7）分 vs（+7.4±5.8）分，$P=0.16$]的改善方面没有观察到显著差异。睡眠 DBS 患者在无运动障碍的情况下的准时性改善更为明显[（+6.4±3.0）h/d vs（+1.7±1.2）h/d，$P=0.002$]。生活质量得分两组均显著改善[清醒时为（18.8±9.4）分，睡眠时为（+8.9±11.5）分]。睡眠 DBS 患者的总指数（$P=0.004$）和认知子评分（$P=0.011$）和沟通子评分（$P<0.001$）的改善均更优。睡眠 DBS 患者的言语流利度结果在分类[（+2.77±4.3）分 vs（-6.31±9.7）分，$P=0.0012$]和音位流畅性[（+1.0±8.2）分 vs（-5.5±9.6）分，$P=0.038$]方面均更优 [18]。

脑深部电刺激的花费

我们比较了俄勒冈健康与科学大学（OHSU）以及大学卫生系统联盟（University Health Consortium，UHC）临床数据库的清醒和睡眠 DBS 的花费 [19]。我们收集并分析了接受 DBS 导线置入的患者（2009 年第一季度至 2014 年第二季度）的住院、门诊人口统计学和医院财务数据。住院费用包括与第九版国际疾病分类（International Classification of Diseases，Ninth Revision，ICD-9）编码 0293 相关的费用（置入或更换颅内神经刺激器导线）。门诊费用包括置入前 30 天内和置入后 30 天内的费用。根据报告的费用和成本费用比估计护理成本。使用相同的 ICD-9 代码查询了 UHC 数据库（2011 年 1 月至 2014 年 3 月）。对进行相似 DBS 手术的类似医院（27 家 UHC 医院）的手术费用数据进行比较。研究期间，俄勒冈健康与科学大学（OHSU）进行了 211 例 DBS 手术（53 次清醒和 158 次睡眠）。平均患者年龄（± 标准差）为 65（±9）岁，其中 39% 为女性。最常见的主要诊断是 PD（61.1%），其次是原发的和其他形式的震颤（36%）。DBS 手术总平均花费为（39 152±5 340）美元。睡眠 DBS 总花费为（38 850±4 830）美元，与清醒 DBS 花费（40 052±6 604）美元没有显著差异。睡眠 DBS 的标准差显著降低（$P<0.05$）。2013 年，在每年至少进行五次 DBS 手术的 UHC 附属医院，神经刺激器置入导线的平均成本（第九版[ICD-9]编码 0293[置入或更换颅内神经刺激器导联]）为 34 052 美元。在 OHSU，平均花费为 17 150 美元，观察发现单学术健康中心的神经刺激器置入花费低于预期（[比率 0.97]）（图 23.7 和图 23.8）。

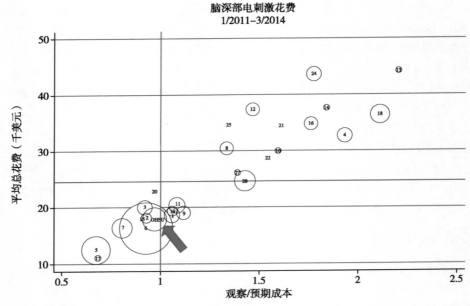

图 23.7　2011 年 1 月至 2014 年 3 月 27 家 UHC 医院 ICD-9 代码 0293（神经刺激剂置入导线）和成人住院费用数据与 OHSU 费用比较的成本基准点散点图（数据来源：UHC）

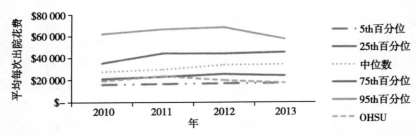

图 23.8　ICD-9 代码 0293 每次出院的平均总费用百分比，使用 27 家 UHC 医院（2010-13）的成人住院费用数据（数据来源：UHC）

讨论

　　成像技术已经发展到完全基于成像的 DBS 电极放置被认为是一种可行的选择。已有数项研究证实了图像核实的 STN 及其背外侧亚区域在 MER 中作为运动相关细胞定位的可靠性 [15]。我们利用了先前联合使用颅骨支架（NexFrame）、术中成像和全身麻醉的报告 [6]。

我们开发了一种使用 iCT 扫描和头颅立体定向系统来放置 DBS 电极的方法。我们的目标是利用高场强术前 MRI 的优势,iCT 扫描的可用性,以及合并两个来源的图像的能力,为 DBS 手术的靶点和轨迹规划提供依据。此外,该系统能够被用于在患者离开手术室前确认靶点捕获和任何手术并发症(例如血肿)。由于该方法仅依赖于解剖靶点的确定,从而避免了 MER 的使用,因此全身麻醉下的手术是可行的。

电极精度

通过术前 MRI、术中 CT 和头颅立体定向系统,我们能够获得前所未有的 DBS 电极放置精度。我们的结果(1.59mm 矢量误差)与先前报道的 iMRI(2.18mm)[13]、13 例术中成像(O-Arm)框架立体定向手术(1.65mm)[11] 以及传统的不含术中成像的基于框架的立体定向手术(3mm)[12] 相比是有利的。我们一系列的病例中平均轨迹偏离误差为 1.24mm,表明移位主要是径向的,而不是沿计划的轨迹向更深处进行移位。我们的数据表明,电极轨迹与脑室的距离是影响轨迹径向偏差的主要因素。

我们试图将矢量误差和轨迹偏离与影响电极位置的因素联系起来,发现唯一显著的相关性是电极轨迹与脑室的距离。Starr 等先前报道了矢量误差和冠状接近角的相关性,发现增大的倾斜角会产生更高的电极尖端位置误差[20]。电极与脑室的距离和矢量误差、轨迹偏离均成负相关,即当电极距脑室较近时,矢量误差和轨迹偏差均较高(表明精度降低)。偏离误差(径向位移)与脑室距离在 0～4mm 的相关性最强。

我们的分析还表明,与其他靶点(GPi = 9mm,STN = 4.5mm,Vim = 5.1mm)相比,接近 GPi 的电极轨迹明显($P < 0.01$)更远离脑室。放置在 GPi 中的电极比放置在 Vim 中的电极(平均矢量误差为 1.29mm vs 1.9mm,$P = 0.01$)要准确得多,但不比放置在 STN 中的电极(平均矢量误差为 1.29mm vs 1.52mm,$P = 0.3$)更准确。我们的数据表明,避免靠近脑室的目标轨迹更有可能提高放置精度。可能的解释是轨迹穿过内囊,例如从外侧到内侧接近 VIM 目标,也可能导致大脑变形,从而导致电极错位。避开紧凑的内囊的轨迹(如苍白球)明显更为准确。这很可能与核、白质对穿透套管的有不同顺应性有关。

颅内积气

我们已经证明了睡眠状态下 DBS 能明显降低导致脑组织移位和电极位置精度的颅内积气的发生率。目前,我们从 800 多个电极置入中获得的经验表明,在睡眠 DBS 置入期间罕有颅内积气的出现(< 5%)。这一发现将降低对特

殊成像程序的需求，如 iMRI（其术中成像的基本原理是解释大脑移位）。

睡眠脑深部电刺激的效果

在 6 个月内，睡眠 DBS 治疗 PD 可改善运动结果，与清醒 DBS 相当或优于清醒 DBS，在言语流畅性和生活质量方面优于清醒 DBS，并且应成为所有接受 DBS 手术患者的选择。

花费

与清醒手术相比，睡眠 DBS 有更低的成本差异。此外，成本与 UHC 附属医院相比非常有利（UHC 成本中位数的 50%）。

结论

这种方法体现运动障碍手术中使用 MER 和生理学的靶点确认有明显的区别。我们的观点是：MER 没有，也不会被证明对 DBS 电极的置入或任何其他运动障碍手术有价值（Burchiel, 2004 年）[13]。此外，事实上已有新的证据表明 MER 通过增加脑出血的概率和产生新的神经功能缺陷增加了这些手术的风险[4]。毫无疑问，MER 需要更多的专业知识，更长的手术时间，以及记录系统和电极的额外费用。实际上，MER 还要求在局部麻醉清醒状态下进行手术，这对大多数患者来说是一个令人望而生畏的要求。

我们已经证明了图像引导 DBS 电极放置的可行性和准确性。如果该手术能产生相当于传统 MER 方法的临床效益，并且通过与历史资料比较，证明是一种更安全的手术，那么继续使用传统的基于 MER 的 DBS 电极置入应该受到质疑。MER 很可能会被降级到研究技术的位置，可能需要患者的额外知情同意。

随着全球 PD 的流行率增加，对 DBS 手术的需求也将不断提高，手术花费也是一个重要的问题。DBS 手术时间的延长和 MER 的神经生理学评估均可能显著增加 DBS 的花费。我们中心的睡眠 DBS 相关花费低于类似的进行 DBS 手术的学术医疗中心，这可能是因为我们有更短的手术时间和更低的 MER 使用需求。在睡眠状态下的患者中，iMRI 是另一种定位电极的方法。然而，在进行 DBS 手术的外科中心内，与 iCT 相比，iMRI 相对更昂贵且更少用。在 iCT 图像引导下进行的睡眠 DBS 提供了一个能替代传统的 MER 引导的准确的，划算的和临床有效的方法。

（郑文韬　译）

参考文献

1. Weaver F, Follett K, Stern M, et al. Bilateral deep brain stimulation vs best medical therapy for patients with advanced Parkinson disease. *JAMA*. 2009;301(1):63−73.
2. Israel Z, Burchiel K, eds. *Microelectrode Recording in Movement Disorder Surgery*. New York: Thieme Medical Publishers; 2005.
3. Starr PA, Christine CW, Theodosopoulos PV, et al. Implantation of deep brain stimulators into the subthalamic nucleus: technical approach and magnetic resonance imaging−verified lead locations. *J Neurosurg*. 2002;97:370−387.
4. Zrinzo L, Foltynie T, Limousin P, et al. Reducing hemorrhagic complications in functional neurosurgery: a large case series and systematic literature review. *J Neurosurg*. 2012;116:84−94.
5. Umemura A, Jaggi JL, Hurtig HI, et al. Deep brain stimulation for movement disorders: morbidity and mortality in 109 patients. *J Neurosurg*. 2003;98:779−784.
6. Oh MY, Abosch A, Kim SH, et al. Long-term hardware-related complications of deep brain stimulation. *Neurosurgery*. 2002;50:1268−1276.
7. Kleiner-Fisman G, Herzog J, Fisman DN, et al. Subthalamic nucleus deep brain stimulation: summary and meta-analysis of outcomes. *Mov Disord*. 2006;21(suppl 14):S290−S304.
8. Videnovic A, Metman LV. Deep brain stimulation for Parkinson's disease: prevalence of adverse events and need for standardized reporting. *Mov Disord*. 2008;23:343−349.
9. Kimmelman J, Duckworth K, Ramsay T, et al. Risk of surgical delivery to deep nuclei: a meta-analysis. *Mov Disord*. 2011;26(8):1415−1421.
10. Rolston JD, Englot DJ, Starr PA, et al. An unexpectedly high rate of revisions and removals in deep brain stimulation surgery: analysis of multiple databases. *Parkinsonism Relat Disord*. 2016;33:72−77.
11. Burchiel KJ, McCartney S, Lee A, et al. Accuracy of deep brain stimulation electrode placement using intraoperative computed tomography without microelectrode recording. *J Neurosurg*. 2013;119(2):301−306.
12. Mirzadeh Z, Chapple K, Lambert M, et al. Parkinson's disease outcomes after intraoperative CT-guided "asleep" deep brain stimulation in the globus pallidus internus. *J Neurosurg*. 2016;124:902−907.
13. Burchiel K. The future of microelectrode recording. In: Israel Z, Burchiel KJ, eds. *Microelectrode Recording in Movement Disorder Surgery*. New York: Thieme; 2004:209−210.
14. Sudhyadhom A, Haq IU, Foote KD, et al. A high resolution and high contrast MRI for differentiation of subcortical structures for DBS targeting: the fast gray matter acquisition T1 inversion recovery (FGATIR). *Neuroimage*. 2009;47(suppl 2):T44−T52.
15. Schaltenbrand G, Hassler RG, Wahren W. *Atlas for Stereotaxy of the Human Brain*. 2nd ed. Stuttgart: Thieme; 1977.
16. NeuroLogica Corporation. Available at: http://www.neurologica.com/ceretom.
17. Ko A, Ozpinar A, Hamzaoglu V, et al. Asleep DBS reduces incidence of intracranial air during electrode implantation. *J Funct Stereotact Neurosurg*. 2018. https://doi.org/10.1159/000488150.
18. Brodsky MA, Anderson S, Seier M, et al. Clinical outcomes of asleep versus awake deep brain stimulation for Parkinson's disease. *Neurology*. 2017;89:1−7.
19. Jacob RL, Geddes J, McCartney S, Burchiel K. Cost analysis of awake versus asleep deep brain stimulation: a single academic health center experience. *J Neurosurg*. 2016;124(5):1517−1523.
20. Starr PA, Martin AJ, Ostrem JL, et al. Subthalamic nucleus deep brain stimulator placement using high-field interventional magnetic resonance imaging and a skull-mounted aiming device: technique and application accuracy. *J Neurosurg*. 2010;112:479−490.

第 24 章

MRI 引导下的脑深部电刺激

PAUL S. LARSON, MD

　　传统的脑深部电刺激（deep brain stimulation，DBS）采用立体定向和生理学相结合的方法来确定电极的正确位置。头架定位系统和无头架立体定向系统都得到广泛使用，并且可以利用各种电生理学定位方式来确定靶点，包括微电极记录、局部场电位记录以及微小或剧烈的刺激。尽管运用了这些手段，DBS 手术时仍很大程度上要求患者保持清醒，能配合医生并与医生进行交流。在帕金森病患者手术时，需要停止服用抗帕金森病药物。这种手术通常也需要术者高超的专业技能以及高级的仪器进行正确记录和解读电生理数据。在微电极记录（microelectrode recoding，MER）操作中，需要反复进行大脑穿刺。

　　术中 MRI（iMRI）引导下的 DBS 手术可以替代传统的清醒手术，其利用可视化的 MRI 上的高信号作为唯一的靶点定位方法，所以不再需要电生理学图像，也不再需要患者在手术时保持清醒。因此，MRI 引导下 DBS 和术中 CT（iCT）引导下的 DBS 经常被称为"睡眠 DBS"。不同于 iCT，iMRI 用最合适的 MR 序列使靶点显影，而不再需要依赖既往影像的图像融合技术（即术前的影像检查）。一种对 MRI 引导下 DBS 的常见误解就是认为它需要一个专门为这种手术而设计的放在特定手术室中的磁共振仪。实际上，这项技术可以在任何地方的任何水平的诊断性 1.5T MRI 或 3T MRI 扫描仪下实现。无论是在 MRI 检查室中还是在手术室中都可以进行手术。大多数医院都是在放射科的磁共振仪中进行 iMRI 引导下 DBS 手术的。

　　在撰写本文时，ClearPoint 系统是最常用来进行 iMRI 引导下 DBS 手术的系统，也是唯一能够充分利用 MR 来合成图像的系统（术中 MRI，Irvne，CA）。ClearPoint 由一些一次性硬件元件和一个主要带有 MR 可视化元素（定向仪，图 24.1）的头颅定位装置组成，并且这个装置是在一个无菌的定位系统和一个能在笔记本电脑上运行的软件（ClearPoint）相结合的情况下工作的。MR 的影像被传送到软件上，软件再反馈给操作 MR 的技术员下一个需要获取的序列，同时也指导术者如何调节头架，使之对准既定的靶点。在这个过程中的每一步都依赖于几秒前获取的 MR 影像，这也使得这个工作真正是依靠影像引导的。手术之前无须任何 MR 影像。任何大脑或大脑中其他物质的变化都能够在术中进行监测。这个系统能够利用任何 1.5 MRI 或 3T MRI 设备的扫描结果。在美国，所有的 MRI 扫描室每小时都至少要小规模空气层流。尽管这种小规模层流与手术室（operation rooms，OR）中的更高标准的层流相比不值一提，但是在扫描室中进行的 MRI 引导下 DBS 手术的感染率却与在标准的手术室中差不多[1]。

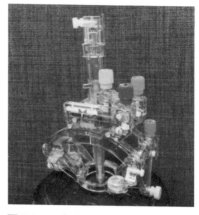

图 24.1　定向仪。黄色环形物为基准点，可在定向仪的底座中看到；靶向套管占据垂直通道的中心。橙色和蓝色旋钮可以进行俯仰和侧倾运动，而黄色和绿色旋钮可以进行平移、偏移调整

我们选择的接受 MRI 引导下 DBS 的患者与传统手术几乎没有不同，除了患者一定没有 MRI 检查的禁忌证，例如装有不相容的心脏起搏器的患者。MRI 引导下 DBS 手术的优点是能用于一些因为紧张、幽闭恐惧或者语言障碍等原因而无法进行清醒手术的患者。尽管多年来都一直致力于改变美敦力公司关于硬件的 MRI 扫描指南，我们依然一直很顺利地在用 1.5T 的设备给患者做部分（仅仅引导）或完全（引导和脉冲放电）置入。我们通常用 iMRI 进行分期引导置入（即双侧电极置入，用兴奋性引导或完全的刺激系统在对侧放电）。在这些案例中，我们用较低的能量（低比吸收率或 SAR）分次刺激以降低系统元件过热的可能性。但从 2004 年我们开始进行 MRI 引导下电极置入手术起，还没有遇到过一例与影像设备（1.5T）相关的不良反应。

用 3T 扫描设备实施 MRI 引导下 DBS 置入手术确实存在问题，因为在一些小诊所中，还没有配备安全的 3T DBS 成像设备。如下文所述，区别于传统的微定位系统，在 ClearPoint 的术中 MRI 技术中，全程直至靶点都有一根可弯曲导管（一个鞘），并且在鞘内有一根坚硬的塑料包裹的陶瓷探针。选择陶瓷作为探针材料，是因为它在 MRI 中是一个小且分散的影像，可将其与非铁金属或者 DBS 电极区分开来。因此，当我们进行扫描以精确定位在 ClearPoint 中的置入位点时，是在扫描陶瓷探针，而不是微电极本身。在 3T MRI 下进行该手术，只要这个患者术前体内无任何 DBS 硬件，那么所有的步骤都是安全的。在 1.5T MRI 中，我们可以在移除探针并去除护套后，扫描 DBS 微电极，来再次确认电极深度，但是这一步在 3T 中并不是必需的，可以略过。

不同医院的手术流程是不同的，这取决于一些因素，例如 MRI 室及其相邻房间的配置，麻醉师更倾向的注射位点，手术团队的习惯等。在我们医院，针对

手术的三个不同的 MRI 扫描仪，设计有三种完全不同的手术流程。在此讲述的手术流程是针对我们做大多数手术所用设备的手术流程。准备手术的第一步是彻底清扫 MRI 室，无论是在手术的前一晚还是手术的当天早上。所有物品的表面都要用一次性消毒纱布擦拭，同时必须拖地。MR 设备的线要在擦拭后用塑料包住，以免碰到水。一旦完成打扫，就要把 MRI 室当作手术室对待，必须穿着清洁的手术服和帽子才能进去。一旦消毒用具打开后，必须戴口罩。MR 的技术人员通常通过扫描水或凝胶来判断扫描仪是否正常打开。定向仪包含 MR 可视性组件，由头架底部三个充满水的环形基点和靶向套管组成（图 24.2）。靶向套管是一个装满水的中空的套管，其近端有一个称为球标的球形物体。球标是靶向套管旋转运动的中心。在手术过程中，靶向套管将会被调整到与靶点成一直线。剥去护套的探针将会完全从中空的靶向套管中插入并到达目标位点。系统软件的精确性很大程度上取决于 ClearPoint 软件发现这些 MR 可视化元件位置的能力，尤其是发现球标的能力。我们会在手术前扫描装有上述无菌元件的未消毒外盒，以确保这些元件没有漏水。如果无法清楚地扫描到，这些元件将会被退回进行更换。

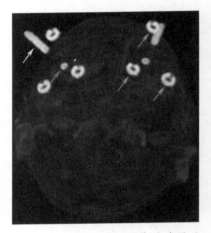

图 24.2　三维磁共振图像重建显示双侧定向仪安装在额叶区域。靶向管套（黄色箭头）和支点（绿色箭头）位于左侧定向仪上。三个基准点位于右侧定向仪的底座上（蓝色箭头）

　　应按照常规手术登记患者信息，以安排手术护士和麻醉师。我们使用两种麻醉机：一种是放在 MRI 室中的 MR 兼容性的麻醉机，另一种是放在 MRI 控制室中的麻醉机，患者的诱导麻醉在 MRI 控制室进行。MRI 室是一个特殊环境，存在一些较明显的安全问题，所以早期我们组织了一个由护士和上台的技术人员组成一个小型团队来完成这些手术。营造一种公开质疑和反复检查的环境对于确保手术团队和患者的安全是十分重要的。在进入手术室前，手术参与者们经常反复互相提问他们是否足够"干净"，"干净"是指他们身上没有金属物品、手机等。即使是经验十分丰富的成员，也经常被提问这个问题，他们经常会在入室前轻轻拍打自己全身以确保他们足够"干净"。这些容易被看到的安全检查行为常常会影响并帮助提高其他人的手术安全意识。要特别注意的是，对于安全管理十分危险的一个时间段是当手术快结束时，当大家开始放松，并且错误地认为扫描仪已经关了而不再需要扫描时。

　　患者在核对后被送到术前准备区，并用转运床送入 MRI 室旁边的 MRI 控制室中。用常规的麻醉机器（MR 不相容的）给患者进行麻醉和插管。之后连接 MR 相容的心电和脉氧监测。我们的 MRI 手术台是一个带轮子的床，可以自由推出 MRI 室。在 MRI 控制室，将 ClearPoint 的头部固定架安装在手术台头端。再把患者抬到床上，然后将其移动到刚好能把头放到固定架位置。注意尽可能地延长头部的位置，使预定的前额的轨道能够尽可能地靠近视野，从而尽可能地减少钻孔失误（指由于当患者的头部在内孔中间，探针因接触骨孔壁而使陶瓷探针无法插入或移动）。在前额施加向下的压力，帮助枕部的针更好地就位，尽管这使得耳郭上方颞部的针更紧。适当保护压力点，之后留置尿管。如果可行的话，可应用连续加压装置，但这通常需要使用波导（一个可以穿过 MRI 扫描室的管道），从而可将泵放置于 MRI 室外，而管道可以到达患者腿部。我们没有能容纳该装置的配置，因此在进行 DBS 手术时并没有使用连续加压装置。尽管如此，在我们的 DBS 手术中仅发生过一次深静脉血栓 / 肺栓塞事件。

　　给患者覆盖毛毯以维持体温。MRI 机器中央是温暖的，因此无需保温毯也能够使患者维持正常的体温，但是当使用波导时则可应用。我们通常使用可测温尿管，但一般会尽量避免进行温度测量，因为其内部有线圈。从理论上说，当这些线圈直接或近距离接触组织时，会导致烧伤。类似于电源线的有传导性的线圈材料在扫描时能够聚集电磁能量，从而导致发热而引起烧伤 [2]。大多数单极电刀的负极板内也含有线圈，因此我们这个手术中只使用双极电凝。所有的 MR 兼容性心电图仪的线缆或者其他的线缆都要求尽量从身体下方经过，并且互相捆绑得越近越好，越靠近身体的中线越好。所有线缆保持直线，中间不形成袢，从而避免烧伤的发生。尽可能地用泡沫将线缆垫离皮肤。最后，除去患者身上所有的治疗用的皮肤贴片，因为很多贴片含有金属，可能导致烧伤。额部的头发需用电推剪去除，并进行术前备皮。给需要做手术切口的部位进行局部麻醉，并加入肾上腺素以减少出血。虽然此时切口的具体位置还不明确，但通常位于冠状缝或其前方。我们在冠状缝上注射 10ml 进行浸润麻醉，再在其前方注射两排各 10ml，总量 30ml。

　　所有团队成员围绕患者集合，进行 MRI 开机前最后一次安全检查。这可以防止成员们在手术即将开始时使用含金属的物品，尤其是寻呼机、手机、听诊器、剪刀、含有磁条的身份证件、非液晶手表等。同时，也要检查患者及手术台上的物品，防止带入含有金属的物品，比如可能从手术准备区域带入的喉镜刀片或喉镜柄，静脉注射针或者用来剃头的剃刀等。最后，手术计划需要告知 MR 技术员，包括肾功能测试、静脉注射钆的计划剂量、用来观察靶点的 MR 的序列以及明确置入 DBS 元件后是否应该使用降低能量（降低特定吸收率）。宣布手术开始的医生应该询问在场所有人有无任何关于 MR 安全性的问题，在所有人都确认准备好后，将患者移入 MRI 扫描室。

　　患者置于 MRI 机器内孔，并连接上 MR 相容性麻醉机。静脉泵置于房间外，并且为防止与患者间的距离增加，连接的输液管应足够长。然后在患者头顶即将钻孔的水平做标记。这项操作由 MR 技术员执行，可以确保当头部在中心点时，在颅内的靶点与在颅外的定向仪能同时位于图像的"最有效点"上（横跨的中心点的球形范围内）。然后，小心地将患者移动到机器内孔，确保呼吸机管路和输液管路足够长，使患者的头部可以从远端孔伸出。头部完全准备好后，用专门与 ClearPoint 系统配套的无菌单覆盖（图 24.3）。无菌单中间的折叠的部分可以被拉紧器拉紧，从而确保当患者的头部从扫描仪孔的边缘移到中间时保持无菌。同时，护理团队确定 MR 兼容性开颅钻和双极已经连接并可以工作，所有的钛类 MR 兼容性仪器已经准备好。所有的双极都是 MR 兼容性的，可以用一块手磁铁来检查。一次性双极在 MR 下几乎都是可安全使用的。一般来说，越便宜就越有可能是用低档的金属制作而成的，因此也越可能是 MR 兼容性的。另一方面，开颅钻必须是专门制作的，具有 MR 兼容性。驱动开颅钻的氮气罐以及双极的控制器放在 MRI 室外，相关的软管和电线通过波导穿行。所有的手术器械都是钛制的，可以购买到。使用备用 MRI 手术台当作器械台。室内安装一个 MR 兼容性的显示器，可以让外科医生看到 ClearPoint 软件。外科医生可以选择取消某些任务，尤其是路径规划和靶点，但是大多数任务可以由一位台下的操作者在 MRI 控制室中 ClearPoint 电脑前完成，术者要在 MRI 室内通过显示器进行监督。

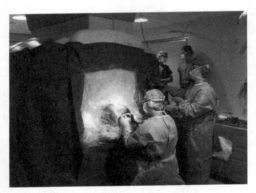

图 24.3　特殊设计的无菌单，从而实现在标准的诊断用扫描仪中进行手术操作。扫描仪位于放射科

　　MR 可见的双层网格标记是由纵横排列的 MR 可见性单元小格组成，将其放置于预先设定的切口处。之后将患者移入中心点，静脉注射钆。首先进行 T_1 容积扫描，并将其传输到 ClearPoint 软件上。之后术者单纯依靠前联合 - 后联合连线为纵坐标初步定位靶点。我们用 $X=12$，$Y=-3$，$Z=-4$ 表示底丘脑核的

位置,用 $X=21.5$,$Y=+2$,$Z=0$ 来表示苍白球内侧核的位置。如果需要的话,可以通过高分辨率的扫描直接看到目标,但很费时间,并且在这一步也不需要。原因如下:第一,我们发现在穿刺过程中尽管结构位置没有明显改变,但最终靶点仍会偏移 5mm 左右。其实,钻孔位置不适当以及定向仪装置安装不精确往往更容易导致轨道不理想。第二,ClearPoint 软件中的某个点,其实是在 MR 空间(扫描仪内孔空间)中选择了一个三维的点。因此,可以把扫描仪想象成一个立体定向装置,每当患者相对于扫描仪移动时,就相当于把患者头上的定向装置的头架做了移动。患者还需要移动回到扫描仪的边缘进行开颅,因此我们在这一步无须浪费时间来获得一个高分辨率的可视化的靶点。

软件自动检测网格标记的中心并以这个点决定最初手术进入的入口和路径。手术路径会自动避开高信号的血管、脑沟和脑室。一旦手术路径最终确定,软件会提示术者钻孔并安装定向仪底座的恰当位置。将外层的网格标记移除,露出印有行和网格的内层;用一根锋利的套管针(标记工具)刺穿皮肤,并在颅骨的指定的位置做标记。轻施压力防止移动头皮,并且术者应该大概估计通向靶点的路径(类似于脑室引流)。然后移除网格标记的内层,准备切开。经皮肤穿刺点与冠状缝平行切开头皮,切口正好位于 Stimloc 电极固定装置(Medtronic,Minneapolis,MN)的上方。在患者清醒并且依赖头架的传统手术中一般避免直接在 Stimloc 固定装置上方做切口。但是现在这样一个切口对于之后安装定向仪十分便利,而且我们并没有发生过因为这样操作而影响伤口愈合的案例。用一把带有可伸缩刀片的手术刀切开皮肤。该刀片并不是 MR 兼容性的,但是由于其很轻,由低级不锈钢制成,因此对手术的影响极小。尽管如此,器械护士必须在术者牢牢抓住手术刀之后才可松手,反之亦然。在互相传递时,刀片必须缩入鞘中。

用 MR 兼容性开颅钻钻一个直径 15mm 左右的孔。骨孔必须精确地位于之前用标记工具标记过的位置。孔的底部和顶部直径必须相同。在头进入扫描仪内孔中心点之前,定向仪与靶点并未对准,因此骨孔底部必须足够宽以防止装置触碰骨缘。穿刺轨道几乎总是紧贴骨孔侧壁,所以我们经常修整骨孔的侧壁。通过标准的方式安装 Stimloc 固定装置,然后安装定向仪底座。在安装定向仪底座时,需要轻微地放到中间。这是另一种避免与骨孔的侧面触碰的操作。像传统手术一样打开硬脑膜,尽管我们现在正在研究一种不打开硬脑膜的手术方法,即当安装上定向仪后用一个金属的手术刀穿破硬脑膜。尽早打开硬脑膜,这样可以使脑脊液流失尽可能地发生在手术的早期。脑的移动是无法预测的,但是却能使脑深部的组织结构向上移动 2mm,甚至更多,这也与颅内积气的形成有关 [3,4]。iMRI 技术的一个优势是靶点定位是在开颅后进行的,所以很多脑组织移位都已经包括在内。此外,随后用于确定电极置入准确性的图像也是实时获得的，并不需要融合术前影像。图像融合是其他形式的术中成像所必需的，如果术中图像存在颅内积气和脑组织移位，则可能会出现问题。通过不打开硬脑膜的手术技术可以减少或消除该问题。

定向仪的顶部安装在底座上，并连接手控器。当患者头部处于中心位置时，术者可通过手控器轻松调整定向仪方向。定向仪能进行两种形式的移动，从而将靶向套管与靶点对齐。角运动，即俯仰（前 - 后）和侧倾（侧 - 侧）调整，从而使靶向套管在标记球上方旋转，而球形标记仍位于骨孔上方。另一种是两轴偏移运动，即 X（内 - 外）和 Y（前 - 后）调整，从而使靶向套管以单元形式整体移动。这类似于在传统的立体定向微定位器上使用的偏转移动或双轴移动。因此，X-Y 式双轴移动会引起球形标记在骨孔上方的位置改变。我们调整定向仪上的俯仰和侧倾旋钮，通过观察将靶向套管和靶点大概对齐。然后，临时将裸露的探针沿着靶向套管穿入，从而观察骨孔内的大脑皮层进入点。如果轨道很接近骨孔边缘，则调整 X 或 Y 方向旋钮（或者同时）至 2mm，以远离骨孔边缘。

然后将患者移动到中心点。我们的 1.5T Philips MRI 扫描仪没有非常精确的可移动工作台，这意味着当手术台移动后，无法准确地返回到和原来完全相同的位置。因此，在置入 DBS 电极之前，手术台不会前移。我们在另一家医院的 3T Siemens MRI 扫描仪上，扫描床的运动非常精确，手术台位置可重复且可靠，因此该扫描仪允许手术台轻微移动以优化成像。重复 T_1 容积扫描成像，这可使图像的视野足够大，从而使软件可以看到并且监测定向仪中的 MR 可见性基准点的位置和带有球形标记的靶向套管的位置。软件随后可以确定与基准点相对应的靶向套管的位置和角度，并利用此信息去优化校准过程。通过基底神经节可以获取高分辨率平板采集信号，然后直接显示靶点。我们目前首选的靶点扫描是用于 STN 的 T_2 交叉序列，以及用于 GPi 的标准反转恢复序列或快速灰质识别 T_1 反转恢复成像序列（fast gray matter acquisition T1 inversion recovery，FGATIR）。

通过直接显示核团来定位靶点。对于 STN，我们以 AC-PC 下方 4mm 的轴向平面作为靶点。如果在该平面上无法很好地显示结构，则可以改变轴向深度，但不得超过 ±1mm。如果在 AC-PC 平面下方 5mm 处仍未找到靶点，那么 STN 则最终融入黑质，这不利于靶点选择。内侧可见到红核，即使使用 1.5T MRI，也可明确显示 STN 的内侧缘。然而，无论在 1.5T 还是 3T，STN 的外侧边界往往都不明显。为了定位 STN，我们从中线延红核前缘画一条水平线，向外侧延伸到 STN。如果 STN 的外侧缘可见，则靶点位于核团内这条线的中点。如果某位患者某侧 STN 比较狭窄，则需确保靶点距离外侧缘至少 2mm，但这种情况非常罕见。如果外侧缘不可见，那么靶点位于在距离 STN 内侧缘 2mm 相切的位置（图 24.4）。

　　对于 GPi，我们的靶点是 AC-PC 平面。我们沿着内囊和 GPi 的边界画一条
线。在大多数患者，这条线的距离通常为 18～21mm。然后把这条线分成三等
分，并在苍白球内囊连线的前 2/3 和后 1/3 连接处，从 GPi 的内侧缘作一条切线，
距离为 3～4mm。靶点就在这里（图 24.5）。需要注意靶点将非常接近 GPi/GPe
边界。在选择任何一个靶点时，都要注意到在不同的患者之间靶点可能会有很
大的差异，而且同一患者左右两边之间也可能存在显著的不对称。这一点在
GPi 中靶点的前后位置上表现得尤其明显，即当观察最终的靶点的 AC-PC 坐标
时，靶点的前后位置可能发生显著变化。从这一点可以看出直接瞄准靶点的巨
大优势，它能及时地捕捉到这些位置变化的信息，而不像以前的方法那样，开始
时纯粹是依靠以 AC-PC 为基准而确定的间接得到的靶点，然后基于生理学图像
不断修正靶点的位置。

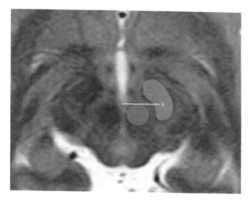

图 24.4　靶点位于 AC-PC 平面下方 4mm 处
的底丘脑核。1.5T MRI T_2 相。AC-PC，前联
合 - 后联合

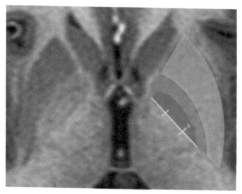

图 24.5　在 AC-PC 平面上定位苍白球内侧
核。1.5T MRI 显示的反转恢复序列。AC-PC，
前联合 - 后联合

　　一旦定位靶点，便开始校准定向仪（或者更具体地说是靶向套管）。首先，
软件会提示 MR 技术员获取一个经过靶向套管的单个薄层图像，接着快速计算
出靶向套管的空间位置，再确定靶向套管开口的位置，最后预测从靶向套管何处
刺入探针将会使之穿过选定的靶点的平面。包括扫描在内，这个过程需要 10～
20s。该软件清晰地显示了此时靶向套管与靶点的相对位置，以及术者应如何进
行俯仰和侧倾调整（调整的数值及方向），以使靶向套管更接近靶点（图 24.6）。
再次快速获取一个单个薄层图像，并重复这一过程，直到预测的总体误差（即靶
点方向与预设的靶向套管方向的向量差）小于 1mm。因为它是根据有限的信息
从数学上推断靶向套管的靶点，所以这个过程很快但并不十分精确。这个步骤
的目的是使靶向套管大致对齐到靶点区域。

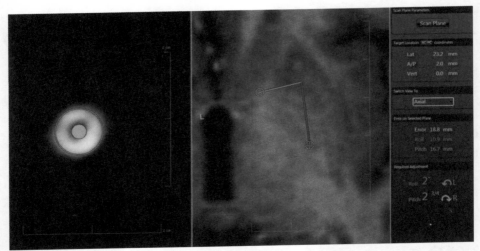

图 24.6 定向仪的初始校准。通过靶向套管进行的单层采集影像位于左侧；定向仪的当前对齐方向（开口圆圈）和靶点位置（十字线）位于右侧。调整俯仰和旋钮的调节建议位于右下角。TC，靶向套管

下一步，该软件告诉 MR 技术员如何获取沿预定轨道的薄片扫描，使图像中包括靶向套管和靶点。获取两个平面，一个是斜冠状面，另一个是斜矢状面。将两者传输到 ClearPoint 之后，该软件将靶向套管及其内腔分为若干段，并根据上述两倾斜扫描结果预测靶向套管相对于靶点的位置（图 24.7）。虽然这个过程较长，每一次倾斜扫描的时间都在 60～90s，但它的准确性要高得多。术者可以选择另一种角度俯仰侧倾调整（如果误差远远超过 1mm，或者轨道已经接近骨缘）或两轴偏移调整（建议误差较小，或者若轨道接近骨缘而运动方向恰好远离骨缘）。重复这一过程，直到总体预测误差小于 0.4mm。这种可接受误差的"截止"可能因扫描仪而异，取决于该特定机器的单个磁场不均匀性和 / 或特定机器的偏差。这种偏差经过一段时间才能真正了解，并且从一个个病例中去跟踪预测的误差和实际的位置。

一旦校准满意，软件会自动测量陶瓷探针插入的真实深度并汇报给术者。在陶瓷探针的适当位置装有一深度控制装置，以及一个适当缩短的可弯曲鞘（作为引导管），探针尖端从鞘内凸出。之后，患者仍位于中心，术者伸入机器内孔中操作，将探针和鞘组合后插入靶点。即使使用开放硬脑膜的方式，我们通常使用 ClearPoint 工具包（称为 lancet）中包含的锋利的陶瓷探针穿透软脑膜进入皮层，然后更换为钝头探针，最终到达靶点。在钝头探针部分插入后，停止手术并沿插入轨道以至少一个斜平面扫描，以确保探针是"在轨道上"的，并且没有出血。当探针及鞘到达靶点的深度后，行斜行冠状和矢状扫描以及高分辨率

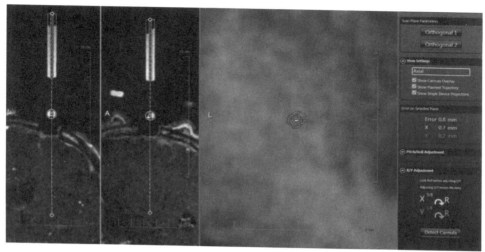

图 24.7　定向仪的最终校准。冠状和矢状倾斜扫描位于左侧；校准的定向仪（开放圆）和靶点位置（十字线）位于右侧。X 和 Y 旋钮的调整说明位于右下角

T_2 扫描，以明确置入位置是否合适。以我们的经验，初次置入的位置在 98%～99% 的情况下是合适的。然后从鞘中取出陶瓷探针，并在 Medtronic 脑深部刺激电极上以相同深度设置停止装置。如前所述，如果在 1.5T MRI 下完成操作，可以进行最后一次扫描来确认深度，但这并非绝对必要。

　　将患者移动到扫描仪内孔远端。去除鞘并把 DBS 的微电极留在原位。安装 Stimloc 夹后移去 DBS 引导探针。拆除定向仪装置，安装 Stimloc 盖，盖住 DBS 微电极末端。把微电极的末端盘绕后置于帽状腱膜下方。我们用的是 3-0 带针缝合线（Ethicon、Somerville、NJ），其针头并非 MR 兼容，但因为质量较低，所以并不会被磁铁吸走，除非离扫描仪的孔太近（9～12cm）。但是必须注意的是，上台的技术员或护士将针夹于持针器时必须远离扫描仪。当术者将针从缝合线上取下时，必须用持针器牢牢地夹住针，并且锁扣是锁死的。如果针不小心脱落，它可能会飞向扫描仪的孔，并被无菌单挡住，但也有可能到其他方向，并卡在扫描仪的一侧。在磁场区域丢失针将会很麻烦，所以操作时务必小心。最后用订皮器关闭切口，大多数订皮针是 MR 兼容的。

　　已经有很多医院在小型研究报道中报道了 MRI 引导下 DBS 的临床疗效，这些研究大多使用了 ClearPoint 系统[5~10]。与传统的清醒手术相比，UPDRS 改变并无明显差异。准确的程序化电极置入对疗效有很大帮助（对于恰当选择的患者）。通过术中 MRI 引导的方式与传统的清醒手术相比电极的置入位置并无不同，只是置入方式不同。我们医院一直在收集这些接受 iMRI 手术的患者的数据，一方面是为了明确手术效果，另一方面是为了进行进一步的研究。在超

过 300 例的病例中，置入位点误差（即目标位置与实际置入位置的向量差）平均值为 0.6mm±0.4mm。这与其他使用 ClearPoint 的中心的误差相似，其报道的平均误差为 0.7～1.2mm[8, 10]。从传统的清醒手术到 iMRI 引导的手术还需要一定的学习过程。该过程可能体现在手术时间、精准度上或仅仅体现在熟悉 MRI 扫描仪及其影像特征上[11, 12]。用术中 CT 引导下的睡眠 DBS 的临床疗效也正在发表中，其与清醒手术的临床疗效也是相似的[13, 14]。这为以下的争论提供的更多支持依据：当已经有了直接的、实时的、术中可见的靶点的确定方法后，像 STN、GPi 之类的需要依靠生理上的确认而找到特定的 DBS 靶点的方法已经不再需要了[12, 15]。

（熊南翔　译）

参考文献

1. Martin AJ, Larson PS, Ziman N, et al. Deep brain stimulator implantation in a diagnostic MRI suite: infection history over a 10-year period. *J Neurosurg*. 2017;126(1):108−113.
2. Dempsey MF, Condon B. Thermal injuries associated with MRI. *Clin Radiol*. 2001;56(6):457−465.
3. Ivan ME, Yarlagadda J, Saxena AP, et al. Brain shift during bur hole-based procedures using interventional MRI. *J Neurosurg*. 2014;121(1):149−160.
4. Khan MF, Mewes K, Gross RE, Skrinjar O. Assessment of brain shift related to deep brain stimulation surgery. *Stereotact Funct Neurosurg*. 2008;86(1):44−53.
5. Starr PA, Martin AJ, Ostrem JL, Talke P, Levesque N, Larson PS. Subthalamic nucleus deep brain stimulator placement using high-field interventional magnetic resonance imaging and a skull-mounted aiming device: technique and application accuracy. *J Neurosurg*. 2010; 112(3):479−490.
6. Ostrem JL, Galifianakis NB, Markun LC, et al. Clinical outcomes of PD patients having bilateral STN DBS using high-field interventional MR-imaging for lead placement. *Clin Neurol Neurosurg*. 2013;115(6):708−712.
7. Ostrem JL, Ziman N, Galifianakis NB, et al. Clinical outcomes using ClearPoint interventional MRI for deep brain stimulation lead placement in Parkinson's disease. *J Neurosurg*. 2016;124(4):908−916.
8. Sidiropoulos C, Rammo R, Merker B, et al. Intraoperative MRI for deep brain stimulation lead placement in Parkinson's disease: 1 year motor and neuropsychological outcomes. *J Neurol*. 2016;263(6):1226−1231.
9. Sillay KA, Rusy D, Buyan-Dent L, Ninman NL, Vigen KK. Wide-bore 1.5 T MRI-guided deep brain stimulation surgery: initial experience and technique comparison. *Clin Neurol Neurosurg*. 2014;127:79−85.
10. Chansakul T, Chen Jr PN, Lee TC, Tierney T. Interventional MR imaging for deep-brain stimulation electrode placement. *Radiology*. 2016;281(3):940−946.
11. Southwell DG, Narvid JA, Martin AJ, Qasim SE, Starr PA, Larson PS. Comparison of deep brain stimulation lead targeting accuracy and procedure duration between 1.5- and 3-tesla interventional magnetic resonance imaging systems: an initial 12-month experience. *Stereotact Funct Neurosurg*. 2016;94(2):102−107.
12. Saleh S, Swanson KI, Lake WB, Sillay KA. Awake neurophysiologically guided versus asleep MRI-guided STN DBS for Parkinson disease: a comparison of outcomes using levodopa equivalents. *Stereotact Funct Neurosurg*. 2015; 93(6):419−426.
13. Burchiel KJ, McCartney S, Lee A, Raslan AM. Accuracy of deep brain stimulation electrode placement using intraoperative computed tomography without microelectrode recording. *J Neurosurg*. 2013;119(2):301−306.
14. Mirzadeh Z, Chapple K, Lambert M, et al. Parkinson's disease outcomes after intraoperative CT-guided "asleep" deep brain stimulation in the globus pallidus internus. *J Neurosurg*. 2016;124(4):902−907.
15. Chen T, Mirzadeh Z, Ponce FA. "Asleep" deep brain stimulation surgery: a critical review of the literature. *World Neurosurg*. 2017;105:191−198.

第 25 章

精神疾病的外科治疗

HEATHER N. PINCKARD-DOVER, MD • ERIKA A. PETERSEN, MD, FAANS, FACS

历史

考古学证据表明，古人很早之前就已经使用外科技术治疗精神疾病。考古学家发现新石器时代的头骨上有钻孔痕迹；史书上记载了"着魔的"或患病的人接受过相应治疗；许多经典艺术作品，如 15 世纪晚期画家 Hieronymous Bosch 的作品《治疗愚昧（取出疯狂之石）》中就描绘了相应场景 [1]。随着时间的推移，人们对脑内连接及其在精神疾病中作用的认识不断深入，手术治疗逐渐成熟。

1848 年，John Martyn Harlow 首次报告了额叶功能与行为的关系。他报道了一个著名的案例：一个名叫 Phineas Cage 的男子在铁路建筑事故中不幸被金属棒刺穿了额叶，之后他从"一个可靠且乐于奉献的人变为一个幼稚、好斗的自私鬼"[1]。随着对脑部受伤患者特定损伤区域以及后遗症的研究，人们更加深入了解了额叶异常在精神疾病形成机制方面的作用，手术治疗也开始逐渐发展。

Gottlieb Burckhardt 是研究额叶皮层局部切除术对犬的影响并首次尝试手术治疗精神疾病的人之一。他于 1891 年报道了对 6 例收容治疗的精神病患者进行双侧额叶局部皮层切除术的结果。他发现，额叶、顶叶和颞叶的多病灶切除，精神疾病症状有所改善，然而不良事件的发生率很高，导致手术受到批判 [1, 2]。俄罗斯神经病学家 Vladimir Bektherev 主要研究大脑的解剖和基础行为之间的联系，包括精神疾病。1906—1910 年，Bektherev 的学生 Ludvig Puusepp 进行了三次手术，术中切断了额叶的纤维连接来治疗精神病的躁动。Puusepp 的结果并未得到广泛报道，且随后几十年中，对精神病患者的手术治疗一直不积极，无人问津 [3]。直到 Egas Moniz 和 Almeida Lima 再次积极探索手术治疗精神疾病的方法。最初他们将乙醇注入前额叶区域的皮层下白质束，然后他们设计了一种脑白质切断器，可以通过多个钻孔插入，手术损伤较小。在实施了 20 例手术后，他们发现手术前病情明显恶化的患者几乎没有受益，但术前疾病没有明显恶化的患者仅表现出轻微和暂时的内环境紊乱，并且精神障碍明显恢复。

Moniz 因此获得 1949 年的诺贝尔奖 [1, 2]。

Walther Freeman 和 James Watts 实施过类似的手术，并且于 20 世纪 30 年代末在美国率先引入精神病的手术治疗。他们开发了一种带有活动臂的圆形刀片，可通过多个钻孔进行冠状毁损。毁损程度取决于患者精神疾病症状的严重程度。1946 年，Freeman 将他的手术方式改为经眶脑叶切除术。通过这种技术，他首先使用电击来诱导患者意识丧失，然后将钢制脑白质切断器经眶上缘移动到冠状面。Freeman 不断改进这种方法，最终该技术仅需要 15～20min 即可完成。这种方法不需要神经外科医生、麻醉师、手术室，甚至不需要无菌条件来进行。到 1951 年，每年进行超过 5 000 台的脑白质切除术。有几个因素最终导致这类手术数量的下降：对手术过程的描述引发了民众的不满。无菌条件不严格导致并发症发病率和死亡率上升，导致其失去大众的青睐。大约在同一时期，出现了新的非手术治疗方法，如药物锂，抗精神病药物和电休克疗法（electroconvulsive therapy，ECT），使人们对有创的手术治疗方法失去兴趣 [1]。

随着药物和 ECT 的发展，在 20 世纪 30 年代和 40 年代，Horsely 立体定向装置和气脑造影术有了进一步发展，可以进行立体定向毁损。Papez 于 1937 年提出情绪的边缘环路，提出了靶向毁损更加明确的解剖学原理 [3]。Ernest A. Spiegel 和 Henry T. Wycis 以丘脑背核为靶点治疗躁动和精神疾病 [4]。Hugh Cairns 以扣带回为靶点，通过开颅切断扣带束进行治疗，这种方式被称为前扣带回切开术。H.T. Ballantine 于 1967 年将其改良为立体定向消融术，并且已成为美国和加拿大报道最多的精神外科手术。现已被用于治疗慢性疼痛，重度抑郁症（major depressive disorder，MDD）和强迫症（obsessive compulsive disorder，OCD），据报道有 40%～60% 的改善 [1, 4]。

Talairach 的立体定向毁损部位位于室间孔水平的内囊前肢（anterior limb of internal capsule，ALIC）的前中 1/3，称为内囊前肢切开术（anterior capsulotomy，AC）。Lars Leksell 使用伽马刀进行了类似的毁损。治疗强迫症的有效率在 48%～78% [1]。Geoffrey Knight 的尾状核下神经束切断术（subcaudate tractotomy，SCT）也有相似的有效率（40%～70%）。该术式最初是通过将 1mm×7mm 的钇棒放入尾状核头的前下端以产生 20mm×20mm×5mm 的毁损来进行，后来演变成立体定向射频毁损术（stereotactic radiofrequency，RF），用于治疗情感障碍、强迫症和焦虑症。Desmond Kelly 和 Alan Richardson 也进行了类似于尾状核下神经束切断术的毁损，并将其与前扣带回切开术结合起来用于治疗耐药性抑郁症和强迫症，有效率为 36%～50% [1]。这些毁损方法现在仍然是难治性精神疾病手术治疗的一种选择（图 25.1）。

在毁损电极的立体定向放置之后但在毁损之前，许多外科医生使用轻微的电刺激来确认放置到位。1952 年，José Delgado 证明可以通过在深部结构中的置入电极提供电刺激,该刺激可用于诊断和治疗。Viktor Bektherev 的女儿 Natalia Petrovna Bekthereva 第一次使用了慢性深部电刺激,但由于用俄语发表,因此其成果没有得到世界认可。Carl Wilhelm Sem Jacobsen 为癫痫和精神疾病患者进行了数月的深部电极刺激和记录,显示其不良反应非常小,这为长期置入电极提供了证据支持。1977 年,Irving S. Cooper 对小脑和丘脑深部核团进行慢性刺激以治疗脑瘫、痉挛和癫痫。不幸的是,进一步的研究并没有显示出真正的疗效。1991 年,Alim Benabid 及其同事报道了腹侧中间核的慢性刺激控制震颤,他们随后的研究表明该术式比丘脑切开术更安全并且可以双侧进行。这些结果极大地提高了研究者对神经调控治疗运动障碍、疼痛和精神疾病的兴趣[5]。

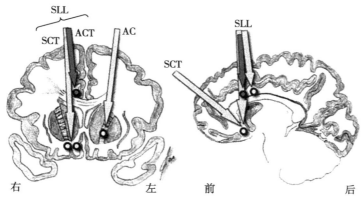

图 25.1　难治性抑郁症的四种立体定向消融方法(示意图)。左图为冠状位;右图为矢状位。AC,内囊前肢切开术;ACT,前扣带切开术;SCT,尾状核下神经束切开术;SLL,立体定向边缘系统白质切开术(本质上是 ACT 和 SCT 的结合)(摘自 Lozano AM, Gildenberg PL, Tasker RR eds. Textbook of Stereotactic and Functional Neurosurgery. Berlin: Springer, Figure175.1)

神经生理学和纤维连接

1937 年, J.W. Papez 提出了解剖网络在情绪处理中具有重要作用的理论。他认为情绪有两个主要部分:情绪表达和情绪体验,他将其分别归因于大脑半球的内侧和外侧区域。他认为初级感受器将信息传递给丘脑,然后丘脑通过三条通路中的一条传出。第一条通路是从背侧丘脑经内囊到达纹状体的"运动通路"。第二条是从丘脑经内囊到外侧大脑皮层的"思维通路"。第三条是从腹侧丘脑经乳头体到下丘脑和丘脑前核到扣带回的"感觉通路"。在下丘脑中,他表示有三个特定区域:视神经,灰结节和乳头体。当时的研究人员发现,对视神经部和灰结节的毁损会导致严重的自主神经症状,但很少有情绪症状。然而,当乳头体受损时，患者会缺乏情感动力。Papez 表示乳头体是传入冲动的最终受体，因为它的传入纤维来自穹隆、乳头体脚和前脑内侧束。穹隆传递来自海马结构的信息，海马结构也被认为是中央嗅觉器官的一部分。它在情绪、记忆和嗅觉中的作用解释了嗅觉对记忆唤起的重要作用。海马结构通过角束和胼胝体下束接受来自前额叶皮层的传入冲动[6]。

来自海马结构的信息经穹隆到达乳头体，然后通过乳头体丘脑束传入丘脑的前核和前背侧核。连接从乳头体丘脑束延伸到 Foreli 区域核团，已经显示此处损伤可导致显著的困倦、嗜睡和情绪不活跃。多数乳头体丘脑束的传入纤维终止于丘脑的前核和前背侧核。这些核团的损伤会导致情绪障碍，包括不自主的哭笑[4, 6]。来自丘脑前核和前背侧核的传出纤维经内囊前肢到达扣带回。其位于胼胝体上方，成为楔前叶，绕行进入海马区域，构成 Papez 的边缘环。已经证明扣带回损伤会影响记忆、性格、觉醒和情绪。Papez 称之为"动态警戒区，该部位可以将对于周围环境的感受转化为情感意识"。La Peyronie 称之为"灵魂所在区"[4, 6, 7]。

Papez 知道杏仁核是通过终纹连接到这些区域的，但他当时不确定它的功能。Walle Nauta 在报告猫的海马体的纤维投射时进一步描述了它的作用。现在已经证明它在恐惧、学习和记忆中起着重要作用。目前已知的在情绪、运动控制情绪和精神疾病中起作用的其他部位还包括前额皮层、眶额皮层（orbitofrontal cortex，OFC）、扣带回胼胝体膝下部皮层（subgenual cingulate cortex，SCC）和伏隔核（nucleus accumbens，NAc）[2, 4, 6, 7]。

随着对皮层和皮层下结构及其连接的进一步了解，亚历山大提出参与形成皮层 - 纹状体 - 丘脑 - 皮层环路（cortico-striato-thalamo-cortical，CSTC）。Modell 等在研究这些环路后于 1989 年提出，涉及 OFC、基底神经节、边缘系统纹状体和丘脑的 CSTC 环是强迫症的原因。他提出，该环路丘脑前部过度活跃，且边缘系统的纹状体无法抑制活动。他还认为，OFC、前额叶皮层、扣带回和尾状核存在结构变化，从而导致这种异常活跃。其他研究表明谷氨酸与眶额 - 丘脑环有关，谷氨酸、多巴胺、5- 羟色胺和 GABA 与眶额 - 纹状体 - 丘脑环有关[4, 7]。

目前已经提出了两种主要的重度抑郁症模型。第一种模型提出了三个部分：背侧、腹侧和喙侧。背侧部分负责注意力和认知，包括背侧前扣带皮层，背外侧前额叶皮层（dorsolateral prefrontal cortex，DLPFC），下顶叶皮层和纹状体。腹侧部分负责唤醒和躯体控制，由下丘脑、脑岛、SCC 和脑干组成。第三个部分是扣带回喙突，负责平衡其他两个部分。第二个模型分为更广的背侧外感受区，处理认知功能，更广的腹侧内感受区，处理内脏运动功能。他们还提出了一个情绪监测区，包括背内侧丘脑、杏仁核和基底神经节以及一个情绪调节区，由包括前扣带皮层（ACC）的内侧额叶皮层组成。他们推测，重度抑郁症是由于在外部感受和内部感受区域不协调导致[4]。

　　神经影像学和解剖学的发展为这些理论提供了支持。脑白质解剖和先进的弥散张量成像（DTI）证实了 Papez 和 Nauta 提出的包括扣带回、海马、杏仁核、OFC、NAc、前额叶皮层和腹侧纹状体（ventral striatum，VS）的 SCC 回路[8]。利用正电子发射断层扫描（positron emission tomography，PET）的研究支持了 Modell 的理论。研究者发现强迫症患者的尾状核、OFC 和扣带回存在异常。他们表明对治疗反应良好的患者眶回、尾状核和丘脑的代谢增幅显著下降。PET 也显示出预测某些药物反应的应用前景。一项研究发现，眶回代谢的增加预示着对氟西汀的反应较差，而眶回代谢减少则预示着对行为疗法的反应更好[4, 7]。

　　PET 也用于研究重度抑郁症。研究表明，外侧额叶皮层和外侧前额叶皮层（lateral prefrontal cortex，PFC）的葡萄糖代谢减低，而内侧 PFC、ACC 和 SCC 的代谢增加。SCC 高代谢程度与抑郁的严重程度相关，并且对治疗反应良好的患者代谢正常化。甚至在诱发性悲伤对照组也显示出 SCC 代谢增加。左侧 SCC 和左侧丘脑的高代谢程度与 12 个月时 Beck 抑郁量表（BDI）的反应增加也有关。Mayberg 在 ACC 喙侧也得出了相似的结果。高代谢的患者最终对药物产生反应，而低代谢的患者往往不会对药物产生反应[4, 7]。

　　磁共振成像（MRI）已经取得了重大进展，包括 fMRI 和 DTI 的发展。研究表明，强迫症患者的外侧 PFC、内侧 OFC、ACC、颞叶和岛叶皮层、尾状核、杏仁核和豆状核的活性增加，而表现出 PFC、ACC 和尾状核体积以及白质微观结构的变化减小，丘脑和 PFC 之间具有非对称连接的倾向。杏仁核和海马结构似乎也存在结构异常[4]。

　　在重度抑郁症患者中进行的类似研究结果显示扣带回、PFC、杏仁核、海马、下丘脑和 NAc 中的活性增加。DTI 也可用于对重度抑郁症患者脑深部电刺激术（DBS）中的特异性连接的定位。一项研究显示，重度抑郁症中对 SCD 的深部刺激产生反应的患者在连接双侧内侧额叶皮层、腹侧和背侧扣带回以及皮层下核团的通路内具有活化区域。无反应的患者始终未出现这些区域的活化[4]。

适应证

强迫症

　　强迫症由侵入性思维和 / 或重复行为组成，虽然患者竭力抵抗，但始终无法控制。它影响了大约 2% 的人口，其由于严重的焦虑而无法行使社会功能。这是世界上第十大常见致残原因，并且其中 10%～27% 具有自杀倾向。研究表明，60%～90% 的患者同时患有重度抑郁症（67%）或轴Ⅱ类人格障碍。在患有

Sydenham 舞蹈病和 Tourette 综合征（TS）的患者中经常可见到强迫症患者，并且 20% 的强迫症患者也会有运动性抽动，这表明强迫症和运动障碍之间可能存在相似的发病机制 [7, 9~11]。

耶鲁 - 布朗强迫症量表（The Yale-Brown Obsessive Compulsive Scale，YBOCS）是评估症状严重程度的常用量表。该量表由 10 个问题组成，得分为 0～40 分，得分越高强迫症越严重。临床上认为强迫症症状减少 25%～35% 为显著反应。YBOCS 得分在 8 分以下定义为缓解。

如前所述，Modell 等提出强迫症是由于 CSTC 环的前丘脑部分过度活跃，并且边缘系统纹状体不能抑制其活动。常伴有 OFC、PFC、扣带回和尾状核内部结构的改变。该理论也得到了 PET、fMRI 和 DTI 研究的支持 [4, 7, 10]。

强迫症的一线治疗是 5- 羟色胺能抗抑郁药。40%～60% 的患者可获得显著缓解。氯米帕明是一种三环类抗抑郁药，由于其不良反应较大，因此归为二线用药。如果这些方法都无效，那么可在该方案的基础上加用非典型抗精神病药。认知行为疗法（cognitive- behavioral therapy，CBT）也是重要的治疗方式，反应率高达 76%。在接受上述治疗后，7.1% 的患者仍然无反应，因此考虑对其进行手术治疗 [10]。

在进行手术干预之前，建议患者满足以下条件：距离初诊超过 5 年；YBOCS 得分为 25～28 分；认知行为疗法治疗无效；在使用足够时间的选择性 5- 羟色胺再摄取抑制剂（selective serotonin reuptake inhibitors，SSRI）（一种必须是氯米帕明），以及加用安定药和苯二氮䓬类药物的三次尝试，并且进行最少 16～20 次认知行为疗法治疗后，仍然没有改善或改善不充分 [9]。手术可选择毁损技术或神经调节技术。毁损技术包括内囊切开术，扣带回切开术，边缘叶白质切除术（limbic leucotomy，LL）和尾状核下神经束切断术。可以使用甘油阻滞、RF、立体定向放疗或激光热疗来进行毁损。扣带回切开术使用最为广泛。于冠状缝线前方，距离中线 1.5cm 处进行钻孔。将热凝电极置于额角后方 2～2.5cm，距中线 7mm，胼胝体上方 1～2mm 的靶点处。将 10mm 非绝缘尖端加热至 85°，持续 90s，从而产生 1cm ×（8～10）mm 的毁损范围。最新的技术在前额上进行了 7mm、14mm 和 21mm 的三处毁损。可能需要 3～6 个月才能见效。如果在 6 个月后仍然没有得到有效改善，则可以考虑更广泛的毁损。建议密切进行精神病学随访 [7, 10, 11]。

已经进行了许多 DBS 神经调控靶点的研究，包括 ALIC、腹侧尾状核、丘脑底核（STN）、NAc 和丘脑下脚（inferior thalamic peduncle，ITP）。调控靶点的选择是基于有效的毁损靶点，最常用的靶点是 ALIC[9, 10, 12]。有报道的并发症包括脑内出血和刺激引起的不良反应，如轻度躁狂 [9]。

Nuttin 等研究者于 20 世纪 90 年代第一次对强迫症患者 DBS 进行了研究。

他们对 6 例接受腹侧内囊 / 腹侧纹状体（VC/VS）深部刺激的患者进行了盲法交叉研究，发现 4 例患者的 YBOCS 评分降低大于 35%。最初设计每个电极每 3 个月开启或关闭刺激。然而，由于症状恶化，每次关闭时间都会缩短[9, 12]。Fayad 等报告了最初的 6 例患者的长期随访结果，得出了相似的反应率：4 例患者的 YBOCS 评分降低超过 35%，1 例患者的 YBOCS 评分降低超过 25%，另一例患者关闭了 DBS。他们发现研究中抑郁症状显著增加[13]。Gabriels 等也研究了以 VC/VS 为靶点的 DBS。他们将靶点定位到前连合后界前方 3.5mm，右侧为 AC-PC 平面外侧 13mm，左侧为 AC-PC 平面外侧 14mm。他们研究了 11 例患者，基线时平均 YBOCS 评分为 33.8 分。在刺激之前和之后都对患者进行了双盲评估。平均 YBOCS 评分在刺激时显著降低（刺激后为 17 分，刺激前为 33.8 分）。他们发现 11 例患者中有 6 例对刺激产生反应。对 5 例接受 DBS 术后的强迫症患者刺激频率（frequency，FQ）和脉宽（pulse width，PW）的影响进一步研究发现，高频（>10Hz）和高脉宽（>60mcs）的联合降低了视觉模拟评分（visual analog score，VAS）的成瘾评分，强迫评分和回避评分，同时增加了其自信心和幸福感评分[10]。Greenberg 还发现，为达到最佳效果而进行的高能量设置明显增加了电池消耗。研究者在 24 个月内对 26 例患者进行了研究，并在试验期间逐渐将 VC/VS 靶点向后调整，从而形成三个独立的组。在最前方的靶点治疗的患者中只有 1/3 产生反应，而中间和后部靶点治疗的患者中 3/4 的患者产生反应[9]。Goodman 对这些患者中的一部分进行了研究以确定毁损效应是否是造成这种反应率的原因。他进行了一项运用盲法的交叉发作的研究，其中 3 例患者在手术后 1 个月开启，其余 3 例患者在手术后 2 个月开启，结果发现在刺激开始前两组均无显著改善[9]。Abelson 还研究了 4 例以内囊为靶点的 DBS 手术，显示每 3 周开启或关闭刺激差异不大[9]。

关于使用 DBS 治疗强迫症只有少数 1 级证据的研究。Mallet 等以治疗帕金森病（PD）的常用靶点 STN 的前方 2mm、内侧 1mm 为靶点。他在 10 个中心研究了 16 例患者。患者接受了 DBS 手术，然后在随机进行刺激或假刺激之前经历 1 个月的洗脱期。双盲交叉研究发现，与假刺激组相比，刺激组 YBOCS 评分显著降低（刺激组为 19 分，对照组为 28 分，32%，P = 0.01）[9, 12]。Tyagi 等对 6 例患者置入了前内侧 STN 和 VC/VS 电极。使用双盲交叉设计来比较每个靶点连续刺激 12 周后的结果，然后两个靶点同时刺激。6 例患者中有 5 例对 VC/VS 或联合刺激产生反应，而 6 例中只有 3 例对单独的 STN 刺激产生反应。YBOCS 评分平均下降为 STN：42%，VC/VS：53%，STN＋VC/VS：62%[14]。

已经进行了两项 2 级证据研究，均以 NAc 为靶点。Denys 等设计了一个三段式研究：①非盲阶段；②2 周的与假刺激进行对比的交叉盲法阶段；③12 个月的非盲法维持阶段。在 16 例参与者中，有 14 例同意参与盲法阶段。结果证实刺激组 YBOCS 评分降低了 8.8 分（$P=0.003$）。Huff 等进行了一项研究右侧 NAc 刺激效果的三段式研究。第一阶段是在手术室中，其中使用四个 7min 刺激模块来确定最佳 DBS 设置。在之后的 3 个月中，患者接受刺激或假刺激，然后进行交叉。患者和试验执行者均不知情。最后留有一个揭盲阶段。结果显示各组间 YBOCS 评分无显著差异[9, 12]。

由 Jimenez-Ponce 等进行了一项以 ITP 为靶点的单组 3 级证据研究。研究纳入了 6 例患者，结果发现所有患者中超过 40% 的患者产生反应（$P=0.003$），12 个月时 YBOCS 得分平均减少 49%[9, 12]。Pepper 等比较了 108 例接受 AC 患者的 10 项研究和 62 例接受 VC/VS 或 NAc 深部刺激患者的 10 项研究。显示 62% 的 AC 患者和 52% 的 DBS 患者有明显的反应，这种差异在临床上并不显著。AC 的缓解率明显高于 DBS（11% 相对于 2%，$P=0.02$）。然而，与接受 AC 治疗的患者相比，DBS 患者的疾病严重程度更高，症状持续时间更长。在调整这种差异之后，AC 在重度强迫症患者中的反应率仍然比 DBS 高 50%。在极重度强迫症患者中，AC 和 DBS 的反应率相似，但 AC 的缓解率为 20%，DBS 为 2%（$P=0.006$）。两种术式不良事件发生率相似[11]。这些研究显示了在强迫症的神经调控治疗方面所取得的进展，并且需要进一步的 1 级证据研究以挑选出最佳靶点从而获得更好的效果。

重度抑郁症

重度抑郁症是指持续低落的情绪，对正常活动不感兴趣，精神不振持续至少 2 周。是北美最常见的精神疾病。终身患病率为 9.5%，高收入国家为 14.6%。重度抑郁症是世界上导致残疾的第三大原因，并且在 1990 年美国的经济负担估计为 437 亿美元。评估其严重程度的常见量表包括汉密尔顿抑郁评定量表 -17（Hamilton Depression Rating Scale-17，HDRS-17）和蒙哥马利 - 阿斯伯格抑郁评定量表（Montgomery-Asberg Depression Rating Scale，MADRS）。一线治疗包括抗抑郁药，如单胺氧化酶抑制剂（MAOI）、三环类（TCA）、选择性 5- 羟色胺再摄取抑制剂（SSRI）和 5- 羟色胺和去甲肾上腺素能再摄取抑制剂（SNRI），联合短暂的心理治疗，如认知行为疗法和人际心理治疗。ECT、重复经颅磁刺激（repetitive transcranial magnetic stimulation，rTMS），迷走神经刺激和 DBS 也已成为治疗重度抑郁症的潜在有效疗法。对治疗的反应定义为 HDRS-17 或 MADRS 评分降低 50%。HDRS-17 评分 <7 分或 MADRS 评分 <10 分定义为缓解。高达 30% 的患者对连续使用四种抗抑郁药无反应，其中 52% 患者对 ECT 无反应[2, 15~17]。

以前的理论假设重度抑郁症是由单胺神经递质缺乏引起的，而新的重度抑郁症理论则关注 CSTC 环之间的纤维联系。影像学研究显示，在对抗抑郁药、认知行为疗法、药物疗法、睡眠剥夺和消融技术有反应的患者中，边缘系统内均存在异常活动，并且上述治疗方法纠正了这种异常 [4, 7, 17]。遗传研究表明，血清素转运体基因短等位基因多态性患者在不良生活事件后更容易患抑郁症。

　　患病时间达数年、具有严重症状并且常规治疗无效的重度抑郁症患者可考虑进行手术治疗。患有癔症或反社会人格、轴 II 类人格障碍、认知功能受损、器质性脑损伤、高龄或严重内科疾病的患者在手术治疗前应充分评估。从历史上看，已有许多毁损技术可显著改善症状（图 25.1）。在英国最常用的技术是尾状核下神经束切断术。奈特首先把它描述为一种立体定向技术，但后来它被专门用于冷冻探针或透热疗法。据报道反应率介于 34%～68%。也可进行内囊前肢切开术，但其通常用于治疗强迫症或焦虑症。Talairach 首次报道了用冷冻消融术对该区域进行立体定向毁损，而 Leksell 用 110Gy 伽马刀进行了毁损。Leksell 的研究反应率为 48%。Kim 等基本上结合了尾状核下神经束切断术和内囊前肢切开术创造了边缘叶白质切除术，反应率为 61%～78%[2, 7]。

　　为了寻找一种适应性强、可能可逆的方法治疗药物难治性重度抑郁症，研究者尝试了多个 DBS 靶点。考虑到目前重度抑郁症的三部分和四部分模型以及扣带回在这些模型中的重要性，Johansen Berg 等利用磁共振弥散成像技术研究扣带回的潜在连接。连接的常见区域包括中扣带皮层、额极、下丘脑和 NAC。前扣带皮层与额极相连，而膝下皮层与 OFC 和颞极内侧结构连接更为紧密 [18]。这些区域中的每一个都在重度抑郁症中起着重要作用；因此，无疑 SCC 会成为 DBS 治疗重度抑郁症的常用靶点。多伦多研究小组对严重难治性重度抑郁症患者进行了 PET 扫描。他们发现 Broadman 25 区（Broadman area 25，BA25）的活动增加，而前额叶和运动前区、背侧前扣带回和前岛叶的活动减少。随后，Lozano 和 Mayberg 在 130Hz、60ms、3～4V 电压下对 SCC 进行了 8 周的脑深部刺激。在 6 个月时，6 例置入电极的患者中有 4 例（66%）产生反应，12 个月时 20 例置入电极的患者中有 11 例（55%）产生反应 [19]。治疗缓解率为 35%，而且大多数患者在 1 个月时有显著改善。产生反应的患者在 PET 重复成像时也显示出活动性的逆转。使用 PET 对治疗前后进行比较结果显示，3 个月时 SCC 活性增加，背外侧前额叶、腹外侧前额叶和前扣带回活性降低，在 6 个月时仍能维持。这项研究中 20 例患者随访结果显示治疗可产生持续的反应，尽管一项更大范围的多中心试验显示效果较差 [17, 20, 21]。

　　一些研究报告对内囊前肢进行了深部刺激，而其他研究则将其归为腹侧内囊 / 腹侧纹状体（ventral capsule/ventral striatum，VC/VS）靶。在这个位置放置的电极与刺激所产生的影响区域相同，部分原因是高振幅的刺激可能会产生更大范围的组织活化，以发挥其临床效果。Creenberg 在强迫症部分讨论的 VC/VS 区域刺激的研究中包括 8 例合并重度抑郁症的患者。他发现这 8 例患者的抑郁症状有所改善,但 Fayad 的长期随访结果显示,随着时间的推移,这些患者的抑郁率增加。Dougherty 等完成了该地区首次多中心、随机、双盲、假手术对照的治疗重度抑郁症的脑深部刺激试验。在为期 16 周的盲法治疗阶段,不允许调整药物,揭盲后为持续阶段。他们研究了 30 例患者,发现 15 例积极治疗患者中有 3 例(20%)患者的平均 MADRS 评分变化为(8 ± 13.7)分,而 14 例对照组中有 2 例(14.3%)患者的平均 MADRS 评分变化为(9 ± 10.6)分。在 12 个月的开放随访阶段,反应率和缓解率分别为 6/30(20%)和 4/30(13%)。在 24 个月的长期随访中,有 23.3% 的患者产生反应,20% 的患者得到缓解,但没有受试者能够在整个研究过程中保持反应状态。然而,26/30 的患者在试验后选择继续DBS。在反应抑制的情况下,积极 DBS 治疗组的患者在需要思维灵活性的任务中显示出显著的认知能力下降 [15, 17, 20]。

对电极置入深度略高于初始靶点的患者的抗抑郁作用的观察促使研究者对 VS 和 NAc 靶点的进一步探索。到目前为止,采用该靶点的研究包括一个病案报道,一个纳入三个患者的初步研究,以及一个两段式研究,该研究包括未采用盲法的优化阶段研究,以及之后对随机双盲假手术对照的交叉研究。病案报道中的患者术后表现良好,抑郁缓解持续了 15 个月。然而,在初步研究中,3 例患者中只有 1 例在置入电极后 23 周仍有反应。Bergfeld 等在荷兰(尼德兰)的两个医院中进行的另一项研究,所有产生反应的患者首次反应时间平均为53.6 天,未采用盲法的优化阶段后,平均 HAM-D-17 评分从 22.2 分降至 15.9 分($P = 0.001$),MADRS 平均从 34 分降至 23.8 分($P < 0.001$)。反应率和缓解率分别为 40% 和 20%。在随机双盲假手术对照的交叉研究之后,他们发现有活动性刺激患者的 HAM-D-17 评分($P < 0.001$)和 MADRS 评分($P = 0.001$)显著降低 [16, 17, 20]。

Fenoy 等发表了一份关于以前脑内侧束(medial forebrain bundle,MFB)为靶点的 DBS 研究的中期报告。他们的研究原理来自 Schlaepfer 等的报道。在刺激 MFB 1 周后,重度抑郁症显著改善。Fenoy 报告了本研究中的前 4 例患者的早期结果。他用 DTI 成像显示的与前额叶皮层的纤维连接为依据确定了腹侧被盖区(ventral tegmental area,VTA)的前外侧为靶点。经过 4 周采用盲法的洗脱期后,与基线相比,4 周的 MADRS 评分没有明显降低。然而,在揭盲刺激1 周后,MADRS 评分较第 4 周末的评分和基线评分(18 分,$P = 0.26$)显著降低(7 分,$P = 0.03$)。1 周时有效率为 75%。值得注意的是,唯一一例无效患者的基于刺激模型的计划刺激区内纤维连接显著减少。这些发现支持了基于连接的个性化靶点定位,以及使用连接图谱进行靶点选择 [22]。

1979 年,一项对 36 例精神病患者的研究显示,对 6 例患有重度抑郁症的患者中的 5 例进行了头端小脑蚓部的刺激,其抑郁症状显著改善。在 30 个月的随访中，所有患者均停用药物。这项研究的基本原理基于对该区域的刺激导致前隔区的放电增加以及海马活动性的抑制[17]。类似的刺激研究表明，刺激 ITP 对 OFC 产生抑制作用。一项个案研究为一例 49 岁女性，有 23 年的重度抑郁症、贪食症和边缘型人格障碍病史。在 ITP 双侧置入电极后，在刺激前抑郁症状明显减轻。经过 8 个月的刺激，其 HDRS-17 评分在 2～8 分。在双盲研究中，其抑郁评分出现了显著的波动，因此重新恢复刺激[17, 20]。本病例研究混杂因素较多，突出了排除轴Ⅱ类病变患者、近期自杀倾向、药物滥用以及排除其他疾病再诊断原发性重度抑郁症的重要性。

目前已提出多个用于治疗重度抑郁症和强迫症的靶点（图 25.2）。在明确靶点之前，研究应该集中在混杂因素较少的病例上。患者必须被告知，DBS 只是一个治疗过程的开始，仍然需要精神康复和长期维持治疗。由于重度抑郁症中没有既定的刺激参数，因此建议至少每 4 周进行调整，而且没有相应的药物调整方案。如果患者突然出现躁狂、精神错乱或抑郁症状急剧恶化（如自杀意念），建议首先将参数恢复到最后一个耐受设置，并观察几个小时。如果没有改善，建议调整药物[15, 17, 21]。

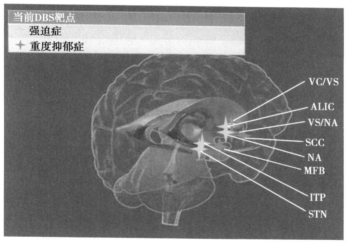

图 25.2　强迫症的靶点包括腹侧内囊（VC）/腹侧纹状体（VS）、内囊前肢（ALIC）、伏隔核（NA）、底丘脑核（STN）和丘脑下脚（ITP）。重度抑郁症靶点包括腹侧内囊/腹侧纹状体、腹侧纹状体/伏隔核、膝下扣带回皮层（SCC）和前脑内侧束（MFB）

抽动秽语综合征

1885 年，Georges Gilles de la Tourette 描述了"一种以运动不协调为特征的神经疾病，伴有模仿言语和秽语症"[23, 24]。Charcot 后来称这种疾病为抽动秽语综合征。现在 DSM-Ⅳ 将其描述为多发性抽动伴有或不伴有一种或多种发声抽动。这种疾病一般在 18 岁之前进展，并且每天发生数次，几乎每天或间歇性地发病至少 1 年，间歇期不超过连续 3 个月。TS 通常与其他精神疾病伴随发病，如注意力缺陷 / 多动障碍（attention-deficit/hyperactivity disorder，ADHD）（21%～90%），强迫症（11%～80%），MDD，焦虑和人格障碍。多达 1/3 的患者会表现出自我伤害的行为。据报道 TS 患病率为 0.77%，男性患病率为平均患病率的 4 倍。平均发病年龄为 7 岁，发病高峰期在 10 岁左右，随后在青春期有所改善。59%～85% 的患者在成年期间会出现抽动减少。在压力或疲劳的情况下，抽动往往会加重，而随着放松和选择性注意而改善。最明显的症状，秽语症或无法控制地使用淫秽词语只见于 10% 的患者。耶鲁全球抽动严重程度量表（The Yale Global Tic Severity Scale，YGTSS）和改良基于快速视频的评定量表（modified Rush Video-based Rating Scale，mRVRS）是用于评估症状严重程度最常用的量表。

目前关于导致 TS 的生理因素的理论表明，患者存在基底神经节以及相应纹状体 - 丘脑 - 皮层环路的功能障碍。研究表明，多巴胺（DA）能使纹状体神经元活性增强导致苍白球内侧核（globus pallidus internus，GPI）和黑质网状结构（substantia nigra pars reticulata，SNPR）的过度抑制，从而释放丘脑皮层传递。这一理论得到 fMRI 研究的支持。研究表明，在抽搐抑制期间，壳核、腹侧苍白球和双侧丘脑的活动减少，而右尾状核、额叶和颞叶皮层的活动增加 [23~27]。

根据疾病的严重程度，对 TS 进行个体化治疗。在轻度 TS 患者中，放松训练、CBT、习惯逆转训练和综合行为干预等心理行为疗法是一线疗法。对于病情更严重的患者，可使用 α2 肾上腺素能激动剂、典型或非典型抗精神病药、苯二氮䓬类药物或肉毒杆菌毒素注射剂进行药物治疗。手术治疗首次出现在 1962 年，E.F. Baker 报道了一例双侧脑白质切断术病例，显著降低了抽搐的严重程度并减少了恐慌发作 [28]。其他毁损技术包括前额叶切开术、LL、前扣带切开术、丘脑切开术以及未定带、红核和齿状核毁损。不良反应主要有偏瘫和肌张力障碍。Veerle Visser-Vandewalle 于 1999 年首次引入 DBS 治疗 TS。他以丘脑中央内侧核和腹内侧核交点为靶点 [23~27]。

对于 TS 患者进行脑深部刺激的选择标准尚未明确，目前通常用于对三种药物治疗方案不敏感并且进行至少 10 次行为治疗的试验仍未好转的严重 TS 患者。由于这种疾病的自然史是许多患者一旦成年抽搐症状就会显著减轻，因此通常对于 25 岁以上仍有明显症状的患者才考虑治疗。患有其他严重精神疾病、智力缺陷、自杀观念、结构异常或重大手术禁忌证的患者不应接受 DBS 治疗。目前正在探索多个靶点，研究最多的靶点是内侧丘脑。大多数报告都是个案研究，有一些小的非盲法和盲法研究。这些研究发现，抽搐的发生率降低了 37%～90%，在改善抑郁、焦虑和强迫症症状方面的结果好坏参半。也有以苍白球（globus pallidus，GP）为靶点的类似研究。据报道，抽搐严重程度降低了15%～96%，抑郁、焦虑、自残行为和生活质量都有显著改善。早期使用以苍白球为靶点的 DBS 治疗 TS 的经验表明，随着时间的推移，可能需要增加刺激振幅以达到同样效果，这表明对刺激的耐受性。研究较少的靶点包括内囊前肢并深入 NAc，抽搐严重程度降低 20%～57%，使用 STN 靶点抽搐频率降低了 97%。在比较丘脑和 GP 靶点的研究中，对于一些患者丘脑刺激能够更好地控制抽搐，而对于其他患者，GP 显示出更好的控制。这表明可能会有一些患者从不同的靶点治疗中获益。需要更多的研究来进一步阐明哪些患者将从中获益[23~27]。

其他精神疾病

与强迫症、MDD 和 TS 相似，目前很多精神疾病都难以治疗，因此也一直在探索手术治疗的方法。目前的人类研究包括成瘾、攻击性、厌食和焦虑症，如创伤后应激障碍（post-traumatic stress disorder，PTSD）。动物试验也表明 DBS 在精神分裂症的治疗中可能有效。对于 DBS 用于治疗这些疾病研究目前仅限于病例报道、病例研究和小型队列研究。在此对这些研究进行简要总结，见表 25.1[29~36]。

表 25.1　脑深部刺激治疗其他精神疾病研究综述

作者	设计类型	靶点	病例数	结果
成瘾				
Kuhn 等	回顾性队列研究	NAc	10	3/10 戒烟
Kuhn 等	个案报道	NAc	1	饮酒量减少
Muller 等	前瞻性，非盲	NAc	5	所有病例不再嗜酒，其中两例在 4 年随访中仍能控制饮酒量。
Mantoine 等	个案报道	NAc	1	戒烟
Zhou 等	个案报道	NAc	1	戒除海洛因并且抽烟减少，在刺激停止后仍能保持
Ardouin 等，Bandini 等，Knobel 等，Witjas 等	病例系列（4 例）	STN	12	成瘾行为消除
Smeding 等	个案报道	STN	1	PD 患者出现病态赌博
Lim 等	回顾性队列研究	STN	19	伴 DA 失调综合征或冲动控制障碍的 PD 患者多数行为无改善，部分患者病情恶化

续表

作者	设计类型	靶点	病例数	结果
攻击性				
Broggi 等	个案报道	pHyp	6	4 例患者的攻击性行为迅速改善，1 例在刺激电压为 2V 时没有改善，DBS 关闭；1 例患者术后 6 个月内刺激电压仅 1V，症状未改善
Park 等	个案报道	NAc	1	自残行为改善 40%
厌食症				
Lipsman 等	1 期预实验	see	6	9 个月时，3 例患者 BMI 大于基线值，其他 3 例与基线保持不变
Wu 等	前瞻性，非盲	NA	4	体重增加 65%，YBOC 和 HAM-A 评分显著降低
Israel 等	个案报道	see	1	术后 2 年仍能维持体重指数
焦虑症				
Langevin 等	个案报道	BLA	1	CAPS 得分降低 37.8%
精神分裂症				
Klein 等，Ewing 等，Mikell 等	动物实验	mPFC，GPe，MDN，海马体，NA，内侧隔核		mPFC、GPe 和 MDN 缺陷小鼠正常化 MDN 刺激诱导额叶皮层长期放电和突触可塑性 抑制海马体和 NA 从而抑制 DA 系统，减轻精神病症状 刺激海马体的 VCA1 降低了向 PFC 的传出，从而减轻症状。 NA 和内侧隔核刺激使小鼠的精神行为正常化

BLA, basolateral amygdala，基底外侧杏仁核；BMI, body-mass index，体重指数；DA, dopamine，多巴胺；GPE, globus pallidus externa，外侧苍白球；HAM-A, Hamilton anxiety rating scale，汉密尔顿焦虑评分量表；MDN, mediodorsal nucleus of thalamus，丘脑背内侧核；mPFC, medial prefrontal cortex 内侧前额叶皮层；NAc, nucleus accumbens，伏隔核；PD, Parkinson disease，帕金森病；pHyp, posterior hypothalamus，下丘脑后部；SCC, subcallosal cingulate cortex，胼胝体下扣带回皮层；SIB, self-injurious behavior，自残行为；STN, subthalamus neucleus，丘脑底核；YBOCS, Yale-Brown obsessive-compulsive scale，耶鲁 - 布朗强迫症量表

伦理

从伦理方面考虑，将 DBS 用于精神疾病与具体患者能否从中受益的科学不确定性有关，也与能否获得真正知情同意有关。如前所述，现有的证据有限，主

要为小型的病例系列，很少有安慰剂对照试验的支持。如果可能，DBS 应在结构化的临床试验中进行。在某些精神疾病中，适合接受治疗的患者人数可能非常少，因此难以进行临床试验。在这种情况下，伦理审查委员会批准后，可以进行个案研究。使用国家数据库有助于将研究进行汇总，使治疗和随访标准化。患者选择、靶点确定以及结果观察最好在多学科团队内完成，合作者之间进行开放式沟通。前瞻性随机对照试验在精神疾病和外科治疗中都很难应用。研究设计应重点控制尽可能多的混杂变量，同时仍能够将结果推广到一般人群。通常，精神病患者难以进行知情同意。如果可能，患者家属应尽可能地参与到知情同意过程之中。知情同意过程应强调当前研究的程度并且说明获益和风险。一些风险可以从已发表的有关 DBS 的研究和 DBS 在运动障碍患者治疗中出现并发症中推断出来 [37, 38]。

其他治疗

尽管 DBS 确实为精神疾病提供了一种侵入性较低、可能可逆的治疗方式，但其仍然具有侵入性，并具有出血、感染和对重要神经结构的损害等风险，可能导致神经功能意外损伤、卒中、昏迷，甚至死亡。这些风险很低，但仍有通过非侵入性方式治疗以降低风险的需求。目前正在研究的其他治疗方法包括 rTMS、经颅直流电刺激（transcranial direct current stimulation，tDCS）和输注氯胺酮。在rTMS 中，电流通过线圈产生磁场，从而改变大脑特定结构的轴突放电。目前常用的靶点包括用于治疗 TS 和 OCD 的辅助运动区（supplemental motor area，SMA）；治疗抑郁症、创伤后应激障碍、惊恐障碍、OCD、精神分裂症和成瘾的DLPFC；治疗惊恐障碍和精神分裂症的颞顶叶皮层；以及治疗 OCD 的 OFC。tDCS 是将阴极或阳极海绵置于头部并进行刺激。目前，tDCS 正在研究用于抑郁症、强迫症和精神分裂症的治疗。氯胺酮长期以来被批准用于麻醉，但低于麻醉剂量也可用于治疗疼痛。由于氯胺酮治疗后患者抑郁症状也明显减轻，因此也被用作抑郁症的治疗。静脉输注时，剂量通常为 0.5mg/kg 滴注 40min。该药有可能引起显著的急性心血管和精神反应，因此在给药时必须仔细观察患者。每一种非侵入性的方法都显示出巨大的前景，并值得进行进一步研究 [39~41]。

未来发展方向

DBS 刺激中改变某些变量可得到超出电极解剖位置的治疗效果。研究靶点附近电场的变化和分子浓度的变化，可以为改进靶点提供依据。影像学研究有助于评估代谢活动的变化以及这些靶点之间的相互联系。将这些信息结合起来，以进一步了解神经连接，了解神经功能的机制和影响，并确定新的治疗靶点。新技术包括闭环系统，其可根据传入信息改变对靶点的刺激。使用微电极和宏电极记录单个细胞和多个细胞的活动，从而可以为闭环系统提供输入反馈。化学探针是可以测量生物标志物和神经递质的微透析样探针，可以通过微量注射或逆透析来引起局部改变。化学探针也可用于注射药物、基因治疗、神经移植以及注射干细胞。电流法和电压法可以通过闭环反馈进行靶点处的局部操作。光遗传学是另一种新兴的治疗方法，利用红外光可阻止神经元死亡[42]。神经调控治疗精神疾病的未来将是一种多模式协同的方法，该方法将精神疗法和行为改变与药物和神经刺激相结合。随着研究的进展，不同的专业聚集在一起进行讨论，并形成多模式的疾病治疗方法将是非常重要的。

（宋海栋 译）

参考文献

1. Bjarkam CR, Sørensen JC. Psychosurgery — a historical perspective. In: Lozano AM, Gildenberg PL, Tasker RR, eds. Textbook of Stereotactic and Functional Neurosurgery. Berlin: Springer; 2009:2067–2886.
2. Coenen VA, Honey CR. Ablative procedures for depression. In: Lozano AM, Gildenberg PL, Tasker RR, eds. Textbook of Stereotactic and Functional Neurosurgery. Berlin: Springer; 2009:2943–2952.
3. Lichterman BL. On the history of psychosurgery in Russia. Acta Neurochir. 1993;125(1–4):1–4. https://doi.org/10.1007/BF01401819.
4. Dyster TG, Mikell CB, Sheth SA. The co-evolution of neuro-imaging and psychiatric neurosurgery. Front Neuroanat. 2016;10:68. https://doi.org/10.3389/fnana.2016.00068.
5. Sironi VA. Origin and evolution of deep brain stimulation. Front Integr Neurosci. 2011;5:42. https://doi.org/10.3389/fnint.2011.00042.
6. Papez JW. A proposed mechanism of emotion. Arch Neurol Psychiatry. 1937;38(4):725–743.
7. Cosgrove GR. Cingulotomy for depression and OCD. In: Lozano AM, Gildenberg PL, Tasker RR, eds. Textbook of Stereotactic and Functional Neurosurgery. Berlin: Springer; 2009:2887–2896.
8. Vergani F, Martino J, Morris C, et al. Anatomic connections of the subgenual cingulate region. Neurosurgery. 2016; 79(3):465–472. https://doi.org/10.1227/NEU.00000000 00001315.
9. Blomstedt P, Sjöberg RL, Hansson M, Bodlund O, Hariz MI. Deep brain stimulation in the treatment of obsessive-compulsive disorder. World Neurosurg. 2013; 80(6):e245–e253. https://doi.org/10.1016/j.wneu.2012. 10.006.
10. Gabriels L, Cosyn P, van Kuyck K, Nuttin B. DBS for OCD. In: Lozano AM, Gildenberg PL, Tasker RR, eds. Textbook of Stereotactic and Functional Neurosurgery. Berlin: Springer; 2009:2897–2924.
11. Pepper J, Hariz M, Zrinzo L. Deep brain stimulation versus anterior capsulotomy for obsessive-compulsive disorder. A review of the literature. J Neurosurg. 2015;122(5): 1028–1037. https://doi.org/10.3171/2014.11.JNS132618.
12. Hamani C, Pilitsis J, Rughani AI, et al. Deep brain stimulation for obsessive-compulsive disorder. Systematic review and evidence-based guideline sponsored by the American Society for Stereotactic and Functional Neurosurgery and the Congress of Neurological Surgeons (CNS) and endorsed by the CNS and American Association of Neurological Surgeons. Neurosurgery. 2014;75(4):327–333. https://doi.org/10.1227/NEU.0000 000000000499. quiz 333.
13. Fayad Sarah M, Guzick Andrew G, Reid Adam M, et al. Six-nine year follow-up of deep brain stimulation for obsessive-compulsive disorder. PLoS One. 2016;11(12): e0167875. https://doi.org/10.1371/journal.pone.0167875.
14. Tyagi H, Zrinzo L, Akram H, et al. A randomised controlled trial of deep brain stimulation in obsessive compulsive disorder: a comparison of ventral capsule/ventral striatum and subthalamic nucleus targets. J Neurol Neurosurg Psychiatry. 2017;88(8). A8.2–A9.
15. Dougherty Darin D, Rezai Ali R, Carpenter Linda L, et al. A randomized sham-controlled trial of deep brain stimulation of the ventral capsule/ventral striatum for chronic treatment-resistant depression. Biol Psychiatry. 2015;78(4): 240–248. https://doi.org/10.1016/j.biopsych.2014.11.023.
16. Bergfeld Isidoor O, Mantione Mariska, Hoogendoorn Mechteld LC, et al. Deep brain stimulation of the ventral anterior limb of the internal capsule for treatment-resistant depression. A randomized clinical trial. JAMA Psychiatry. 2016;73(5):456–464. https://doi.org/10.1001/jamapsychiatry.2016.0152.
17. Giacobbe P, Kennedy S. Medical management and indications for surgery in depression. In: Lozano AM, Gildenberg PL, Tasker RR, eds. Textbook of Stereotactic and Functional Neurosurgery. Berlin: Springer; 2009: 2925–2942.
18. Johansen-Berg H, Gutman DA, Behrens TEJ, et al. Anatomical connectivity of the subgenual cingulate region targeted with deep brain stimulation for treatment-resistant depression. Cereb Cortex. 2007;18(6):1374–1383.
19. Lozano AM, Mayberg HS, Giacobbe P, et al. Subcallosal cingulate gyrus deep brain stimulation for treatment-resistant depression. Biol Psychiatry. 2008;64(6):461–467.
20. Hamani C, Snyder B, Laxton A. DBS for depression. In: Lozano AM, Gildenberg PL, Tasker RR, eds. Textbook of Stereotactic and Functional Neurosurgery. Berlin: Springer; 2009: 2953–2962.
21. Riva-Posse P, Holtzheimer PE, Garlow SJ, Mayberg HS.

Practical considerations in the development and refinement of subcallosal cingulate white matter deep brain stimulation for treatment-resistant depression. *World Neurosurg.* 2013;80(3−4):S27. https://doi.org/10.1016/j.wneu.2012.11.074. e25-34.

22. Fenoy AK, Schulz P, Selvaraj S, et al. Deep brain stimulation of the medial forebrain bundle: distinctive responses in resistant depression. *J Affect Disord.* 2016;203:143−151.

23. Rotsides J, Mammis A. The use of deep brain stimulation in Tourette's syndrome. *Neurosurg Focus.* 2013;35(5):E4. https://doi.org/10.3171/2013.8.FOCUS13292.

24. Visser-Vandewalle V. Surgical procedures for Tourette's syndrome. In: Lozano AM, Gildenberg PL, Tasker RR, eds. *Textbook of Stereotactic and Functional Neurosurgery.* Berlin: Springer; 2009:2963−2970.

25. Huys D, Bartsch C, Koester P, et al. Motor improvement and emotional stabilization in patients with tourette syndrome after deep brain stimulation of the ventral anterior and ventrolateral motor part of the thalamus. *Biol Psychiatry.* 2016;79(5):392−401. https://doi.org/10.1016/j.biopsych.2014.05.014.

26. Zhang J, Ge Y, Stead M, et al. Long-term outcome of globus pallidus internus deep brain stimulation in patients with Tourette syndrome. *Mayo Clin Proc.* 2014;89(11):1506−1514. https://doi.org/10.1016/j.mayocp.2014.05.019.

27. Kefalopoulou Z, Zrinzo L, Jahanshahi M, et al. Bilateral globus pallidus stimulation for severe Tourette's syndrome. A double-blind, randomised crossover trial. *Lancet Neurol.* 2015;14(6):595−605. https://doi.org/10.1016/S1474-4422(15)00008-3.

28. Baker EFW. Gilles de la Tourette syndrome treated by bimedial frontal leucotomy. *Can Med Assoc J.* 1962;86(16):746−747.

29. Luigjes J, van den Brink W, Feenstra M, et al. Deep brain stimulation in addiction. A review of potential brain targets. *Mol Psychiatry.* 2012;17(6):572−583. https://doi.org/10.1038/mp.2011.114.

30. Müller Ulf J, Voges Jürgen, Steiner Johann, et al. Deep brain stimulation of the nucleus accumbens for the treatment of addiction. *Ann N Y Acad Sci.* 2013;1282:119−128. https://doi.org/10.1111/j.1749-6632.2012.06834.x.

31. Broggi G, Franzini A. Treatment of aggressive behavior. In: Lozano AM, Gildenberg PL, Tasker RR, eds. *Textbook of Stereotactic and Functional Neurosurgery.* Berlin: Springer; 2009:2971−2977. https://doi.org/10.1007/978-3-540-69960-6_178.

32. Park HR, Kim IH, Kang H, et al. Nucleus accumbens deep brain stimulation for a patient with self-injurious behavior and autism spectrum disorder. Functional and structural changes of the brain: report of a case and review of literature. *Acta Neurochir.* 2017;159(1):137−143. https://doi.org/10.1007/s00701-016-3002-2.

33. Lipsman N, Woodside DB, Giacobbe P, et al. Subcallosal cingulate deep brain stimulation for treatment-refractory anorexia nervosa. A phase 1 pilot trial. *Lancet.* 2013;381(9875):1361−1370. https://doi.org/10.1016/S0140-6736(12)62188-6.

34. Wu H, van Dyck-Lippens PJ, Santegoeds R, et al. Deep-brain stimulation for anorexia nervosa. *World Neurosurg.* 2013;80(3−4):S29. https://doi.org/10.1016/j.wneu.2012.06.039. e1-10.

35. Reznikov R, Hamani C. Posttraumatic stress disorder. Perspectives for the use of deep brain stimulation. *Neuromodulation.* 2017;20(1):7−14. https://doi.org/10.1111/ner.12551.

36. Agarwal P, Sarris CE, Herschman Y, Agarwal N, Mammis Antonios. Schizophrenia and neurosurgery. A dark past with hope of a brighter future. *J Clin Neurosci.* 2016;34:53−58. https://doi.org/10.1016/j.jocn.2016.08.009.

37. Bell E, Leger P, Sankar T, Racine E. Deep brain stimulation as clinical innovation. An ethical and organizational framework to sustain deliberations about psychiatric deep brain stimulation. *Neurosurgery.* 2016;79(1):3−10. https://doi.org/10.1227/NEU.0000000000001207.

38. Appleby BS, Ravins PB. Ethical considerations. In: Lozano AM, Gildenberg PL, Tasker RR, eds. *Textbook of Stereotactic and Functional Neurosurgery.* Berlin: Springer; 2009:2855−2864.

39. Lefaucheur JP, André-Obadia N, Antal A, et al. Evidence-based guidelines on the therapeutic use of repetitive transcranial magnetic stimulation (rTMS). *Clin Neurophysiol.* 2014;125(11):2150−2206. https://doi.org/10.1016/j.clinph.2014.05.021.

40. D'Urso G, Brunoni AR, Mazzaferro MP, Anastasia A, Bartolomeis A de, Mantovani A. Transcranial direct current stimulation for obsessive-compulsive disorder. A randomized, controlled, partial crossover trial. *Depress Anxiety.* 2016;33(12):1132−1140. https://doi.org/10.1002/da.22578.

41. Sanacora G, Frye MA, McDonald W, et al. A consensus statement on the use of ketamine in the treatment of mood disorders. *JAMA Psychiatry.* 2017;74(4):399−405. https://doi.org/10.1001/jamapsychiatry.2017.0080.

42. Nicolaidis S. Neurosurgery of the future. Deep brain stimulations and manipulations. *Metabolism.* 2017;69S:S16−S20. https://doi.org/10.1016/j.metabol.2017.01.013.

第 26 章

闭环和反应性神经刺激

KEVIN MANSFIELD, MD • AHMED M. RASLAN, MD, FAANS

引言

　　神经刺激的目的是使功能失常的神经系统恢复功能。理想情况下，神经刺激可以让患者的神经功能以一种难以察觉、近乎正常的方式工作，无论对外部观察者和患者自己来说都如此。也就是说，一个理想的神经刺激系统应该让患者和他周围的人察觉不到疾病和刺激器的真实存在。

　　由于神经系统本质上是一个动态的复杂系统，能够在许多不同的工作状态之间快速切换，因此病理表现以及刺激效果可能会随着时间和其他治疗效果发生显著变化。例如，帕金森病（PD），随着药物治疗的"开"和"关"状态，患者的症状在一天内从运动迟缓到运动障碍来回切换。长期来看，由四肢向中线逐渐出现运动迟缓症状，往往预示疾病的进展 [1]。在这种情况下，一个简单的、静态的、"持续打开"的刺激范式，不会提供一致的、高质量的治疗。

　　根据目前的技术，这需要医务人员反复不断地调整刺激参数。在此过程中，医生要根据患者的即刻症状变化或可陈述的变化来指导改变程控设置。一些不良反应（如情绪改变、强迫、语言或认知变化）可能不会立即显现，要在程控后数周或数月才出现。纠正这些不良反应，患者需要回到临床通过长期试错的方法进行经验性程控调整。同时，患者潜在的疾病进展、同期用药剂量和频率变化、新症状出现以及现有症状恶化，进一步混淆了程控刺激器的优点——智能、安全、有效。

　　反应性神经刺激系统的开发旨在将目前由人类专家完成的决策和程序调整任务集成到刺激器本身的控制系统中。对于患者和提供者而言，这应该能够提高系统调整的效率和优化过程，并将新出现、必须经历的不良反应时间间隔最小化。随着时间的推移，这种自动化的其他好处可能会变得明显。

　　本章旨在使读者熟悉控制系统的概念、基本原理及其在功能性神经外科问题中的应用。我们将从解释控制系统及其变化开始，并通过探索这些系统在某些神经外科问题中的应用得出结论。

控制系统

控制系统通常定义为"管理、命令、指导或调节其他设备或系统"的系统[2]。比如,从家里简单的电灯开关到复杂的飞机自动电子飞行控制系统。一般来说,这些系统是根据它们的各种元素之间的关系来分类的。我们将涵盖四大类控制系统,每一类都可以应用于神经刺激:开环系统、闭环系统、自适应系统和响应系统。

开环系统

开环系统是概念上最简单的控制系统。它们对许多应用程序都很有用,可以作为构建其他更复杂系统的良好起点。开环系统是由一个输入信号(或简单的、单一输入)、一个将该输入转换为另一种形式的过程(带或不带预定义参数)和一个输出信号组成(图26.1)。

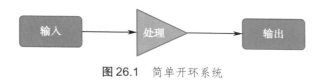

图 26.1　简单开环系统

开环系统的一个例子是汽油发动机。操作员通过改变油门控制位置来改变输入信号。然后,系统改变进入燃烧室的燃料量("过程")。其结果(或"输出")是发动机转速的变化。开环系统的优势在于,它们在概念上易于理解,而且往往非常稳定,也就是说,对于给定的输入,输出不会有显著的变化。开环系统的缺点包括需要从系统外部进行调整来改变系统的行为,换句话说,它们无法适应上下游操作的变化。此外,这种输入到输出的静态关系很少是生成所需输出的最有效方法。

尽管开环设计很简单,也有其局限性,但它非常有用。目前的脑深部刺激器使用这种设计,对各种适应证都有很好的效果;外周神经刺激器和硬膜外SCS 也采用开环设计,鞘内药物泵也是如此。这种类型的控制系统适合如下情况:①需要一个稳定的系统输出;②输出结果对全局的上下游操作影响相对独立,或存在合理的时间允许人为干预调整输出的影响。

闭环系统

闭环系统引入了影响系统运行的反馈元素。这种反馈通常采取预期或期望输出与实际输出之间进行比较的形式;然后,将比较的结果用于调整流程,以将这种差异或误差最小化（图26.2）。

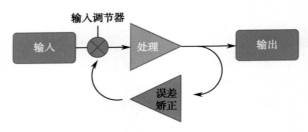

图 26.2 简单闭环反馈系统

汽油发动机的扩展示例，考虑用一个简单的巡航控制机制：一辆汽车油门位置信号驱动燃料供应，产生相应发动机转速（代替实际道路的速度），实际车速与期望车速（设定值）进行比较。这种速度误差用于增加或减少发动机的供油量，使实际输出更接近期望的结果。

简单的闭环系统以增加复杂性为代价，提供了系统稳定性为主要优点；它更可能在特定范围内进行输出结果，尽管外部条件变化可能会影响其处理过程。理想闭环系统将保持输出结果为所需的数值（零误差），即时调整输入调制函数（通常相当于系统的增益），使在所有组合输入方式和系统环境影响下仍能产生完全正确的输出结果。在实际系统中，实际输出与期望输出间的变化率和输出校正阈值是影响系统性能的设计元素。围绕设定值的输出结果振荡程度是这些设计元素的函数。

简单的闭环系统将误差和输入调制/增益等控件引入控制机制中。响应时间、阈值和系统振荡是系统的特性，在调整系统时必须考虑这些特性。更重要的是，被测输出信号的选择是控制系统成功与否的关键，而被测输出信号通常构建在系统设计之中。在神经系统疾病中，可以选择许多潜在的输出信号，每种选择都有其优缺点（参见生物标志物）。这些输出信号的选择在某种程度上是终极调控目标——"正常功能"的替身。

简单闭环系统的出现，使得神经刺激器向更智能化的方向发展（一些更为智能的神经刺激器设计已经出现简单闭环系统的身影）。智能化的神经刺激器增加了复杂性和对适当输出/反馈信号的要求，而这些需要建立在对正常生理和病理生理状态的深入理解基础上，并将其贯彻到系统设计中。这可以让系统在神经系统功能的基础上，对真实世界动态变化做出更为恰当的反应。这些设计首先在神经系统之外的心脏起搏器中应用，当它感知到心率低于设定的阈值时，起搏器被触发。目前，迷走神经刺激（VNS）（LivaNova）可以实时监测患者心率，心率可在癫痫发作时剧烈变化，可以触发刺激增加直至癫痫发作终止。

自适应系统

自适应控制系统是一类使用各种方法训练并优化的通用系统，用以识别和响应复杂的输入信号。自适应控制系统可以通过机器学习"学会"对信号集的分类。机器学习模型原理是通过分析处理一组已知输入、输出信号以及其他参考信号之间相互关系，反复优化形成预测模型，最终实现对未知信号的分类预测。该模型可以用于控制系统执行相同的复杂问题分类 / 反复预测任务，可用于闭环或开环系统。训练阶段通常使用闭环系统设计，对输入信号的各种权重、误差和其他参数进行迭代处理，直至达到可接受的高预测精度。然后"冻结"所有参数，将该模型置入系统之中，使用该系统配置处理所有未知的输入（图 26.3）。

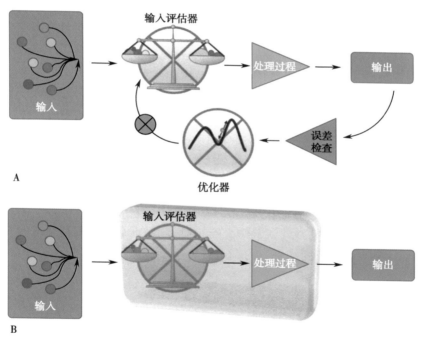

图 26.3　（A）自适应控制系统具有一组特征，通过迭代优化将一个"一般"过程调整成一个精确过程——为训练环境的具体输入产生所需的输出。（B）经过训练的系统针对它所控制的具体系统进行优化，并且封装"冻结"这种配置，以便在执行阶段收到新的输入数据时产生一致准确的输出

自适应控制系统增加了开环和闭环控制系统的能力，取代了一般的、简单的控制功能（开 / 关、多 / 少或几个输入信号的静态组合），使用更复杂的控制功能，这些控制功能是根据给定系统的特性定制。此外，它们可以合并多个输入

信号或单个复杂输入信号的多个特性,而传统的、明确方法执行这些特性是非常不切实际的。例如,我们可以在工厂训练巡航控制系统,信号输入包括车速、坡度、风速、前车距离、前车的速度和加速度,以及前车刹车灯亮起预测调整本车的油门位置,保持尽可能地接近用户设定的车速,还要避免车辆碰撞。创建一个明确控制函数,适当地包含所有这些变量将是非常困难的。通过使用机器学习技术,允许系统使用一个训练数据集来优化自身,可以有效地导出一个控制函数,该函数可以在现实世界的大多数情况下适当地控制油门。然后,这些车辆就可以按照优化后的控制功能进行使用。

神经刺激自适应控制系统需要许多上面所罗列的闭环系统的元素,用于数据训练:了解正常和异常的生理系统,一个或多个输入信号,并智能的选择适当的输出信号用于比较预期和实际结果控制功能。信号,特别是输入信号,无论是单独的还是组合的都应该具有丰富的细节,以判断自适应控制系统增加的复杂性。自适应系统的优点是,设计人员不再需要精确地知道各种输入信号的相对重要性,系统将决定这一点。权衡的结果是,设计人员必须选择具有足够信噪比的输入,并设计适合所需任务的机器学习算法。一旦经过训练,系统应该能够可靠地识别嵌入在复杂系统中的所需触发输入条件。处理这些复杂变量集的能力使自适应系统非常适合于高级生物医学应用。

目前,自适应控制系统被用于反应性神经刺激系统(RNS, NeuroPace)。置入后,系统记录接下来几周的电生理数据。然后下载这些数据,并标记有关何时发生癫痫发作的信息。该系统经过训练(又称优化),用以识别与数据集中记录相类似的、新的癫痫发作实例。值得注意的是,在培训期间,系统没有被告知一部分记录数据为什么是癫痫发作,而只是被告知它们是癫痫发作。系统中的机器学习算法能够自动提取训练信号的特征,并对训练信号的特征进行关键提取,从而得到准确的预测结果。

反馈系统

最复杂的控制系统是反应系统。与自适应系统一样,尽管存在无关的信号,该系统会分析一组复杂的输入变量,并以高度一致的方式进行处理,以产生所需的输出。反应系统在实现阶段采用闭环设计,为算法增加了一个额外的步骤(图26.4)。

使用闭环设计的价值在于系统能够根据动态变化的情况调整和适应其行为。在前一章节,自适应巡航控制系统可以根据交通状况调整巡航控制设置。而这里,主角变成了灵活的驾驶员辅助系统,可以执行学习任务,可以合并驾驶模式,可以为司机提供预警反应时间,甚至为了防止碰撞而接管驾驶操作。从生物学角度讲,二头肌反射的程序性刺激反射环路和杂技表演的反馈控制动作

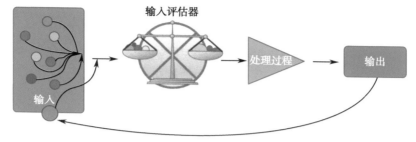

图 26.4　反应性系统采用具有闭环信号反馈的自适应控制系统

之间是存在区别的。RNS 系统在一定程度上包括这个设计元素。其成功输出信号特征,就是阻断了癫痫的持续发作。这是由于触发系统的输入信号包括:癫痫发作的皮层脑电图(electrocorticography,ECoG)信号、系统对输入信号的高频采样,系统的内在的负反馈控制设计。更复杂的输入 - 输出环路设计正在研究之中。例如,我们知道中枢神经系统(central nervous system,CNS)的可塑性变化是随着持续的刺激而发生的;一个真正反应性系统,可以持续监测所训练系统的有效性,对不断出现的变化偏差进行再训练,并同时提供持续有效的治疗。

自适应性和反应性系统的局限性是所有机器学习应用程序固有的局限性,简而言之,它们只取决于提供给它们的培训数据以及底层处理算法和优化器的基本设计。然而,经过深思熟虑的设计和对病理生理学的深入了解,这些系统在复杂和动态的中枢神经系统环境中具有巨大的潜力。

生物标志物

理想的生物标志物

生物标志物对神经调控系统的正常运作至关重要。在这种情况下,生物标志物是指任何可用来识别系统的控制状态的特征(或特征的组合)。在控制系统中理想生物标志物应该具有以下特征:

- 敏感性:尽管存在合理的外部信号和噪声,系统仍应能够可靠地检测到生物标志物的信号。
- 特异性:生物标志物应只随系统的变化而变化。
- 预测效用:生物标志物应该在一个有用的时间范围内检测出来,以便在出现症状之前进行干预。
- 时间相关性:随着病情消退,生物标志物应迅速消退,以便检测干预是否成功。

- 安全 / 容易获取：生物标志物获取的风险或不适最小。它的使用应该在干预所需的时间范围上是实用的。

随着我们使用越来越复杂的控制系统，生物标志物的用处越来越多。它们不仅被用来决定是否使用和使用哪些神经调控系统，而且还成为开环和闭环系统的触发器、反应系统中的反馈信号和反应系统中的反应信号，以及自适应系统的训练模式。目前，生物标志物种类繁多，而且有更多的生物标志物正在积极研究中。下面解释一些目前应用于神经调控问题的生物标志物的例子。

物理性生物标志物

有时简单的解决方案是最好的。躯体运动症状是许多神经调控的改善重点。对于 ET、PD 和其他运动障碍疾病而言，这是肯定的。然而，其他许多神经病理性疾病引起的运动症状，可以作为神经调控控制系统的要素。例如，癫痫发作在抽搐停止或某些部分癫痫运动停止后，出现过度运动。运动很容易被加速度计等可穿戴设备跟踪。如果使用原始的运动数据，这些生物标志物的敏感性和特异性将受到挑战。然而，某些特定情况下，患者的运动模式具有敏感性和特异性，其可通过特殊算法被检测出来，可以有效地用作生物标志物。物理性生物标志物的优点是，它们可以非侵入性方式获得，而且患者（和提供者）付出的代价最小。它们与治疗情况也有高度的时间相关性，因其是一个病理状态的直接症状。

主观 / 体验的生物标志物

最终，我们的神经调控干预措施旨在提高患者的生活质量。影响患者生活质量的主观体验可以作为我们系统的控制点。考虑一下疼痛的情况：SCS，常伴有覆盖脊髓节段皮肤的异位感觉。刺激器的放置常常由患者对这些感觉异常的主观体验来指导，刺激的强度常常由这些感觉异常和所经历的疼痛程度来指导。这强调了人（无论是患者还是临床医生）经常在控制系统中扮演重要的控制节点的角色。患者可以实时调整系统以最佳状态控制其症状，这些系统可通过使用体验生物标志物取得了良好的效果。这些生物标志物的风险比物理标志物略高，因为必须允许患者经历不希望出现的状态（疼痛、运动障碍等）来调整系统。时间变量也存在潜在的问题，因为调整系统的效果可能远远滞后于症状出现。相反，体验性生物标志物的敏感性和特异性往往相当高。

电生物标志物

神经调控已被概念化为以改变生物电生理过程为中心的治疗。运用现代微电路技术测量生物电信号，概念简单、技术可行。这是因为我们的控制系统是由电器构成的,所有的生物标志物最终都必须转化为电信号,然后才能进行处理。此外,由于我们绝大部分的神经调控是通过电刺激完成的,因此将电生物标志物整合到这些系统中是一种直观的设计选择。它们对所治疗的情况有很高的时间信度。它们容易获得并被广泛接受,因为获取电信号的设备通常可以用来执行神经调控刺激。然而,在不干扰患者认知的情况下,有些系统为满足完全自动化的信号采集,需要在刺激点的远隔位置进行记录,这就需要增加侵入和置入风险事件。从中枢神经系统获取非常丰富的电信号,有望找寻到高灵敏度和特异性的生物标志物。随着对中枢神经系统电生理的深入理解,电生物标志物是非常具有吸引力的选择。

电生物标志物在癫痫中应用广泛。癫痫的诊断本质依赖对大脑中特征性电信号的识别。RNS 系统通过任务训练来识别患者癫痫发作时独特的 ECoG 特征。当检测到癫痫发作特征 ECoG 时,系统提供神经刺激;当检测不到癫痫发作时,系统恢复到监测模式。随着我们对这些情况的深入理解,我们将类似的技术应用于脑深部电刺激(DBS),也可以用于其他的适应证。

化学生物标志物

神经系统神经元细胞内和周围许多节点正在进行的化学过程是神经系统电活动的基础。不适宜的电活动是大多数神经疾病的特征,通常可以用细胞的化学变化来解释。因此,这种变化的化学成分可以作为这些情况的生物标志物,甚至可能作为控制信号,可以用作触发或反馈信号。Grahn 等证明,实时测量大鼠内侧前脑束多巴胺水平可以用作 DBS 反馈调节信号 [3]。目前现有传感器技术水平限制了将化学生物标志物纳入常规临床应用。目前,体内测量化学物质需要对检测点进行消耗性或破坏性反应,这严重限制了探测器的使用寿命。然而,如果能够克服这一障碍,化学生物标志物可能提供与电生物标志物具有类似灵活性和实用性的控制系统信号。Bennett 等作者已经展示了新型材料的潜力,例如硼掺杂金刚石,可以显著提高在体探测器的寿命 [4]。

生理生物标志物

神经调控的生理生物标志物包括来自体内的其他信号,这些信号的变化可能与神经病理状态有关。例如,在癫痫发作期间,心率往往迅速增加。目前版本的 VNS(LivaNova)在心率快速变化超过特定阈值时实现了心率探测和增加刺激功能的一体化。心率,身体姿势,血糖水平,或任何其他生理测量数据可作为一个控制信号,这些信号可能会受疾病影响,也可能促进被调控疾病状态变化。

功能性生物标志物

神经调控的最终目的是改变神经系统的功能，使其朝着更"正常"的功能状态发展。神经系统是一系列复杂网络的集合，它们相互串联、并联或对立。使用这些神经网络的状态作为神经调控系统中的生物标志物，可以帮助直接将系统的真实期望结果与其功能联系起来。

解剖网络状态

已知的许多大脑解剖网络，是由大脑中的不同结构和结构之间的"连线"连接而成。经典的解剖神经网络，如连接皮层、基底神经节、丘脑[5]和Papez[6]环路的直接和间接通路，在不同的神经病理条件下发挥重要作用。测量这些网络中不同节点的活动模式，可提供丰富的信息来源。从中提取的潜在生物标志物，可用于控制先进的神经调控系统。

功能网络状态

在过去的十年里，越来越多的证据支持非解剖连接概念。脑内的功能神经网络执行处理日常工作的基础，它支持高级认知功能和复杂的任务处理[7, 8]。这些功能神经网络动态性地构成，并以任务特异性的方式相互融合，通过脑内的节点和连接，允许解剖学上远隔部位脑区协同完成复杂的任务。这要求大脑运行模式设计，最大限度地减少冗余，最大限度地提高任务处理的灵活性。功能神经网络在自检、执行功能性任务、确定外部刺激与情境的相关性以及其他几个方面都更为活跃[8]。这些神经网络在各种意识障碍或精神障碍中异常脆弱或强大，如抑郁症或精神分裂症[7]。

解剖或功能网络状态是神经反馈调控的理想目标。控制系统能够在一定程度上稳定全脑网络状态，甚至在不同状态之间进行切换，这有可能彻底改变脑功能紊乱的治疗方法。这些潜在的生物标志物仍然需要大量的研究。目前，它们的最佳特征获取手段是MRI技术。因此在特征获取的易用性方面还远远不够理想。然而，就像化学生物标志物一样，技术和智能的进步可很快就会消除信号获取障碍，并进入实际使用阶段。

目前和未来的应用神经外科

目前的神经调控疗法，除了本章前面提到的几个特例外，仍然普遍使用简单的开环设计。系统反馈环路中使用适当的生物标志物作为阳性或阴性对照，将决定更智能、更高效、更有效的治疗方法的发展未来。最近，在信号处理、机器学习和模式识别软件方面的进展，在很大程度上消除这些障碍。寻找信号和检测器的最佳组合并使之应用于实际中，是当今神经调控领域面临的挑战。

颅脑手术

脑皮层和 DBS 手术是功能性和立体定向神经外科的核心技术。与神经系统的其他部分相比，大脑的相对复杂性，它在一定程度上参与了几乎所有神经系统疾病。大脑通过解剖学上不同的数据处理和传输元素构成，使其成为闭环神经调节的最佳目标。大脑的复杂性，虽然乍一看令人望而生畏，但它提供了丰富的生物标志物，可用于先进刺激系统对不同控制点的要求。由于大脑对周围神经系统的核心调节作用和对神经系统功能障碍负责，所以对大脑的神经调控可以对神经系统疾病产生巨大影响，即便病变位于外周神经系统也是如此。基于测量系统感兴趣区域，屏蔽系统以外的噪声这种高选择目标，应用调控信号和测量触发 / 反馈信号。这使系统具备对不同中心、路径进行识别、刺激或取样的能力，使大脑中精确、细微的神经调控应用成为可能。

运动障碍

PD 可能是最为成功的神经调控的范例。DBS 通过多个维度的考察，反复被证明可以改善 PD 患者的病情[9~11]。特发性震颤和肌张力障碍通常用 DBS 治疗，也有相似显著效果[12~14]。尽管有超过 20 年的 DBS 治疗运动障碍的经验，目前的治疗标准是一种简单的、强效的、开环刺激系统。自从引入外科治疗以来基本没有过改变[15]。美国现有的电极设计包括四个圆柱形铂铱触点（美敦力）或两个圆柱形触点，这两个圆柱形触点包围着两个分段电极，每个分段电极有三个径向角度为 120° 子触点（总触点 = 8，Abbott）。这些电极可配置任意两个触点作为阳极 - 阴极对，允许 2^3 种组合（8 种）；或者，在胸部的埋藏的刺激发生器外壳可作为一个电极，则配置数量增加到 12 个。其他可以为每个电极组合提供调整变量包括刺激信号的电压 / 振幅、频率和脉冲宽度。这不包括目前正在研究，更为复杂的刺激波形。很明显，即使是这个相对简单的系统也有很大的刺激变量空间，可以通过操作这些变量为相应患者提供最佳的刺激范式。目前确定患者"最佳"设置的方法包括多次门诊随访评估和重新程控。患者和家属的主观报告以及临床症状观察（如几分钟内的震颤）可用于指导刺激参数的调整。由于许多 DBS 的影响和不良反应需要几天、几周，甚至几个月的时间才能显现出来，因此这种优化方法没有充分发掘 DBS 治疗潜力。即使有经验丰富的程控专家，实际试验的参数组合数量也只是可用组合数量的一小部分。使用能够快速提供有价值反馈和触发信号的生物标志物，是更有效的参数选择方法。此外，采用自适应 / 反应式闭环系统可以帮助确定何时不需要刺激，并随着时间的推移减少脉冲发生器的净能量消耗，从而提高设备的电池寿命。

丘脑底核（subthalamic nucleus，STN）和苍白球内侧核（globus pallidus interna，GPi）局部场电位的 β 带振荡（13～35Hz）已被证明与 PD 患者运动迟缓和僵硬的严重程度有关[1]。STN 中 β 带与皮层 γ（50～200Hz）信号振荡的相位振幅耦合和 STN 局部场电位（local field potentials，LFPs）高 γ 带（200～400Hz）上的高频振荡也与 PD 患者运动症状的严重程度相关。在 β 带的皮层 - 皮层网络同步也同样被证明与 PD 症状的严重程度相关[16]。另一方面，震颤与频率在 5～10Hz（θ 和 α 波段）的局部场电位高度相关。研究表明，典型的 130Hz 刺激会降低 β 带效应，而对振动频率进行相位干扰的刺激脉冲，可以干扰该频段信号并减少震颤[1, 16]。

Little 等在 2013 年证明，从 DBS 电极未使用的触点记录的 LFPs 可以作为自适应闭环系统的反馈信号[17]。他们在接受 DBS 治疗的患者中识别出峰值功率中的 β 带频率，并设计了一个闭环系统。当 β 带的预定子集的功率超过限定阈值时，就会触发时长 100ms、频率 130Hz 脉冲刺激。Little 和 Beudel 在 2015 年撰文指出，这种方法可以在双侧置入使用，也可以在连续一段时间内使用[18]。两项研究都表明，自适应 DBS（adaptive DBS，aDBS）在运动症状方面的改善程度与传统 DBS 相当，甚至超过后者，能耗降低了近 50%。在这些研究中，有迹象表明，与传统 DBS 相比，aDBS 刺激患者的不良反应也更少。然而，这些研究并没有得出这样的结论。Beuter 等提出了一种类似的闭环刺激方法，使用皮层传感和刺激治疗 PD 的方法。该方法通过检测受运动影响的皮层功能网络变化，进而应用刺激使其返回到非病理状态[19]。这种系统将从机器学习技术中获益良多。这种技术在自适应和反应式闭环系统中应用是可能的。

我们应该避免混淆陷入更复杂方案和更好方案之间的陷阱。如上所述，物理生物标志物对于产生运动模式变化的情况非常有效。许多研究中心目前正在研究可穿戴设备的使用，通常包括加速计，以检测病理运动模式并调整刺激，使这些模式恢复到接近正常的状态。特发性震颤似乎是一种非常适用的情况；肌张力障碍和 PD 也有理由使用这种方法。在所有这三种情况下，应用自适应算法将为那些存在药物"开""关"状态的患者提供最大帮助。在这些患者中，可以实时增加或减少刺激，以适应任何药物的作用。使之，尽量减少药物治疗过度的影响（如 PD 中的运动障碍），并适应药物治疗不足（如遗忘某种药物使用）。

PD 当然不是唯一通过神经调控获得良好治疗的运动障碍疾病。神经调控的多面性和 PD 的各种症状的深入研究有助于我们对大脑运动控制的更全面的理解。通过深入探索可以开发应用更多疾病特异性的神经调控治疗方法，用于治疗孤立性的震颤、肌张力障碍和其他异常运动。

癫痫

来自 NeuroPace 的反应性神经刺激系统可能是目前最著名的闭环神经调控装置。它是当今市场上开发和研究最充分的系统[20~27]。本章前面已经描述了它的功能（适应性系统和电生物标志物章节），并着重强调了能带来深远影响的方法，可改进的信号检测和数据处理。上述 VNS（LivaNova）（闭环系统和生理生物标志物章节）同样使用个性化的生物标志物信号来提供个性化的神经调控。将反馈信息整合到其他系统中可能为治疗难治性癫痫提供更多的选择。SANTE 试验评估了慢性 DBS，与目前用于治疗丘脑前核运动障碍的传统 DBS 相类似。该试验在降低癫痫发作频率和其他几个次要指标方面显示出积极的结果，但该技术最终没有得到美国 FDA 的批准，部分原因在于一些患者存在抑郁症的风险[28]。使用一种基于神经网络的自适应系统（NeuroPace RNS），或更具有特异性的系统，其可提供正反馈信号，例如基于能量频带信号的 aDBS 可更好的治疗 PD。该系统在治疗癫痫时，能更好地调定系统、追踪目标阻断癫痫发作。同样，使用其他生物标志物，如功能网络状态，来检测日益恶化的抑郁症状态，可能会提供一个负反馈信号，有助于系统安全方面的改善。

精神疾病

如前面章节所述，用于调节和治疗精神疾病是闭环系统正在发展和具有吸引力的技术应用。目前，传统的慢性、开环 DBS 正被应用于强迫症，并已被研究用于肥胖[29, 30]，阿尔茨海默病记忆障碍[31] 和抑郁症[32]。这些疾病以及其他类似的疾病有一个共同的特征，即没有一个解剖学或生理学异常是确切导致其行为异常的机制。相反，这些疾病很可能是更大范围全脑功能网络功能或控制的异常结果。识别源自控制信号的生物标志物，将极大地帮助针对这些条件的神经调控系统。对他们而言，简单的主观 / 经验性生物标志物可能就足够了。当患者注意到症状加重时（如，患者强迫自己反复做某件事），这可能会触发他们的刺激器。一个额外的好处，患者对自身疾病有一种把控的感觉，从而（在小的方面）帮助引导患者治疗走向正轨。在其他一些情况下，这种由患者触发的反馈并不太适宜，而脑功能网络状态直接测量获得的控制信号，可调控刺激模式，用以保持治疗效果和不良反应的相互平衡。

中枢性疼痛

难治性疼痛是应用 DBS 的最初适应证之一[33~36]。初步结果很有希望。许多不同的区域都被研究，但丘脑靶区和导水管周围灰质是人类试验中最常选择的位置[37]。皮层刺激，尤其是运动皮层刺激，也应用于疼痛综合征患者的治疗。

一般来说，开环系统的慢性刺激范式往往会显示出较好的短期效果，如在卒中后疼痛、头痛/偏头痛、传入神经阻滞综合征（麻醉疼痛）以及臂丛神经撕脱等情况下[37,38]。然而，尽管有非常积极的刺激试验，总的趋势是大部分患者在一定时间内（最短1年内）的疗效降低或丧失（需要持续增加刺激所需电压维持效果）。也部分由于这个原因，DBS和其他颅内神经刺激系统没有被批准用于治疗慢性疼痛（尽管这些技术在英国得到批准）。目前还不清楚效果丧失的原因，但在面对慢性刺激时，大脑可能发生可塑性变化，这是一个主要的理论解释[37]。如果这是真的，那么开发只在需要时才激活的刺激算法可能是关键的进步，它允许在这些条件下持久有效地控制疼痛。

就像在精神疾病中一样，控制信号的关键是识别生物标志物。大脑解剖和功能网络的研究，可确认新的刺激靶标和反馈信号位点。神经化学信号也能在反馈回路中发挥重要作用指导这些疾病治疗。最终，结合这些新进展的工具患者自身的主观控制将是一个非常强大的神经调控工具。

颅外的操作

神经调节并不局限于对大脑的电刺激。硬膜外SCS和周围神经刺激都是公认的治疗方法，对各种疾病的治疗效果已得到证实。迄今为止，颅内神经刺激技术，主要由开环系统组成。这些开环系统需要通过临床经验判断进行手动调整，就如同颅内刺激器一样。

硬膜外脊髓刺激

- 疼痛：SCS最常应用于慢性疼痛的硬膜外刺激治疗，无论是背部还是四肢疼痛。目前，有一些系统可以感知患者的位置（水平或垂直），并可以调整置入电极位置，以适应导线位置的微小变化。否则，系统就无法动态地调整输出以保持有效性。目前的挑战是寻找可靠的、可测量的生物标志物来表明患者所经受疼痛的程度。一般来说，置入神经刺激在疼痛治疗中是正确的。但在SCS的情况下，虽然可以充分利用置入的微处理器的作用，但其设置并不包括疼痛的管理。由于疼痛是一种异质性的适应证，因此很可能最终需要多种生物标志物来指导闭环治疗，需以患者特异性的方式进行治疗。在与肌肉痉挛有关的背痛病例中，肌电图可以作为一个信号来源，实时显示患者疼痛的相对严重程度。另外，物理生物标志物，如整体活动水平的下降，可能有助于识别疼痛加重的状态。这可能通过控制设备能够实时确认因疼痛而导致的运动水平变化，而非简单的运动变化本身，可以提高患者反馈信息输入，形成一个可定制的反应系统。
- 心绞痛和周围血管疾病：疼痛症状的特殊情况。医学上难治性心绞痛及其相关的周围缺血性疼痛是公认的 SCS 适应证，在欧洲比美国更常用。美国没有批准单独适应证。这些情况提供了更广泛的潜在生物标志物用于控制信号，而不仅仅是疼痛的主观体验。事实上，此类疾病的生物标志物已经包括心肌酶分析，其他缺血组织损伤标志物的形式存在以及皮肤温度 / 灌注测量等。通过血液化学分析、温度传感器或组织氧合检测器将这些元素结合起来，可以增强闭环设计。

- 膀胱肌张力障碍：虽然疼痛肯定是膀胱肌张力障碍的一个表现，但仍有许多类似情况的患者由于存在脊髓或其他部位的损伤而无法监测到意识性疼痛。他们同样经历了膀胱功能障碍的影响。这可能以尿失禁，尿频，或交感神经功能不全的形式表现。这类患者可能比其他大多数患者更能从闭环 SCS 系统中获益。因为在症状严重失控之前，很难评估该系统的有效性。智能集成传感器（湿度传感器、心率传感器）的数据和患者输入的适当信息可以使这些系统得到优化。

- 脊髓损伤：在脊髓损伤患者中，痉挛或周围损伤性疼痛是放置 SCS 系统的常见指征。新的证据表明，SCS 系统可直接地治疗脊髓损伤所致的残疾方面更有益处。腰骶神经 SCS 已在少数完全性脊髓功能损伤患者中获得证实，可使其下肢恢复随意运动 [39, 41]。最近的动物研究也表明，在初级运动皮层损伤模型中，利用 SCS 和来自运动前区皮层的输入信号的闭环系统，有望恢复上肢和手部的基本自主运动 [40]。随着我们对 SCS 这一崭新应用的理解加深，将越来越先进的、自适应的和反应性的控制系统结合起来，有希望使患者恢复对瘫痪肢体更复杂的控制。许多不同的生物标志物需要与这一领域应用开的发系统结合起来。这些生物标志物，包括身体位置、速度和加速度、受刺激脊髓内 LFP 振荡频率、下行纤维束激活模式、皮层控制激活模式以及许多其他方面的参数。

- 背根神经节（Dorsal root ganglion, DRG）刺激：这项技术在美国之外已经使用了几年，但是直到 2016 年 1 月才获得 FDA 批准。在传统硬膜外 SCS 的改良版本中，电极被放置在硬膜外间隙 DRG 的正上方，用微伏刺激来调节 DRG 的行为。用于周围神经损伤引起的神经性疼痛患者，有望成为复杂区域疼痛综合征（complex regional pain syndrome, CRPS）Ⅰ、Ⅱ型的有效治疗手段。这也是传统 SCS 的一个置入指征。与 SCS 一样，DRG 刺激目前也只能通过开环设计来发挥作用。与心绞痛和周围缺血性疼痛一样，CRPS 也有客观生物指标，如温度和颜色的变化，这可能有助于作为反应性控制系统的生物标志物。

结论

　　适应性神经调控还处于早期发展阶段。其目标是将相对简单的开环系统转换为患者特异性的定制方式，提供优化的刺激和症状减轻系统。从某种意义上说，神经刺激一直存在有反应性的特点：临床医生提供了关于患者症状的复杂信息处理，以调整系统的操作参数，并在一个缓慢、手动、反复的过程中检查结果。现在，技术允许临床医生用传感器和计算机替换更多的系统元素，使系统更为高效，更具患者特异性。

　　自适应神经调控系统的设计采用理想闭环系统要素：

- 定义明确的生物标志物是敏感的、特异的，并且与正在处理的病理状态有适当的时间相关性。
- 设计精良的传感器，能够以一种安全、方便、舒适的方式检测相关的生物标志物，适用于患者和临床医生，并在典型的临床使用条件下经久耐用。
- 利用零星的事件（非常规变量），用以区分症状和正常状态。
- 在病理状态相关的实际时间框架内，有效地调节系统的输出。
- 扣除了信号检测损耗后，仍能提高能量输送效率（与简单的开环刺激相比）。

　　并非所有的神经调控都需要电刺激。其他模式也可通过应用这些原则进行优化，如向中枢神经系统鞘内输注神经调节药物巴氯芬。

　　将闭环神经调控推广到疼痛、行为、癫痫，甚至运动障碍的治疗上，面临的主要挑战之一是缺乏可靠的临床数据来指导我们下一步的技术开发。即使对基础生理学的理解相对较好，设计合乎伦理、安全、数据驱动的设备研究仍存在困难。在复杂的神经系统中，将各种基础科学和临床见解结合成单一的、目标导向的努力将需要越来越多的多学科合作。

（伍刚　译）

参考文献

1. Beudel M, Brown P. Adaptive deep brain stimulation in Parkinson's disease. *Parkinsonism Relat Disord*. 2016;22: S123—S126.
2. Hambley AR. *Electrical Engineering, Principles and Applications: Engineering, Electronic Engineering*. CTI Reviews. 5th ed. Cram101 Textbook Reviews; 2016.
3. Grahn PJ, et al. A neurochemical closed-loop controller for deep brain stimulation: toward individualized smart neuromodulation therapies. *Front Neurosci*. 2014;8.
4. Bennet KE, et al. A diamond-based electrode for detection of neurochemicals in the human brain. *Front Hum Neurosci*. 2016;10.
5. Alexander GE, Crutcher MD. Functional architecture of basal ganglia circuits: neural substrates of parallel processing. *Trends Neurosci*. 1990;13(7):266—271.
6. Papez JW. A proposed mechanism of emotion. *Arch Neurol Psychiatry*. 1937;38(4):725—743.
7. Van Den Heuvel MP, Hulshoff Pol HE. Exploring the brain network: a review on resting-state fMRI functional connectivity. *Eur Neuropsychopharmacol*. 2010;20(8):519—534.
8. Heine L, et al. Resting state networks and consciousness: alterations of multiple resting state network connectivity in physiological, pharmacological, and pathological consciousness states. *Front Psychol*. 2012;3.
9. Weaver FM, et al. Bilateral deep brain stimulation vs best medical therapy for patients with advanced Parkinson disease: a randomized controlled trial. *JAMA*. 2009;301(1):63—73.
10. Williams A, et al. Deep brain stimulation plus best medical therapy versus best medical therapy alone for advanced Parkinson's disease (PD SURG trial): a randomised,

open-label trial. *Lancet Neurol.* 2010;9(6):581−591.

11. Deuschl G, et al. A randomized trial of deep-brain stimulation for Parkinson's disease. *N Engl J Med.* 2006; 355(9):896−908.

12. Pahwa R, Lyons KE, Wilkinson SB, et al. Long-term evaluation of deep brain stimulation of the thalamus. *J Neurosurg.* 2006;104:506−512.

13. Kiss ZH, Doig-Beyaert K, Eliasziw M, et al. The Canadian multicentre study of deep brain stimulation for cervical dystonia. *Brain.* 2007;130:2879−2886.

14. Vidailhet M, Vercueil L, Houeto JL, et al. Bilateral, pallidal, deep-brain stimulation in primary generalized dystonia: a prospective 3 year follow-up study. *Lancet Neurol.* 2007;6: 223−229.

15. Arlotti M, et al. The adaptive deep brain stimulation challenge. *Parkinsonism Relat Disord.* 2016;28:12−17.

16. Silberstein P, et al. Cortico-cortical coupling in Parkinson's disease and its modulation by therapy. *Brain.* 2005; 128(6):1277−1291.

17. Little S, et al. Adaptive deep brain stimulation in advanced Parkinson disease. *Ann Neurol.* 2013;74(3):449−457.

18. Little S, et al. Bilateral adaptive deep brain stimulation is effective in Parkinson's disease. *J Neurol Neurosurg Psychiatry.* 2015. jnnp-2015.

19. Beuter A, Lefaucheur JP, Modolo J. Closed-loop cortical neuromodulation in Parkinson's disease: an alternative to deep brain stimulation? *Clin Neurophysiol.* 2014; 125(5):874−885.

20. Kossoff EH, et al. Effect of an external responsive neurostimulator on seizures and electrographic discharges during subdural electrode monitoring. *Epilepsia.* 2004;45(12): 1560−1567.

21. Fountas KN, et al. Implantation of a closed-loop stimulation in the management of medically refractory focal epilepsy. *Stereotact Funct Neurosurg.* 2005;83(4):153−158.

22. Morrell MJ. Responsive cortical stimulation for the treatment of medically intractable partial epilepsy. *Neurology.* 2011;77(13):1295−1304.

23. Heck CN, et al. Two-year seizure reduction in adults with medically intractable partial onset epilepsy treated with responsive neurostimulation: final results of the RNS System Pivotal trial. *Epilepsia.* 2014;55(3):432−441.

24. Bergey GK, et al. Long-term treatment with responsive brain stimulation in adults with refractory partial seizures. *Neurology.* 2015;84(8):810−817.

25. Loring DW, et al. Differential neuropsychological outcomes following targeted responsive neurostimulation for partial-onset epilepsy. *Epilepsia.* 2015;56(11):1836−1844.

26. King-Stephens D, et al. Lateralization of mesial temporal lobe epilepsy with chronic ambulatory electrocorticography. *Epilepsia.* 2015;56(6):959−967.

27. Meador KJ, et al. Quality of life and mood in patients with medically intractable epilepsy treated with targeted responsive neurostimulation. *Epilepsy Behav.* 2015;45:242−247.

28. Fisher R, et al. Electrical stimulation of the anterior nucleus of thalamus for treatment of refractory epilepsy. *Epilepsia.* 2010;51(5):899−908.

29. Halpern CH, et al. Amelioration of binge eating by nucleus accumbens shell deep brain stimulation in mice involves D2 receptor modulation. *J Neurosci.* 2013;33(17): 7122−7129.

30. Whiting DM, et al. Lateral hypothalamic area deep brain stimulation for refractory obesity: a pilot study with preliminary data on safety, body weight, and energy metabolism. *J Neurosurg.* 2013;119(1):56−63.

31. Laxton AW, et al. A phase I trial of deep brain stimulation of memory circuits in Alzheimer's disease. *Ann Neurol.* 2010;68(4):521−534.

32. Lozano AM, et al. Subcallosal cingulate gyrus deep brain stimulation for treatment-resistant depression. *Biol Psychiatry.* 2008;64(6):461−467.

33. Richardson DE, Akil H. Long term results of periventricular gray self-stimulation. *Neurosurgery.* 1977;1(2):199−202.

34. Hosobuchi Y, Adams JE, Linchitz R. Pain relief by electrical stimulation of the central gray matter in humans and its reversal by naloxone. *Science.* 1977;197(4299):183−186.

35. Thoden U, Doerr M, Dieckmann G, Krainick JU. Medial thalamic permanent electrodes for pain control in man: an electrophysiological and clinical study. *Electroencephalogr Clin Neurophysiol.* 1979;47(5):582−591.

36. Coffey RJ. Deep brain stimulation for chronic pain: results of two multicenter trials and a structured review. *Pain Med.* 2001;2(3):183−192.

37. Boccard SGJ, et al. Long-term outcomes of deep brain stimulation for neuropathic pain. *Neurosurgery.* 2013;72(2): 221.

38. Franzini A, et al. Stimulation of the posterior hypothalamus for treatment of chronic intractable cluster headaches: first reported series. *Neurosurgery.* 2003;52(5): 1095−1101.

39. Rejc E, Angeli C, Harkema S. Effects of lumbosacral spinal cord epidural stimulation for standing after chronic complete paralysis in humans. *PLoS One.* 2015;10(7): e0133998.

40. Zimmermann JB, Jackson A. Closed-loop control of spinal cord stimulation to restore hand function after paralysis. *Front Neurosci.* 2014;8.

41. Sayenko DG, et al. Neuromodulation of evoked muscle potentials induced by epidural spinal-cord stimulation in paralyzed individuals. *J Neurophysiol.* 2014;111(5): 1088−1099.

第 27 章

立体定向神经外科中的机器人

GEOFFREY STRICSEK, MD • OMADITYA KHANNA, MD • CHENGYUAN WU, MD, MSBmE

引言

莫斯科大学（Moscow University）解剖学教授 Zernov 最早将立体定向技术用于颅内目标的定位。它包括三个部分：基环以鼻根和枕骨隆突所确定的水平面为基准固定于颅骨上，赤道线与基环在矢状面垂直，0 点矢状缝的正上方；经线位于矢状面，可沿赤道线平移 [1]。应用 Zemov 之前构建的脑测量图，结合该立体定向框架可绘制处脑内结构的空间定位。1889 年，它成功地用于定位罗兰氏沟（Rolandic sulcus，译者注：中央沟），进行该部位脑脓肿的引流 [2, 3]。很显然俄国的研究工作没有得到应有的重视，1897 年另一份报告描述了立体定向手术。巴黎的一个研究小组记录的"操作指南"，由两个弯管和两个垂直安装的摄影胶片支架构成，然后附着到一个患者的头骨上。这个装置被用来定位患者颅内不透射线的异物 [4]。Sir Victor Horsley 和 Robert Clarke 通过将一个正交坐标系与动物头骨的相关解剖进行匹配工作，对巴黎研究小组的工作进行了扩展 [5]。1906 年，他们请一位工匠用黄铜制造他们的机器，随后在 1914 年为该装置申请了专利并应用于人类临床工作。

这些早期的立体定向装置由于颅骨标志和颅内靶点之间的巨大变异而受到了限制。今天基于框架的立体定向装置最早是由 Ernest A. Spiegel 和 Henry T. Wycis 在 1947 年提出的。他们将 Horsley 和 Clarke 的立体定向工作与气脑图、Walter E. Dandy 的脑室造影工作结合起来，以改善颅内靶点的定位 [6]。最早的颅内参考点是 Monro 孔（译者注：室间孔）和松果体，在气脑造影下具有典型特征。此外，前联合（anterior commissures，AC）和后联合（posterior commissures，PC）可通过脑室造影对比进行鉴别。以这些颅内标志物为基础，Spiegel 和 Wycis 使用 PC 和桥延沟连线作为参考，构建颅内结构的立体定向图谱 [7, 8]。他们也描述了 AC 和 PC 连线的使用。脑内目标与标准参考点的距离用毫米精度进行定义，忽略了个体之间存在的客观变化 [8]。为了在人群中保持准确性，Jean Talairach 开发了以 AC 和 PC 为关键标志的三维比例坐标系统 [8, 9]。应用 Talairach 描述的这个三维空间，Georges Schaltenbrand 和 Waldemar Wahren 在分析了 100 多例尸体标本的脑切片基础上，创建了一个全面的脑深部结构立体定向图谱 [10, 11]。这些先驱者所建立的立体定向的基本原理仍适用于今天。我们看到改进的框架技术（图 27.1）奠定无框架立体定向方法和新近的全自动外科机器人。

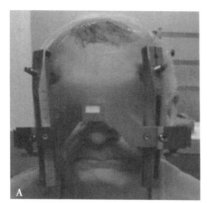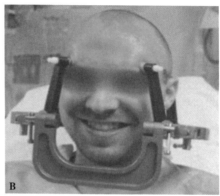

图 27.1　不同立体定向框架实例：（A）Leksell 框架和（B）CRW 框架

机器人手术

广义上讲，机器人可以作为被动系统或主动系统集成到外科工作中 [12]。被动系统的功能相当于一个平台，将手术器械握持在一个固定的位置上。它由外科医生进行设置，在重新设定前不会自行移动。被动机器人系统的最早用于颅内病损的立体定向活检 [13]。与此相反，主动系统是指在外科医生的监控下，机器人可以在整个手术过程中与患者进行互动的系统 [2]。主动手术系统有三种不同的形式：监控系统、机器人远程手术系统和共享控制系统 [12]。

监督控制系统依赖于术前手术计划，包括手术过程中每一个必要动作和位置。将制定好的程序传输给机器人上准备手术，然后在外科医生的监控下执行 [12]。达•芬奇手术系统，由 Intuitive Surgical 公司（Sunnyvale, CA）制造，可能是目前在用的最被广泛认可的手术机器人，也是机器人远程手术系统的一个实例。具体来说，它由一个带有多个触觉反馈机器人手臂的病床组成。这些机器人手臂由一位外科医生直接控制，他的位置在一个远程三维观察终端。最后，在一个共享控制系统中，外科医生和机器人共同控制一个仪器，由外科医生提供动作和方向,而机器人则使仪器保持稳定,并对运动进行缩放,以获得精准的操作 [14]。

神经外科的机器人技术应用

美国机器人协会(Robotic Institute of America)将机器人定义为"一种可重新编程的多功能机械手,它可以通过各种可编程运动来移动材料、零部件、工具或其他专门设备,以便执行各种任务 [15]。"机器人在协助完成复杂且经常重复的任务时特别有用。正是由于这个原因,机器人应用在立体定向神经外科中找到了定位。在基于框架的立体定位中,神经外科医生习惯于在术前制订手术计划,然后在框架 - 弧弓系统的帮助下执行该计划。这种工作流程也适用于机器人系统。如前监督控制系统所述,这需要术前计划。一旦形成立体定向计划,可以将其编程到机器人,然后在手术过程中执行。此外,机器人的解决方案很好地解决了立体定向中对高精度的绝对需求。因此,自 20 世纪 80 年代机器人在立体定向神经外科中的作用开始不断扩大。

第一次报道神经外科使用机器人系统是在 1985 年的可编程通用装配设备(PUMA)(图 27.2)。一例颅内占位的患者头部固定立体定向头架,然后进行 CT 扫描靶点定位。CT 获取的坐标系与 PUMA 机器人的坐标系相转换匹配。用 PUMA 机器人转换的坐标系,设计目标点的投射路径。外科医生可以根据需要调整入颅点和路径,以避开重要结构。机器人可以确保计划的目标点不发生偏移。此例活检样本实验室检测结果为阳性 [13]。MINERVA 系统于 20 世纪 90 年代初推出,是第一个专门为神经外科应用而设计的机器人,它提供了一个机器人系统与 CT 导航的集成,让外科医生能够实时监控仪器的位置和进展 [16]。在撰写本文时,FDA 正在批准用于神经外科立体定向机器人系统包括 Mazor 机器人

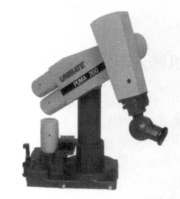

图 27.2　Kwoh 医生在第一个神经外科机器人手术中使用的 Unimate PUMA 机器人(经 Unimate 许可)

(Caesarea,以色列)的 Renaissance 导航系统、Zimmer Biomet(Warsaw,IN)的 ROSA 系统和 Renishaw(英国,Woton-under-Edge)的 Neuromate 系统。

神经外科机器人系统

Mazor Robotics Renaissance 导航系统

Mazor 系统有 6 个自由度，最初设计用于辅助椎弓根螺钉的置入（图 27.3），并于 2004 年获得 FDA 批准。它大约是一个 350mL 的饮料罐大小，并有一个用于路径导航的手臂。脊柱手术应用时，术前进行 CT 扫描，并使用专用软件规划螺钉的入钉点和入钉轨迹。麻醉诱导后，摆放好患者体位，安装平台与患者脊柱相固定，获得一系列透视图像，使患者、术前影像和机器人三者坐标系统进行配准。当所有的设备和配准获得验证，外科医生通过操作识别出一根椎骨，机器人就会调整它手臂的位置，将空心钻具导轨带到预定轨迹的预定进入点。最初在尸体上进行测试时，螺钉偏离预定轨迹的误差幅度仅略大于 1mm[17]。外科医生报告的机器人在实际手术中数据表明，准确率接近 99%，螺钉定位置不当是由于开钻前预设骨隧道前骨皮层碎屑所致[18]。大约有 10% 的螺钉无法按计划自动放置，这通常是由于未执行正确注册造成的[18]。数据显示，机器人辅助椎弓根螺钉置入后，无论是术者进行术中透视[19] 或术后 CT 观察[20~22]，其准确率为 90%～99%。

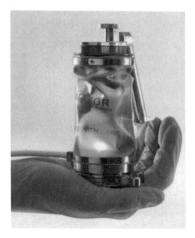

图 27.3　MAZOR Renaissance 系统——可用于脊柱或颅内手术（经 Mazor Robotics Ltd. 许可）

最近，Mazor 平台被扩大到允许应用于颅内立体定向，并于 2012 年获得 FDA 批准。与有框架立体定向装置一样，术前 MRI 可确定靶点、入颅点和路径。首先，在局部麻醉下，将一个简化的参考架固定到颅骨上。将相关标志附件与参考架绑定上，进行 CT 扫描获取数据与 MRI 数据进行注册配准。完成数据的注册配准后，软件就可以通过了解坐标点与参考架的相对关系，来解释术前 MRI 上规划的轨迹。在手术室中，机器人可与简化的参考架相连接，受控到指定位置，以识别预先规划的进颅点和路径[23]。在一组单中心回顾性病例分析中，20 例患者使用 Mazor Robotics Renaissance 导航系统实施 DBS，发现平均径向误差为（0.7±0.36）mm[24]。

神经外科机器人系统

ROSA® 技术

来自 Zimmer-Biomet 的 ROSA® 脑机器人（图 27.4）也为外科医生提供了一个具有 6 个自由度的独立系统。2010 年，第一代机器人 ROSA 获得了 FDA 批准，用于神经外科手术。最近，在 2016 年最新一代机器人 ROSA One 在欧洲获得了 CE 认证，同时集成了脊柱手术应用环境。这项技术依赖于外科医生使用术前成像进行的靶点路径规划。这种术前计划与患者在手术时通过以下几种选择进行关联：皮肤基准点、骨基准点、有框架注册配准或非侵入性激光注册配准。激光注册配准系统自动捕获面部和前额的数千个独立的点[25]。机器人被固定在患者头部附近。注册完成后，机器人在整个立体定向过程中被锁定在这个位置，以保持注册和准确性。在立体定向过程中，机器人类似有框架立体定向装置中的弓作用——为术前影像规划的路径提供指导。

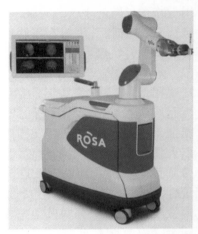

图 27.4　Zimmer Biomet 的 ROSA 机器人（经 Zimmer Biomet 允许）

该系统的一个重要特点是由机械臂末端的力传感器可提供触觉反馈。具体地说，当提供适当的指令，外科医生就可以简单地将手臂直接按所需的方向移动。这种运动可以沿着指定的感兴趣路径移动，也可以不受限制地自由移动。当动作完成后，机械臂就锁定到这个新位置。

ROSA 技术，可用于各种适合立体定向、定位的外科手术。其中一个用途是 SEEG 电极的高精度规划和置入。在本应用中，90% 以上的情况入颅点误差小于 2mm，83% 的情况目标靶点误差小于 2mm[26]。与 Mazor Renaissance® 导航系统相似，ROSA® 的脊柱应用也得到了扩展，其椎弓根螺钉放置精度达到 90%～97%[27, 28]。此外，触觉功能在非立体定向手术中可能具有价值，如在经鼻内镜手术和脑室内镜手术中可作为一个可靠的内镜持器。

Neuromate 机器人

Renishaw 的 Neuromate 机器人（图 27.5）为外科医生提供了 5 个自由度的立体定向装置。2014 年，它获得了 FDA 颅内手术的批准，目前还获得脊柱手术批准。外科医生在术前影像上规划预定的路径，影像可来自增强 MRI、其他形式的血管影像或功能影像资料。然后使用有框架或无框架的方式执行注册配准。

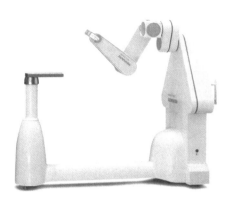

图 27.5　Renishaw 设计的 Neuromate 机器人（经 Renishaw 允许）

在手术室，这两种方式都需要把患者的头部与机器人底座刚性连接，这就确保了机械臂与患者头部的距离是标准的、一致的。有框架的注册配准，需要把患者头部固定在 Leksell 框架或 Cosman-Roberts-Wells（CRW）框架内。而无框架注册配准需要使用 Neuromate 的头部固定器。Neuromate 机器人的无框架配准不是通过激光对患者面部解剖进行注册配准，而是通过固定头部底板的超声探头进行注册配准。多个研究已经证明了注册配准的可信度：有框架系统的注册配准误差平均为 0.44～0.86mm，无框架系统的注册配准误差平均为 1.6～1.95mm，这两种方法的平均误差都小于 2mm，但是有框架方法比无框架方法要精确得多[30, 31]。有框架系统应用，91%～96% 患者的入颅点误差为 2mm 或更小[26, 32]。撰文时，还没有关于无框架应用入颅点精确可靠数据。一项研究中[33]，有框架目标靶点的平均误差为 0.86mm，其他两项研究目标靶点中值误差为 1.7mm[26, 32]。无框架应用的平均目标靶点误差为 1.7mm[30]。

机器人的优点

将机器人集成到神经外科手术室对患者和外科医生都有很多好处。在本节中，我们将讨论立体定向机器人系统相对于传统框架 - 弧弓系统的优点。

可重复性和高效性

在立体定向手术中，每个路径都需要重新调整和确认多个设置，任何一步的错误都可能导致路径错误，从而导致患者的不良预后。虽然框架 - 弧弓系统也能达到目标靶点的亚毫米精度，但在现有的设计中存在一个主要限制。刻度不太精确的弧和基环坐标，确定路径的入颅点。目前还没有关于框架 - 弧弓系统的入颅点误差的文献。但是，在机器人应用中，小于 2mm 的入颅点误差有助于证明它们能够可靠地重复最初规划的整个路径。

随着路径数量的增加，出错的概率也随之增加。机器人是专门为重复执行这些精确任务而设计的，可精确到亚毫米级别[34]。消除人为技术操作、目标靶点调整和目标靶点坐标解读，可以减少目标靶点误差。这些重复动作的自动化，还有一个好处是在进行多路径手术时（如 SEEG 电极置入），可以减少手术时间[26]。减少手术时间的价值无论如何都很重要。研究表明，与传统的有框架立体定向手术相比，机器人手术时间平均减少 222min[26]。如果手术时间按每分钟 100 美元计算[35]，每个机器人系统可节省开支 22 000 美元。所有这些因素也有助于减少外科医生的疲劳，并最终将其相关不良事件的风险降到最低。

路径规划的灵活性

目前有框架 - 弧弓系统将外科医生入颅点操作，通常限制在患者头部凸面。这不会显著影响 DBS 电极置入或立体定向活检。然而，在 SEEG 电极置入中，路径是由外向内并且垂直于矢状面中部，因此置入路径需要从头部更低的位置设置入颅点。虽然 Leksell 框架在 170° 圆弧范围内可进行入颅点操作，但 CRW 框架被限制在 120° 圆弧范围内。即使把框架 - 弧弓系统转换设置在矢状位，这种设置更适合横向路径，但基环或圆弧与框架基座之间难免发生碰撞，会在更大程度上限制这类路径使用。机器人应用则不会出现类似问题。

市场化

机器人手术的另一个优势是，机器人能够提高医院的商业吸引力和对手术本身的认知。"机器人"一词会让患者认为手术本身是前沿的，并让他们相信医院必须走在技术创新的最前沿。最近的一项研究将机器人手术营销的效果量化为"创新的"或"最先进的"，并发现超过 30% 的患者会选择接受一种新的手术方式，而不是传统的手术方式[36]。因此，如果传统技术和新技术的安全性和有效性是相同的，那么提供"最先进的机器人"替代方案不仅可以提供市场化的优势，而且可以增强患者对外科医生的信心。

机器人的缺点

尽管机器人立体定向神经外科是一项潜在的资产，但也必须承认目前机器人立体定向神经外科的一些缺点。

验证的准确性

在前一节中，我们注意到立体定向机器人具有更高的手术精度，但我们没有声称它们提供更高的准确性。迄今为止的文献已经证明，立体定向机器人提供的准确性可与现有的框架基准、颅骨基准和术中 MRI 基准的立体定向系统相媲美 [31, 37]。如上所述，立体定向机器人的一个主要优点是与框架 - 弧弓系统相比具有更高的可重复性和效率，尤其是必须进行多电极置入操作时（如 SEEG 操作）更为明显。与此同时，没有有效的术中方法来确认每个置入物是否在预定的目标靶点位置。这就像给 Leksell 和 CRW 框架带上个十字准星环一样。如果在机器操作中使用 Leksell 框架，则可以在该框架上设置 X 或 Y 以及 Z 坐标来进行确认。但是这样做会抵消使用机器人操作所获得的效率。由于机器人的准确度存在潜在保留性，因此必须权衡手术时间和手术效率。

目前，大多数机器人立体定向的工作流程都包含执行一个或多个表面标志物的路径测试，如本章前面所述。虽然，它仍然没有直接确认置入路径的准确性，但它确实告知外科医生注册和测试轨迹的准确性。这样的信息可以让人了解计划轨迹的总体精度，机器人可以高度精确地定位这些路径。如果初始测试路径的准确性不能令人满意，如果患者最初被放置在立体定向框架中，外科医生可能会选择中止机器人手术，或者回到传统的有框架立体定向手术。

长期的可靠性

就像任何机器一样，机器人在手术前或手术过程中都有机械故障的风险。它的校准也可能随时间出现漂移，进而牺牲其精度。因此，有必要对该系统进行维护服务，并在必要时进行例行重新校准，以尽量减少术中的失败和失去立体定向准确性的风险。

手术室空间

虽然 Mazor Renaissance 导航系统占用的空间很小，但它需要安装在患者的颅骨上，而且它的短臂限制了它只能用于 DBS 手术和颅内活检。对于较大的 ROSA 或 Neuromate 机器人，也可以进行 SEEG 置入。手术室空间需要满足机器人和它的工作站，机器人的功能补充设备，如 C 形臂或 O 形臂（图 27.6）。此外，其固定位置靠近患者头部，会限制手术区域空间（图 27.7），影响整个手术流程。

作为一项新技术，存在着预期的学习曲线。但它不仅包括外科医生，还包括手术室的支持人员。外科医生和支持人员必须熟悉的机器人外科手术的细微差别，其中包括机器人的无菌、隔音材料，了解机械臂在何时何地应该还是

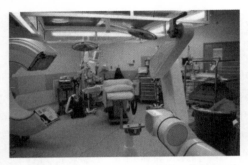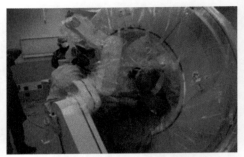

图 27.6　带 Neuromate、O 型臂、手术台、麻醉机及附加辅助设备的手术室

图 27.7　多个设备减少了患者周围可用的工作空间

不应该移动，以及如何在机器人位置的限制下，保持术者与助手之间的有效器械传递。

成本

立体定向机器人系统可能要付出高昂的经济代价。在撰文时，初始费用投入是传统立体定向头架设备的 6 倍。除了上述资费成本外，还需要增加定期维修频率。这可能会增加设备的长期成本。

未来的发展方向

机器人虽然在过去已经应用于外科手术领域，但直到最近它们才被神经外科所接受。这方面肯定还有改进的空间。正如我们在其他行业看到的计算机硬件相类似，技术进步将允许模块的小型化，这将减少机器人的体积，提高可移植性，从而将手术室的空间最小化。这些进步也可能提高这些机器人的可靠性和寿命。同样，提高生产能力和扩大竞争将有助于降低总成本。

同样重要的是相关软件的进步，它们具有更广泛的升级空间。但是，这些软件通常用以促进机器人系统集成到围手术期工作中，如：协助外科医生进行术前路径规划[38, 39]，术中工作流程和术后立体定向程序评估。

除了临床应用，不断发展的机器人还可能推动机器人在外科教育中发挥更大的作用。这是因为机器人有了视觉和触觉反馈的改良，可以用来创建安全且现实的外科模拟器[40]。这就提供了客观和可重现性评估外科实习生工作的场景[41]。因此，机器人在未来可能在医生职业专科认证中发挥作用。

总结

机器人有能力提高立体定向程序的执行例如 DBS[30, 33, 34]、颅内活检 [13, 23, 42]、SEEG[32, 43] 和激光间质热治疗 [44] 等手术操作。它们能够快速、可重复地精确执行动作，可以提高患者的安全性，帮助优化患者的预后，减少手术时间，甚至可能降低手术成本。然而，这些好处的代价就是：初始投入和持续维护的费用成本、机器人及其辅助设备需要添加手术室空间等基础设施建设和丧失立体定向头架术中确认置入准确性的能力。毫无疑问，机器人将继续得到发展和开发，越来越多地参与外科手术。

（伍刚 译）

参考文献

1. Kandel E. *Functional and Stereotactic Neurosurgery*. New York, NY: Plenum Medical Book Company; 1989.
2. Willems P, Berkelbach van der Sprenkel J, Tulleken C, Viergever M, Taphoorn M. Neuronavigation and surgery of intracerebral tumours. *J Neurol*. 2006;253:1123−1136.
3. Altukhov N. *Encephalometric Investigations of the Brain Relative to the Sex, Age and Skull Indexes*. In: Moscow; 1891.
4. Benabid A, Chabardes S, Seigneuret E, History of stereotactic surgery in France. In: Lozano A, Gildenberg P, Tasker R, eds. *Textbook of Stereotactic and Functional Neurosurgery*. Berlin: Springer-Verlag.
5. Maryam R, Gregory J, Mocco J. Early history of stereotactic apparatus in neurosurgery. *Neurosurg Focus*. 2009;27(3):E12.
6. Gildenberg P. Spiegel and Wycis − the early years. *Stereotact Funct Neurosurg*. 2001;77(1−4):11−16.
7. Spiegel E, Wycis H, Marks M, Lee A. Stereotaxic apparatus for operations on the human brain. *Science*. 1947;106:349−350.
8. Lopes Alho EJ, Grinberg L, Heinsen H, Fonoff E. Review of printed and electronic stereotactic atlases of the human brain. In: Peres JFP, ed. *Neuroimaging for Clinicians − Combining Research and Practice*. InTech; 2011. https://doi.org/10.5772/24897. Available from: http://www.intechopen.com/books/neuroimaging-for-clinicians-combining-research-and-practice/review-of-printed-and-electronic-stereotactic-atlases-of-the-human-brain.
9. Talairach J, Tournoux P. *Co-planar Stereotaxic Atlas of the Human Brain: Three-Dimensional Proportional System: An Approach to Cerebral Imaging*. New York, NY: Thieme; 1988.
10. Schaltenbrand G, Bailey P. *Introduction to Stereotaxis with an Atlas of the Human Brain*. Stuttgart: Thieme; 1959.
11. Schaltenbrand G, Wahren W. *Atlas for Stereotaxy of the Human Brain with and Accompanying Guide*. Stuttgart: Thieme; 1977.
12. Nathoo N, Cavusoglu M, Vogelbaum M, Barnett G. In touch with robotics: neurosurgery for the future. *Neurosurgery*. 2005;56:421−433.
13. Kwoh Y, Hou J, Jonckheere E, Hayati S. A robot with improved absolute positioning accuracy for CT guided stereotactic brain surgery. *IEEE Trans Biomed Eng*. 1988;35(2):153−160.
14. Taylor R, Jensen P, Whitcomb L, et al. A steady-hand robotic system for microsurgical augmentation. *Int J Robot Res*. 1999;18:1201−1210.
15. Dowling K. Robotics FAQ. https://www.robotics.org/product-catalog-detail.cfm?productid=2953
16. Glauser D, Fankhauser H, Epitaux M, Hefti J-L, Jaccottet A. Neurosurgical robot Minerva: first results and current developments. *J Image Guid Surg*. 1995;1:266−272.
17. Lieberman I, Togawa D, Kayanja M, et al. Bone-mounted miniature robotic guidance for pedicle screw and translaminar facet screw placement: part I − technical development and test case results. *Neurosurgery*. 2006;59:641−650.
18. Hu X, Ohnmeiss D, Lieberman I. Robotic-assisted pedicle screw placement: lessons learned from the first 102 patients. *Eur Spine J*. 2013;22:661−666.
19. Kuo K, Su Y, Wu C, et al. Assessing the intraoperative accuracy of pedicle screw placement by using a bone-mounted miniature robot system through secondary registration. *PLoS One*. 2016;11(4):1−11.
20. Roser F, Tatagiba M, Maier G. Spinal robotics: current applications and future perspectives. *Neurosurgery*. 2013;72:A12−A18.
21. Kantelhardt S, Martinez R, Baerwinkel S, Burger R, Giese A, Rohde V. Perioperative course and accuracy of screw positioning in conventional, open robotic-guided and percutaneous robotic-guided, pedicle screw placement. *Eur Spine J*. 2011;20:860−868.
22. Devito D, Kaplan L, Dietl R, et al. Clinical acceptance and accuracy assessment of spinal implants guided with Spine-Assist surgical robot. *Spine Phila Pa 1976*. 2010;35(24):2109−2115.
23. Grimm F, Naros G, Gutenberg A, Keric N, Griese A, Gharabaghi A. Blurring the boundaries between frame-based and frameless stereotaxy: feasibility study for brain biopsies performed with the use of a head-mounted robot. *J Neurosurg*. 2015;123:737−742.
24. VanSickle D. *Accuracy of Robotic Guided Subthalamic Nucleus Deep Brain Stimulation for Parkinson's Disease*. November 2014. http://cdn2.hubspot.net/hub/276703/file-2632119232-pdf/docs/RoboticDBSWhitePaper.pdf?__hssc=24577 7499.12.1432246476596&__hstc=245777499.6da3b5c-

c931fc9e8e0fbe4303cef9c82.1398801594641.143206235
9210.1432246476596.128&hsCtaTracking=7515dbde-
0116-4cca-8d14-1c48129738e0%7C5900ad8d-fe55-4f82-
aecd-22c598c7d06b&t=1487114006000.

25. Lefranc M, Capel C, Pruvot-Occean A, et al. Frameless ro-
botic stereotactic biopsies: a consecutive series of 100
cases. J Neurosurg. 2015;122:342—352.

26. Gonzalez-Martinez J, Bulacio J, Thompson S, et al. Tech-
nique, results, and complications related to robot-
assisted stereoelectroencephalography. Neurosurgery.
2016;78:169—180.

27. Lefranc M, Peltier J. Accuracy of thoracolumbar transpedic-
ular and vertebral body percutaneous screw placement:
coupling the ROSA Spine robot with intraoperative flat-
panel CT guidance — a cadaver study. J Robot Surg. 2015;
9:331—338.

28. Lonjon N, Chan-Seng E, Costalat V, Bonnafoux B,
Vassal M, Boetto J. Robot-assisted spine surgery: feasibility
study through a prospective case-matched analysis. Eur
Spine J. 2016;25:947—955.

29. Hoshide R, Calayag M, Meltzer H, Levy M, Gonda D.
Robot-assisted endoscopic third ventriculostomy. Neuro-
surgery. 2016;63(suppl 1).

30. Varma T, Eldridge P. Use of the NeuroMate stereotactic
robot in a frameless mode for functional neurosurgery.
Int J Med Robot Comput Assist Surg. 2006;2:107—113.

31. Li Q, Zamorano L, Pandya A, Perez R, Gong J, Diaz F. The
application accuracy of the NeuroMate robot — a quantita-
tive comparison with frameless and frame-based surgical
localization systems. Comput Aided Surg. 2002;7:90—98.

32. Cardinale F, Massimo C, Castana L, et al. Stereoelectroen-
cephalography: surgical methodology, safety, and stereo-
tactic application accuracy in 500 patients. Neurosurgery.
2013;72(3):353—366.

33. von Langsdorff D, Paquis P, Fontaine D. In vivo measure-
ment of the frame-based application accuracy of the Neuro-
Mate neurosurgical robot. J Neurosurg. 2015;122:191—194.

34. Lefranc M, Capel C, Pruvot A, et al. The impact of the refer-
ence imaging modality, registration method and intrao-
perative flat-panel computed tomography on the
accuracy of the ROSA stereotactic robot. Stereotact Funct
Neurosurg. 2014;92:242—250.

35. Macario A. What does 1 min of operating room time cost?
J Clin Anesth. 2010;22:233—236.

36. Dixon P, Grant R, Urbach D. The impact of marketing lan-
guage on patient preference for robot-assisted surgery. Surg
Innov. 2015;22(1):15—19.

37. Martin A, Larson P, Ostrem J, et al. Placement of deep
brain stimulator electrodes using real-time high-field inter-
ventional magnetic resonance imaging. Magn Reson Med.
2005;54(5):1107—1114.

38. De Momi E, Caborni C, Cardinale F, et al. Multi-trajectories
automatic planner for StereoElectroEncephaloGraphy
(SEEG). Int J Comput Assist Radiol Surg. 2014;9(6):1087—1097.

39. Sparks R, Zombori G, Rodionov R, et al. Automated multiple
trajectory planning algorithm for the placement of stereo-
electroencephalography (SEEG) electrodes in epilepsy
patients. Int J Comput Assist Radiol Surg. 2017;12(1):123—136.

40. McBeth P, Louw D, Rizun P, Sutherland G. Robotics in
neurosurgery. Am J Surg. 2004;188:68S—75S.

41. Winckel C, Reznick R, Cohen R, Taylor B. Reliability and
construct validity of a structured technical skills assess-
ment form. Am J Surg. 1994;167:423—427.

42. Haegelen C, Touzet G, Reyns N, Maurage C, Ayachi M,
Blond S. Stereotactic robot-guided biopsies of brain stem
lesions: experience with 15 cases. Neurochirurgie. 2010;
56(5):363—367.

43. Abhinav K, Prakash S, Sandeman D. Use of robot-guided
stereotactic placement of intracerebral electrodes for inves-
tigation of focal epilepsy: initial experience in the UK. Br J
Neurosurg. 2013;27(5):704—705.

44. Gonzalez-Martinez J, Vadera S, Mullin J, et al. Robot-assisted
stereotactic laser ablation in medically intractable epilepsy:
operative technique. Oper Neurosurg. 2014;10:167—173.

第 28 章

肌张力增高症的中枢和外周神经消融技术

WALID AHMED ABDEL GHANY, MD, PHD • MOHAMED ABDEL RAHMAN
NADA, MD, PHD

关键点

- 神经外科消融治疗肌张力增高症始于 19 世纪末，历史非常悠久。
- 正确地评估肌张力增高是至关重要的。未能区分特定类型的肌张力增高症可能会显著影响某些治疗方式的结果。
- 世界上还没有公认的治疗肌张力增高症的方法。所有现有的治疗方案都以个人或机构的经验为基础。

背景和定义

肌张力增高症表现为肌张力异常增高，是慢性运动障碍和上运动神经元综合征（upper motor neuron syndrome，UMNS）的重要组成部分。这种疾病是由运动通路受损引起的，在许多神经系统疾病（脑瘫、卒中、多发性硬化症、颅脑损伤或脊髓损伤，以及许多其他中枢神经系统疾病）中常可以见到。

在肌张力增高症患者中，体检者在使其关节做被动运动时能感受到异常增加的阻力。肌张力异常增高常包括痉挛、肌张力障碍和僵硬[1]。

痉挛的定义为与下列一种或两种症状相关的肌张力增高症：①被动运动的阻力随着伸展速度的增加而增加；②当超过阈值速度或关节角度时，外界施加动作的阻力迅速增加[2]。肌张力障碍是一种运动障碍，其特征是非自主的间歇性或持续性肌肉收缩，从而导致扭曲和重复的运动和异常的姿势。其特征是主被动肌群同时收缩[2]。

另一种肌张力异常增高是僵硬，其特征是等力收缩型肌张力增高，表现为不伴运动速度和阈值发生的运动速度降低[3]。

肌张力增高症的病理生理学

肌张力增高症的发展是多因素的,可以总结为发生在肌肉本身的运动控制失调的牵张反射和局部的变化。

下行控制异常

UMNS 的临床模式在很大程度上是通过病变的位置如皮层、皮层下核、脑干和脊髓来确定的。这些特征也取决于病变时间。在损伤后,可能会有一段休克期或反射抑制期,该症状会逐渐消失并被反射亢进所取代。

因此,α 和 γ 运动神经元兴奋性增高,Ⅰb 抑制减弱,回返性抑制(闰绍细胞)减弱,交互性抑制紊乱 [4, 5]。

脊柱层面的变化

这些变化是神经元可塑性的一个很好的例子,在这种可塑性中,脊髓内神经元的深度重组是对上运动神经元(UMN)损伤的反应。侧支传入发生,这表明Ⅰa 纤维最终可能占运动神经元突触的 10%,而不是正常的 1%,这可能是反射亢进的原因。另一个被大家熟知的机制是脊髓神经元通过去神经感觉过敏以适应突触传入的减少。这些变化在围生期永久性神经系统损伤的脑性瘫痪患者中得到了很好的证实[4]。

有趣的是,猫的胸中段脊髓完全横断后,后肢仍能产生协调的行走运动。一般来说,产生节律运动的电路称为"中心模式发生器"。然而,最简单的模式生成器是单个神经元,它们的膜特性赋予了其起搏特性。在一系列重要的实验中,Grillner 证明了激活脊髓中间神经元上的 N- 甲基 -D- 天冬氨酸(N-methyl-D-aspartate,NMDA)受体足以产生这种运动活动[6]。

骨骼肌的变化

过度的牵张反射也可能是由痉挛引起的,而且痉挛后可出现肌张力亢进。伴随技术的进步,显而易见的是,骨骼肌和神经系统都发生了巨大的变化。活检研究中一个常见的发现是,痉挛患者肌肉中肌纤维的大小变异增加[7, 8]。

最近的研究表明,影响肌肉被动弹性的来源有两种:一种是肌内巨大的细胞骨架蛋白"titin"的变异,另一种是细胞外基质胶原蛋白[9]。

肌细胞与细胞外基质之间存在着许多复杂的相互作用,这可能是由肌张力亢进引起的。UNMS 似乎使肌肉处于一种混乱的状态,失去了肌纤维大小和类型之间的正常匹配[8, 9]。

运动的正常控制见图 28.1[10]。

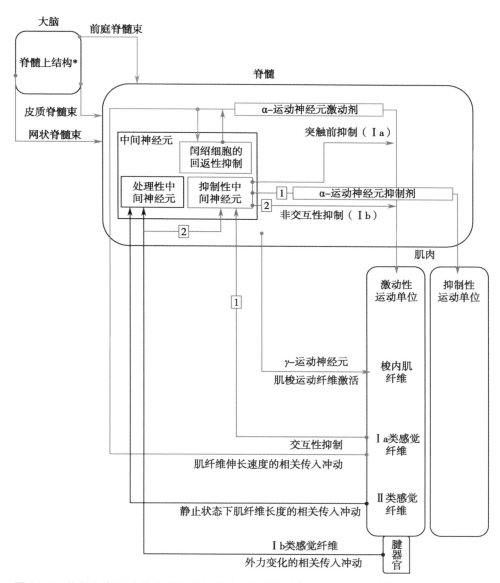

图 28.1　控制人类运动的上行和下行通路：主要的兴奋性（红线）、抑制性（蓝线）和处理性（黑线）通路参与反射调节，促进正常的躯干和肢体肌肉张力。编号为 1 和 2 的通路在与 α- 运动神经元突触前首先通过中间神经元。GTO，腱器官。* 一些锥体外系（图中未显示）也有助于维持正常的肌肉张力，并不是所有显示的通路都必然涉及由于痉挛而增加的伸展反射（改编自 Lynn Bar-On，Molenaers G，Aertbelien E，Campenhout AV，Feys H，Nuttin B，Desloovere K.Spasticity and its contribution to hypertonia in cerebral palsy. Review article. *BioMed Res Int*. 2015.）

评估肌张力增高和肌肉骨骼的预后

实际上，LIMNS 的许多特征比狭义的痉挛本身更容易导致残疾和随后的问题。LIMNS 的临床特征可以分为两大类——阴性现象和阳性现象[11]（表 28.1）。

肌张力增高症的临床评估仍然是一个复杂的问题。观察阵挛或腱反射亢进很容易，但区分紧张性痉挛或张力性收缩引起的拉伸阻力和肌肉固有硬度增加引起的阻力并不总是容易的[12]。

然后，临床检查常用来鉴别肌张力异常增高的相关迹象，如部分肢体被动运动的改变和异常深肌腱反射。最重要的一步是证明肌张力异常增高及其并发症会干扰患者的正常运动，而相关治疗会使之得到改善[7]。

表 28.1　上运动神经元综合征的阳性和阴性症状

阴性症状	阳性症状
肌无力	腱反射增加
失去敏捷性	阵挛
易疲劳	Babinski 征阳性
	肌张力亢进
	伸肌痉挛
	屈肌痉挛
	总体反射
	运动过程中协同收缩的不协调
	伴运动失调型和经典型痉挛性肌张力障碍

体格检查评估

每一位患者的体格检查应以确定肌张力增高症的类型及症状为目标。身体评估包括对门诊患者的肌张力、力量、关节活动度（joints range of motion，ROM）和步态周期的评估。

人们提出了许多测量肌肉张力的量表，修改后的 Ashworth 量表[13] 和 Tardieu 量表[14] 是最有效的量表。

电生理学评估

自 20 世纪 70 年代以来，步态实验室与步态分析技术的进步以及动态表面肌电图（electromyographic，EMG）测量技术的发展非常迅速，为残疾患者的治疗提供了许多有用的数据[15]。

电生理评价可用于临床评价，特别是量化治疗效果。在对患者进行客观评价和评价时，要考虑静息电位兴奋性的肌电测量、运动神经刺激传导过程中出现的迟发性反应如 H 反射和 Hmax/Mmax 比值、F 波和 F/M 比值、干扰模式客观评估、运动麻痹肌肉运动活动受损程度以及双通道肌电拮抗肌电时相分离的时间等[16~18]。

应始终考虑将肌张力增高症归因于残疾。活动和行走困难可能是由于不协调、软组织收缩、屈肌或伸肌痉挛、躯干痉挛或肌张力障碍等原因造成。疼痛是另一个常见的相关问题，可能由屈肌或伸肌痉挛、骨关节炎、关节半脱位或脱位引起。

术前诊断肌张力增高症的类型及对预后的影响措施

对每一种肌张力增高症的正确评估对于其治疗是至关重要的。痉挛是依其长度和速度来诊断的，而强直性肌张力增高症的特征是肢体在运动时出现共收缩现象和一侧肢体的溢出运动。肌张力障碍可能具有竞争性的模式或特定的姿势，而僵硬的特点是其等力高张力收缩，这与速度或伸展无关。

无法区分肌张力增高症的特定类型可能会显著影响某些治疗的结果。例如，选择性背根切断术（selective dorsal rhizotomy，SDR）的患者可能会出现较差的结果，或者由于肌张力障碍的存在而导致肌张力增高症的复发。

此外，不能区分肌张力增高症和肌肉骨骼的变化（肌肉挛缩或关节畸形）也可能导致不利的结果[10]。

神经外科消融技术史

神经外科治疗这些不同类型的疾病有很长的历史。Lorenz 于 1887 年做了第一例闭孔神经切断术，以缓解局灶性内收肌痉挛[19]，1889 年，Sherrington 证明，痉挛与由于脊髓上抑制作用减弱而引起的伸展反射过度兴奋有关，而脊神经后根切断术导致去大脑性痉挛的减少。1908 年，在这篇报道发表后，Forester 施行了全背根切断术，以缓解双下肢痉挛，但同时伴有各种感觉的丧失[20]。

1908 年，Horsley 通过切除中央前回，戏剧性地缓解了痉挛性运动。20 世纪 30 年代，皮层切除术用于治疗运动障碍、震颤和痉挛。1939 年，Meyers 研究了基底神经节在运动障碍中的作用和切断该结构所起的治疗作用。Putnam 选择性地切断颈髓水平的下行运动纤维，Walker 在大脑脚的水平将其切断。针对椎体运动系统，外科医生所做的努力有效地解除了不自主运动，但同时也造成了偏瘫[21]。

Bischof 在 1951 年首次描述了脊髓纵切术。1960 年，Pourpre 改进了 Bischof 的技术，使其伤害更小。1972 年，脊髓脊神经背根入髓区（dorsal root entry zone，DREZ）手术用于治疗持续性疼痛。结论：该技术可引起肌张力减退，因此可用于治疗严重的局部痉挛，如上、下肢痉挛[22]。

治疗选择及流程

据作者所知，目前尚无世界公认的治疗方案向我们提供选择标准。所有现有治疗方法均基于个人或中心的经验和经济水平。例如，在模式 1 中（图 28.2）[23]，作者采用针对肌张力的治疗方案，包括化学神经调控技术，而不是消融手术。

作者所在机构采用模式 2（图 28.3），该模式广泛涉及多模态的评估等级和多模式治疗选择（Ain Shams University Hospitals）。

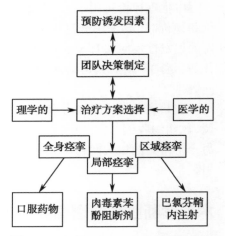

图 28.2　Anthony B. Ward. 制定的痉挛状态治疗策略（改编自 Ward AB. Long-term modification of spasticity. *J Rehabil Med*. 2003；41（suppl.）：60-65.）

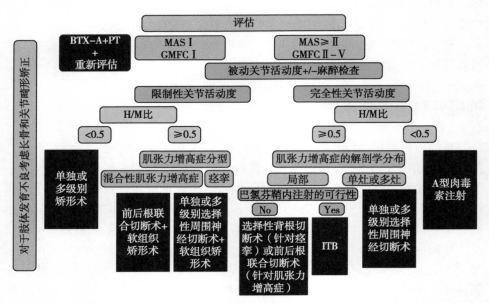

图 28.3　Ain Shams 大学对于肌张力增高症患者的治疗流程。GMFC，运动功能简单分级；MAS，改良的 Ashworth 痉挛量表；PT，物理疗法

中枢消融技术

脊髓内

背根入口区消融

1972 年，Marc Sindou 进行了第一次试验，用以治疗难治性疼痛，但结果导致其原先疼痛的肢体出现显著的肌张力降低。从那时起，他们便提出了一种治疗顽固性痉挛的背根入路损伤的新方法，该方法被称为 MDT（microsurgical DREZotomy）。

DREZ 区包括背根的中央段、Lissauer 束和背角的五个层面，初级传入神经在这里终止（图 28.4）。

MDT 的目的是优先中断背根的小的（伤害性的）和大的（肌肉性的）强直纤维，分别位于进入区的外侧和中部。手术损伤必须部分（如果不是全部）保留投射到背侧的内侧粗大的纤维，并且必须位于正中进入区，以保存对背侧的感觉和抑制神经网络[25]。

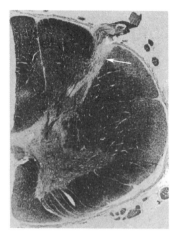

图 28.4　颈下段脊髓横切，髓鞘被 Luxol-Fuchsin 染色，显示背根进入区（箭头）（改编自 Sindou M, Mertens P. Surgery in the dorsal root entry zone for pain. Semin Neurosurg 2004；15（2/3）.）

适应证

1. MDT 可用于治疗上肢痉挛性偏瘫，尤其可改善肩肘关节功能，但对于腕关节和手指功能的作用微乎其微，尤其是存在屈曲过程中存在不可逆畸形且伸肌丧失运动功能的情况下。因此，当近端肌肉过度痉挛时，MDT 的效果可能会特别明显。
2. MDT 通常对下肢肌张力产生影响，因此必须将适应证限制在严重残疾，不能行走，无法使用轮椅，或产生压疮的截瘫患者。

外科手术技术

在全身麻醉下采用短效肌肉松弛剂进行 MDT，以便术中刺激腹侧神经根来定位控制痉挛肌肉的脊髓节段。

MDT 由一个切口和双极电凝组成，从神经根的腹外侧进入背外侧沟。毁损处应穿透 DREZ 的外侧部及 Lissauer 束的内侧，向下延伸至后角尖部。后者在手术显微镜下的特征是棕灰色的 [26]。

科技进步引入了其他手术技术来产生 DREZ 毁损。多篇文章介绍了射频热凝和激光束毁损，目的是产生更小范围的损害，不侵犯邻近的皮质脊髓束和脊柱，以尽量减少不良反应 [27]。

结果

MDT 对于减轻强直和痉挛症状非常有效。Sindou 及其同事做过最大的 MDT 研究；94 例接受 MDT 治疗患者在颈部手术，有上肢痉挛症状，175 例患者在腰骶部手术，有下肢痉挛性截瘫症状。在截瘫患者中，75% 的患者痉挛症状明显改善，88% 的患者疼痛和痉挛症状同时改善。对于偏瘫患者，87% 的患者痉挛症状得到改善或明显减轻 [28]。

并发症

主要并发症是肋膜敏感性（丘系敏感性）显著降低，近 70% 的患者出现该并发症 [24]。永久性运动或括约肌功能障碍偶有报道。有 5 例因多发性硬化症导致严重截瘫的患者出现败血症和死亡 [27]。

其他并发症包括脑脊液漏，脊柱畸形，或硬膜外血肿 [29, 30]。

脊髓切开术

Bischof 是第一个描述纵向脊髓切开术的人。他的目的是通过从脊髓一侧到另一侧的垂直冠状切口切断腹侧角和后角之间的脊髓反射弧 [31]。

然后，Pourpre 对 Bischofs 的技术进行了改进，以避免皮质脊髓束纤维的中断。通过 T$_9$ 至 L$_1$ 椎板切除术，手术包括先做后纵矢状切口，然后在两侧横切切口行十字形脊髓切开术，手术的目的是在不切断连接锥体束和腹角运动神经纤维的情况下，阻断腹角和背角之间的脊髓反射弧，而不切断连接锥体束和腹角运动神经元的纤维 [32]。

Laitinen 和 Singounas 随后设计了一种特殊的外科手术刀，以进行损伤较小的脊髓切开术。脊髓切开术用于治疗卧床不起的截瘫患者的痉挛性屈曲和严重括约肌功能障碍 [33, 34]。

预后

由于该术式保留了锥体束和前角细胞之间的连接，Laitinen 和 Singounas 更倾向于背侧中线脊髓切开术。保留这些连接有助于术后运动的恢复 [33]。据报道，脊髓切开术的效果是令人满意的 [33, 35]。

脑消融手术

立体定向脑毁损

立体定向神经外科在 1950 年由 Spiegel 和 Wycis 提出。随着时间的推移，目前业已探索了几种可损伤的靶点（丘脑内不同的位置、齿状核、大脑苍白球和丘脑下核），文献报道的结果也不尽相同。最近，脑深部电刺激术（deep brain stimulation，DBS）被逐步应用[36]。

对于不适合保守治疗的肌张力障碍或僵硬性肌张力增高症的患者，立体定向功能治疗应该是必要的。我们应该根据病因、严重程度、分布、是否存在其他神经症状、患者的年龄以及每个患者要达到的目标来考虑每种手术方案的适应证。

立体定向方法的原理是在运动和强直性疾病中精确定位基底神经节。近年来，无框架立体定向技术和基于旧框架的立体定位技术取得了许多进展。最近，一些神经外科中心倾向于使用磁共振引导下超声聚焦损伤或立体定向放射手术来实施脑损伤。

外科技术

立体定向脑损伤手术最好在患者清醒时进行，以便术中评估运动、感觉、言语和视觉对刺激的反应（图 28.5）。如果疼痛性痉挛或严重的不自主运使得清醒状态下手术难以进行，可以使用丙泊酚或右美托咪定进行清醒状态下的镇静。

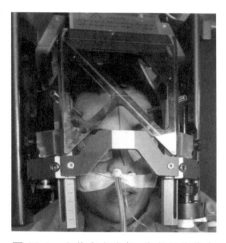

图 28.5　立体定向头架；定位器安装在头环上，准备进行成像

丘脑切开术　丘脑作为治疗肌张力障碍的靶点已有几十年的历史，而腹后外侧 GPi 则是治疗肌张力障碍的一线靶点。几十年来，它被认为是治疗继发性肌张力障碍的有效靶点。与治疗震颤的丘脑靶点相比，外科医生治疗肌张力障碍所选择的丘脑靶点是多样的。研究对象包括丘脑前腹内侧核、丘脑中间腹侧核（ventralis intermedius，Vim）、丘脑腹前核 / 丘脑腹外核（nucleus ventralis oralis anterior and posterior，Voa/Vop）、丘脑底核、丘脑中央核 / 束状核周围复合体（centrum medianum/nucleus parafascicularis complex，CM-Pf）和丘脑后结节。现在，Vim 核团几乎是唯一的选择[37]。

苍白球切开术 肌张力障碍的治疗靶点位于 GPi 的腹后外侧部分（图 28.6）。微电极记录有助于识别 GPi 的内外边界和苍白球外侧核。通常，通过射频探针的轨道设计两个距离为 2 mm 的毁损。术后早期，手术对相性运动的影响可能是较明显的，而在术后数周至数月时间内，紧张性肌张力障碍可能会得到改善。在单侧手术中，如果毁损处太靠近内囊，则可能导致对侧偏瘫，且双侧手术中会出现语言障碍 [38]。

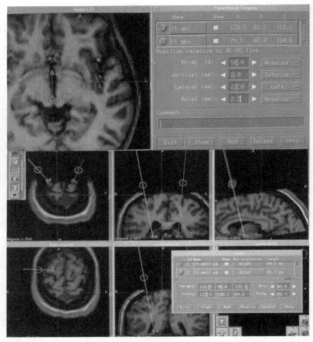

图 28.6 Leksell SurgiPlan 软件显示双边 GPi 目标的坐标和路径定义

结果 许多研究指出，非典型帕金森僵硬症的患者，如进行性核上性麻痹、多系统萎缩和痴呆等，毁损效果不佳。

在 20 世纪中期，丘脑切开术用于治疗肌张力障碍，而非苍白球切开术。苍白球切开术治疗 PD 的僵硬、运动迟缓、肌张力障碍等症状取得较大的成功，这使得许多文章推荐苍白球切开术治疗原发性全身性肌张力障碍 [39]。

之后，大量的研究报道了苍白球切开术治疗原发性和继发性肌张力障碍的成功。巧合的是，Iacono 及其同事 [40] 在发表的关于苍白球切开术治疗肌张力障碍的第一篇论文与 Benabid 等发表的关于 Vim DBS 治疗震颤的论文出现在同一年 [41]。DBS 迅速地开始取代苍白球切开术以治疗肌张力障碍。

　　射频损伤治疗的优点是成本更低,没有硬件故障的风险,感染的风险更低,而且不需要定期更换电池。然而,GPi 和丘脑的 DBS 已经取代了损伤手术,因为在一次手术中对双侧实施操作的风险更低。同时,它也避免了对儿童大脑发育造成的损害[42]。

周围神经消融技术

选择性背根切断术

　　背根切断术是治疗痉挛最古老的标准外科技术。1908 年,Forester 特进行了全背根切除手术,手术中患者丧失了所有的感觉。

　　1976 年,Gros 及其同事实施了选择性背根切断术(selective dorsal rhizotomy,SDR),只保留了每个根的五分之一。1977 年,Fraioli 和 Guidetti 报道了一种方法,在选定的背根中,将每个根的背侧 50% 切断,称为部分背根切断术。1979 年,Private 和 Frerebeau 基于受影响根的术前拓扑学选择,并通过电刺激术中定位来确认,实施了背根扇形切断术。随着对痉挛的特殊组织回路的进一步了解,Fasano 及其同事提出了一种基于术中刺激和肌电图反应记录的功能性背根切断术[43, 45]。

适应证

　　SDR 主要是为患有脑瘫等非进展性疾病的儿童设计的,而效果最好的是那些在腰骶部神经根实施手术的痉挛性双瘫儿童。

禁忌证

1. 混合性肌张力增高症,伴有肌张力障碍、强直性手足徐动症或共济失调。
2. 进行性神经功能障碍。
3. 5 岁以下儿童基底神经节严重损害。
4. 严重胸腰段脊柱侧凸和严重腰椎前凸。
5. 缺乏头部控制的严重运动障碍。
6. 术后无法遵嘱接受治疗。

手术技巧

　　马尾暴露的许多技术变量已被设定。最常见的技术是皮科克技术(Peacock technique)[46]。患者在全身麻醉下、俯卧位的状态下施行手术,不使用或使用短效肌肉松弛剂,以便术中刺激和恢复。然后,从 L_1 至 S_1 进行椎板切开,纵向切开硬脑膜和蛛网膜,然后在其出口孔处确定神经根(图28.7)。

Park及其同事推广了其他暴露有限的技术,他们在术中超声引导下,在圆锥处进行有限的暴露。然后,他们进行个别椎板切除,打开硬膜和蛛网膜,露出圆锥下方的马尾[47, 48]。

最近,Sindou实施了一种微创锥板切开入路。通过上、下椎板的小范围椎板切开术和韧带切除以接近靶神经根,然后在目标水平处显露硬脑膜[49]。

神经根的分割是根据术中每个背根对刺激反应的分级进行的。首先用单一刺激对整个后根进行检测,然后分别对所选根的单个根进行分开检测。以0.5Hz的频率将0.1ms持续时间的单一恒定方波脉冲施加到小根上。刺激强度逐步增加,直至来自同侧肌肉的反射出现为止。在确定反射阈值后,将50Hz的强直刺激于1s内作用于神经根。然后根据表28.2所示的标准对反射反应进行分级。产生0反应的细根保持完整。产生3+和4+反应的小根被切断,产生1+和2+反应的小根有时被保留。如果只检测到1+和2+应答,则切

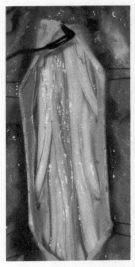

图28.7 在打开硬脑膜和蛛网膜后,可在出口孔处识别神经根。术中刺激和记录是一个非常有用的工具,可帮助识别节段水平

断反应最活跃的小根。通常,不超过75%的背根被切断,盆底肌肉和括约肌的监测是必须的,以避免严重的肌无力和括约肌功能障碍(图28.8)[50]。

表28.2 背根肌电图反应分级标准

分级	肌电图反应
0	一连串刺激的不持续的或单一的放电
1+	一连串刺激的不持续的或单一的放电
2+	由受刺激的节段和相邻节段支配的肌肉持续放电
3+	持续放电的节段神经支配的肌肉以及通过节段神经支配到受刺激节段的肌肉
4+	有或没有同侧肌肉持续放电的对侧肌肉持续放电

预后

SDR已被证明在降低肌张力方面是有效的,其长期效果也得到了验证。Langerak及其同事发表了一项长达20年的随访研究,主要关注功能表现和步态。痉挛性双瘫患者的功能得到改善,及痉挛症状持续较长时间的改善[51]。

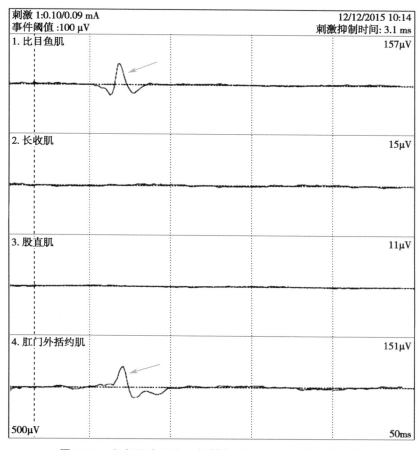

图 28.8　术中同时记录 S_1 根刺激时肛门外括约肌的肌电图

并发症

并发症可以根据发病情况进行分类：

手术并发症：最常见的是吸入性肺炎。在 Steinbok 和 Schrag 研究中报道了硬膜下血肿和支气管痉挛[52]。

术后即刻并发症：支气管痉挛是最常见的脑瘫患儿症状，其他还有：脑脊液漏、感觉丧失、肠梗阻、脑膜炎和伤口感染[53]。Abbott 及其同事报道了 200 例儿童中出现 35 例严重并发症，其中：尿潴留 7%，支气管痉挛 5.5%，吸入性肺炎3.5%，轻度感觉不良 40%，感觉丧失 2%[54]。

延迟性并发症：由于广泛椎板切除而引起的感觉丧失、感觉异常、张力障碍和脊柱畸形。99 例患者中，在 5 级椎板切除术后 20% 患者发生 I 度滑脱，大多数患者处于非固定和活动状态[55]。

前后神经根联合切断术

混合性高张力状态是常见的临床问题，尤其在脑瘫患儿中，未能检测到该张力障碍因素可能导致治疗的失败。Kim 及其同事曾试图找到可能预示 SDR 术后不良预后的术前临床特征；最重要的因素是智力延迟、躯干张力减退和混合性肌张力升高[56]。

通过这一过程，患有混合痉挛性肌张力障碍的双瘫患者，特别是儿童脑瘫（cerebral palsy，CP），将接受硬膜内前后根联合切断。我们认为，脊神经前根切断术以张力因子为目标，脊神经后根切断术则影响痉挛因子（图 28.9）[57]。

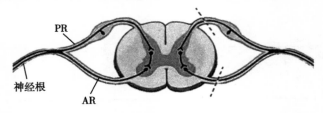

图 28.9 混合肌张力障碍和痉挛患者的前根（AR）和后根（PR）切面

最近的报告显示，前后根联合切开术在控制高张力和不自主张力运动方面的效果[57, 58]。

下列患者可从这种手术中受益：

1. 静止性脑瘫患儿（如围产期缺氧脑病、脑炎后遗症等）。
2. 年龄为 4～18 岁。
3. 下肢混合性高张力障碍表现为中度至重度痉挛和肌张力障碍，以肌张力障碍为主
4. 其他治疗方式无效的肌张力增高症，如降低张力药物，物理治疗，或肉毒杆菌毒素注射。手术是在全身麻醉下进行，不需要长效肌肉松弛剂。麻醉深度的精细调整和不干扰神经肌肉传导的药物的使用是重要的问题，因为术中广泛使用电生理刺激和记录（图 28.10）。

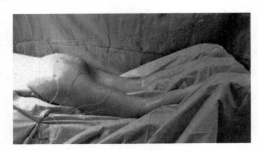

图 28.10 一位 16 岁女孩，下肢混合高张力，俯卧位，准备行前后根切断术

马尾暴露与 SDR 暴露技术相似

- 背根毁损：也符合 Philips 和 Park 的标准（表 28.2）。
- 前根的基本原理：$L_1 \sim S_1$ 的每一个前根都被切成多根（4～6 根）。根据术前张力不良因素的严重程度进行前根切断。为了避免肌肉萎缩，重度病例最多切掉 80% 的细神经根，中度病例最多切掉 50%（图 28.11）[57]。

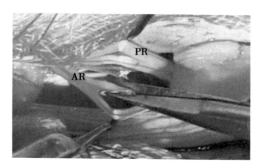

图 28.11　术中显示 50% 前根（AR）切面的图片，同一水平后根（PR）悬吊在 AR 之外

术后改善痉挛和肌张力障碍的混合状态，可以改善功能，改善日常活动和护理（图 28.12 和图 28.13）。

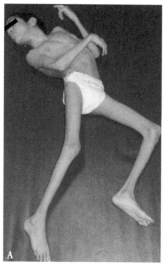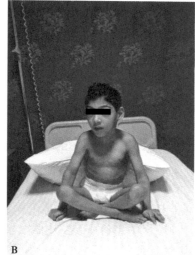

图 28.12　一位 6 岁男孩患有脑瘫和四肢瘫痪。（A）术前张力不良姿势。（B）术后 1 年，患儿可自行坐位

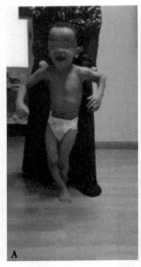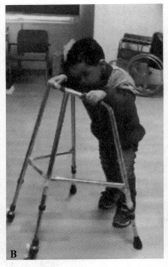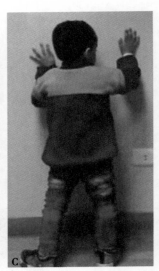

图 28.13　一位 5 岁男孩患有脑瘫性双侧麻痹。（A）术前下肢呈剪刀样、膝关节屈曲、马蹄内翻畸形。（B 和 C）术后 6 个月，患儿可以用助行器行走，也可以扶墙侧行

并发症

在作者已发表的系列文章中，有 4 例儿童（8%）出现了术后并发症。术后第 2 天，1 例患儿行皮下脑脊液收集，缝线处未漏液，予以保守处理。1 例女性患儿的伤口表面裂开，需要二次缝合。术后第 1 天，1 例男性患儿因肠梗阻引起腹胀，经保守治疗后好转。1 例女性患儿有尿潴留，术后行导尿 2 周[58]。

选择性周围神经去神经术（Bertrand 手术）

这是一种针对支配颈肌张力障碍的周围运动神经的毁损手术，同时保留了支配正常肌肉和感觉神经的运动神经分支[59]。这种手术往往能取得比较好的效果，因此已成为治疗颈椎肌张力障碍的一种常见手术方法[60]。

在 Bertrand 手术中，对 $C_3 \sim C_6$ 的后支进行切断，采用椎管外 $C_1 \sim C_2$ 根切除术或 $C_1 \sim C_2$ 后支切除术，以保存负责吞咽功能的前支。随后，选择性切断对侧支配胸锁乳突肌的神经（图 28.14）[59]。

Bertrand 手术的主要后遗症是由 C_2 脊髓神经支配的皮肤感觉异常。几乎所有进行这种手术的患者中，C_2 皮肤节段的损伤是不可避免的。它通常发生在术后早期，因为切断了包括运动神经和感觉神经纤维的 C_2 背侧近端分支[61]。

此外，邻近 C_1 和 C_2 后支的椎旁静脉丛有很大的术中出血风险。其他可能的并发症包括通常在 3 个月内消失的暂时性枕神经痛、过度去神经支配导致的

非紧张性肌肉无力、手术部位感染和吞咽功能障碍[62]。

　　为了克服这些缺点，Taira 修改了 Bertrand 的经典程序。在他的技术中，他进行了硬膜内 C_1～C_2 前根切断术和 C_3～C_6 后支切断术（图 28.6）[62]。

　　切断支配胸锁乳突肌或肩胛提肌的周围分支，尽量减少它们的肌张力障碍，从而改善颈部姿势和功能[59, 61]。

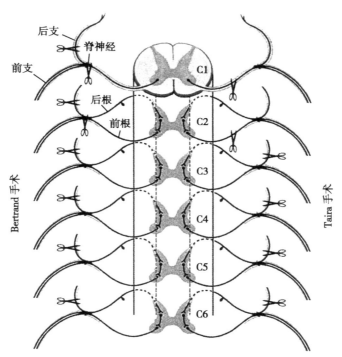

图 28.14　Bertrand 手术方法（左）和 Taira 手术方法（右）的比较。Bertrand 手术中的 C_1～C_2 神经切断可以在脊柱根部（椎管外脊神经根切断术）或后支切开术中进行。Taira 的方法是硬膜内 C_1～C_2 前根切除，保留 C_2 后根。C_3～C_6 后支切除术在两种手术中都是相同的。C_1 后根及其背根神经节在大多数人类中通常不存在

选择性周围神经切断术

　　第一例神经切断术是 1887 年 Lorenz 为治疗内收肌痉挛而施行的闭孔神经切断术。1912 年，Stoffel 提出第一个胫骨神经切断术治疗痉挛性足下垂，第一个上肢神经切断术治疗前臂旋前肌痉挛。神经干内的第一次选择性神经传递

由于感觉障碍而复杂化。随后，在 1976 年 Gros 的研究之后，对该技术进行了修改。只切除经术中电刺激识别的支配肌肉的神经分支。外周神经切断术的目的是改善功能，或者至少是改善肢体缺陷的舒适度[7]。

手术原理

局部去神经和分化再生

周围神经切断术的原理是基于分化再生的概念。神经切断术包括部分支配痉挛肌肉的运动支。该部分切除术涉及脊髓的传入纤维，特别是 I 类（Ia，Ib）和 II 类有髓纤维。切除这些纤维可消除痉挛。此外，切除传出运动神经元轴突可使之去神经化，且与切除纤维的数目成正比[63]。

在几个月内，有两种类型的再生发生，第一种是通过剩余的运动轴突的发芽或扩大已经存在的终板，约 5 倍于它们原来的大小，涉及更多的肌纤维的运动再生。第二种是肌肉纺锤体传入本体感受纤维的感觉再生，这种感觉再生以不规则的方式发生，可以长期控制痉挛。这可以通过神经切断术后痉挛性肌肉活检的组织病理学检查证实，也可以通过长期缺乏 H- 反射恢复差和 Hmax/Mmax 比值降低来证实[64, 65]。

适应证

选择性周围神经切断术（selective peripheral neurotomy，SPN）主要用于局灶性痉挛性疾病。然而，在多灶性和节段性疾病（多级神经切断术）中，有时可以考虑几种神经切断术的组合。

重要的是要确保拮抗肌存在良好的功能，以帮助拮抗残余痉挛。在完全没有拮抗的情况下，神经切断术可结合继发性肌腱转移手术，在可能的情况下，恢复受损的拮抗肌功能。

如果同时存在过度挛缩和痉挛，在这种情况下，孤立的神经外科手术对患者没有任何好处。一种或多种方法治疗挛缩并不能真正治疗痉挛，而且与高复发风险有关。在这些患者中，通常在同一时间或在另一个手术期间考虑对这些畸形进行矫形治疗[7]。

术前运动阻滞

临床评估，特别是通过运动阻滞，对确定这些技术的适应证至关重要，并有助于外科医生和患者预测结果，进一步提高其选择性[66]。

手术技巧

SPN 是在不使用长效肌松药的全身麻醉下进行的。术中刺激的应用对于明确目标神经的运动分支非常重要。此外，在处理周围神经束时应始终使用显微镜和显微外科技术。

选择性下肢神经切断术

闭孔神经切断术

目的是减少髋内收肌痉挛。手术切口可沿大腿近端长内收肌进行。闭孔神经的前段位于内收肌之后（图 28.15）。

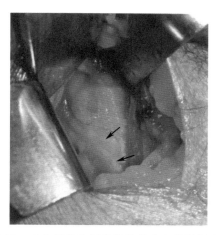

图 28.15　术中闭孔神经前段及其分支的视图（箭头）

坐骨神经切断术

坐骨神经切断术适用于腘绳肌痉挛和膝关节屈曲畸形。患者俯卧位时，可在大腿后正中作纵向切口。切口从臀部皮肤皱褶下方开始，在大腿处延伸约 5cm。然后在两组腘绳肌之间进行解剖，确定坐骨神经的主干。当它们从神经伸出时，识别内侧股后群肌的分支（图 28.16）。

胫神经切断术

胫神经切断术治疗痉挛性足。神经可以暴露在腘窝的纵或横切口。解剖方向在中线，注意不要损伤小隐静脉或腓肠神经。胫神经位于腓肠肌两个头的较深处（图 28.17）。

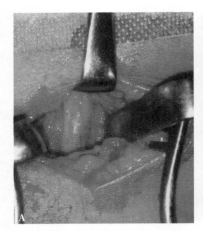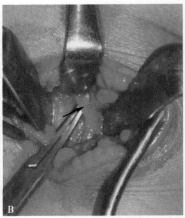

图 28.16 术中显示（A）左侧坐骨神经主干和（B）分支暴露于腘绳肌内侧（黑色箭头）

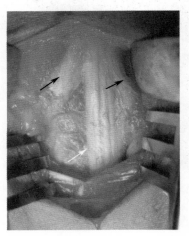

图 28.17 胫骨神经术中视图（白色箭头），可见腓肠肌内侧和外侧头的分支（黑色箭头）

股神经切断术

股神经切断术适用于股四头肌高度紧张的患者，这种情况可能导致膝关节步态僵硬，并影响行走时足部间隙。切口可垂直于腹股沟皱褶下方，刚好在股动脉搏动的外侧。解剖缝匠肌内侧，显露神经运动支（图 28.18）。

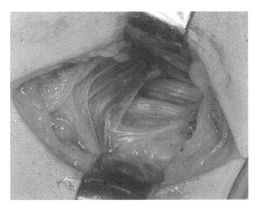

图 28.18　术中暴露股神经分支

腓总神经切断术

常见的腓骨神经切断术适用于脚趾痉挛或腓骨痉挛患者。神经可以暴露在小腿外侧，就在可触及腓骨头的正上方，如果需要，切口应斜伸至小腿上 1/3 处，使分支暴露于踇伸肌（图 28.19）。

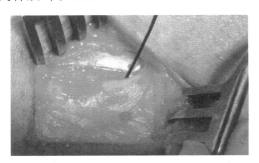

图 28.19　术中右侧腓总神经图片。单极刺激用于验证和映射运动分支

选择性上肢周围神经切断术

臂丛神经切断术

这种选择性外周神经切断术包括臂丛的侧支已被用于治疗肩关节痉挛。目标分支是胸大肌和胸大神经的分支，胸大肌是肩肌痉挛的主要肌群[67]。

肌皮神经切断术

肌皮神经切断术适用于肘关节的痉挛性屈曲。皮肤切口起自胸大肌下缘纵行向下至肱二头肌内侧,下行5cm通过上肢肱二头肌之间的空间,在这个空间,肌皮神经位于肱肌前方(图28.20)。

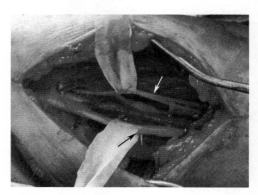

图28.20 术中左臂肌皮神经(白色箭头)和正中神经(黑色箭头)

正中神经切断术

正中神经切断术适用于痉挛性屈曲内旋手。皮肤切口开始于肘关节皮纹上方2~3cm处,肱二头肌肌腱内侧,穿过肘关节,向前臂前段上、中1/3交界处弯曲。然后,在正中神经内侧触摸到肱动脉,并在肘部被识别出来,在二头肌腱膜的深层下方。采用锐性分离正中神经的分支(图28.21)。

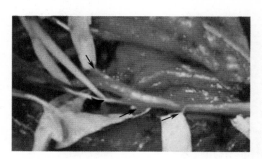

图28.21 术中右肘正中神经及其分支(箭头)

尺神经切断术

尺神经切断术适用于腕关节痉挛性屈曲患者,尤其适用于腕尺过伸,导致腕关节尺侧偏的患者。

弓状皮肤切口显露肘部内侧尺神经。解剖后,尺神经在内上髁侧被辨认出来,它进入尺侧腕屈肌的两个头之间。在这里,肌肉的运动分支被识别出来。

在远端，可以看到手指深屈肌内侧半部分的分支（图 28.22）。

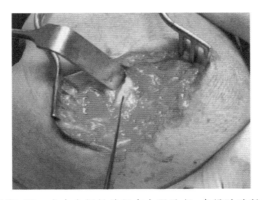

图 28.22　术中左侧尺神经在内踝后方，在屈肘时所见

并发症

神经切断术的并发症包括皮肤分布的感觉减退或感觉异常，尤其是下肢腓肠神经和臂丛神经的切断支。幸运的是，这些感觉并发症大多是短暂的，对药物有良好的反应[68]。

（刘钰晔　刘佳雨　译）

参考文献

1. Smania N, Picelli A, Munari D, et al. Rehabilitation procedures in the management of spasticity. *Eur J Phys Rehabil Med.* 2010;46:423–438.
2. Sanger TD, et al. Classification and definition of disorders causing hypertonia in childhood. *Pediatrics.* 2003;111(1): e89–97.
3. Delgado MR, Albright AL. Movement disorders in children: definitions, classification, and grading systems. *J Child Neurol.* 2003;18:S1–S8.
4. Penn RD, Corcos DM. Management of spasticity by central nervous system infusion techniques. In: Richard Winn H, ed. *Youmans Neurological Surgery.* 5th ed. Elsevier inc.; 2004:2875–2889. Part V, ch.177.
5. Smyth MD, Peacock WJ. The surgical treatment of spasticity. *Muscle Nerve.* 2000;23:153–163.
6. Bear MF, Connors BW, Paradiso MA. Spinal control of movement. In: Bear Mark F, Connors Barry W, Paradiso Micheal A, eds. *Neuroscience Exploring the Brain.* 2nd ed. USA: Lippincott Williams & Wilkins; 2001: 436–463. Ch 13.
7. Decq P, Filipetti P, Lefaucheur JP. Evaluation of spasticity in adults. *Oper Tech Neurosurg.* 2005;7:100–108.
8. Lieber RL, Stienman S, Barash IA, Chambers H. Structural and functional changes in spastic skeletal muscle. *Muscle Nerve.* 2004;29:615–627.
9. Friden J, Lieber RL. Spastic muscle cells are shorter and stiffer than normal cells. *Muscle Nerve.* 2003;27:157–164.
10. Bar-On Lynn, Molenaers G, Aertbelien E, et al. Spasticity and its contribution to hypertonia in cerebral palsy. Review article *BioMed Res Int.* 2015;2015.
11. Barnes MP. An overview of the clinical management of spasticity. In: *Upper Motor Neurone Syndrome and Spasticity.* 2nd ed. Cambridge University Press; 2008:1–2.
12. Gordon Laurie M, et al. Can spasticity and dystonia be independently measured in cerebral palsy? *Pediatr Neurol.* 2006;35(6):375–381.
13. Bohannon RW, Smith MB. Interrater reliability of a modified Ashworth scale of muscle spasticity. *Phys Ther.* 1987; 67(2):206–207.
14. Gracies JM. Evaluation de la spasticité. Apport de l'échelle de Tardieu. *Mot Cérébrale.* 2001;22:1–16.
15. Schwartz MH, Viehwege E, Stou J, Novacheck TF, Gage JR. Comprehensive treatment of ambulatory children with cerebral palsy: an outcome assessment. *J Pediatr Orthop.* 2004;24:45–53.
16. Lefaucheur JP. Evaluation electrophysiologique des boucles reflexes spinales potentiellement impliquées dans la spasticité. *Neurochirurgie.* 2003;49:205–214.
17. Daniel D. Special nerve conduction techniques. In: Daniel D, ed. *Electrodiagnostic Medicine.* Philadelphia: Hanley & Belfus, Inc; 1995.
18. Delwaide PJ. Human reflex studies for understanding the motor system. *Phys Med Rehabil Clin North Am.* 1993;4: 669–686.
19. Lorenz F. Über die chirurgische Behandlung der angeborenen spastischen Gliedstarre. *Wien Klin Rdsch.* 1887;21: 25–27.
20. Kennard MA, Fulton JF, de Gutiérrez-Mahoney CG. Otfrid

Foerster 1873— 1941. An appreciation. *J Neurophysiol.* 1942;5:1—17.

21. Casey KF, Sekula R. Ablative surgery for spasticity. In: Richard Winn H, ed. *Youmans Neurological Surgery.* 5th ed. Elsevier Inc.; 2004:2863—2872. Part V, ch. 176.

22. Sindou MP. History of neurosurgical treatment of spasticity. *Oper Tech Neurosurg.* 2005;7:96—99. © Elsevier Inc.

23. Ward AB. Long-term modification of spasticity. *J Rehabil Med.* 2003;41(suppl):60—65.

24. Sindou M, Mertens P. Surgery in the dorsal root entry zone for spasticity in adults. *Oper Tech Neurosurg.* 2005;7: 157—162. © Elsevier Inc.

25. Sindou M, Mertens P. Surgery in the dorsal root entry zone for pain. *Semin Neurosurg.* 2004;15(2/3).

26. Sindou M. Microsurgical DREZotomy (MDT) for pain, spasticity and hyperactive bladder: a 20-years experience. *Acta Neurochir (Wien).* 1995;136:1—5.

27. Sindou M. Dorsal root entry zone lesions. In: Burchiel KJ, ed. *Surgical Management of Pain.* NY-USA: Thieme; 2002: 701—712. Part IV. Ch 56.

28. Sindou M. Microsurgical DREZotomy (MDT) for pain, spasticity and hyperactive bladder: a 20-year experience. *Acta Neurochir (Wien).* 1995;137:1—5.

29. Lazorthes Y, Sol JC, Sallerin B, Verdie JC. The surgical management of spasticity. *Eur J Neurol.* 2002;9(suppl 1):35—41.

30. Saris SC, Iacono RP, Nashold Jr BS. Dorsal root entry zone lesions for post-amputation pain. *J Neurosurg.* 1985;62(1): 72—76.

31. Bischof W. Die. Longitudinale myelotomie. *Zentralbl Neurochir.* 1951;11:79—88.

32. Pourpre H. Traitement neuro-chirurgical des contractures chez les paraplégiques posttraumatiques. *Neurochirurgie.* 1960;6:229—236.

33. Laitinen L, Singounas E. Longitudinal myelotomy in the treatment of spasticity of the legs. *J Neurosurg.* 1971;35: 536—540.

34. Laitinen LV. A myelotome for the treatment of spasticity. In: *Proceedings of the 25th Annual Meeting of the Nordisk Neurokirurgisk Förening (Scandinavian Neurosurgical Society), May 31—June 2, 1973, Turku/Abo, Compiled by P. RasmussenActa* Neurochir (Wien). Vol. 29. 1973:269.

35. Laha RK, Dujovny M, Osgood CP. Dorsal longitudinal myelotomy. *Paraplegia.* 1976;14:189—194. https://doi.org/10.1038/sc.1976.33.

36. Vasques XA, Cif L, Biolsi B, Coubes P. Central procedures for primary dystonia. In: Lozano AM, Gildenberg PL, Tasker RR, eds. *Textbook of Stereotactic and Functional Neurosurgery.* 2nd ed. Springer; 2009:1801—1834. ISBN 978-3-540-69959-0.

37. Krauss JK, Yianni J, Loher TJ, Aziz TZ. Deep brain stimulation for dystonia. *J Clin Neurophysiol.* 2004;21:18—30.

38. Ondo WG, Krauss JK. Surgical therapies for dystonia. In: Brin MF, Comella C, Jankovic J, eds. *Dystonia Monograph.* Philadelphia: Lippincott, Williams & Wilkins; 2003: 125—147.

39. Gross RE. What happened to posteroventral pallidotomy for Parkinson disease and dystonia? *Neurotherapeutics.* 2008;5:281—293.

40. Iacono RP, Kuniyoshi SM, Lonser RR, Maeda G, Inae AM, Ashwal S. Simultaneous bilateral pallidoansotomy for idiopathic dystonia musculorum deformans. *Pediatr Neurol.* 1996;14:145—148.

41. Benabid AL, Pollak P, Gao D, et al. Chronic electrical stimulation of the ventralis intermedius nucleus of the thalamus as a treatment of movement disorders. *J Neurosurg.* 1996;84:203—214.

42. Capelle H-H, Krauss JK. Functional stereotactic procedures for treatment of secondary dystonia. In: Lozano AM,

Gildenberg PL, Tasker RR, eds. *Textbook of Stereotactic and Functional Neurosurgery.* 2nd ed. © Springer; 2009: 1835—1857. ISBN 978-3-540-69959-0.

43. Fasano VA, Barolat GR, Zeme S, Sguazzi A. Electrophysiological Assessment of Spinal Circuits in Spasticity) by direct dorsal root stimulation. *Neurosurgery.* 1979;4(2): 146—151.

44. Sindou M, Mertens P. Neurosurgical management of spasticity. In: Schmidek HH, ed. *Operative Neurosurgical Techniques. Indications, Methods and Results.* 4th ed. USA: W.B. Sounder; 2000:2460—2473; Vol. 188.

45. Farmer JP, McNeely PD. Surgery in the Dorsal Roots for Children with Cerebral Palsy. *Oper Tech Neurosurg.* 2005; 7:153—156. © Elsevier Inc.

46. Peacock WJ, Arens LJ. Selective posterior rhizotomy for the relief of spasticity in cerebral palsy. *S Afr Med J.* 1982;62: 119—124.

47. Park TS, Gaffney PE, Kaufman BA, Molleston MC. Selective lumbosacral dorsal rhizotomy immediately caudal to the conus medullaris for cerebral palsy spasticity. *Neurosurgery.* 1993;33(5):929—943.

48. Park TS, Johnston JM. Selective dorsal rhizotomy for spastic cerebral palsy. In: Goodrich JT, ed. *Pediatric Neurosurgery.* 2nd ed. New York: Thieme; 2008:177—183.

49. Sindou M. Radicotomies dorsales chez l'enfant. *Neurochirurgie.* 2003;49:312—323.

50. Abdel Ghany WA, Shalash AS, Desoky AE. Role of intraoperative electrophysiological monitoring during selective dorsal rhizotomy in children with spastic cerebral palsy regarding sparing of sphincter innervation. *Pan Arab J Neurosurg.* 2013;17(2).

51. Langerak NG, Lamberts RP, Fieggen AG, Peter JC, Peacock WJ, Vaughan CL. Functional status of patients with cerebral palsy according to the International Classification of Functioning, Disability and Health model: a 20-year follow-up study after selective dorsal rhizotomy. *Arch Phys Med Rehabil.* 2009;90(6):994—1003. https://doi.org/10.1016/j.apmr.2008.11.019.

52. Steinbok P, Schrag C. Complications after selective posterior rhizotomy for spasticity in children with cerebral palsy. *Pediatr Neurosurg.* 1998;28:300—313.

53. Park TS. Selective dorsal rhizotomy for spastic cerebral palsy. *J Neurosurg.* 2006;105(1 Suppl Pediatrics):8—15.

54. Abbott R, Murphy M, Maher T. Selective dorsal rhizotomy: outcome and complications in treating spastic cerebral palsy. *Neurosurgery.* 1993;33:851—857.

55. Peter JC, Hoffman EB, Arens LJ. Spondylolysis and spondylolisthesis after five-level lumbosacral laminectomy for selective posterior rhizotomy in cerebral palsy. *Childs Nerv Syst.* 1993;9:285—288.

56. Kim HS, Steinbok P, Wickenheiser D. Predictors of poor outcome after selective dorsal rhizotomy in treatment of spastic cerebral palsy. *Childs Nerv Syst.* 2005;22(1): 60—66. https://doi.org/10.1007/s00381-005-1160-2.

57. Albright AL, Tyler-Kabara EC. Combined ventral and dorsal rhizotomy for dystonic and spastic extremities. *J Neurosurg.* 2007;107(4 Suppl Pediatrics):324—327.

58. Abdel Ghany WA, Nada M, Mahran MA, et al. Combined anterior and posterior lumbar rhizotomy for treatment of mixed dystonia and spasticity in children with cerebral palsy. *Neurosurgery.* 2016;79(3):336—344. https://doi.org/10.1227/NEU.0000000000001271.

59. Bertrand CM. Selective Peripheral Denervation for Spasmodic Torticollis. Surgical Technique, results, and observation in 260 cases. *Surg Neurol.* 1993;40(2):96—103. ISSN: 1879—3339.

60. Krauss JK. Surgical Treatment of Dystonia. *Eur J Neurol.* 2010;17(suppl 1):97—101. ISSN:1351—1501.

61. Sitthinamsuwan Bunpot, Nunta-Aree Sarun. Dystonia and Peripheral Nerve Surgery in the Cervical Area. In: Rosales Raymond, ed. *Dystonia - the Many Facets*. © InTech; 2012. ISBN 978-953-51-0329-5.

62. Taira T. Peripheral Procedures for Cervical Dystonia. In: Lozano AM, Gildenberg PL, Tasker RR, eds. *Textbook of Stereotactic and Functional Neurosurgery*. 2nd ed. © Springer; 2009:1885–1909. ISBN 978-3-540-69959-0.

63. Gordon T, Yang JF, Ayer K. Recovery potential of muscle after partial denervation: a comparison between rats and humans. *Brain Res Bull*. 1993;30:477–482.

64. Roujeau T, Lefaucheur JP, Slavov V, Gherardi R, Decq P. Long term course of the H reflex after selective tibial neurotomy. *J Neurol Neurosurg Psychiatry*. 2003;74: 913–917.

65. Banks RW, Barker D. Specificities of afferents reinnervating cat muscle spindles after nerve section. *J Physiol*. 1989;408: 345–372.

66. Mertens P, Sindou M. Surgical management of spasticity. In: Barnes MP, Johnson GR, eds. *Upper Motor Neurone Syndrome and Spasticity: Clinical Management of Spasticity*. Cambridge: Cambridge University Press; 2001:239–265.

67. Decq P, Filipetti P, Feve A, Djindjian M, Saraoui A, Kéravel Y. Peripheral selective neurotomy of the brachial plexus collateral branches for treatment of the spastic shoulder: anatomical study and clinical results in five patients. *J Neurosurg*. 1997;86(4):648–653.

68. Maarrawi J, Mertens P, Luaute J, et al. Longterm functional results of selective peripheral neurotomy for the treatment of spastic upper limb: prospective study in 31 patients. *J Neurosurg*. 2006;104:215–225.

第29章

鞘内药物输注系统治疗痉挛状态、肌张力障碍和僵硬状态

JONATHAN WEYHENMEYER, MD, BSEE • ALBERT LEE, MD, MSECE, FACS

前言

　　痉挛被定义为拮抗肌群速度依赖的张力亢进状态，例如膝屈肌和伸肌持续地兴奋导致被动运动的刚性增加、反射亢进、协调性差和出现多余的动作[1]。痉挛的强度与被动运动的速度相关，因此更高的速度可导致更强烈的痉挛。痉挛继发于脊髓、脑干或大脑的上运动神经元损伤，这会导致单突触肌肉牵张反射通路调节不良[2]。在健康个体中，脊髓从Ⅰa传入纤维接收有关肌肉长度和肌肉长度变化率的信息。拉伸或增加肌肉的长度会引起Ⅰa传入神经元产生电脉冲。Ⅰa传入神经元通过背根神经节进入脊髓，直接与控制肌肉的下运动神经元通过突触建立联系。具体地说，当Ⅰa传入神经元激发时，它诱导特定的下运动神经元（lower motor neurons, LMN）激发，导致肌肉收缩。一旦进入脊髓，Ⅰa神经元也会与抑制性和兴奋性神经元建立突触。兴奋性神经元通过神经支配肌肉的LMN上的突触来放大收缩反应。兴奋性神经元通过在支配问题肌肉的LMN上的突触来放大收缩反应。抑制神经元通过支配拮抗肌群的LMN突触抑制拮抗肌的激活。最终的结果是：被拉伸的肌肉收缩，而拮抗肌未被刺激收缩。肌肉牵张通路受能上调或下调牵张反射的上运动神经元的调节，使其不被持续激活。上运动神经元的控制缺失使牵张反射弧对强直的抑制性减弱，导致拮抗剂的持续收缩，表现出临床上的痉挛症状。

　　很多不同的损害都会导致大脑、脑干或脊髓上运动神经元的损伤。因此，痉挛是由许多不同的伤害机制引起的，这些机制可能发生在一个人生活中的不同阶段。先天性肌痉挛常发生于宫内缺氧性脑损伤、脊髓脊膜膨出或脑瘫患者。痉挛也可能是大脑创伤的最终结果，如卒中或创伤性脑损伤。未经治疗的脑损伤往往导致僵硬。尽管如此，还有一些患者患有慢性进行性神经疾病，如多发性硬化症或其他自身免疫性疾病。重要的一点是，尽管上述疾病继发于大

量不同的潜在病理，但症状性痉挛是建立在一致的病理生理机制基础上的，这有助于形成一个共同的靶向治疗途径。

临床上，痉挛被认为是肌肉控制不良，如角弓反张或剪刀腿姿势，肌肉牵张反射亢进，以及肠和膀胱控制不良。患者经常被限制在床上或轮椅上。往往会出现挛缩和僵硬，若处理不当，会使患者感到疼痛和 / 或需要接受矫形手术 [3]。此外，无力和缺乏运动往往导致压疮发展到需要住院治疗。Ashworth 量表通常用于评定患者的痉挛程度，从正常到僵硬的弯曲和 / 或伸展 [4]。最近，改良的 Ashworth 量表作为评价这些患者的方法已获得了认可 [5]，Ashworth 量表对于初步评分和判断患者对治疗的反应都很重要。

痉挛性的治疗包括避免有害刺激的措施，即频繁的再定位、手动分离和膀胱插管。同样，频繁的理疗有助于保持四肢放松，防止挛缩。许多患者有难治性痉挛，需要口服药物治疗，包括苯二氮䓬类（benzodiazepines）、α₂ 激动剂和巴氯芬（balcofen），由于其不良反应，所有这些药物的用药剂量都是有限的（见下文）。最后，患者可能因为无法忍受必要口服剂量的药物而需要鞘内巴氯芬输注，这也正是本章的主题。

巴氯芬治疗痉挛

如上所述，巴氯芬经常用于治疗难治性痉挛。巴氯芬通过突触前神经元的超极化、抑制单突触和多突触反射作用于大脑和脊髓中的 $GABA_B$ 受体 [6]。通过这种机制，它抑制了肌肉牵张反射，而肌肉牵张反射是下运动神经元疾病引发痉挛的基础。最初，巴氯芬是通过口服途径给药的，但由于巴氯芬不易透过血 - 脑屏障，阻碍了口服药物的吸收 [7]。往往需要高剂量的口服药物才能达到疗效，但通常情况下，在取得临床效益之前就已经出现了口服药物的不良反应。不良反应通常包括胃肠道症状、心脏症状，如心动过缓和体位性低血压，很少包括中枢神经系统抑制、癫痫、嗜睡、头晕、共济失调和虚弱 [6]。鉴于这些发现，我们尝试了一种新的巴氯芬给药方式。

巴氯芬鞘内给药（intrathecal drug delivery，IDD）已成为治疗先天性或获得性神经异常继发的难治性痉挛、肌张力障碍和僵硬患者的标准 [7~10]。与口服巴氯芬相比，巴氯芬的鞘内给药可以获得更高的治疗指数和更小的不良反应 [11]。鞘内注射巴氯芬为给药提供了一个自动化、高度局部化的系统，降低了遗漏或重复给药的可能性。因此，它降低了痉挛患者巴氯芬戒断反应和过量用药情况的发生率。最近的研究表明，鞘内注射巴氯芬显著降低了痉挛治疗的终生成本，因为巴氯芬过量服用、戒断反应和住院需求的发生率降低，同时提高了这些患者的总体生活质量 [12]。

其他可选的口服药物

　　如前所述，巴氯芬是目前治疗脑和脊髓源性痉挛的一线药物。对于因其不良反应而不能耐受巴氯芬的患者，还有许多其他的口服药物可供选择。可乐定是一种 α_2 激动剂，以往被广泛应用于治疗痉挛。它通过减少传入感觉传递到脊髓来减弱肌肉牵张反应 [13, 14]。可乐定（clonidine）因其包括心动过缓和低血压在内的不良反应而失宠。此外，在治疗指数内控制滴定剂量是具有挑战性的。类似地，另一种 α_2 激动剂替扎尼定（tizanidine）通过脊髓中的突触前抑制作用，抑制中间神经元的放电，减少抑制性氨基酸的释放 [16]。这导致下运动神经元活性降低。替扎尼定会引起明显的镇静和肌肉无力。苯二氮䓬类药物作用于 $GABA_A$ 受体，在突触后降低中枢神经系统活性。这些药物颇具镇静性，患者随着时间的推移会产生耐受性 [16]。此外，苯二氮䓬类药物的戒断反应会使患者处于癫痫活动的高危状态。丹曲林（dantrolene）是独特的，因为它是唯一的外周抗痉挛药物。丹曲林通过抑制肌质网钙离子的释放而抑制肌肉收缩来发挥作用。丹曲林的使用也因其不良反应而受到限制，其不良反应包括肌肉无力和肝衰竭。尽管加巴喷丁（gabapentin）已被确认为一种可用于缓解痉挛的药物，但与其他可选药物相比，加巴喷丁因其缺乏疗效而成为一种糟糕的选择 [15]。

术前检查

　　鞘内注射巴氯芬适用于因剂量毒性或低剂量反应而导致口服巴氯芬治疗失败的药物难治性痉挛或肌张力障碍患者。通常情况下，巴氯芬的剂量为每天 40～80mg，分 3～4 次服用，此剂量范围可观察到不良反应。有些个体可以耐受远高于此的剂量，因此不需要鞘内治疗来协助控制痉挛。

　　ITB（itchy 瘙痒，twitchy 抽搐，bad behavior 不良行为）的检查包括确保患者 [7] 诊断正确，即如果他们有未确诊的遗传性疾病而不是标准的脑瘫诊断，在进行鞘内治疗之前，应该对其进行识别、评估和管理。在合格的理疗师的指导下，尽早开展物理和职业治疗是术前患者管理的重要一步。在考虑置入泵之前，尝试口服巴氯芬，因为这将有助于评估患者对药物的反应。肉毒杆菌毒素具有良好的耐受性，只要能达到治疗目标，就会经常被使用。一旦肉毒杆菌因疗效下降而治疗失败，就可以合理地开始 ITB 的术前评估。在术前评估期间，由有资格的供应商通过腰椎穿刺给鞘内试验剂量的巴氯芬，并在给药前后记录 Ashworth 评分。我们建议在患者维持其标准口服方案的同时，用 50μg 试验剂量的巴氯芬进行腰椎穿刺鞘内注射。目的是要证明，鞘内巴氯芬能提供比最大剂量口服药物更优的临床效果。如果患者对 50μg 剂量的反应有限，则可合理地给予 100μg 试验剂量，并再次评估临床反应。我们在理疗师的协助下评估给药前后的效果。这为 ITB 提供了客观的第三方评估和调查结果。如果为了开展脊柱畸形矫正手术而已经进行了腰椎穿刺，则通过脑室外（extraventricular drain，EVD）引流进行脑室内给药是另一种选择，但它很少被使用。

硬件选择

随着 2013 年新 Ascenda 导管的发布，美敦力 Synchromed Ⅱ 泵现在已是巴氯芬泵置入治疗的标准（图 29.1～29.3，图中展示泵系统和编程器）。Codman Medstream 曾被 FDA 批准用于鞘内巴氯芬和吗啡输注，但由于 FDA 的召回，该产品已从市场上撤下。对于鞘内巴氯芬治疗来说，旋转运动系统比任何其他系统都安全得多，因为患者在紧急情况下可能会意外接受 MRI 检查。如果一个不知情的护理者提供患者一个 Synchromed Ⅱ 型泵，当患者被

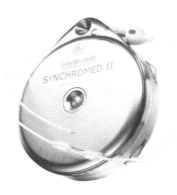

图 29.1　美敦力 Synchromed Ⅱ 型鞘内给药泵。泵与鞘内导管相连。近端导管通过连接器连接到远端导管（经美敦力公司许可转载，©2018.）

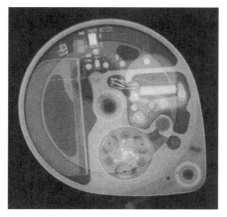

图 29.2　美敦力 Synchromed Ⅱ 型泵的内部结构，图中展示了旋转系统（经美敦力公司许可转载，©2018.）

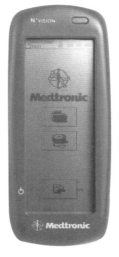

图 29.3　美敦力 Synchromed Ⅱ 型鞘内给药泵的编程器（经美敦力公司许可转载，©2018.）

放置在 MRI 环境中时，电压门控系统可能会导致过量用药的情况。这就是为什么我们建议只使用转子式药物输送系统来进行巴氯芬的鞘内给药。

手术技术

在考虑手术前，应进行所有常规的手术前检查：
- 应评估患者的麻醉风险是否较低。
- 患者不应有任何活动感染。
- 手术前至少 1 周内，患者不得服用任何导致血液稀释的药物，如阿司匹林。
- 患者应维持其标准的口服痉挛药物疗法和继续服用其他适当药物。

应给予标准的术前和术后抗生素，术后监测患者是否有脑脊液（cereospinal fluid，CSF）漏。

体位

患者取侧卧位，双臂向头部弯曲，并用结实的胶带固定臀部。这能提供更高的定位安全性，使患者不会从床上滚下。有些患者（如脊柱侧凸的患者）需要把床抬起较大的角度。患者的手臂向上倾斜，手臂板与手术台平行。采用这种方式倾斜手臂可确保只有较少的组织阻挡 X 线透视图像，从而使导管图像达到并包括 C_6 水平。此外，患者的背侧应位于床边，因为这将有助于分流器通过隧道进入前腹部皮下袋囊。如果患者的背部不在手术台边缘，用于隧道挖掘的分流器可能会碰到手术台的侧面。

手术

正确的旁正中路径包括在同侧 L_3 椎弓根皮肤放置 Tuokyz 针，因此在所有鞘内导管的放置中都应使用 X 线透视。之后针沿着椎板向上，直到进入椎板间隙并在 $L_{1\sim2}$ 间隙进入硬膜，这可减少脊髓损伤并发症的发生。旁正中路径更可取的原因有：最重要的是它有助于防止导管在插入时和术后发生断裂。采用中线入路会增加导管断裂的风险，因为棘突的方向迫使导管在硬膜囊内约以 90°的角度退出针头。这使得导管推进困难，且可能引起导管断裂。第二，将导管放置在棘突之间的棘间韧带内会使脊柱每次弯曲伸直时都能对导管产生应力，导致随着时间的推移导管断裂风险也提高。

对于上肢和下肢痉挛以及肌张力障碍患者，我们通常将导管尖端置于 C_7。如果患者颈部肌张力障碍表现频繁，则将导管尖端放置到 $C_6\sim C_7$ 水平。我们发现高位颈部导管与上胸段的导管相比，剂量需求更低。然而，放置在颈部水平可能导致颈部明显松弛。颈部松弛度增加可能有益于颈部肌张力障碍患者。

对于痉挛性截瘫和僵硬，我们的目标是 $T_5 \sim T_7$ 水平。这是因为，如果术后有脑脊液漏，放置在 T_{10} 水平及以下位置的导管即使在适当的锚定后也会偶尔出现脱落。

巴氯芬泵放置的手术方法如下。首先，在 X 线透视下，Tuohy 针通过旁中央入路进入鞘囊。一旦 Tuohy 针进入硬膜囊，鞘内导管在 X 线透视下被穿入鞘内至所需椎体水平。接下来，在针周围做 4～5cm 的切口，形成筋膜平面（图 29.4），在固定导管的同时取出 Tuohy 针，避免其脱出（图 29.5）。该切口应在取下 Tuohy 针之前完成，以避免意外切割导管。然后使用固定装置将导管固定在筋膜上（图 29.6～29.8）。接下来术者应注意制造皮下袋囊。使用 10 号刀片切开皮肤下切口，暴露并分离 Scarpa 筋膜以制作袋囊（图 29.9）。然后使用分流器将新导管从袋囊传到背侧（图 29.10 和 29.11）。该导管将通过与置入的泵系统兼容的导管连接器连接到鞘内导管（图 29.12）。

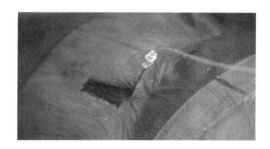

图 29.4　在 Tuohy 针进入硬膜囊后，鞘内导管在 X 线透视下被穿入鞘内至所需椎体水平。接下来，在针周围做 5cm 的切口（经美敦力公司许可转载，©2018.）

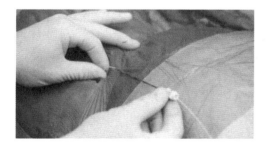

图 29.5　当导管固定到位时，小心地取出 Tuohy 针，这样它就不会在鞘内囊内偏离所需的椎体水平。如果担心导管的位置发生了变化，则应再次进行 X 线检查以确定位置（经美敦力公司许可转载，©2018.）

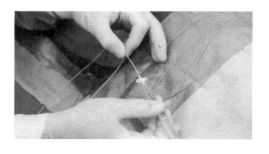

图 29.6　导管固定装置穿过导管并向前推进，直到达到筋膜水平（经美敦力公司许可转载，©2018.）

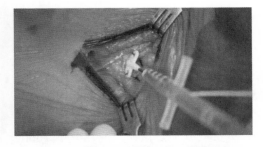

图 29.7 一旦导管处于筋膜水平，用一条或两条缝线将蝶形固定装置固定在筋膜上。可使用一条连接两侧的缝线（经美敦力公司许可转载，©2018.）

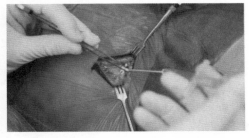

图 29.8 当移除填充器和导管时，应使用卡槽固定装置，以确保导管不会意外拉出（经美敦力公司许可转载，©2018.）

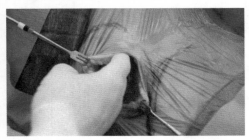

图 29.9 切开腹部，通过分离腹壁脂肪和筋膜进行钝性剥离形成皮下袋囊（经美敦力公司许可转载，©2018.）

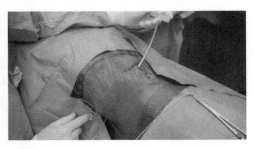

图 29.10 分流器在背部和腹部之间穿行。应注意确保隧道位于最低肋骨和髂峰之间。如果隧道起始位置过高，则可能损伤肺（经美敦力公司许可转载，©2018.）

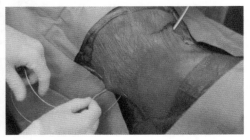

图 29.11 导管被推过分流通道。然后移除分流通路，现在通过任一切口都能看到导管（经美敦力公司许可转载，©2018.）

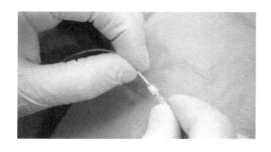

图 29.12　对导管进行测量，使鞘内和泵段侧都有足够长的导管。然后从两侧切下额外的导管。之后把新放置的导管通过导管连接器连接到鞘内导管（经美敦力公司许可转载，©2018.）

对于较年轻和较瘦的患者，如果将巴氯芬泵放置在太表浅的地方，则其侵蚀皮肤的风险会增加。这些患者的伤口破裂和术后泵 - 伤口感染的发生率较高 [17]。许多医生主张对于这类患者，应在筋膜下置入泵。我们认为这种方法十分有效，但对于体型较大的患者往往很困难 [8, 18]。实际上，在理想情况下，泵的置入深度不应超过皮下 5~7.5cm，因为过深的位置可能导致难以与泵连通和加注。

感染控制

除了脑脊液漏外，感染是第二常见的并发症。脑室 - 腹腔分流术中已建立的技术也应用于 ITB 置入。大量地用乙醇和氯己定擦洗手术部位，用碘伏膜和洞巾进行无菌遮盖（出于多种原因，我们更喜欢 Turner 消毒巾），更换外手套或戴多副手套也是减少感染发生率的技术。一旦完成皮肤切口，我们还使用 Optifoam 以防止皮肤边缘直接接触硬件。我们相信，所有这些方法都降低了我们机构的感染率。

术后注意事项

迄今为止，新的美敦力 Ascenda 导管的长期数据尚未公布。与旧导管相比，新导管的主要优点是，它很少扭结或发生闭塞或断裂，这对患者非常有益。在我们的机构中，我们尝试采用多种方案来减少术后并发症的发生。这些方案包括术后将床头平放 48h 以防止脑脊液渗漏，以及改进手术技术，如筋膜处导管的荷包线缝合。我们的两个发现是，术后立即抬高床头（如果有呼吸抑制，通常需要），并在术后通过治疗和住院康复开始早期活动，从而更好地避免脑脊液漏。脑脊液漏可能继发于直立姿势下液柱压力升高引起的导管入口位置压力升高。

我们通常从标准剂量 50μg/d 开始，尤其是颈部导管位置较高的患者。鞘内巴氯芬引起的呼吸抑制是一种时限性的不良反应。无论患者术前口服药物给药方案如何，如果鞘内水平为 $C_{6\sim7}$ 的高位颈部导管起始剂量更高，将导致严重的呼吸抑制。我们没有观察到从 50μg/d 开始的患者出现剂量相关的并发症。随着时间的推移而缓慢增加剂量，有助于抵消呼吸抑制的发作。

常规的检修替换结束时应始终假设导管不运行，除非在术前访视期间在临床上进行侧孔抽吸。如果在更换泵时发现导管故障，应更换导管，除非在手术时遇到严重的脊柱侧弯畸形。如果遇到这种情况，我们再次建议以 50μg/d 的速度开始治疗。使用旧型导管 5 年后，失败率高达 20%。这种失败率随着新的导管系统（例如美敦力 Ascenda 导管）的使用而显著降低。对于需要频繁调整导管以避免蛛网膜炎的患者，脑室内巴氯芬注射已被证明是一种耐受性良好的选择 [20]。尽管脑室内导管置入超出本章的范围，但对于反复失败鞘内治疗的患者来说，这是一个重要的选择。

药物的部位

当对新的或现有的泵进行编程时，知道药物所在的部位是十分重要的。当进行侧孔抽吸时，必须知道内部泵管已在现有泵中启动。不正确的编程可能导致致命或接近致命的结果，如巴氯芬过量或戒断。如有疑问，请寻求更有经验的操作者的帮助或致电制造商帮助热线与临床顾问联系。请注意，2016 年 FDA 要求美敦力改变内部泵管的给药时间；这可能影响或可能不影响 ITB 患者接受的给药方案，应警告患者警惕巴氯芬戒断症状。

巴氯芬戒断

巴氯芬的戒断是最令人担忧的并发症，它可迅速致命。巴氯芬的戒断通常不见于口服巴氯芬，但可出现轻型戒断。巴氯芬戒断最常在接近泵的再加注日时发生，此时的泵储液罐内已无巴氯芬 [21]。巴氯芬的戒断分为早期和晚期两个阶段。

早期阶段包括如果迅速治疗可以逆转的症状。不幸的是，如果患者、家庭和护理者没有得到适当的指导，那么早期阶段会迅速转变为晚期戒断症状，导致死亡。我们使用缩写 ITB [itchy（瘙痒），twitchy（抽搐），bad behavior（不良行为）] 来帮助记忆早期症状：瘙痒表现为皮疹或抓挠发作，抽搐表现为痉挛增强，不良行为表现为情绪或心理障碍，当达到晚期时，会发展成谵妄或精神病。这些症状需要由有巴氯芬泵鉴定经验的医生进行专业医学评估。

晚期症状需要急诊科就诊，通常要进入重症监护室（intensive care unit，ICU），并且常常需要进行气管插管和 / 或紧急手术。晚期症状包括早期症状加上发热和心动过速。神经精神症状并不少见，包括精神错乱、幻觉、妄想和偏执。戒断现象的危及生命的表现是横纹肌溶解症、弥漫性血管内凝血和恶性高热[21~23]。癫痫通常被报告为巴氯芬戒断症状的一部分，患者经常被诊断为癫痫和使用癫痫药物。知道巴氯芬无论是口服还是鞘内戒断都不会引起癫痫发作是很重要的，但如下文所述，巴氯芬过量可能导致癫痫。巴氯芬戒断的鉴别诊断包括具有自主神经功能障碍的综合征，如血清素综合征、恶性高热和抗精神病药性恶性综合征[22]。其他常见的类似早期戒断症状的表现包括尿路感染、任何类型的全身性疾病的炎症反应以及便秘 / 胃肠道问题。这些都应该在评估戒断期间定期进行。

导管相关的问题，如导管断裂或阻塞，应始终被认为是导致戒断的原因；然而，罕见的由于泵的故障导致的戒断，应该通过鉴定泵来解决。侧口抽吸是处理导管故障最简单的方法，如果发现导管在流量上足够，通常不需要考虑手术探查。

处理巴氯芬戒断的最初步骤是评估和治疗患者的"ABC"，即 airway（气道）、breathing（呼吸）和 circulation（循环），然后再进入 ICU。考虑到戒断的一个常见原因是接近泵的再加注日期，应咨询有经验的 ITB 医生来鉴定泵。导管 X 线曾被用于评估导管断裂；然而，新的 Ascenda 导管是射线可透的，所以经常需要腹部和胸椎的 CT 扫描。还可以执行"螺旋 CT"方案，即使用侧端口注射造影剂的CT 脊髓成像，以评估导管功能[24]。

有多种方法可用于处理巴氯芬戒断。对于鞘内注射巴氯芬少于 500μg/d 的患者的早期戒断，建议从高剂量口服药物开始，最多 20mg qid。所有接受鞘内注射巴氯芬的患者应在家中准备口服药物以备抢救治疗。对于晚期戒断，建议每 6h 口服 20mg 巴氯芬（通过鼻胃管或口胃管）和 5～10mg 地西泮。此外，还应每 6h 口服 4mg 赛庚啶。入院时，医生应充分检查泵是否出现故障，如储液罐是否需要补充或鞘内注射的剂量是否有效？腰椎穿刺可向鞘内注射 50～100μg 巴氯芬，但通常不需要这么做。显而易见的是，任何情况下巴氯芬戒断的目标是恢复患者先前的巴氯芬剂量。

第一步是用气管插管保护气道；痉挛未控制会导致喉痉挛，因此不建议使用喉罩气道或双水平气道正压通气（bilevel positive airway pressure ventilation，BIPAP）。静脉注射丙泊酚或苯二氮䓬输注，并根据患者的生命体征进行滴定，如心动过速和高血压，因为这将指导给药方案。丙泊酚和苯二氮䓬类药物都作用于 $GABA_A$ 受体，而巴氯芬作用于 $GABA_B$。长期服用巴氯芬会导致神经细胞膜上 $GABA_B$ 受体的下调。这种下调将特定地发生在 $GABA_B$ 受体，使 $GABA_B$ 受体接近其自然水平。因此，苯二氮䓬类药物和小剂量丙泊酚对巴氯芬的戒断具有很高的疗效。一些研究提倡在急性戒断时使用丹曲林和赛庚啶。尽管丹曲林有助于肌肉放松,但它在逆转巴氯芬戒断的过程中的作用并不大。赛庚啶通过减少痉挛、发热和瘙痒症状来帮助治疗戒断。不论巴氯芬戒断的急性期如何治疗,患者最终都需要重新进行鞘内巴氯芬治疗。如前所述,治疗巴氯芬戒断最有效的方法是重新建立患者的常规巴氯芬给药方案。对于某些患者,补充泵的储液罐就足够了。对于其他患者,可能需要对泵和/或导管进行修正,以便系统再次正常工作。

巴氯芬过量

鞘内注射巴氯芬过量最常见的原因是医源性的,与泵再加注和剂量滴定有关 [21]。自从鞘内药物输注系统问世以来,巴氯芬过量用药的情况明显减少。这主要是由于鞘内给药需要在保持低血管内浓度的同时获得有效的鞘内浓度。鞘内给药时,巴氯芬的血管内浓度约比口服给药时低 100 倍 [7]。此外,通过定时给药或持续缓慢输注的自动给药有助于维持口服给药难以达到的稳定的浓度。不幸的是,由于高输注率,鞘内给药时仍可能发生巴氯芬毒性。出现泵故障和/或导管问题时巴氯芬过量的可能性较小,因为这些情况通常导致的是巴氯芬戒断。

巴氯芬作为一种历史悠久的抗痉挛药物,其过量的临床表现已被确证。巴氯芬给药的不良反应包括头痛、嗜睡、头晕、直立性低血压和癫痫发作 [26]。这些症状也可能发生在常规给药的情况下,不一定意味着药物过量,但应引起医生的警觉。巴氯芬过量的临床症状包括严重的中枢神经系统抑制、呼吸抑制、精神状态改变、昏迷、向头端发展的肌张力减退、反射降低、心动过缓、瞳孔缩小、瞳孔增多和癫痫发作 [21, 26, 27]。重要的是,心血管和交感神经系统可能受到刺激或抑制,因此在诊断过量时很难依赖于这些发现。癫痫通常发生在口服巴氯芬过量的情况下,并且可能在有癫痫病史的患者的常规口服情况下发生。即使在过量给药的情况下,鞘内注射巴氯芬通常也不会引起癫痫发作,如果患者出现癫痫发作,"鞘内注射巴氯芬过量"应该在鉴别诊断列表中排在靠后位置。有些患者需要接受鞘内和口服巴氯芬两种治疗,在这种情况下,所有口服巴氯芬治疗应被立即停止。

巴氯芬过量的治疗从评估和管理"ABC"即 airway(气道)、breathing(呼吸)和 circulation(循环),和进入 ICU 开始。此时应放宽插管指征,通常需要中心静脉通路来静脉注射药物来增强心血管系统,以治疗低血压和心动过缓。有经验的护理人员应检查泵并评估输注的巴氯芬量,根据需要调整泵速。在某些情况下,应排空泵储液罐,并在相同浓度下重新注入巴氯芬,或者在必要时注入生理盐水,并且应进行侧孔抽吸以去除管道中的巴氯芬。

在严重的巴氯芬过量的情况下,脑脊液浓度会显著增加,脑脊液抽吸量应增加 30ml 以减少巴氯芬总量。如上所述，可以使用导管侧口代替腰椎穿刺或脑室穿刺。除了导管侧端口的治疗用途外，脑脊液的抽吸可对巴氯芬浓度进行额外检测，但只要患者的临床症状改善，则通常不再需要。鞘内巴氯芬输注停止后，ICU 应提供贯穿危险的过量用药期的支持性护理。支持性护理包括静脉输液、气管插管和机械通气，以管理无法保护气道的患者并避免呼吸抑制，以及使用苯二氮䓬类药物治疗癫痫。停用巴氯芬后，应进行一系列的包括痉挛、深部腱反射和僵硬程度的临床检查以监测患者反应。鞘内巴氯芬输注不应被完全中断，因为泵转子可能会锁定并直接导致巴氯芬戒断。正如文献报道的那样，我们不建议在口服过量或终末期肾病的情况下分别使用活性炭和透析[28, 29]。最后，对于巴氯芬过量，没有逆转剂。与上述疗法相比，毒扁豆碱的疗效较差。治疗重点是支持治疗和避免停药后急性戒断反应。

并发症处理

与人体的任何置入设备一样，巴氯芬鞘内药物输注系统有很高的感染风险。术后的感染通常因导管被肌肉组织包裹而局限于袋囊，除非患者伴有脑脊液漏。对于袋囊感染，我们将对其进行处理的技术称为"Dr. Michael S. Turner 转换技术"，包括使患者处于侧卧位，使原来的泵侧朝下，在对侧放置一个新的鞘内导管和泵，闭合伤口。然后，通过打开原来的旁中切口，移除旧的鞘内导管，同时修复脑脊液漏，之后翻转患者使其处于仰卧位，移除其余受感染的导管和泵系统。在对旧泵袋上的伤口进行深部脓肿切开引流后，放置伤口负压吸引。接下来，需要进行长期的伤口负压吸引和抗生素静脉注射。这完全避免了在数周到数月内逐渐减少泵的使用，拆除硬件，抗生素治疗数月，然后重新置入。迄今为止，使用"Michael S. Turner 转换技术"后，我们没有出现再感染的病例。值得注意的是，如果不能一次无菌铺单完成该手术的各种操作，那么在手术过程中将需要多次准备和无菌铺单。

除非创伤性损伤，新的美敦力 Ascenda 导管未发现导管断裂 / 扭结。如果评估的是较旧的导管（2013 年之前置入），则可能发生这种情况。导管断裂也可能发生在常规的泵置换过程中。如果确实发生了这种情况，建议将所有新导管从鞘内和隧道侧进行放置，因为导管将在日后失效，并且它还将减少修复导管故障部位的情况，这也因此避免进行另一次可能导致致命性巴氯芬戒断发作的手术。

尽管与病例报告相反，鞘内巴氯芬的单药治疗并不会发生肉芽肿。鞘内巴氯芬不会像鞘内阿片类药物一样引起组胺释放[30]。我们坚信，文献报道中的患者曾同时有意或无意地在泵内注射阿片类镇痛药物，从而导致肉芽肿。

在新的导管系统中，鞘内导管插入术后脑脊液漏的发生率会更高，因为它们的闭塞率很低。置入鞘内药物输注系统需要穿透硬脊膜。硬膜浸润导致因硬膜缺损而出现持续性脑脊液外流的风险增加[31, 32]。用于脊髓麻醉的硬膜穿刺、脑脊液收集和慢性鞘内插管已被证实会出现脑脊液漏的并发症[8, 33~37]。持续性的脑脊液外流在颅内或鞘内空间以及人体周围软组织结构之间形成一个可沟通的通道，导致皮下积液或通过手术切口持续外渗。脑脊液漏可表现为继发于低颅压的体位性头痛、恶心、呕吐、假性脑膜膨出、脑膜炎或脑神经功能缺失症状[36]。硬膜穿破后头痛和持续性脑脊液漏有相同的病理改变，但它们的时间进程不同。大约 90% 的硬膜穿破后头痛发生在硬膜穿刺 48h 内，而持续性脑脊液漏可能发生在手术后几天到几年的任何时间。

尽管脑脊液漏的概率在颅内和脊髓手术中已得到充分研究，其概率在 0.8%～13%[38]，但对于为了长期使用鞘内药物而进行鞘内插管后发生脑脊液漏仍不清楚。最近的一项回顾性研究发现，23% 的慢性鞘内插管中会发生硬膜穿破后头痛，其中 21% 的脑脊液漏需要进一步处理，例如硬膜外血补丁或椎板切除术来进行手术识别和闭合。不幸的是，关于鞘内导管插入术后脑脊液漏的数据非常少，因为大多数神经外科研究认为，只有在手术伤口持续性脑脊液漏或腰椎区域或导管 / 泵道明显肿胀的情况下，才会发生脑脊液漏并发症，而忽略了出现症状性头痛。因此，使用新 Ascenda 系统进行长期巴氯芬鞘内给药，其鞘内导管插入术后的真正脑脊液漏发生比例尚未公布。不久即将公布的我们自己的脑脊液漏发生比例表明，真正的脑脊液漏比例可能更接近范围的高值。

先前的鞘内导管术后预防脑脊液漏护理标准包括：Tuohy 针的中线或旁中入路，使用能满足导管放置的最小穿刺针，尽量减少硬膜穿刺孔的数量，并在移除前在 Tuohy 针周围放置一个荷包缝线[8]。有限的证据表明斜面位置会影响脑脊液漏概率。相反，硬脑膜穿刺后脑脊液漏的发生率可能与硬脑膜的厚度（浸润水平和穿刺大小）有关。不幸的是，大部分接受长时间鞘内导管插入术的患者出现了硬膜穿破后头痛和持续性脑脊液漏[33, 35]。

有意或无意硬脑膜穿刺以及鞘内长时间插管导致的脑脊液漏已能成功地通过保守措施进行治疗，如卧床休息，保持床头平坦，液体疗法和咖啡因[36]。对于那些在保守治疗之后仍患有症状的患者，需要进行侵入性的硬膜修补，且初次尝试成功率可达 75%[39]。硬膜修补改善了整体疗效[36]。有一小部分硬膜修补难治性脑脊液漏患者，需要接受传统的开放手术，必要时进行椎板切除术，术中直接观察漏液点，并缝合硬膜缺损。然而，术中闭合偶尔也会失败[40]。已有许多病例报告和小规模研究表明纤维蛋白胶对于硬膜穿孔和长期鞘内插管所致的难治性脑脊液漏的疗效[33, 40~46]。

我们现在不仅使用硬膜修补，而且使用鞘内纤维蛋白胶来治疗这些脑脊液漏。后者似乎可以减少进行正式的椎板切除的需求并直接缝合修复脑脊液漏。之后的论文可能会显示,这将是治疗鞘内插管相关的脑脊液漏的标准。

矫形手术注意事项

正如本章前面提到的,巴氯芬鞘内药物输注已经成为多种原因导致的痉挛的标准治疗方法[7, 9, 10, 46]。通过手术将巴氯芬泵置入继发于痉挛加剧而导致的脊柱、骨科畸形的成人和儿童体内[47]。鞘内注射巴氯芬已被证实可以降低顽固性痉挛患者在未来接受矫形手术的需求。此外,最初需要接受矫形手术(如肌腱松解)的患者,在巴氯芬鞘内药物输注系统置入术后症状出现显著改善,不再需要矫形手术[48]。然而,IDDS 的置入并不能完全消除额外手术的需要,特别是与髋关节和脊柱畸形有关的手术。因此,通常情况下,进行 IDDS 置入的外科医生要么辅助脊柱或盆腔手术,要么同时进行手术。

巴氯芬鞘内给药在脊柱侧凸大畸形手术中的应用

在儿童中,痉挛与脊柱侧凸密切相关。尽管巴氯芬泵对痉挛的治疗明显有效,但对痉挛的治疗未显示出能明显改变脊柱侧凸的自然进展。至少一个小病例系列假设鞘内注射巴氯芬会提高脊柱侧凸的进展率[49]。相反,其他的研究发现巴氯芬泵置入后脊柱侧凸进展率降低[49]。尽管如此,考虑到长节段正畸手术需要大范围的脊柱暴露和大量的器械,IDDS 患者手术的复杂性增加。正如预期的那样,长节段脊柱畸形手术后巴氯芬鞘内给药并发症的发生率有所增加。此外,同时行鞘内巴氯芬泵和脊柱畸形手术的患者术后并发症(包括脑脊液漏)的风险也增加。置入移植材料的长节段畸形手术后出现的脑脊液漏可能是灾难性的,并且极难控制[49, 50]。最后,接受脊柱手术的巴氯芬泵患者由于导管故障、泵故障、感染和持续性脑脊液漏,再次手术的风险更高[50]。

在某些情况下,执行长节段畸形手术的神经外科医生可能与置入泵的医生是同一人。在所有其他情况下,正畸的外科医生必须与熟悉 IDDS 的外科医生或置入给药系统的外科医生配合完成手术。要格外注意鞘内导管进入椎管的脊髓水平和到达椎管的轨迹。此外,放置导管尖端的椎体必须注意,移动导管尖端的头侧或尾侧可能分别导致巴氯芬过量或停药。在脊柱的初始切开过程中,用 Bovie 电刀进行的钝性分离将使导管的可视化风险降到最低。如果导管断裂或意外地从鞘内空间移除,则需要立即或最迟在 24～48h 内更换导管。再次强调,这主要是由依赖于鞘内巴氯芬给药的患者巴氯芬停药的风险较高决定的。

当解剖到脊柱时,应使用 Bovie 电刀并进行钝性分离。这两种解剖技术都不太可能发生导管断裂。除非不慎将鞘内导管从鞘囊中取出，否则不要试图取出或替换鞘内导管。取出导管将显著增加脑脊液漏的风险，并可能导致长节段融合中关节固定不良。

结论

对于大量患有药物难治性痉挛的患者来说，鞘内巴氯芬是一种极其有效的治疗方法。外科医生必须了解正确的置入技术，并且必须有工具来处理与手术相关的并发症，以给患者最好的结果。了解如何识别和治疗巴氯芬戒断和过量用药的患者，提高了患者和家属在医学亚专科治疗时代所需的安全性。

（郑文韬 译）

参考文献

1. Blumenfeld H. *Neuroanatomy Through Clinical Cases*. 2nd ed. 2010.
2. Francisco GE, Saulino MF, Yablon SA, Turner M. Intrathecal baclofen therapy: an update. *PM R*. 2009;1:852−858.
3. Lynn AK, Turner M, Chambers HG. Surgical management of spasticity in persons with cerebral palsy. *PM R*. 2009; 1:834−838.
4. Ashworth B. Preliminary trial of carisoprodol in multiple sclerosis. *Practitioner*. 1964;192:540−542.
5. Bohannon RW, Smith MB. Interrater reliability of a modified Ashworth scale of muscle spasticity. *Phys Ther*. 1987; 67:206−207.
6. Krach LE. Pharmacotherapy of spasticity: oral medications and intrathecal baclofen. *J Child Neurol*. 2001;16:31−36.
7. Penn RD, Kroin JS. Long-term intrathecal baclofen infusion for treatment of spasticity. *J Neurosurg*. 1987;66:181−185.
8. Albright AL, Turner M, Pattisapu JV. Best-practice surgical techniques for intrathecal baclofen therapy. *J Neurosurg*. 2006;104:233−239.
9. Coffey JR, Cahill D, Steers W, et al. Intrathecal baclofen for intractable spasticity of spinal origin: results of a long-term multicenter study. *J Neurosurg*. 1993;78:226−232.
10. Penn RD, Savoy SM, Corcos D, et al. Intrathecal baclofen for severe spinal spasticity. *N Engl J Med*. 1989;320: 1517−1521.
11. Lazorthes Y, Sallerin-Caute B, Verdie JC, Bastide R, Carillo JP. Chronic intrathecal baclofen administration for control of severe spasticity. *J Neurosurg*. 1990;72: 393−402.
12. Saulino M, Guillemette S, Leier J, Hinnenthal J. Medical cost impact of intrathecal baclofen therapy for severe spasticity. *Neuromodulation*. 2015;18:141−149; discussion 149.
13. Chang E, Ghosh N, Yanni D, Lee S, Alexandru D, Mozaffar T. A review of spasticity treatments: pharmacological and interventional approaches. *Crit Rev Phys Rehabil Med*. 2013;25:11−22.
14. Simon O, Yelnik AP. Managing spasticity with drugs. *Eur J Phys Rehabil Med*. 2010;46:401−410.
15. Nance PW, Shears AH, Nance DM. Clonidine in spinal cord injury. *Can Med Assoc J*. 1985;133:41−42.
16. Tilton A, Vargus-Adams J, Delgado MR. Pharmacologic treatment of spasticity in children. *Semin Pediatr Neurol*. 2010;17:261−267.
17. Albright AL, Awaad Y, Muhonen M, et al. Performance and complications associated with the synchromed 10-ml infusion pump for intrathecal baclofen administration in children. *J Neurosurg*. 2004;101:64−68.
18. Kopell BH, Sala D, Doyle WK, Feldman DS, Wisoff JH, Weiner HL. Subfascial implantation of intrathecal baclofen pumps in children: technical note. *Neurosurgery*. 2001;49:753−756; discussion 756−757.
19. Anderson VC, Burchiel KJ. A prospective study of long-term intrathecal morphine in the management of chronic nonmalignant pain. *Neurosurgery*. 1999;44:289−300. Discussion 300−281.
20. Turner M, Nguyen HS, Cohen-Gadol AA. Intraventricular baclofen as an alternative to intrathecal baclofen for intractable spasticity or dystonia: outcomes and technical considerations. *J Neurosurg Pediatr*. 2012;10:315−319.
21. Watve SV, Sivan M, Raza WA, Jamil FF. Management of acute overdose or withdrawal state in intrathecal baclofen therapy. *Spinal Cord*. 2012;50:107−111.
22. Coffey RJ, Edgar TS, Francisco GE, et al. Abrupt withdrawal from intrathecal baclofen: recognition and management of a potentially life-threatening syndrome. *Arch Phys Med Rehabil*. 2002;83:735−741.
23. Coffey RJ, Ridgely PM. Abrupt intrathecal baclofen withdrawal: management of potentially life-threatening sequelae. *Neuromodulation*. 2001;4:142−146.
24. Turner MS. Assessing syndromes of catheter malfunction with SynchroMed infusion systems: the value of spiral computed tomography with contrast injection. *PM R*. 2010;2:757−766.
25. Saulino M, Anderson DJ, Doble J, et al. Best practices for intrathecal baclofen therapy: troubleshooting. *Neuromodulation*. 2016;19:632−641.
26. Wall GC, Wasiak A, Hicklin GA. An initially unsuspected case of baclofen overdose. *Am J Crit Care*. 2006;15: 611−613.
27. Leung NY, Whyte IM, Isbister GK. Baclofen overdose: defining the spectrum of toxicity. *Emerg Med Australas*. 2006;18:77−82.
28. Dias LS, Vivek G, Manthappa M, Acharya RV. Role of hemodialysis in baclofen overdose with normal renal function. *Indian J Pharmacol*. 2011;43:722−723.
29. Perry HE, Wright RO, Shannon MW, Woolf AD. Baclofen

overdose: drug experimentation in a group of adolescents. *Pediatrics.* 1998;101:1045−1048.

29a. Delhass EM, Brouwers JR. Intrathecal baclofen overdose: report of 7 events in 5 patients and review of the literature. *Int J Clin Pharmacol Ther Toxicol.* 1991;29(7): 274−280.

30. Murphy PM, Skouvaklis DE, Amadeo RJ, Haberman C, Brazier DH, Cousins MJ. Intrathecal catheter granuloma associated with isolated baclofen infusion. *Anesth Analg.* 2006;102:848−852.

31. Hutter G, von Felten S, Sailer MH, Schulz M, Mariani L. Risk factors for postoperative CSF leakage after elective craniotomy and the efficacy of fleece-bound tissue sealing against dural suturing alone: a randomized controlled trial. *J Neurosurg.* 2014;121:735−744.

32. Jankowitz BT, Atteberry DS, Gerszten PC, et al. Effect of fibrin glue on the prevention of persistent cerebral spinal fluid leakage after incidental durotomy during lumbar spinal surgery. *Eur Spine J.* 2009;18:1169−1174.

33. Crul BJ, Delhaas EM. Technical complications during long-term subarachnoid or epidural administration of morphine in terminally ill cancer patients: a review of 140 cases. *Reg Anesth.* 1991;16:209−213.

34. Motta F, Antonello CE. Analysis of complications in 430 consecutive pediatric patients treated with intrathecal baclofen therapy: 14-year experience. *J Neurosurg Pediatr.* 2014;13:301−306.

35. Neuman M, Eldrige JS, Qu W, Freeman ED, Hoelzer BC. Post dural puncture headache following intrathecal drug delivery system placement. *Pain Physician.* 2013;16: 101−107.

36. Turnbull DK, Shepherd DB. Post-dural puncture headache: pathogenesis, prevention and treatment. *Br J Anaesth.* 2003;91:718−729.

37. Vender JR, Hester S, Waller JL, Rekito A, Lee MR. Identification and management of intrathecal baclofen pump complications: a comparison of pediatric and adult patients. *J Neurosurg.* 2006;104:9−15.

38. Esposito F, Angileri FF, Kruse P, et al. Fibrin sealants in dura sealing: a systematic literature review. *PLoS One.* 2016;11:e0151533.

39. Safa-Tisseront V, Thormann F, Malassine P, et al. Effectiveness of epidural blood patch in the management of postdural puncture headache. *Anesthesiology.* 2001;95:334−339.

40. Freeman ED, Hoelzer BC, Eldrige JS, Moeschler SM. Fibrin glue to treat spinal fluid leaks associated with intrathecal drug systems. *Pain Pract.* 2014;14:570−576.

41. Crul BJ, Gerritse BM, van Dongen RT, Schoonderwaldt HC. Epidural fibrin glue injection stops persistent postdural puncture headache. *Anesthesiology.* 1999;91:576−577.

42. Gerritse BM, van Dongen RT, Crul BJ. Epidural fibrin glue injection stops persistent cerebrospinal fluid leak during long-term intrathecal catheterization. *Anesth Analg.* 1997; 84:1140−1141.

43. Mihlon F, Kranz PG, Gafton AR, Gray L. Computed tomography-guided epidural patching of postoperative cerebrospinal fluid leaks. *J Neurosurg Spine.* 2014;21: 805−810.

44. Patel MR, Caruso PA, Yousuf N, Rachlin J. CT-guided percutaneous fibrin glue therapy of cerebrospinal fluid leaks in the spine after surgery. *Am J Roentgenol.* 2000; 175:443−446.

45. Patel MR, Louie W, Rachlin J. Postoperative cerebrospinal fluid leaks of the lumbosacral spine: management with percutaneous fibrin glue. *Am J Neuroradiol.* 1996;17: 495−500.

46. Albright AL, Cervi A, Singletary J. Intrathecal baclofen for spasticity in cerebral palsy. *JAMA.* 1991;265:1418−1422.

47. Rawicki B. Treatment of cerebral origin spasticity with continuous intrathecal baclofen delivered via an implantable pump: long-term follow-up review of 18 patients. *J Neurosurg.* 1999;91:733−736.

48. Gerszten PC, Albright AL, Johnstone GF. Intrathecal baclofen infusion and subsequent orthopedic surgery in patients with spastic cerebral palsy. *J Neurosurg.* 1998;88:1009−1013.

49. Caird MS, Palanca AA, Garton H, et al. Outcomes of posterior spinal fusion and instrumentation in patients with continuous intrathecal baclofen infusion pumps. *Spine (Phila Pa 1976).* 2008;33:E94−E99.

50. Segal LS, Wallach DM, Kanev PM. Potential complications of posterior spine fusion and instrumentation in patients with cerebral palsy treated with intrathecal baclofen infusion. *Spine (Phila Pa 1976).* 2005;30:E219−E224.